TMS EMS

MUSTER ZUORDNEN ÜBUNGSBUCH

4. AUFLAGE

16 KOMPLETTE TMS & EMS SIMULATIONEN • 384 ORIGINALGETREUE ÜBUNGSAUFGABEN • EFFIZIENTE LÖSUNGSSTRATEGIEN • BEWÄHRTE TIPPS & TRICKS • MUSTERLÖSUNGEN ZU ALLEN AUFGABEN • AUSFÜHRLICHE ERKLÄRUNGEN ZU TYPISCHEN FEHLERQUELLEN • EXAKTE ANALYSE DER ORIGINALAUFGABEN • DETAILLIERTER TRAININGSPLAN

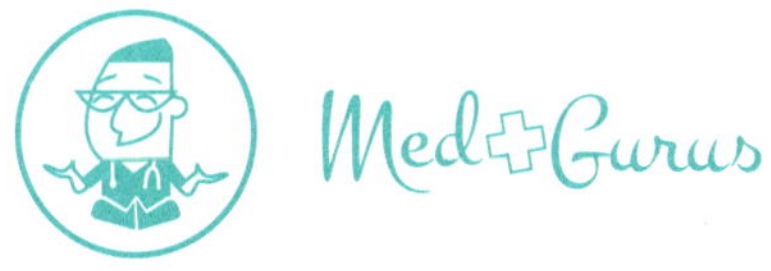

Zuschriften, Lob und Kritik bitte an:

MedGurus® Verlag
Am Bahnhof 1
74670 Forchtenberg
Deutschland

Email: buecher@medgurus.de

Bibliografische Information der Deutschen Nationalbibliothek

Die Deutsche Nationalbibliothek verzeichnet diese Publikation in der Deutschen Nationalbibliografie.
Detaillierte bibliografische Daten sind im Internet über http://dnb.dnb.de abrufbar.

1. Auflage 2011
2. Auflage 2015
3. Auflage 2016
3. Aktualisierte Auflage November 2016
3. Aktualisierte Auflage November 2017
4. Auflage Oktober 2018
4. Aktualisierte Auflage Oktober 2019

Umschlaggestaltung: Studio Grau, Berlin
Layout & Satz: Studio Grau, Berlin
Lektorat: Marina Essig
Druck & Bindung: Schaltungsdienst Lange oHG, Berlin

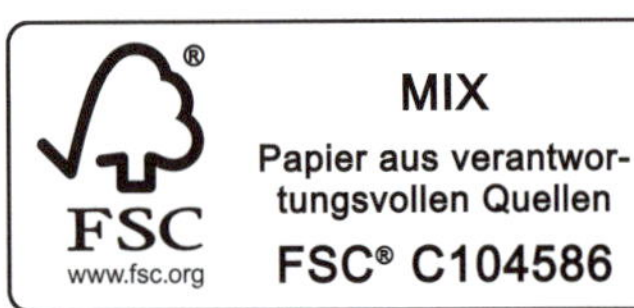

Printed in Germany
ISBN-13: 978-3-944902-13-5

INHALTSVERZEICHNIS

VORWORT

Hinter dem MedGurus® Verlag steht eine Initiative von approbierten Ärzten und Medizinstudenten, die es sich zur Aufgabe gemacht haben Medizininteressierten zu ihrem Studienplatz zu verhelfen. Es ist unser Anliegen Chancengleichheit bei der Vorbereitung auf den Medizinertest herzustellen und keine Selektion durch überteuerte Vorbereitungskurse und -materialien zu betreiben. Wir haben daher in den vergangenen Jahren viel Zeit und Herzblut in die Erstellung von Seminaren, Büchern und unserer E-Learning-Plattform investiert. Inzwischen können wir dieses Vorbereitungsangebot für den TMS, EMS, MedAT und Ham-Nat zu studentisch fairen Preisen anbieten. Wir hoffen, dass wir Dir damit den Weg ins Medizinstudium ebnen können, so wie uns das schon bei einer Vielzahl Medizinstudenten vor Dir erfolgreich gelungen ist.

Das Konzept unserer Buchreihe für den TMS & EMS ist simpel:

* Der Leitfaden und der Mathe-Leitfaden für den TMS & EMS erklären Dir anhand von verständlichen Beispielen die Lösungsstrategien zu den einzelnen Untertests des TMS & EMS.
* Mit unseren Übungsbüchern hast Du die Möglichkeit anhand der zahlreichen Übungsaufgaben, zu den jeweiligen Untertests, die beschriebenen Lösungsstrategien einzustudieren.
* Mit unserer TMS Simulation kannst Du zum Abschluss Deiner Vorbereitung Deine Fähigkeiten realistisch überprüfen.

Unsere TMS & EMS Buchreihe wird dabei jedes Jahr auf den neuesten Stand gebracht und an die aktuellen Änderungen im TMS & EMS angepasst.

Auf Dein Feedback zu unseren Büchern freuen wir uns. Für konstruktive Kritik haben wir immer ein offenes Ohr und setzen Deine Wünsche, Anregungen und Verbesserungsvorschläge gerne um. Du erreichst uns unter buecher@medgurus.de oder auf Facebook unter www.facebook.com/medgurus. Hier veröffentlichen wir auch regelmäßig Neuigkeiten zu den Medizinertests.

Im Übrigen werden fünf Prozent der Gewinne des MedGurus® Verlages für karitative Zwecke gespendet. Detaillierte Informationen zu unseren geförderten Projekten findest Du auf unserer Homepage www.medgurus.de.

Jetzt wünschen wir Dir viel Spaß bei der Bearbeitung dieses Buches, eisernes Durchhaltevermögen bei der Vorbereitung und nicht zuletzt viel Erfolg im Medizinertest!

Dein Autorenteam
Alexander Hetzel, Constantin Lechner und Anselm Pfeiffer

DANKE!
Wenn Du der Meinung bist, dass Dir dieses Buch helfen konnte, dann bewerte es bitte auf **Amazon.de** oder auf unserer Homepage **www.medgurus.de**.

EINLEITUNG

EINLEITUNG

1. ALLGEMEINES UND AUFBAU

Beim EMS 2012 in der Schweiz schnitten die AbsolventInnen in diesem Untertest mit einem Mittelwert von 14,57 Punkten ab. Dies entsprach dem zweitbesten Punktewert nach dem Untertest Figuren lernen, in dem ein Mittelwert von 15,23 Punkten erreicht wurde (Hänsgen & Spicher, 2012, S. 48). Muster zuordnen zählt zu den leichteren Untertests und ist zudem sehr schnell und sehr gut trainierbar. Es sollte also kein Problem für Dich darstellen bei diesem Untertest die nötigen Punkte abzuholen.

Bei diesem Untertest wird bei jeder Aufgabe ein Muster gezeigt, das zusammen mit fünf ähnlichen Bildausschnitten abgebildet ist. Deine Aufgabe ist es den Bildausschnitt zu erkennen, der mit dem Muster übereinstimmt. Im EMS werden 20 Aufgaben in 18 Minuten gestellt, woraus sich eine Bearbeitungszeit von etwas weniger als einer Minute pro Aufgabe ergibt. Im TMS werden 24 Aufgaben in einer Bearbeitungszeit von 22 Minuten gestellt. Die Bearbeitungszeit pro Aufgabe ist demnach im TMS und EMS fast identisch. Auch beim Untertest Muster zuordnen sind die Aufgaben nach dem empirisch ermittelten Schweregrad gestaffelt.

Und warum das Ganze? Anhand dieser Aufgaben soll Deine Fähigkeit geprüft werden Bildausschnitte in einem komplexen Muster wiederzuerkennen.

Hierzu werden, wir zitieren: „pro Aufgabe ein Muster und je fünf Musterausschnitte A bis E vorgegeben. Sie sollen herausfinden, welcher dieser fünf Musterausschnitte an irgendeiner beliebigen Stelle deckungsgleich und vollständig auf das Muster gelegt werden kann; die Musterausschnitte sind weder vergrößert oder verkleinert noch gedreht oder gekippt.“ (Institut für Test- und Begabungsforschung, TMS II, 1995, S. 8)

2. BEARBEITUNGSSTRATEGIE

Beispielaufgabe 1

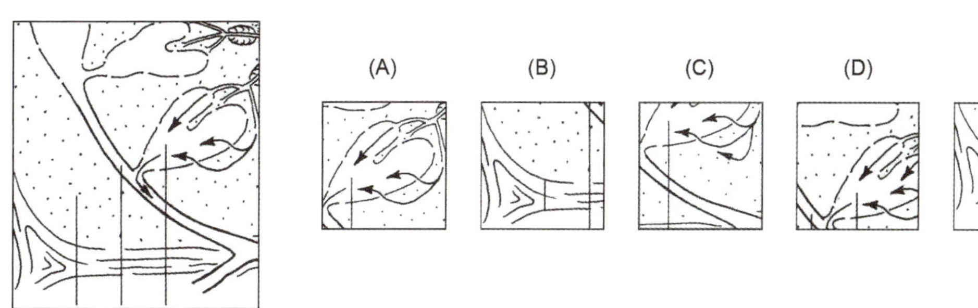

Die Grundstrategie bei der Bearbeitung dieser Aufgabe ist es allerdings nicht den richtigen, deckungsgleichen Ausschnitt zu finden, sondern die vier falschen Ausschnitte zu identifizieren. Dies erklärt sich dadurch, dass es deutlich einfacher ist einen Fehler zu finden, als ein Bild auf exakte Deckungsgleichheit zu überprüfen. Du suchst also so lange Fehler in den Musterausschnitten, bis Du mit Sicherheit vier der fünf Musterausschnitte als falsch identifizieren kannst.

Dabei geht es beim Muster zuordnen nicht darum, im Bildausschnitt die Anzahl von Pünktchen abzuzählen und mit dem Muster zu vergleichen. Es geht vielmehr darum markante Strukturen, die entweder hinzugefügt, entfernt oder verändert wurden zu finden. Auch bei Aufgaben mit höherem Schweregrad sind die Fehler im Bildausschnitt eindeutig erkennbare Veränderungen und keine winzigen Details, die kaum zu erkennen sind, wie dies in manchen Übungsheften dargestellt wird.

Wichtig ist, dass Du die Reihenfolge der Aufgaben beachtest. Aufgrund der Staffelung nach Schweregrad solltest Du bei den ersten Aufgaben sichere Punkte holen und nicht hektisch auf Zeit arbeiten. Bei den Aufgaben mit niedrigem Schweregrad werden gerne mehrere Fehler pro Bild versteckt, was das Suchen nach den falschen Ausschnitten natürlich vereinfacht. Daher müssen diese ersten Aufgaben mit Sicherheit richtig gelöst werden.

WO WERDEN DIE FEHLER VERSTECKT?

Es können ähnliche, erfundene Strukturen hinzugefügt oder Bilddetails weggelassen worden sein.

* Oft finden sich die fehlenden/ergänzten Strukturen im Randbereich.
* Bei markanten Strukturen im Muster befinden sich die Fehler häufig bei genau diesen markanten Strukturen in den Musterausschnitten.
* Oft wird der Musterausschnitt am Rand weiter als das Original gezeichnet, was als Fehler zu werten ist.
* Teilweise werden ähnliche Bilder als Ausschnitte dargestellt, die es so im Muster nicht gibt.

Lösung zu Beispielaufgabe 1

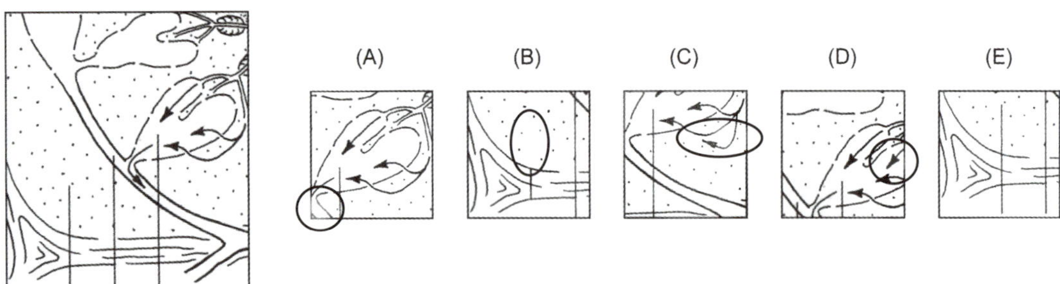

WAS FÄLLT SONST NOCH AUF?

* In fast jeder zweiten Aufgabe werden ähnliche oder sogar identische Bildausschnitte dargestellt. Manchmal sogar 2 x 2 ähnliche oder identische Bildausschnitte. Im oben gezeigten Beispiel wären dies A und D, sowie B und E.
* Die Fehler sind eindeutig und lassen keinen Zweifel daran, dass es Fehler sind. Kleine Pünktchen oder andere Kopierfehler sind demnach keine Fehler.

WIE KÖNNTE DIE LÖSUNGSSTRATEGIE AUSSEHEN?

1. **Markante Struktur erfassen**
   Das können beispielsweise dicke schwarze Punkte, nahe beieinander liegende Linien, eine Ansammlung von Pfeilen oder ähnliches sein.

2. **Überfliegen der Musterausschnitte**
   Überfliege die Musterausschnitte und Suche dabei nach der markante Struktur und groben Fehlern. Dabei solltest Du stets mit dem leichtesten Ausschnitt (Ausschnitt mit den wenigsten Bilddetails) beginnen, um die Bearbeitung zu vereinfachen.

3. **Musterausschnitte miteinander vergleichen**
   Es ist oft leichter, nicht jeden Ausschnitt einzeln mit dem Muster, sondern ähnliche Musterausschnitte untereinander zu vergleichen. Dadurch stechen Fehler viel schneller ins Auge.

4. **Abrastern**
   Bleiben nur noch zwei Ausschnitte übrig, suchst Du Dir den Ausschnitt mit den wenigsten Details heraus und vergleichst diesen mit dem Original. Auch hier solltest Du keine Pünktchen abzählen, sondern zuerst die auffälligen Strukturen des Ausschnittes mit dem Originalmuster vergleichen.

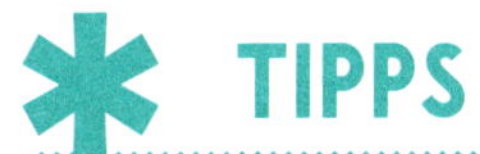

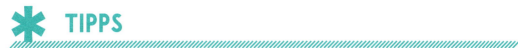

TIPPS

* **RASTERFAHNDUNG**
  Zur Vereinfachung des Vergleichens zum Original, hilft es **zwei gespitzte Bleistifte** zu verwenden. Mit der einen Bleistiftspitze markierst Du den Punkt der untersuchten Struktur im Original und mit der zweiten Bleistiftspitze die untersuchte Struktur im Musterausschnitt.

* **AUS DEN AUGEN AUS DEM SINN**
  Wenn ein Fehler gefunden wurde, **muss** dieser **Musterausschnitt fett ausgestrichen** werden. Macht man das nicht, tendiert man dazu diesen Ausschnitt wieder und wieder anzuschauen.

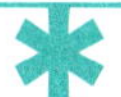

3. TRAININGSPENSUM UND -ANLEITUNG

Der Test gehört zu den fünf schnell trainierbaren Untertests. In diesem Untertest sind für Austrainierte Teilnehmer 18 bis 20 Punkte im EMS bzw. TMS möglich.

Es lohnt sich, für diesen Untertest Zeit aufzuwenden und die Bearbeitungsstrategie gut einzustudieren. Daher empfiehlt es sich zwei bis drei Mal pro Woche 30 Minuten zu üben. Erst ohne Zeitbegrenzung, um die Aufgaben kennen zu lernen, dann mit Zeitbegrenzung, damit Du Dir nicht zu lange Zeit für jede Aufgabe lässt. Beim Üben solltest Du die einzelnen Musterausschnitte nicht ausstreichen, sondern nur mit Bleistift die Buchstaben darüber. Im realen Test solltest Du dann selbstverständlich die Musterausschnitte ausstreichen. Bevor Du mit dem Üben beginnst, ist es auch hier empfehlenswert vor der Bearbeitung das Übungsmaterial zuerst mehrfach zu kopieren. Die einzelnen Aufgaben können auf jeden Fall öfters durchgearbeitet werden. Du solltest jedoch dazwischen eine ausreichend „erinnerungszertrümmernde" Pause von mehreren Tagen einhalten.

Von der oft geäußerten Idee, einen präparierten Radiergummi zur leichteren Überprüfung der Musterausschnitte zu verwenden, aus dem ein viereckiges Loch von 2 x 2 cm ausgestanzt wurde, ist abzuraten. Das könnte zur Disqualifizierung und folglich zum Ausschluss vom Test führen.

4. HILFE-CHAT

Du hast noch Fragen zu den Übungsaufgaben, eine Korrektur zu melden oder einen Verbesserungsvorschlag? Na dann, schieß los! Über unseren Hilfe-Chat stehen wir Dir immer zur Verfügung. Folge einfach dem nebenstehenden QR-Link und poste dort Deine Frage. Wir nehmen uns Deinem Anliegen an, und werden darauf schnell antworten.

5. NEUIGKEITEN ZUM TMS

Obwohl es beim Aufbau des TMS in den letzten Jahren keine größeren Umstrukturierungen gab, sind doch immer wieder kleine Neuerungen und Anpassungen erfolgt. Wir versuchen diese Aktualisierungen natürlich stets in unseren Büchern abzubilden, doch leider ist das aufgrund der Kurzfristigkeit der Informationen nicht immer möglich. Deswegen posten wir für Dich in unserer MedGurus Community alle Neuigkeiten zum TMS und EMS. Dadurch gibt es für Dich mit Sicherheit keine fiesen Überraschungen am Testtag. Einfach dem nebenstehenden QR-Link folgen und mal reinschnuppern.

6. UNI RANKING – DEINE STUDIENPLATZCHANCE

Leider ist es inzwischen nicht mehr ausreichend ein gutes TMS Ergebnis zu erzielen, um einen Medizinstudienplatz zu erhalten. Man muss sich auch an der richtigen Universität damit bewerben. Bei falscher Ortspräferenz ist es, selbst mit guten Voraussetzungen, möglich keinen Studienplatz zu erhalten. Eine gewissenhafte, selbstständige Berechnung der Studienplatzchancen an den Universitäten dauert allerdings tagelang, da die vielen verschiedenen Auswahlkriterien das Auswahlverfahren der Hochschulen unübersichtlich und komplex machen.

Deshalb haben wir für Dich das Uni Ranking erstellt. Es hilft Dir Dich in diesem Dschungel zurechtzufinden und erstellt Dir Deine ganz individuelle Chancenanalyse. Nach Eingabe Deiner Daten erhältst Du von uns eine detaillierte Auswertung an welchen Universitäten Du die besten Chancen auf einen Medizinstudienplatz hast. Ganz einfach, schnell und unkompliziert. Folge einfach dem nebenstehenden QR-Link und berechne jetzt Deine Chance auf einen Medizinstudienplatz in Deutschland.

ÜBUNGS AUFGABEN

ÜBUNGS AUFGABEN

Im Folgenden sind **mehrere hundert Übungsaufgaben** dargestellt mit denen Du ein mehrwöchiges Training realisieren kannst. Als ersten Schritt empfiehlt es sich den leeren **Antwortbogen am Ende des Buches zu kopieren**. Generell kann geraten werden die Übungsaufgaben nicht im Original, sondern auf einer Kopie mit einem weichen Bleistift zu bearbeiten, den man anschließend wieder ausradieren kann. So hast du die Möglichkeit Aufgaben wiederholt und ohne Hilfestellung zu lösen. Der Fairness halber bitten wir dich die Kopien nur für den Eigenbedarf zu verwenden und damit den betriebenen Aufwand des Autors zu respektieren.

Um die Lösung manch kniffliger Aufgabe zu erleichtern, findest du am Ende des Buches **zu jeder Aufgabe ein Lösungsbild**, in dem die Fehler markiert wurden. Jede Aufgabe weist einen eindeutigen Fehler auf, der klar identifizierbar ist.

Ein Untertest besteht im EMS aus 20 und im TMS aus 24 Aufgaben, wobei im TMS 4 Aufgaben Einstreuaufgaben sind, die leider nicht in die Bewertung eingehen. Dieses Übungsbuch orientiert sich am TMS. Ein Untertest besteht also aus **24 Aufgaben**, die in **22 Minuten** zu bearbeiten sind.

Viel Vergnügen und eisernes Durchhaltevermögen bei der Bearbeitung dieses Untertests wünscht Dir der Autor, Anselm Pfeiffer. Möge Dir dieses Übungsbuch zu deinem Studienplatz verhelfen!

1. SIMULATION 1

Bearbeitungszeit: 22 Minuten

1.

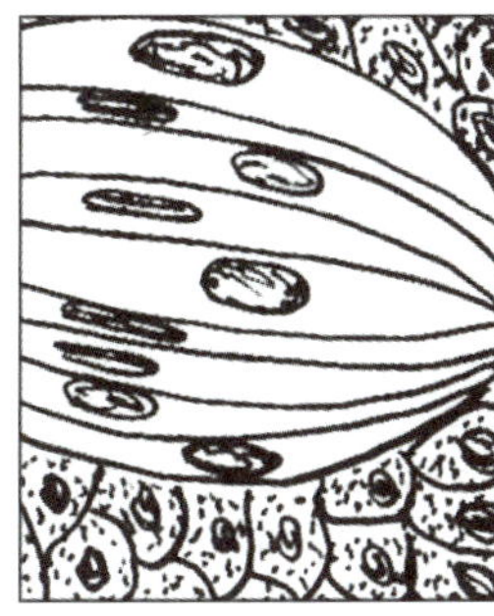

(A) (B) (C) (D) (E)

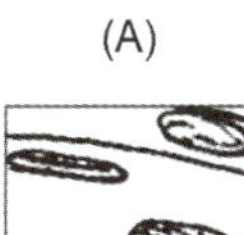
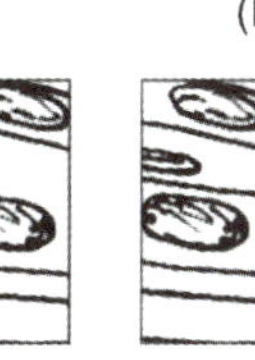
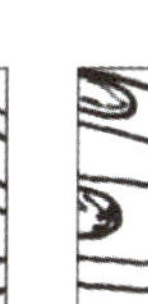
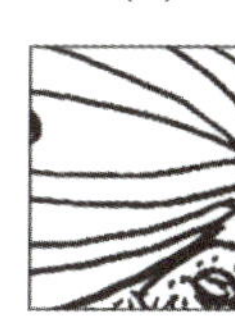
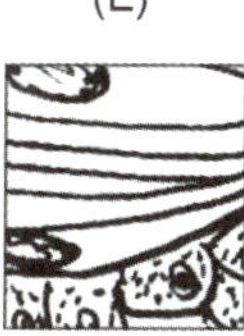

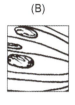

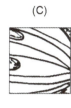

2.

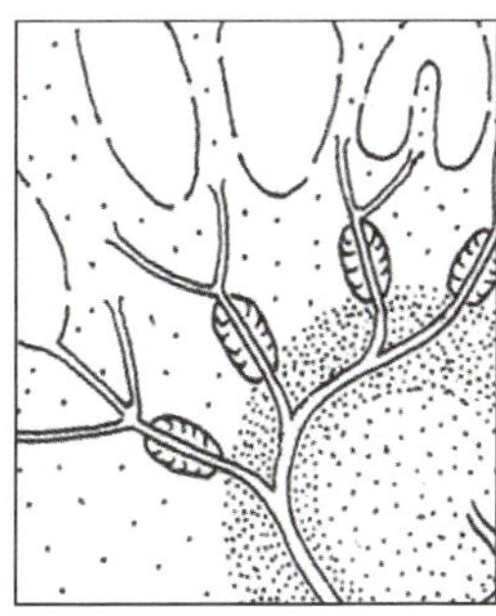

(A) (B) (C) (D) (E)

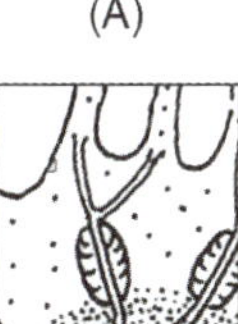
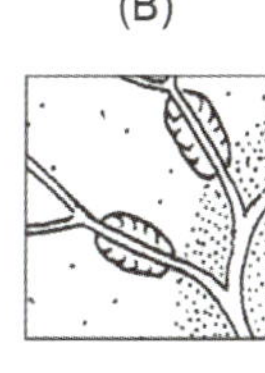
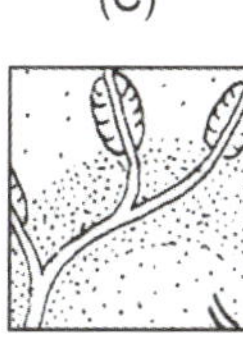
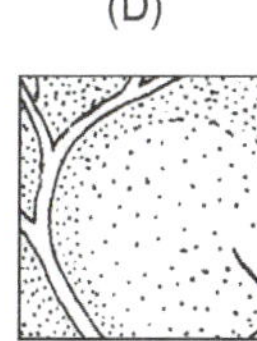
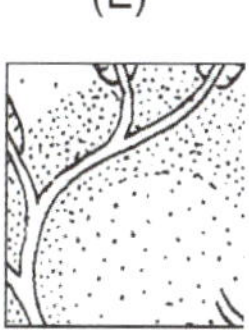

3.

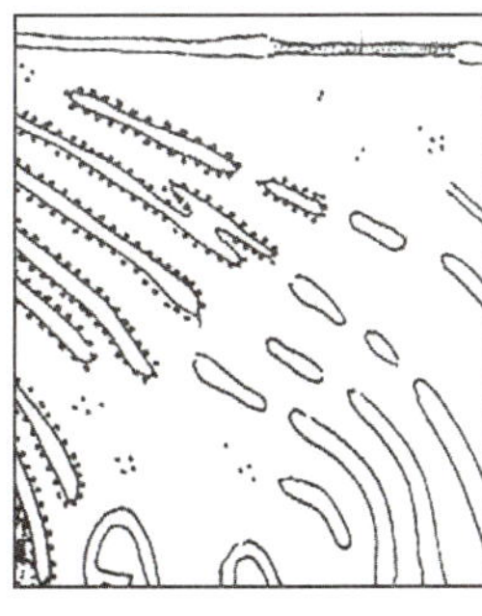

(A) (B) (C) (D) (E)

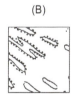

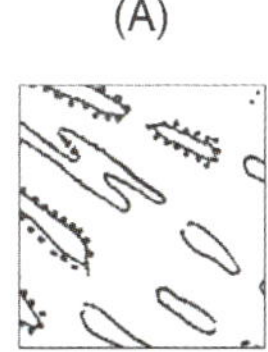
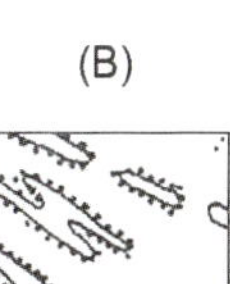
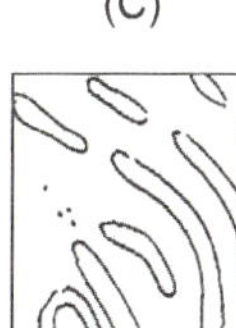
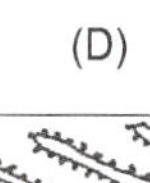
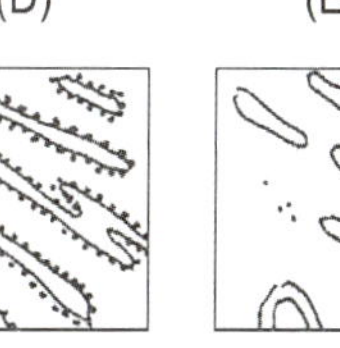
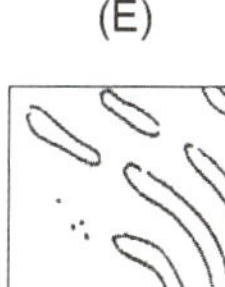

4.

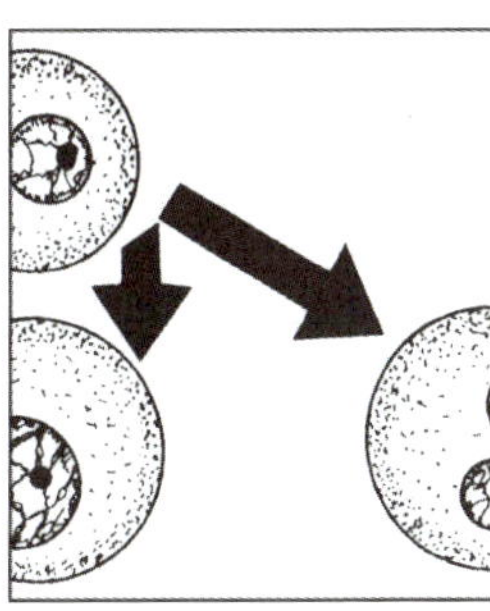

(A) (B) (C) (D) (E)

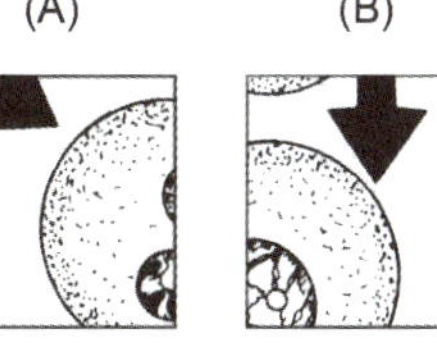
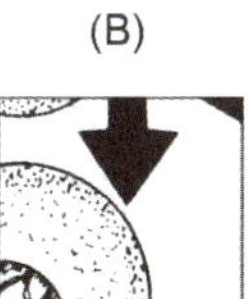
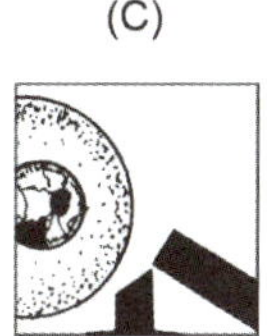
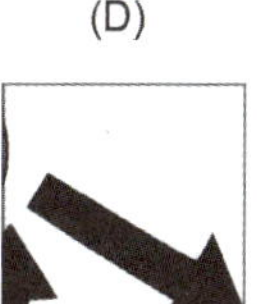
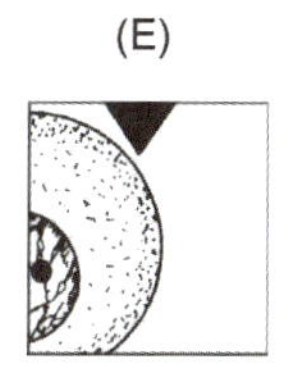

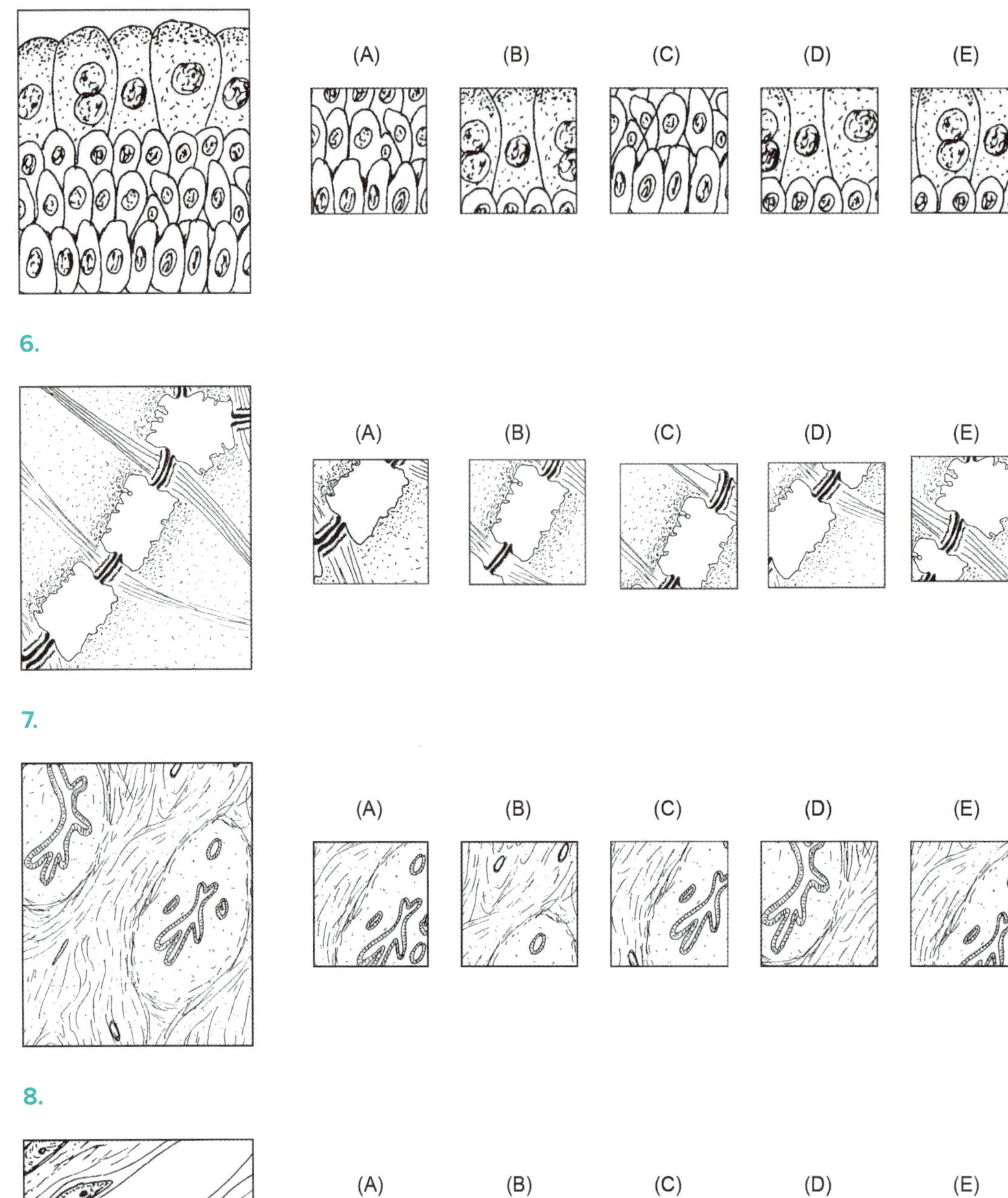

5.
(A)
(B)
(C)
(D)
(E)
6.
(A)
(B)
(C)
(D)
(E)
7.
(A)
(B)
(C)
(D)
(E)
8.
(A)
(B)
(C)
(D)
(E)

9.

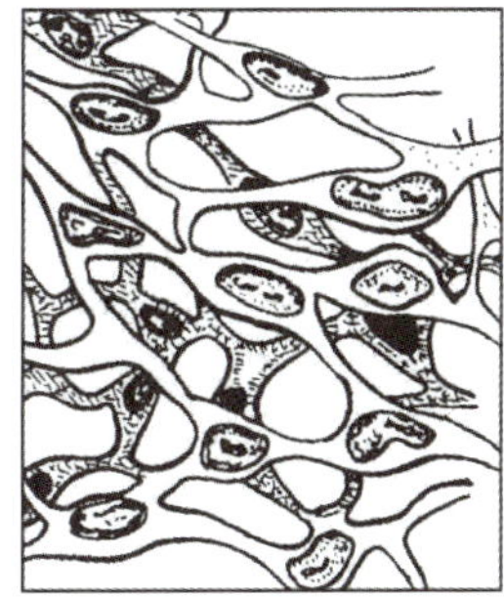

(A) (B) (C) (D) (E)

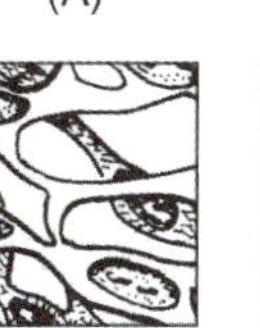
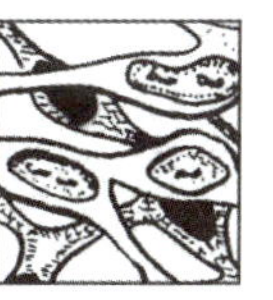
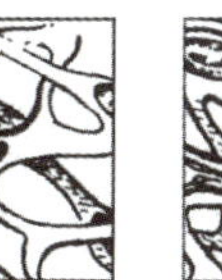
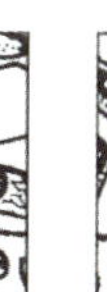
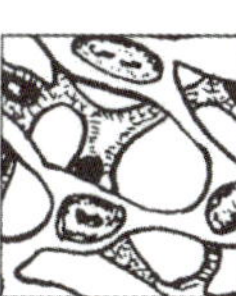

10.

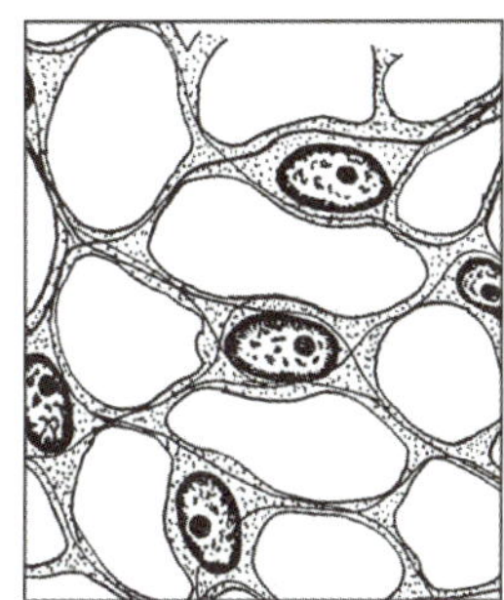

(A) (B) (C) (D) (E)

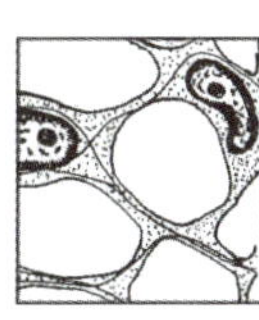
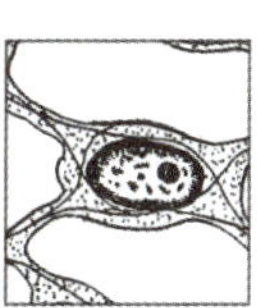
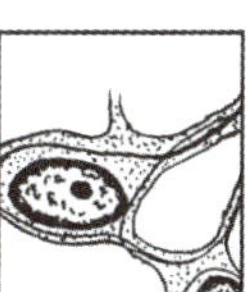
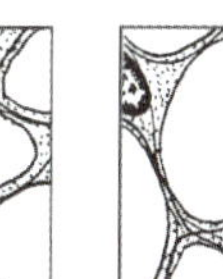

11.

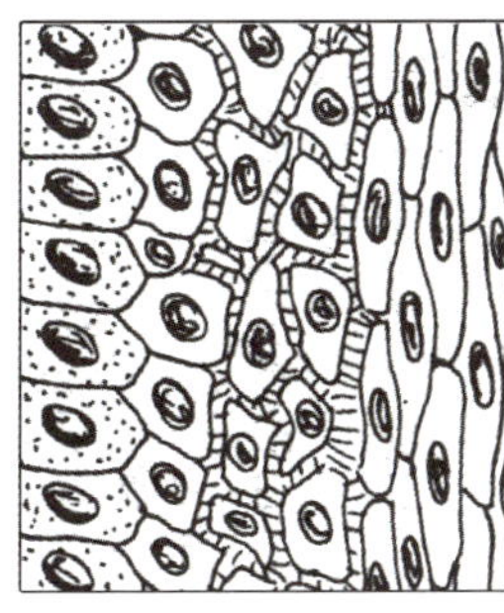

(A) (B) (C) (D) (E)

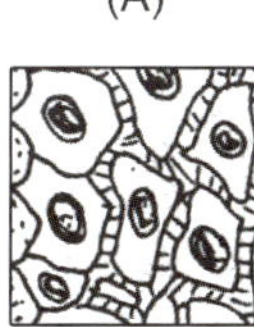
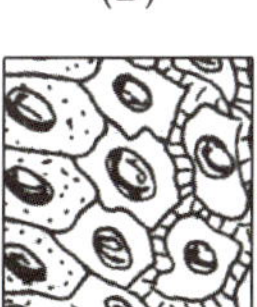
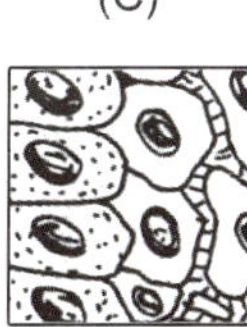
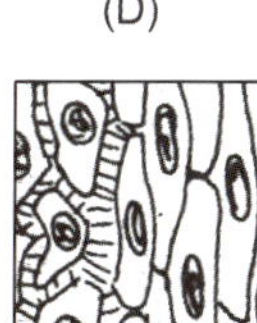
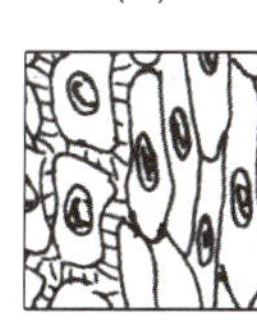

12.

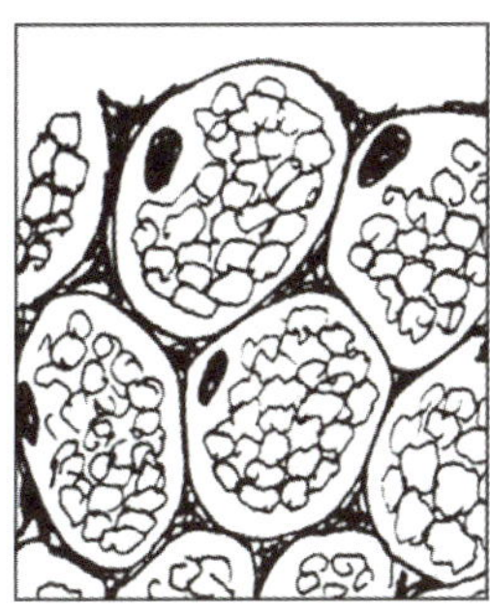

(A) (B) (C) (D) (E)

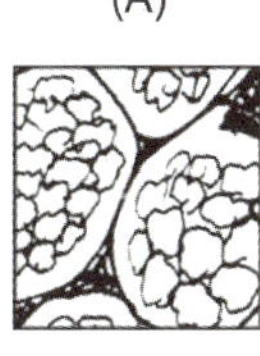
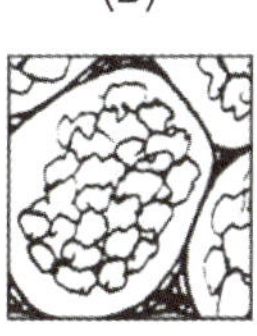
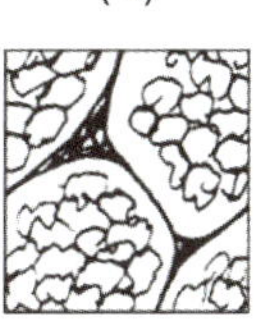
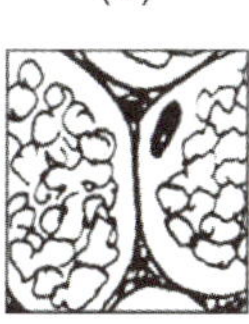
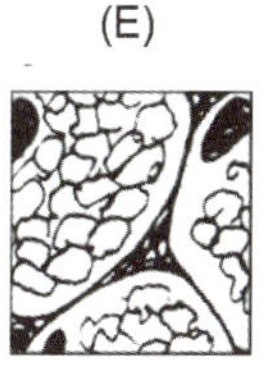

13.

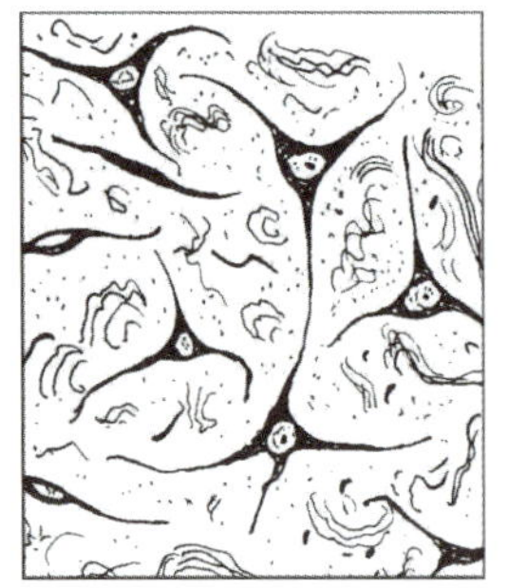

(A)

(B) 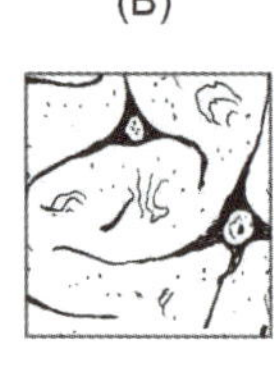

(C) 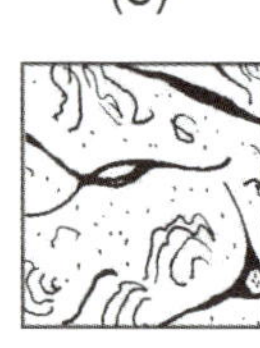

(D) 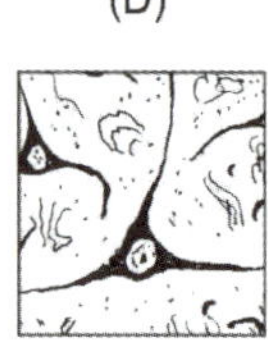

(E) 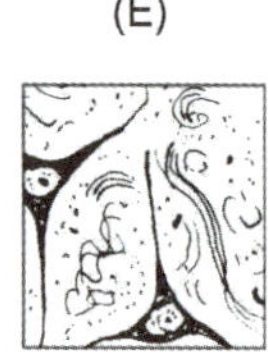

14.

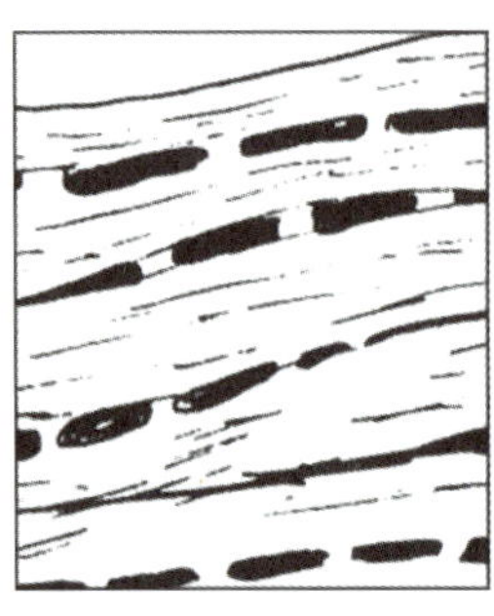

(A) 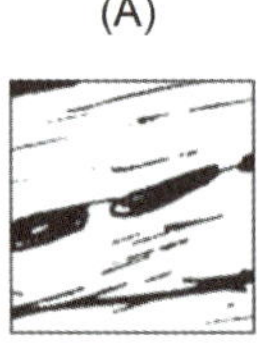

(B) 

(C) 

(D) 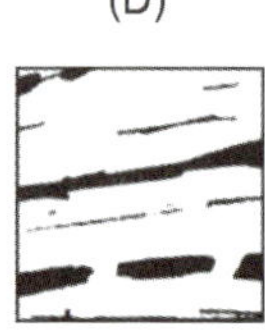

(E) 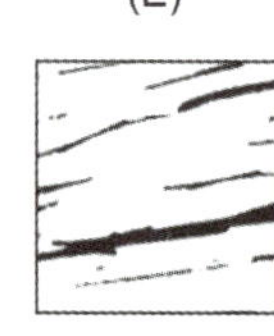

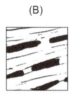

15.

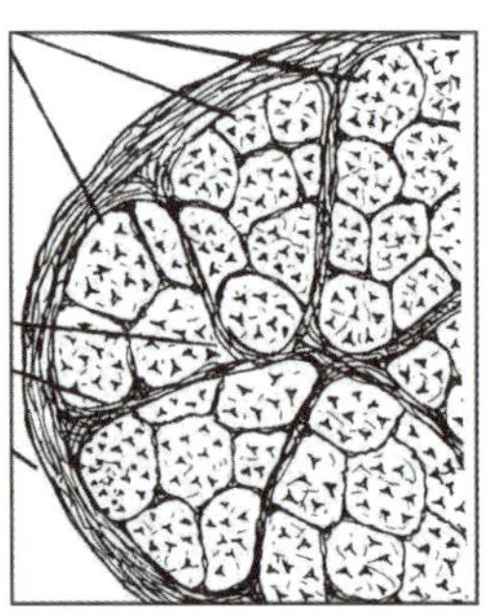

(A) 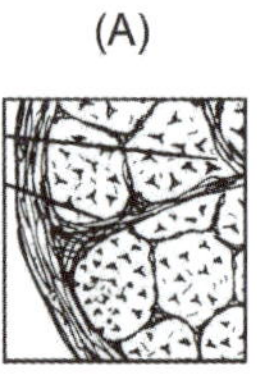

(B) 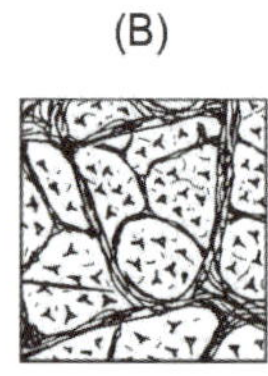

(C) 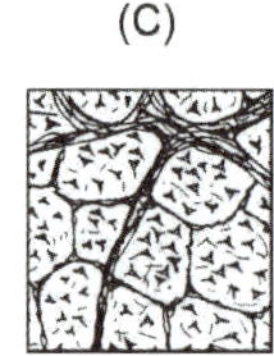

(D) 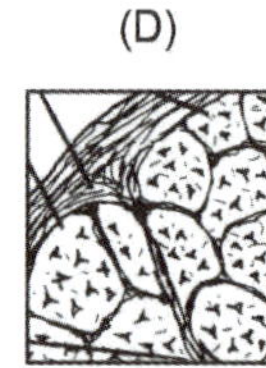

(E) 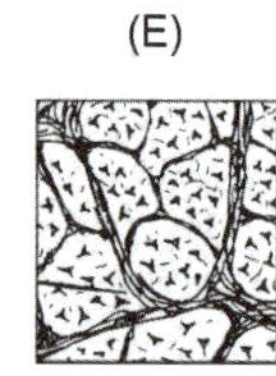

16.

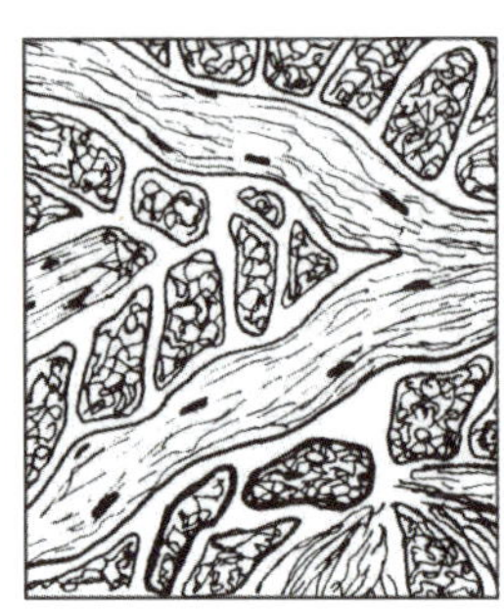

(A) 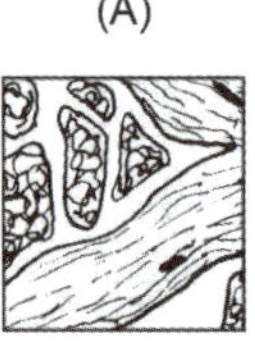

(B) 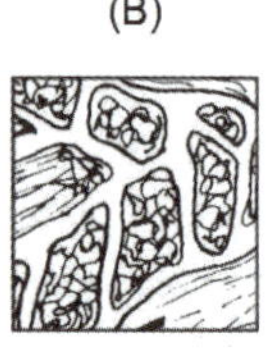

(C) 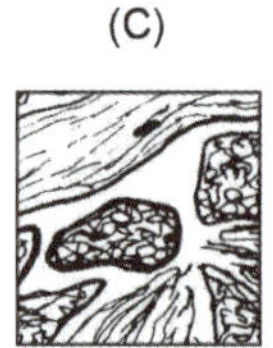

(D) 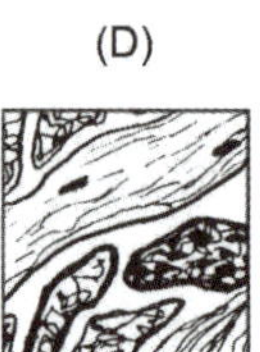

(E) 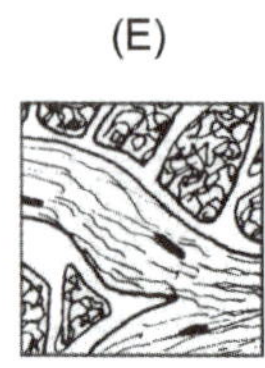

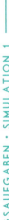

17.

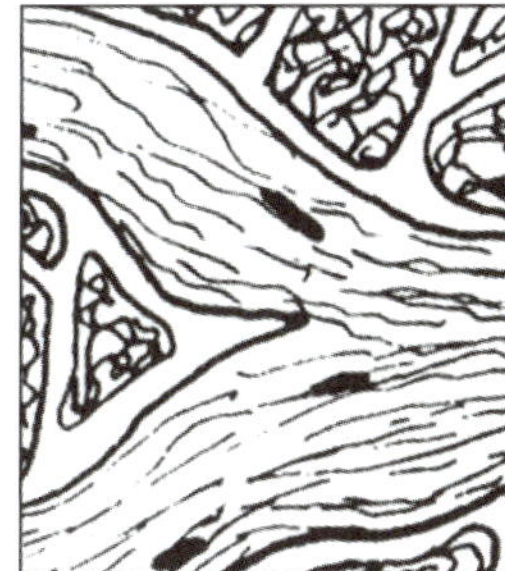

(A) (B) (C) (D) (E)

18.

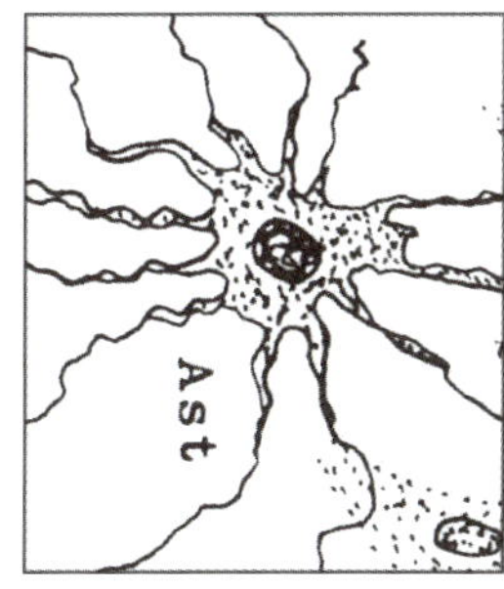

(A)

(B)

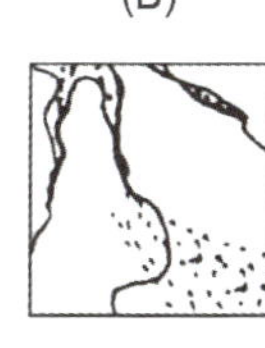

(C)

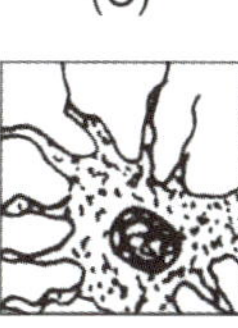

(D)

(E)

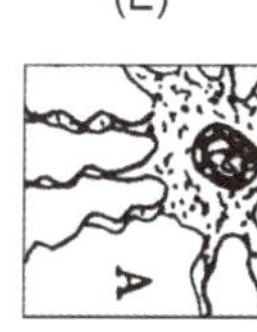

19.

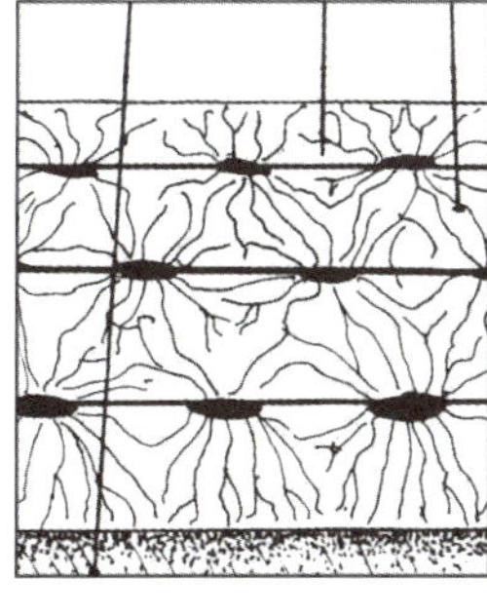

(A)

(B)

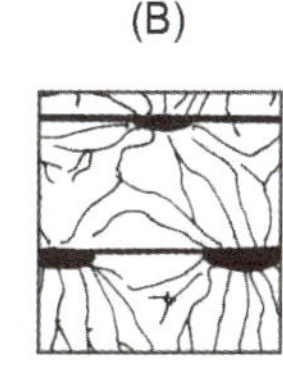

(C)

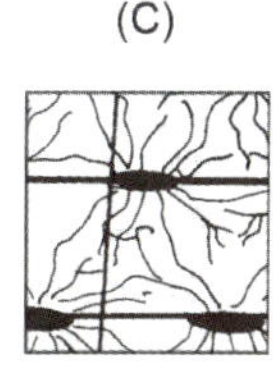

(D)

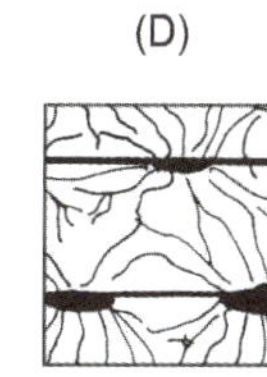

(E)

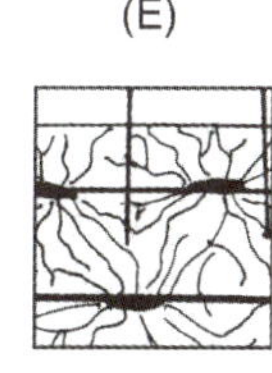

20.

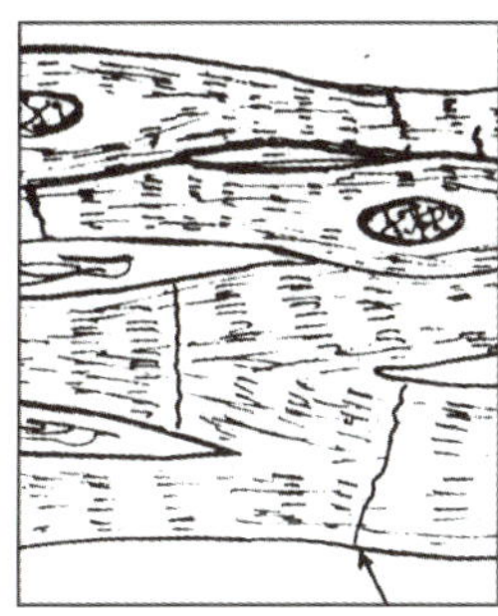

(A)

(B)

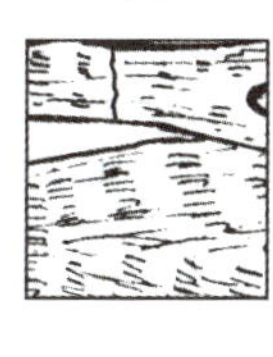

(C)

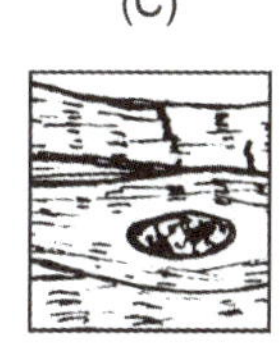

(D)

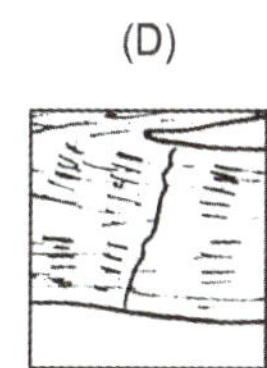

(E)

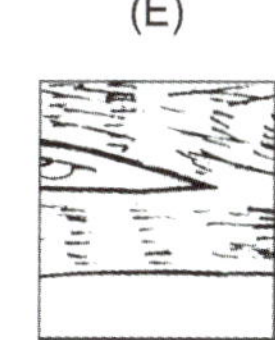

21.

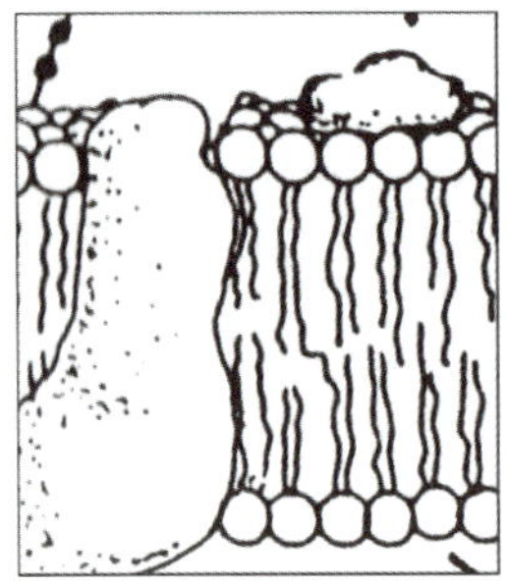

(A) 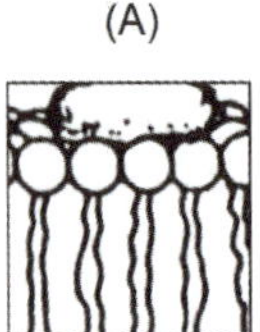

(B) 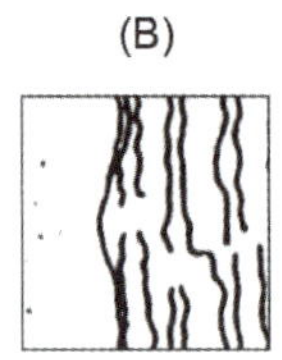

(C) 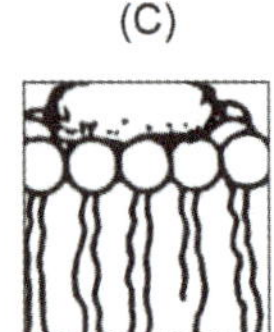

(D) 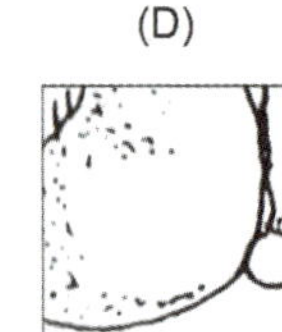

(E) 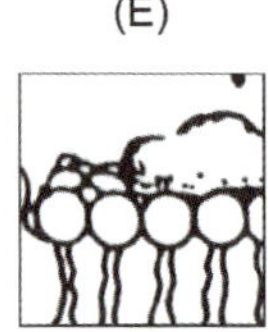

22.

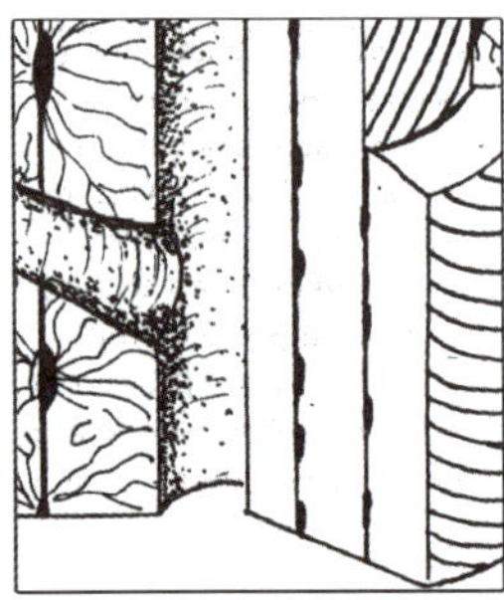

(A) 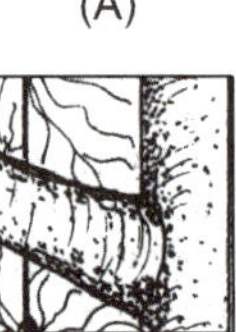

(B) 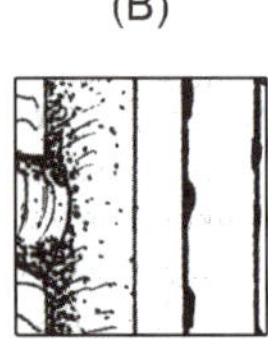

(C) 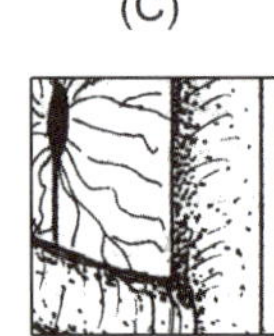

(D) 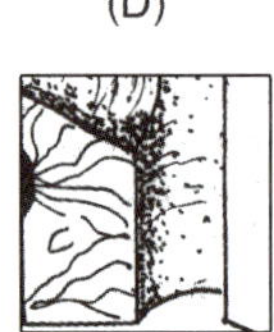

(E) 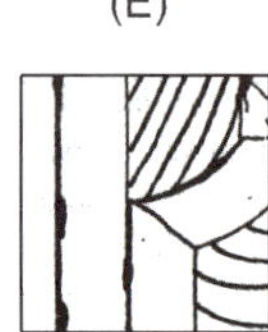

23.

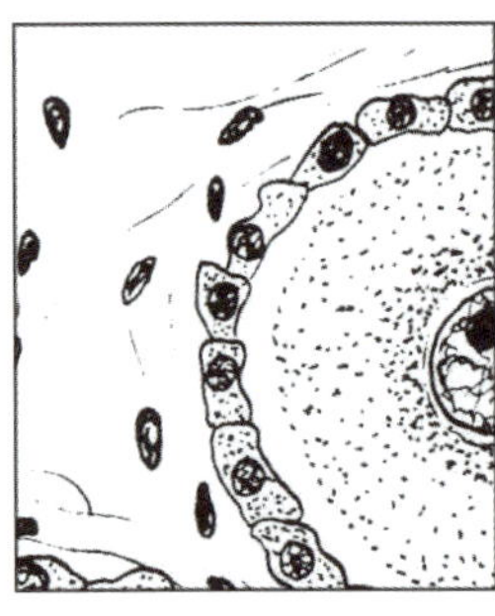

(A) 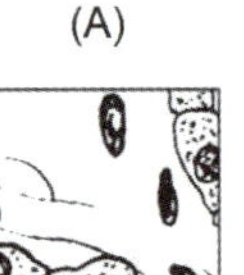

(B) 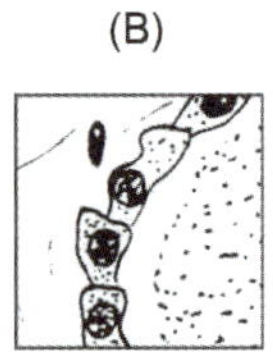

(C) 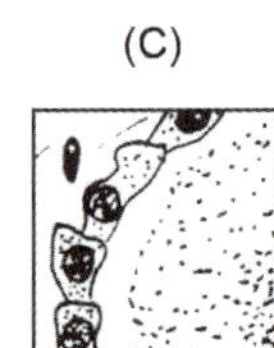

(D) 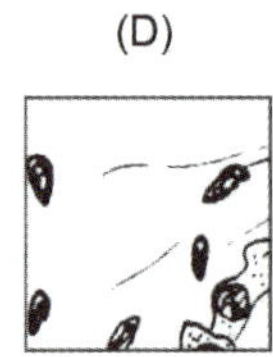

(E) 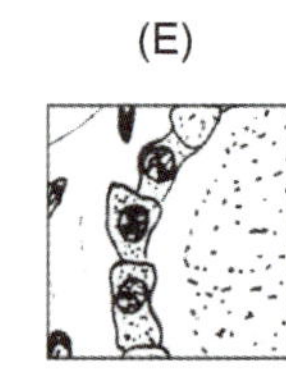

24.

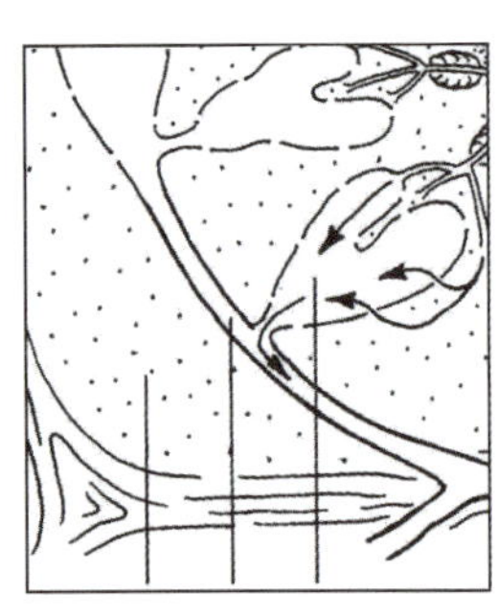

(A)

(B) 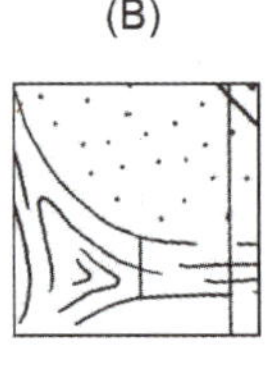

(C) 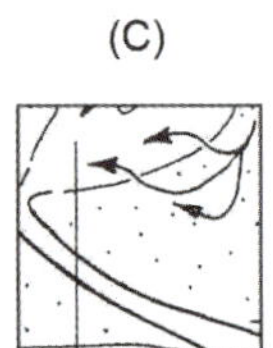

(D) 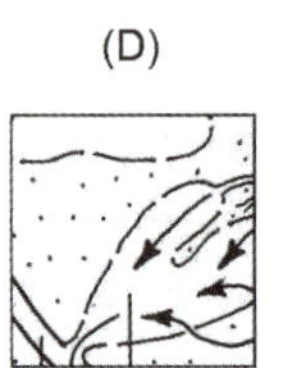

(E) 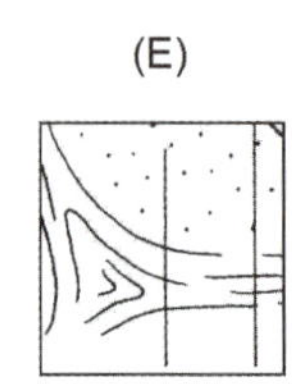

2. SIMULATION 2

Bearbeitungszeit: 22 Minuten

25.

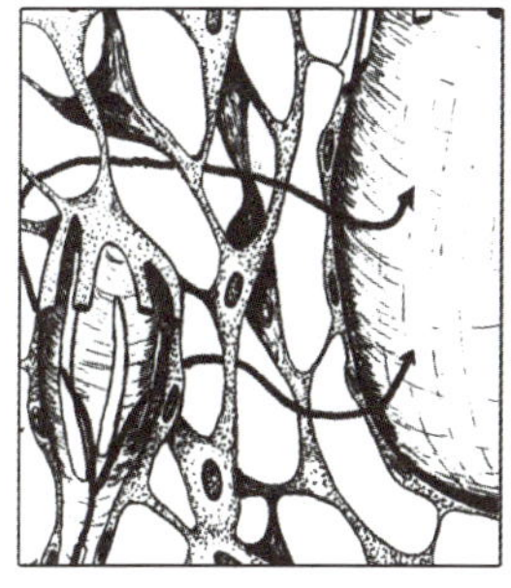

(A) 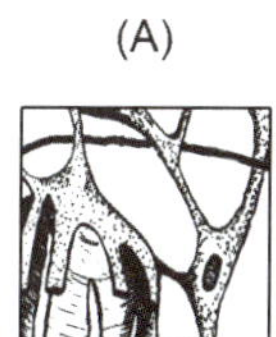

(B) 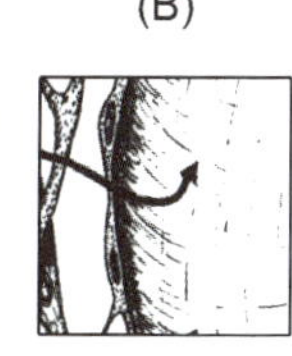

(C) 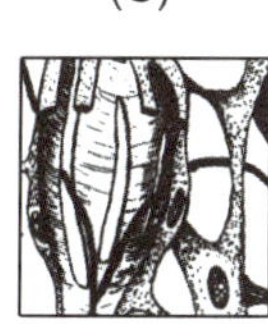

(D) 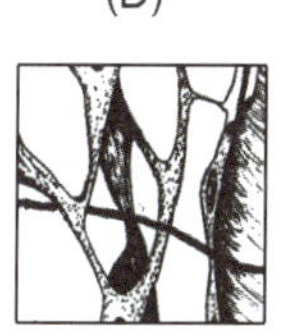

(E) 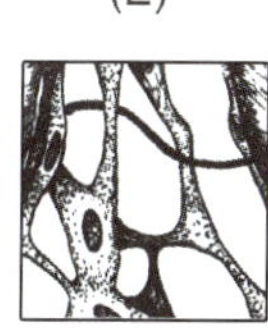

26.

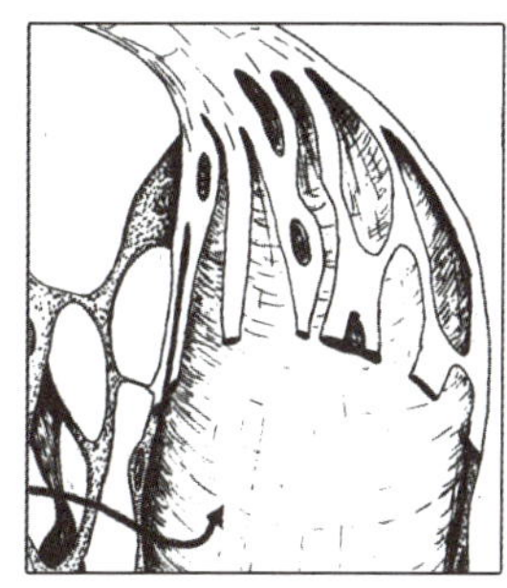

(A) 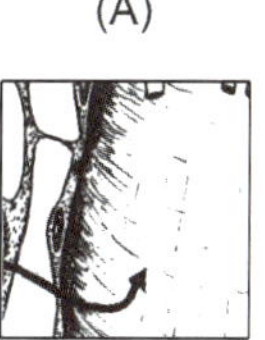

(B) 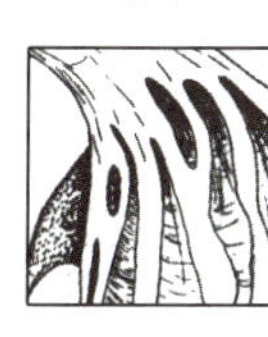

(C) 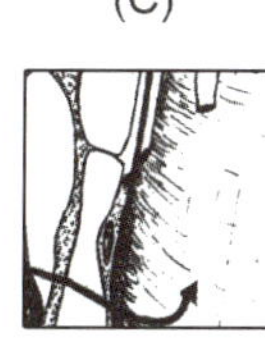

(D) 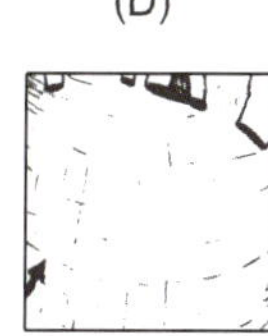

(E) 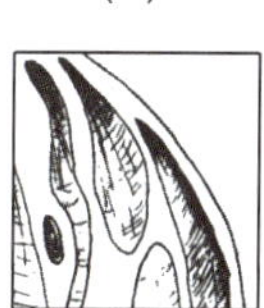

27.

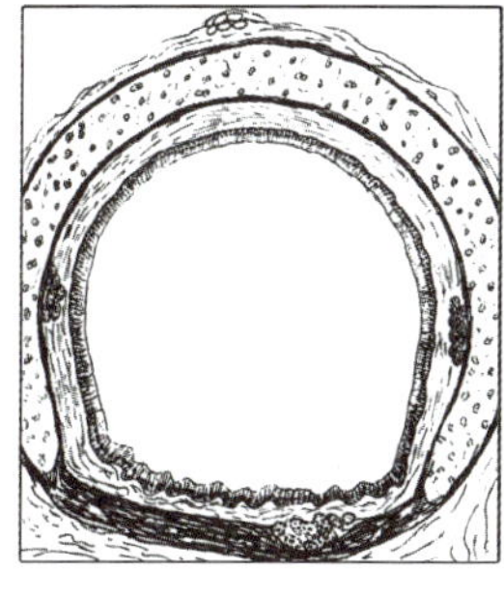

(A) 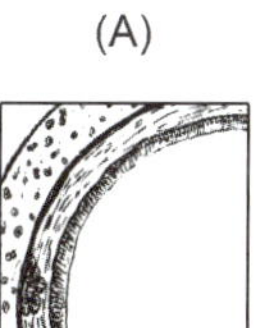

(B) 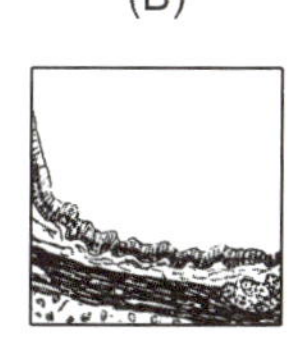

(C) 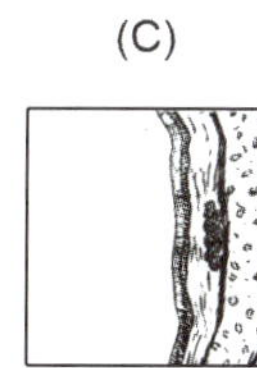

(D) 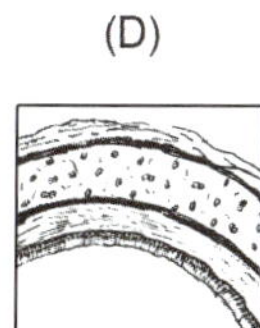

(E) 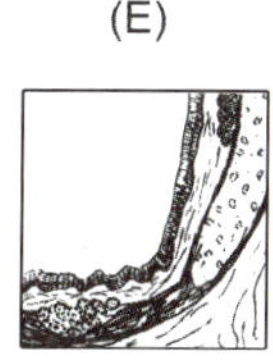

28.

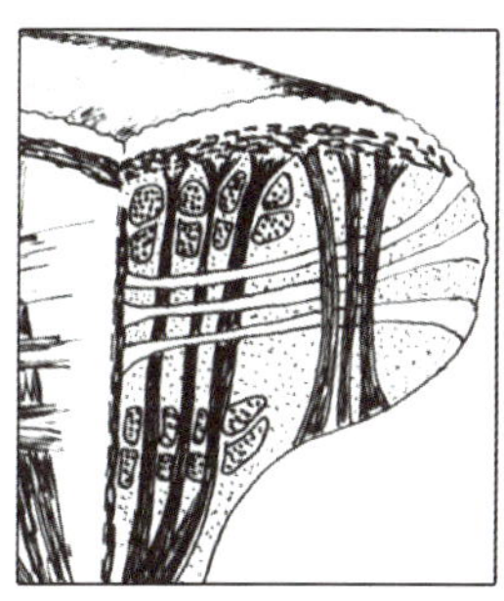

(A) 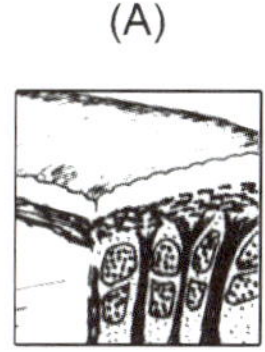

(B) 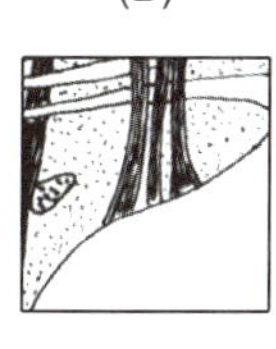

(C) 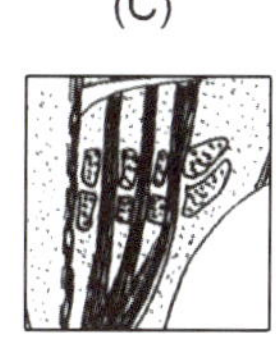

(D) 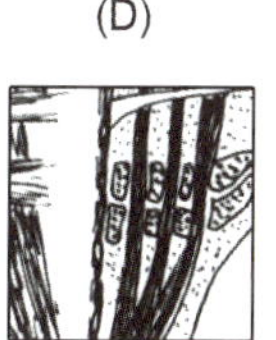

(E) 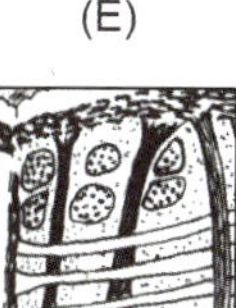

29.

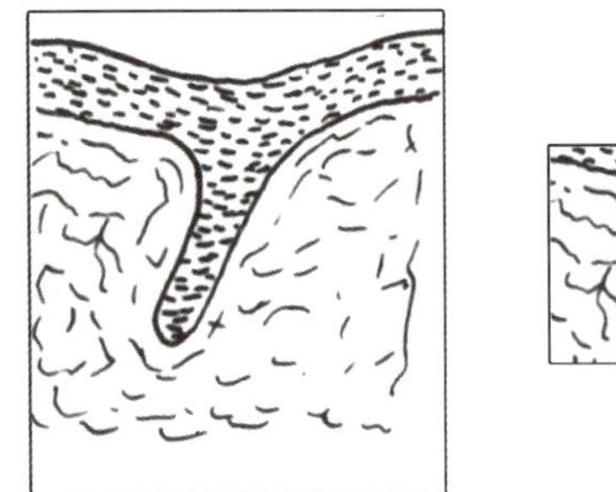

30.

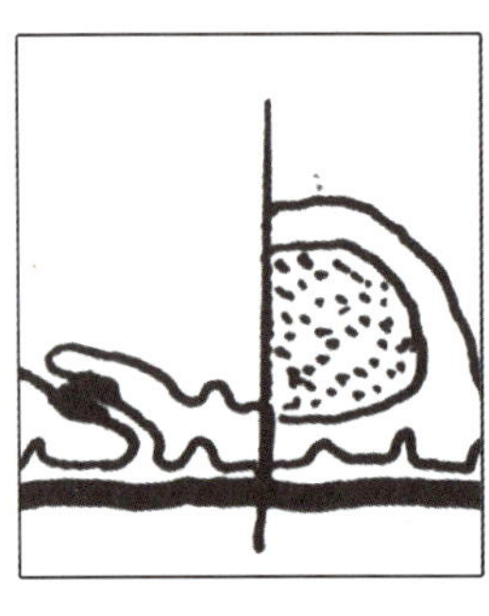

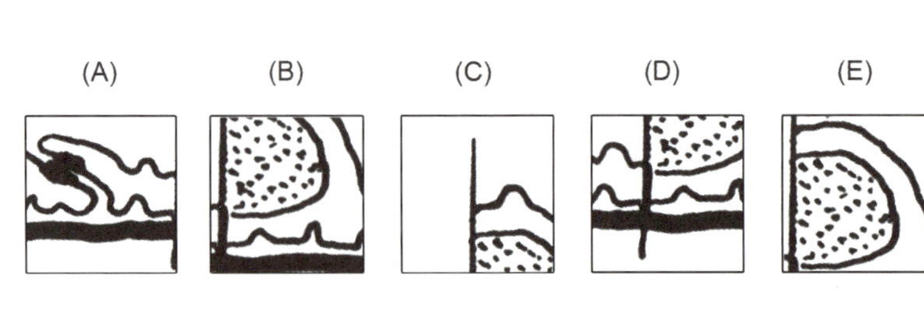

31.

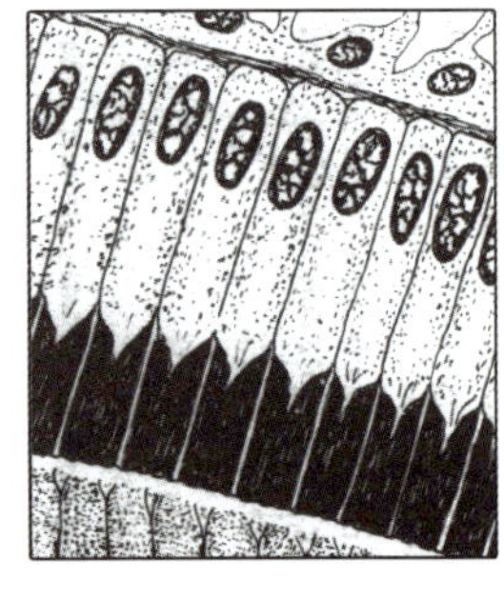

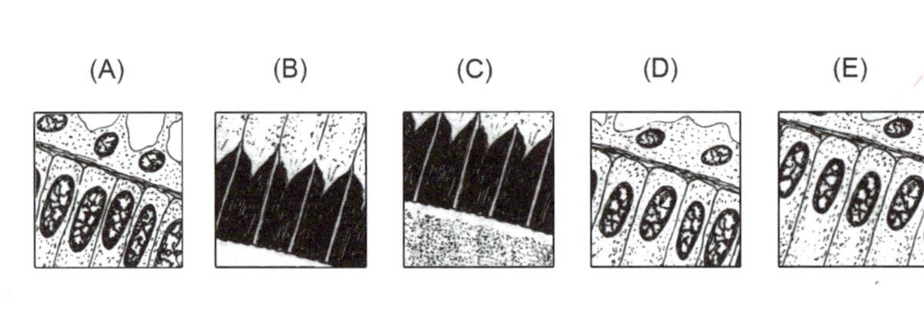

32.

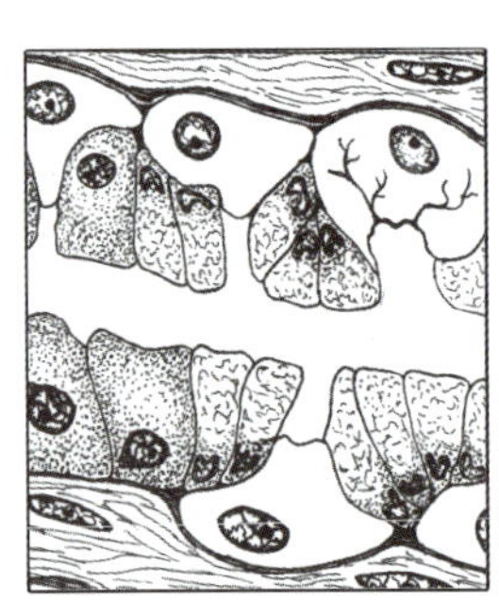

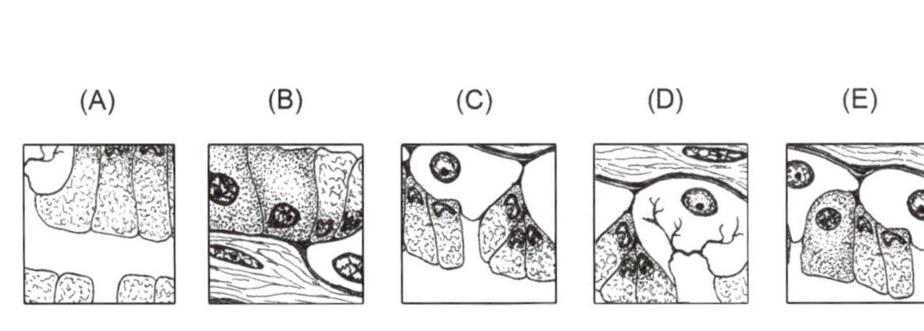

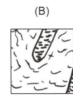

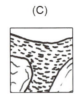

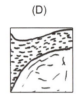

33.

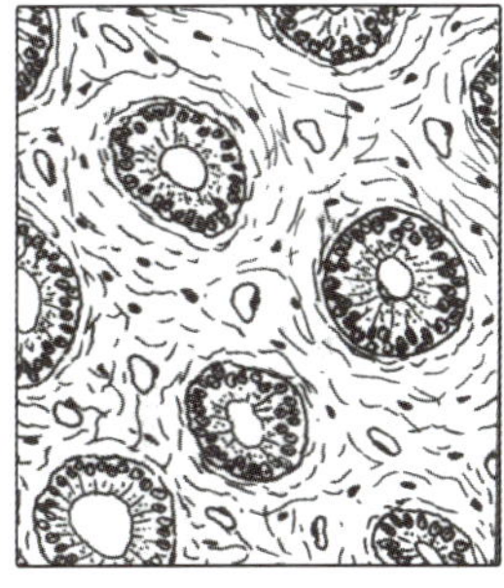

(A) 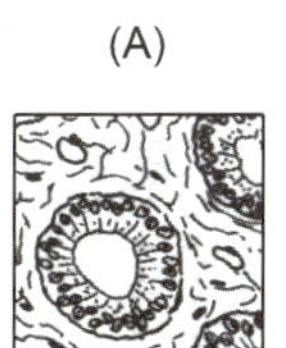 (B) 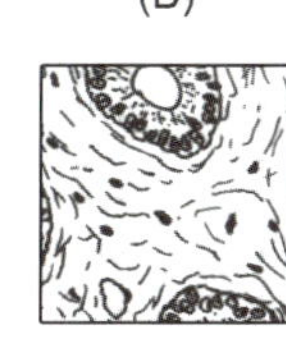 (C) 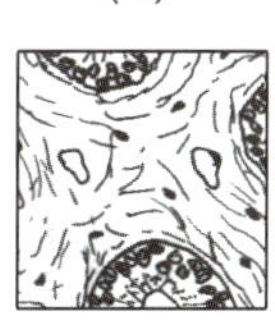 (D) 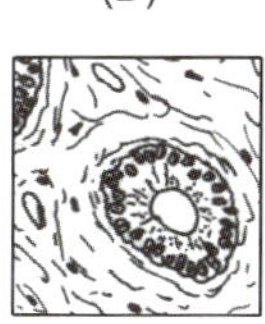 (E) 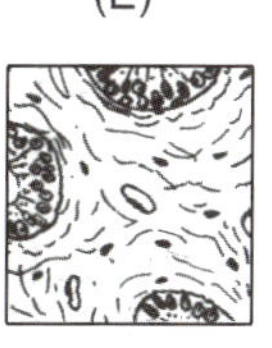

34.

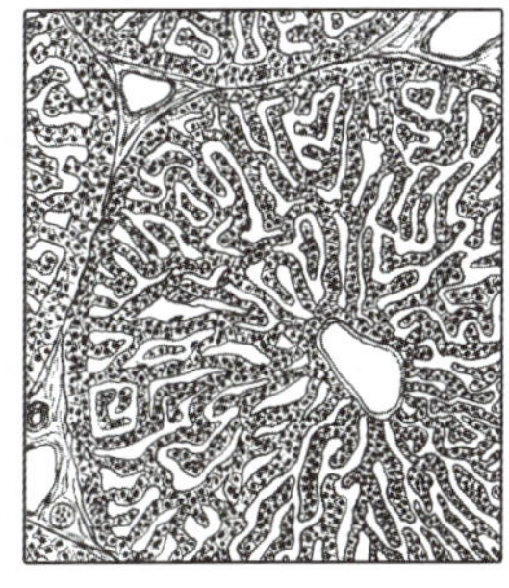

(A) 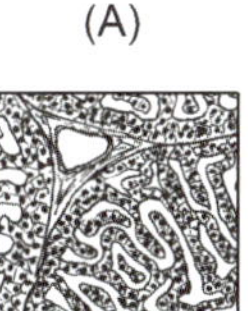 (B) 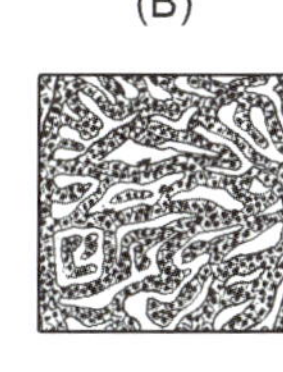 (C) 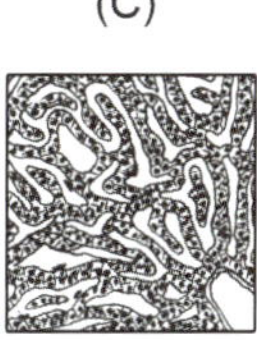 (D) 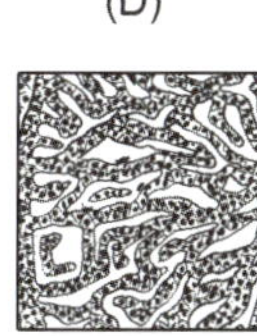 (E) 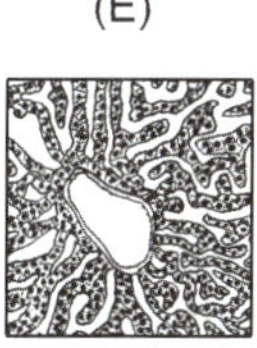

35.

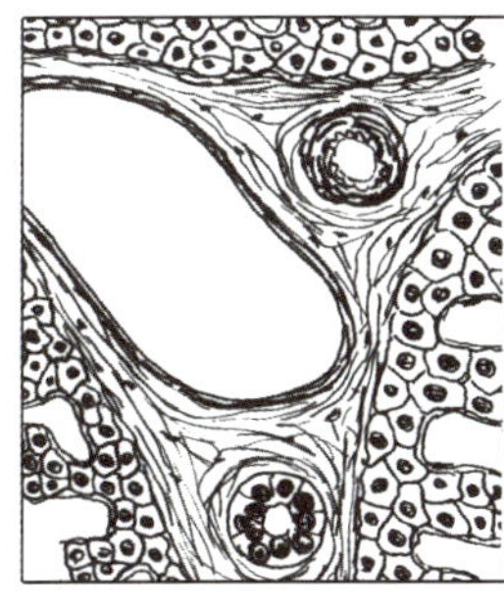

(A) 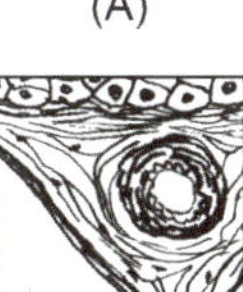 (B) 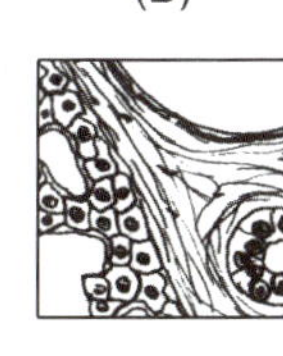 (C) 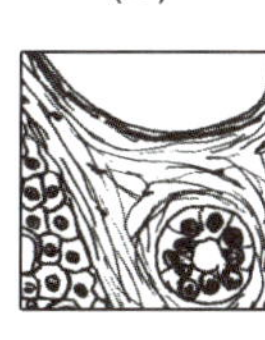 (D) 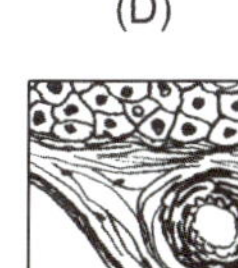 (E) 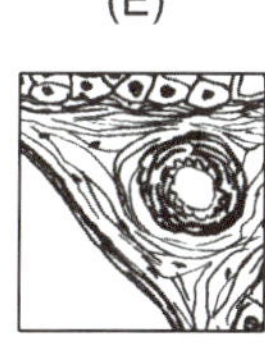

36.

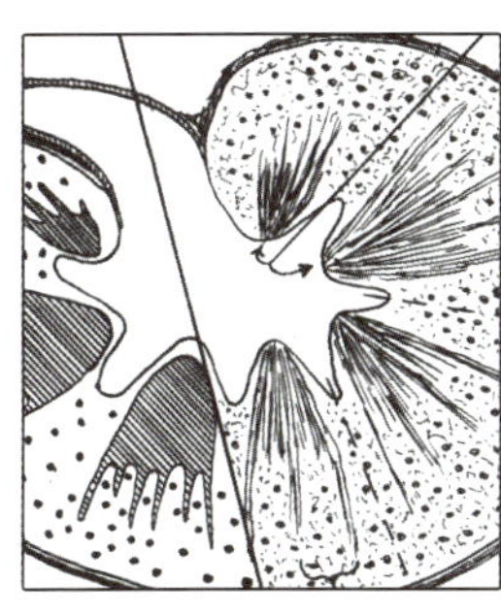

(A) 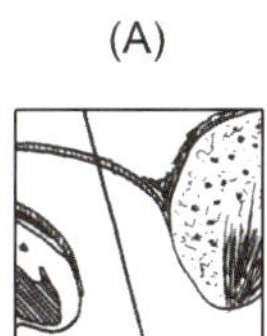 (B) 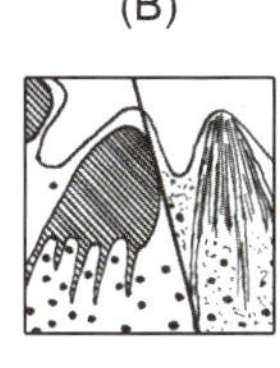 (C) 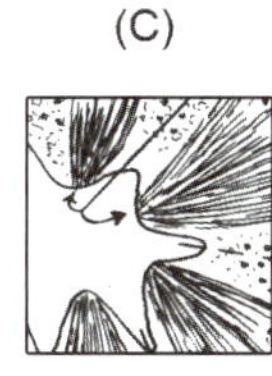 (D) 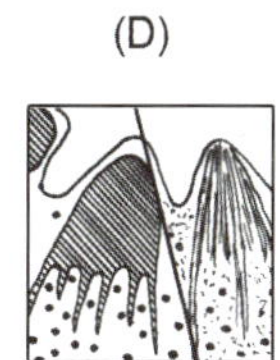 (E) 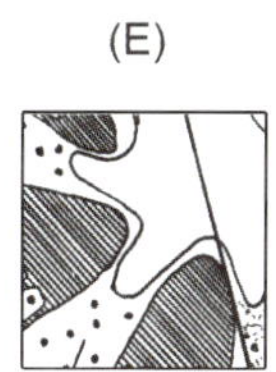

37.

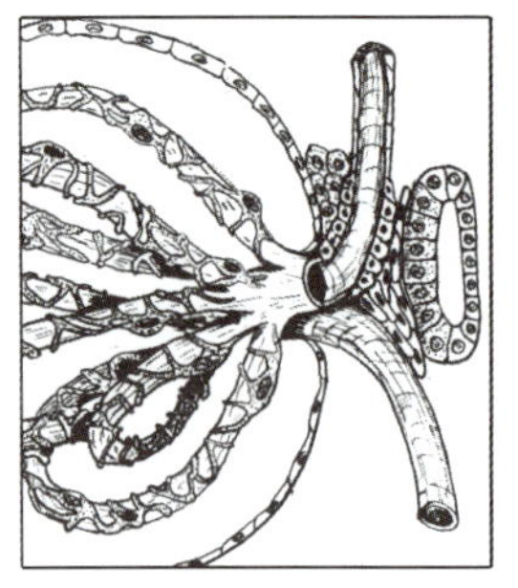

(A) 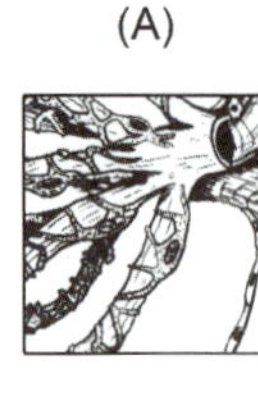
(B) 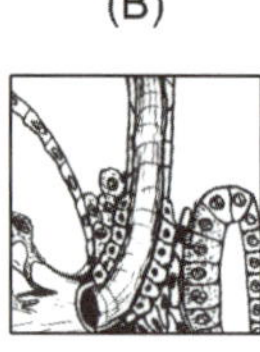
(C) 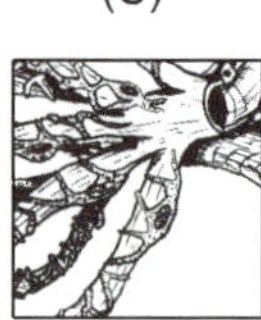
(D) 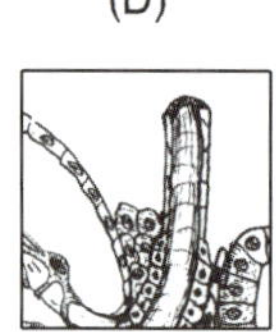
(E) 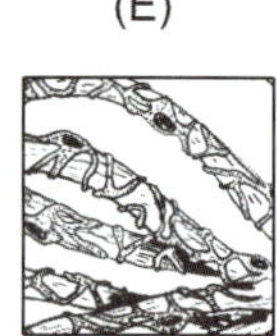

38.

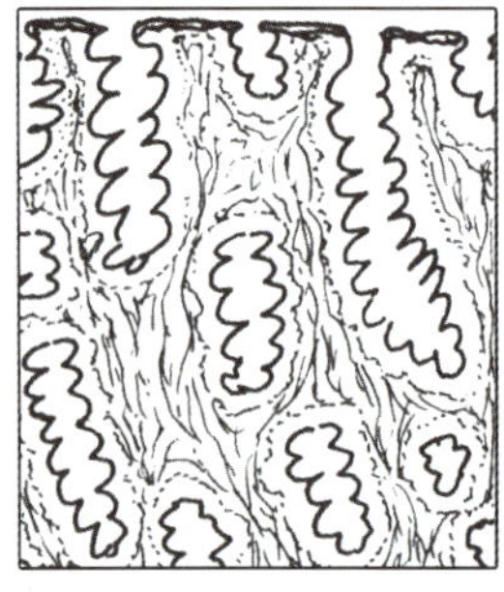

(A) 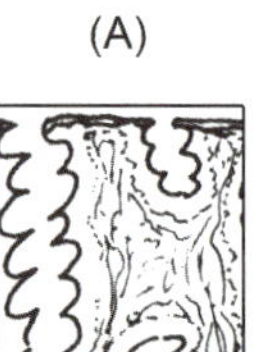
(B) 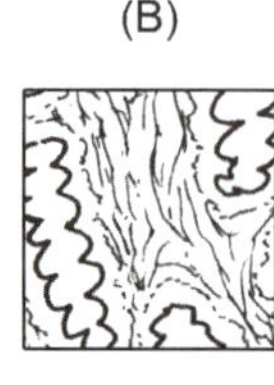
(C) 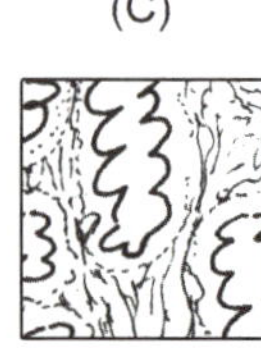
(D) 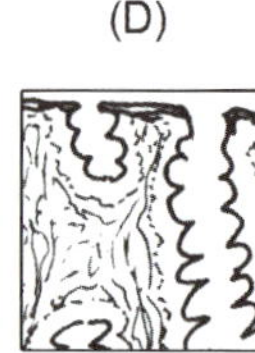
(E) 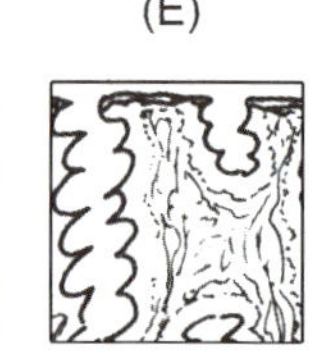

39.

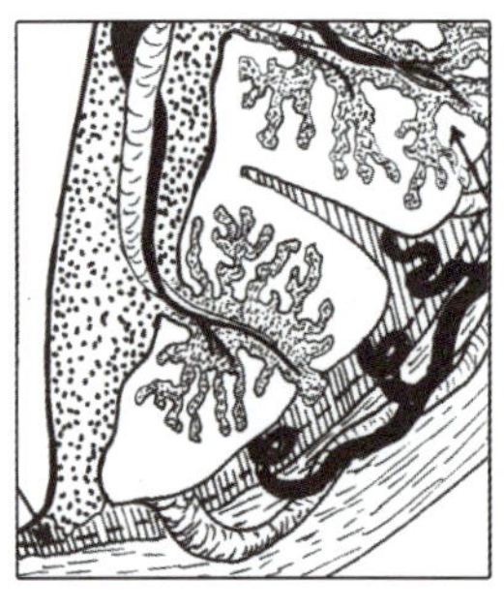

(A) 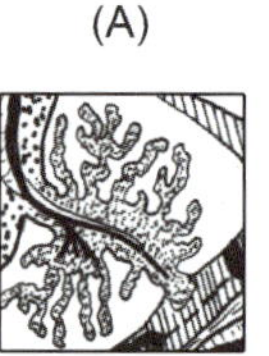
(B) 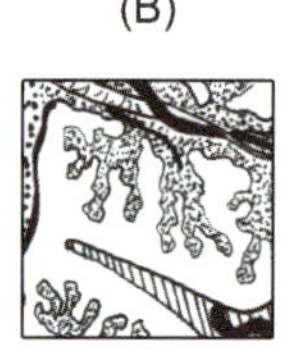
(C) 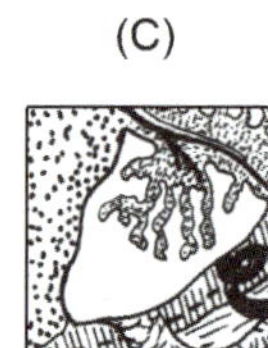
(D) 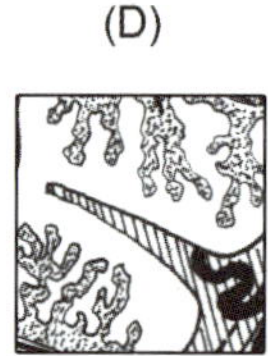
(E) 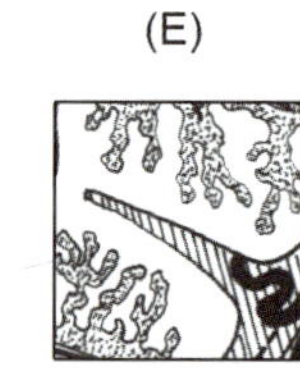

40.

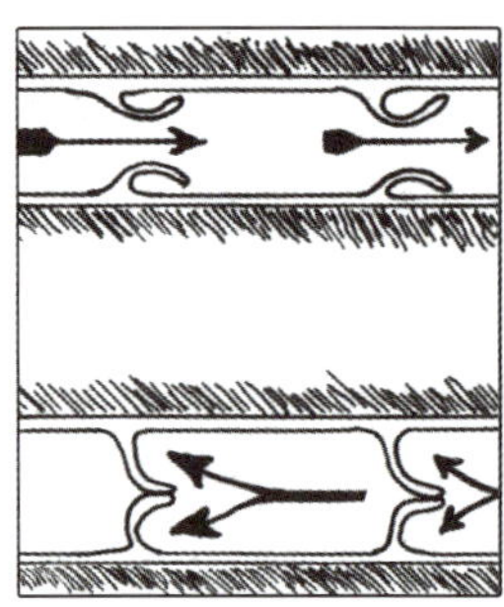

(A) 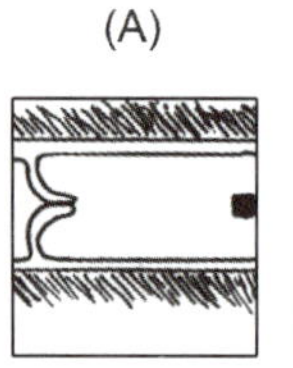
(B) 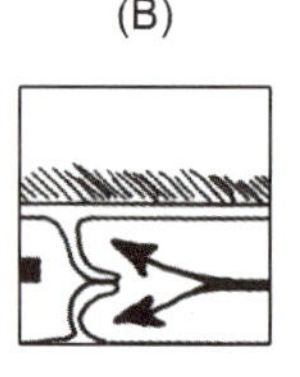
(C) 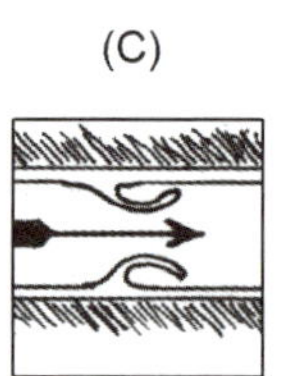
(D) 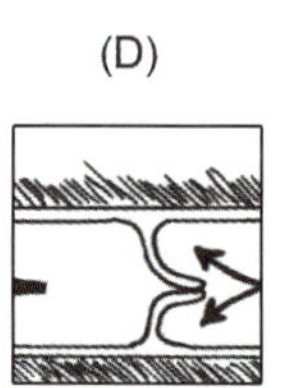
(E) 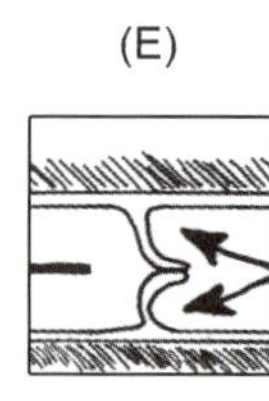

41.

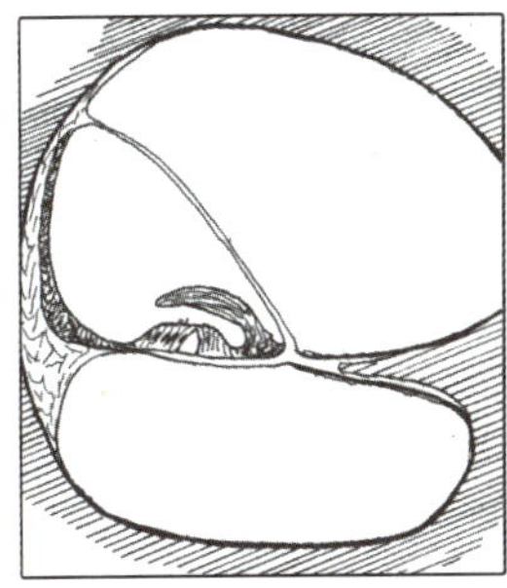

(A) (B) (C) (D) (E)

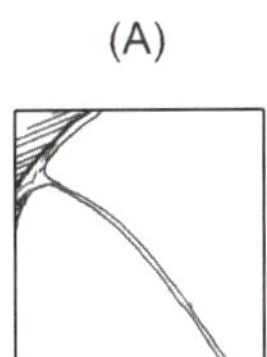 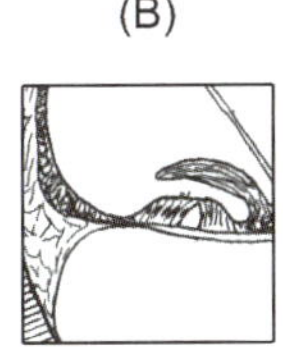 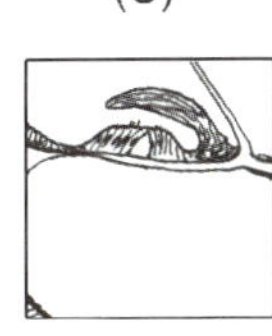 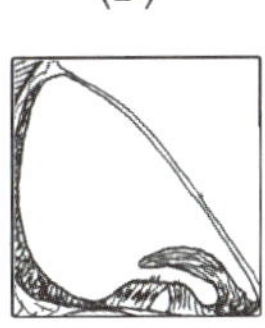 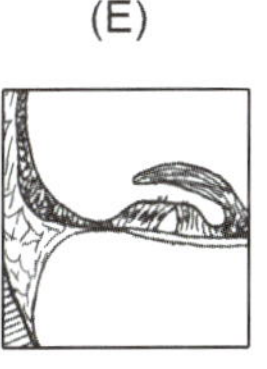

42.

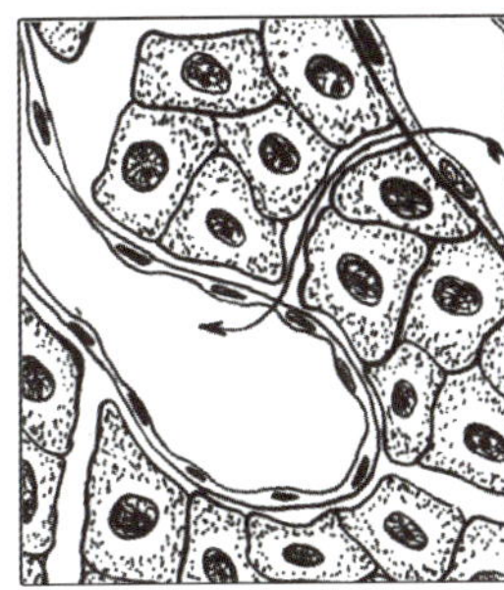

(A) (B) (C) (D) (E)

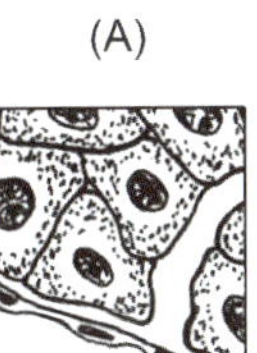 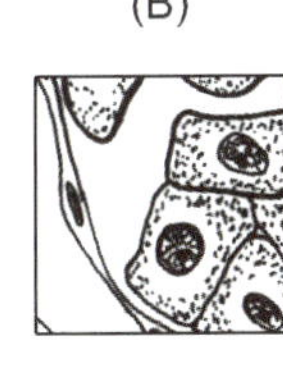 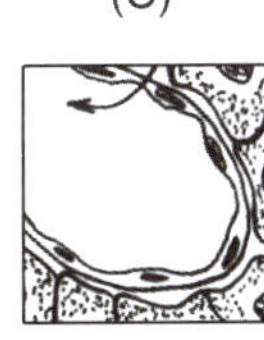 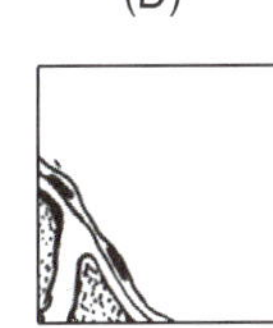 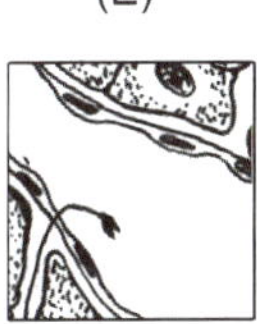

43.

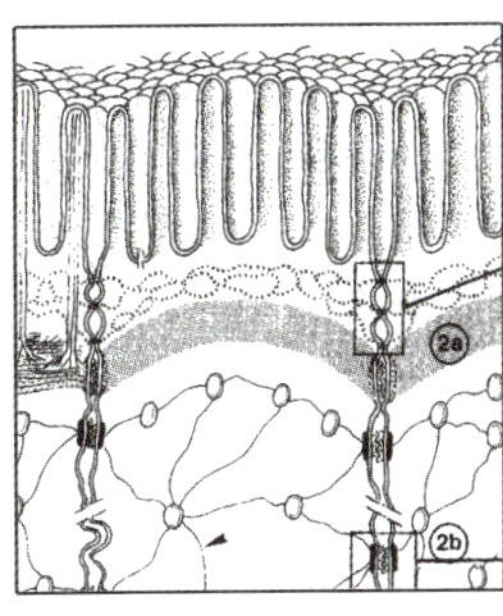

(A) (B) (C) (D) (E)

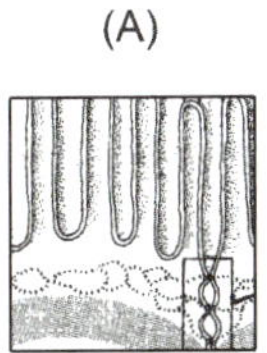 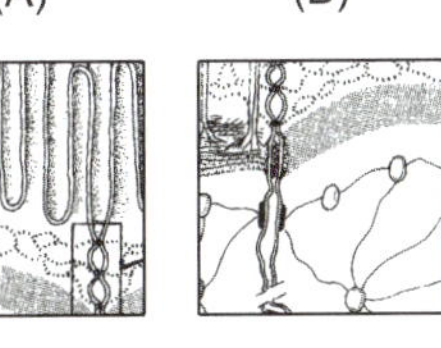 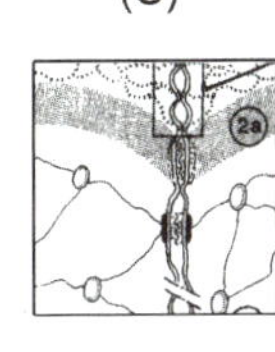

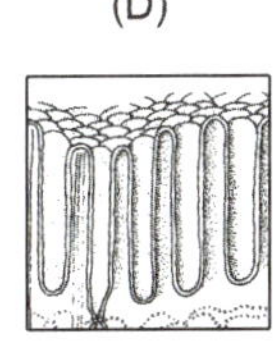 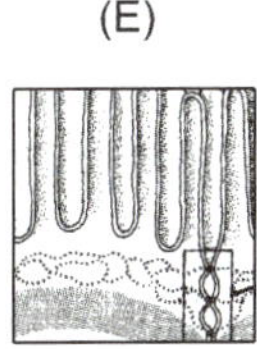

44.

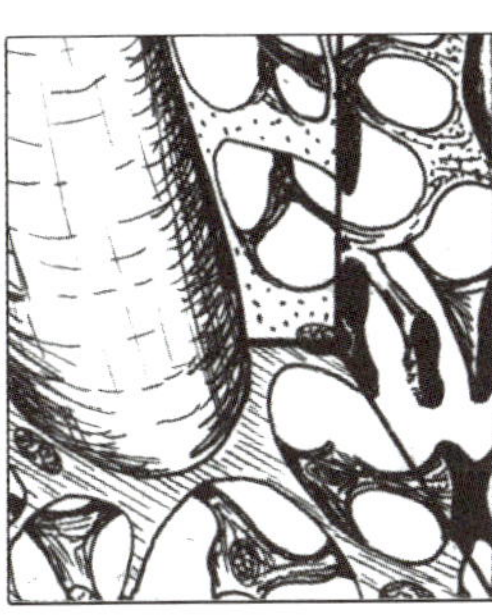

(A) (B) (C) (D) (E)

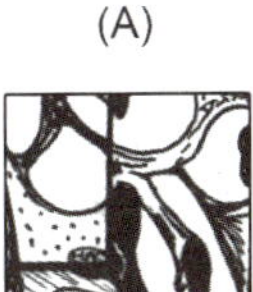 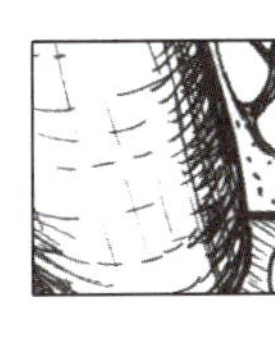 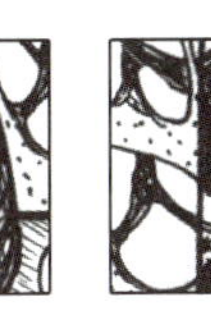 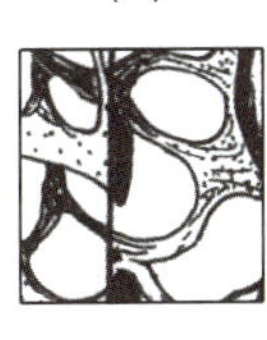 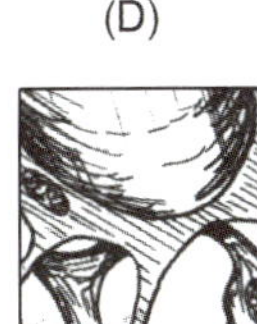 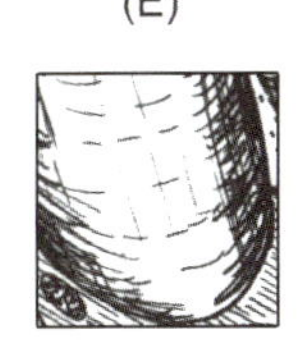

45.

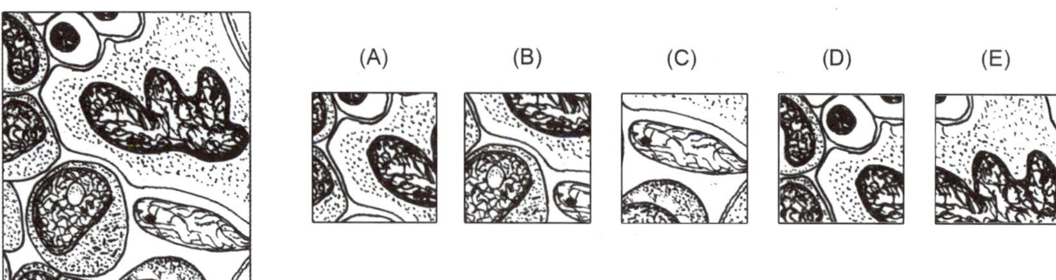

46.

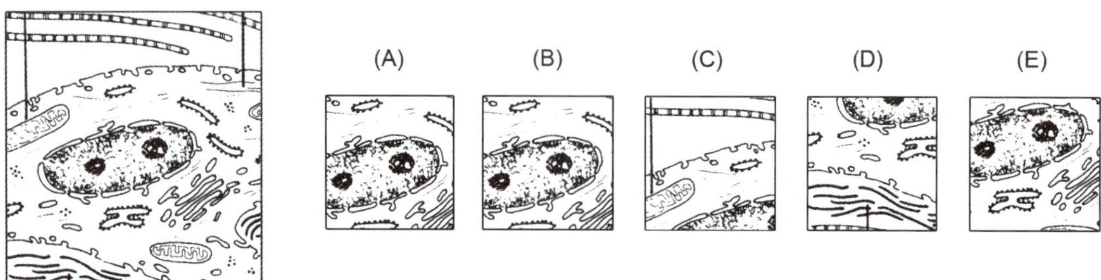

47.

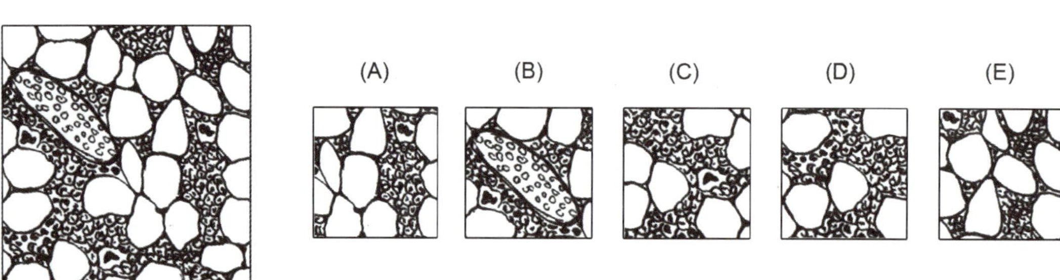

48.

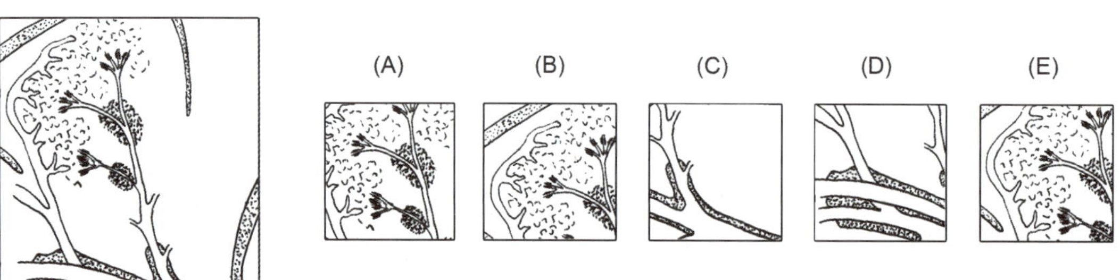

3. SIMULATION 3

Bearbeitungszeit: 22 Minuten

49.

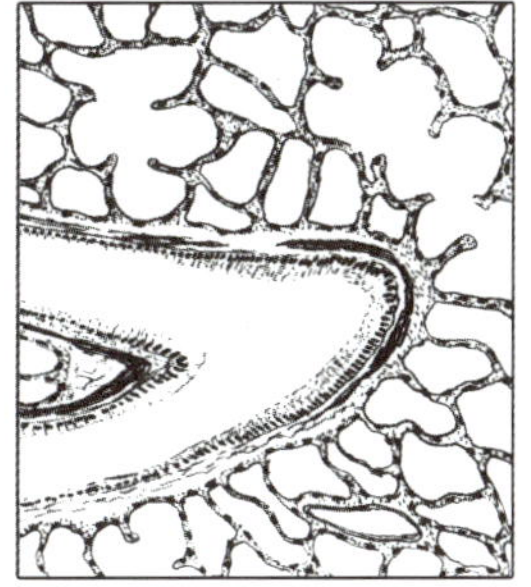

(A) 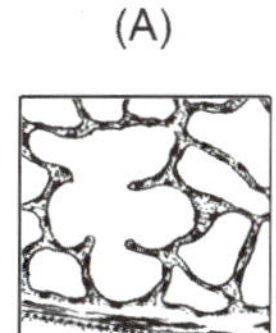
(B) 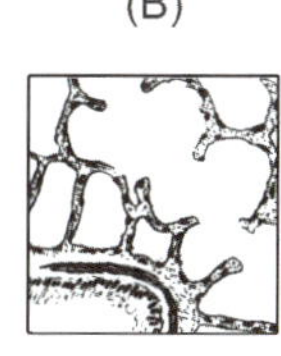
(C) 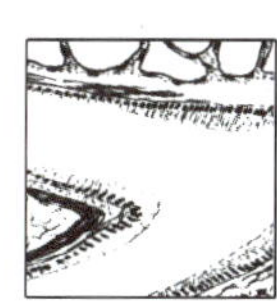
(D) 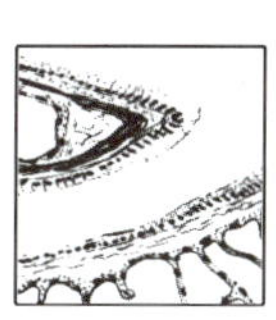
(E) 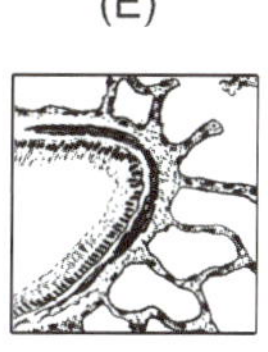

50.

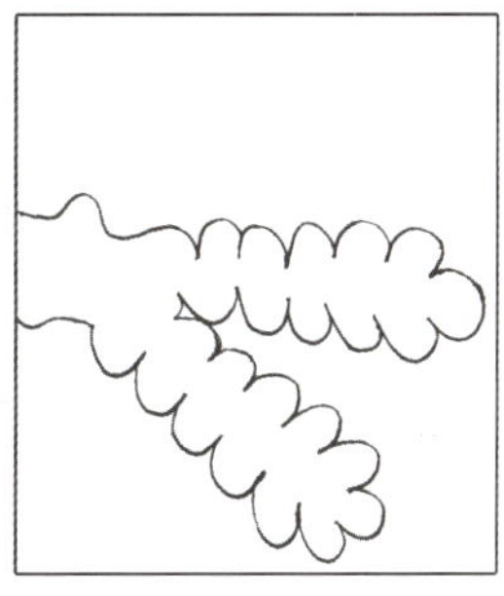

(A) 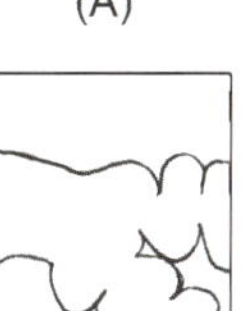
(B) 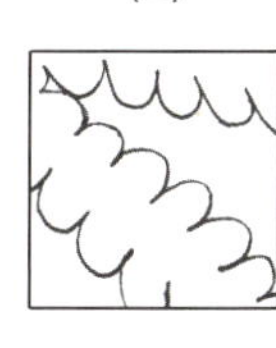
(C) 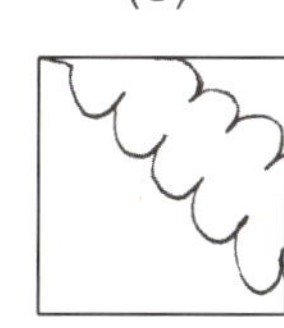
(D) 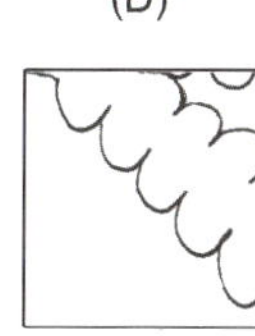
(E) 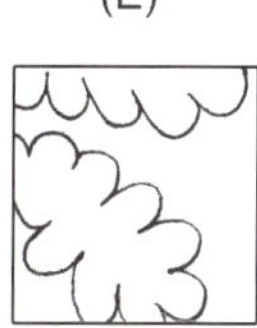

51.

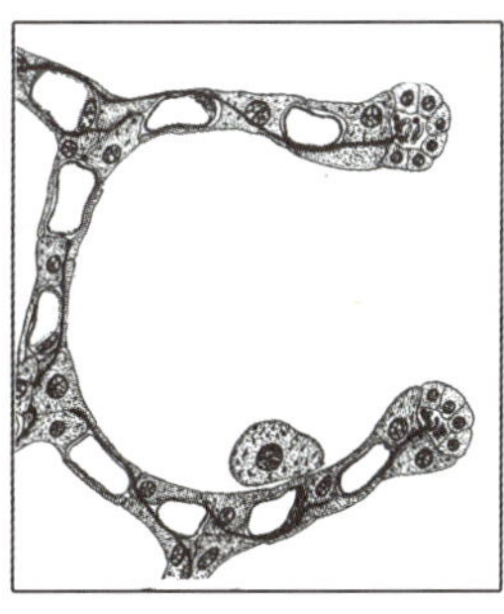

(A) 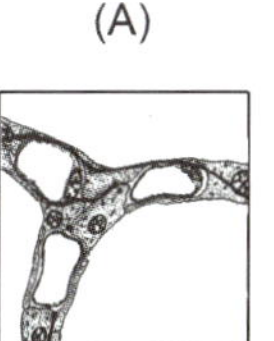
(B) 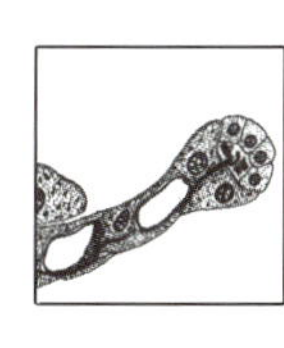
(C) 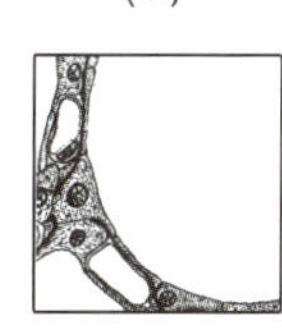
(D) 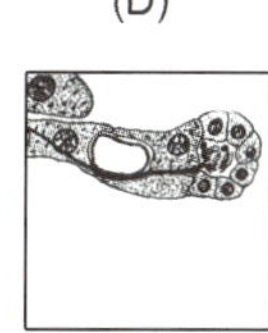
(E) 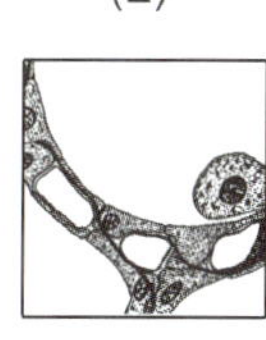

52.

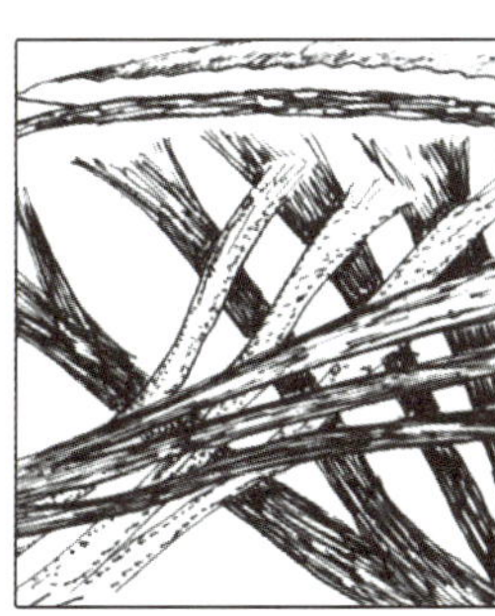

(A) 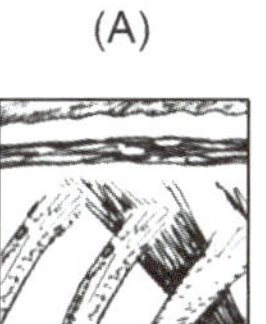
(B) 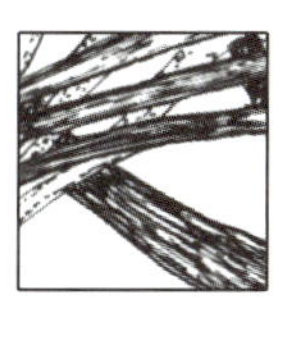
(C) 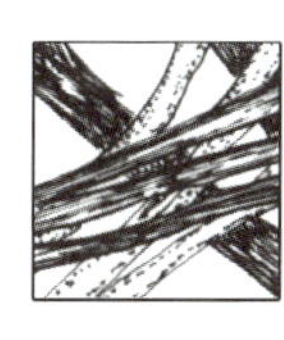
(D) 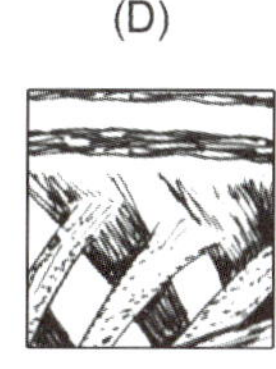
(E) 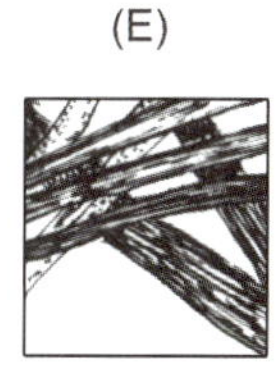

53.

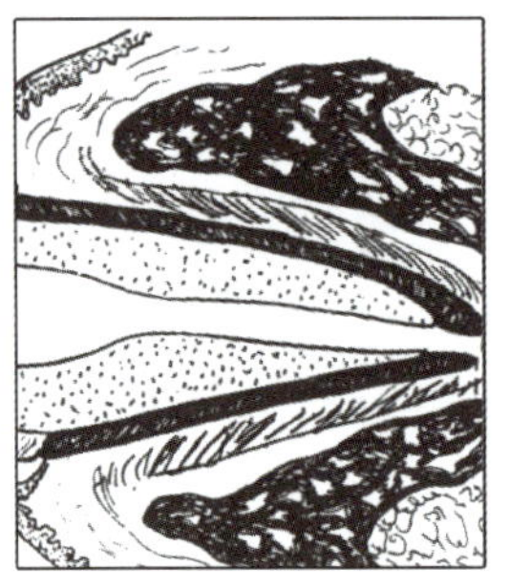

(A) 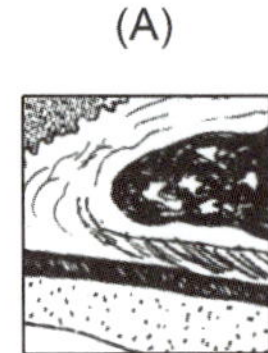 (B) 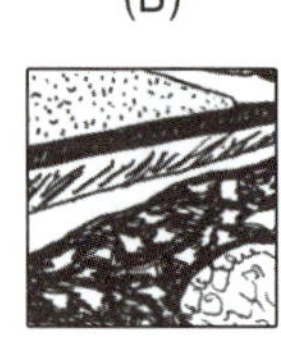 (C) 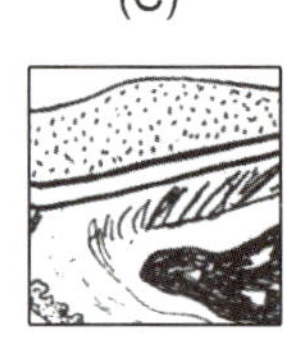 (D) 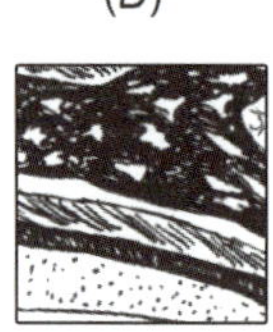 (E) 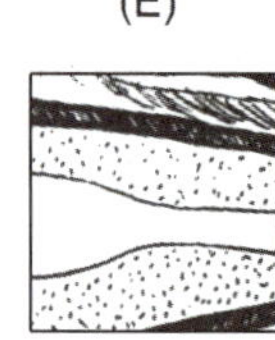

54.

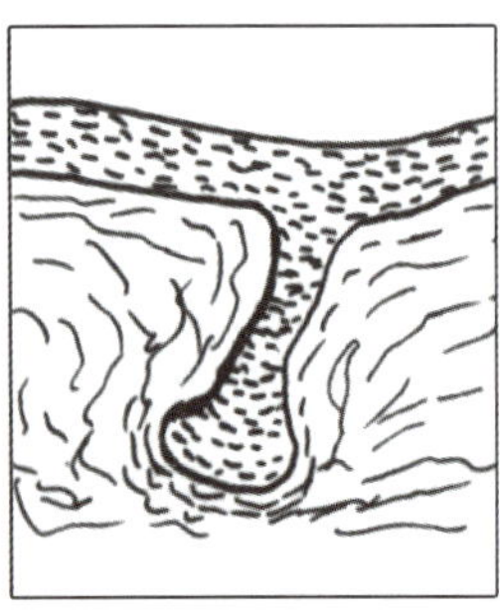

(A) 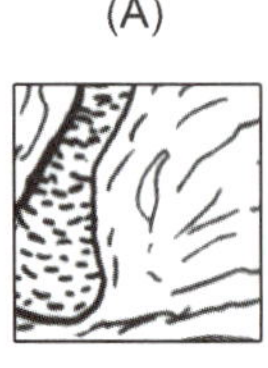 (B) 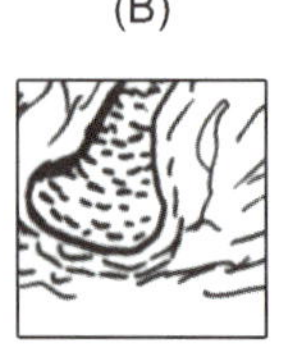 (C) 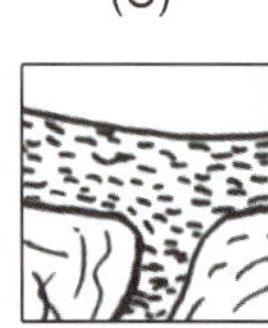 (D) 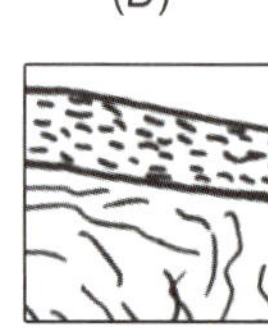 (E) 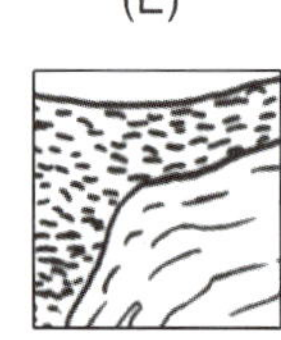

55.

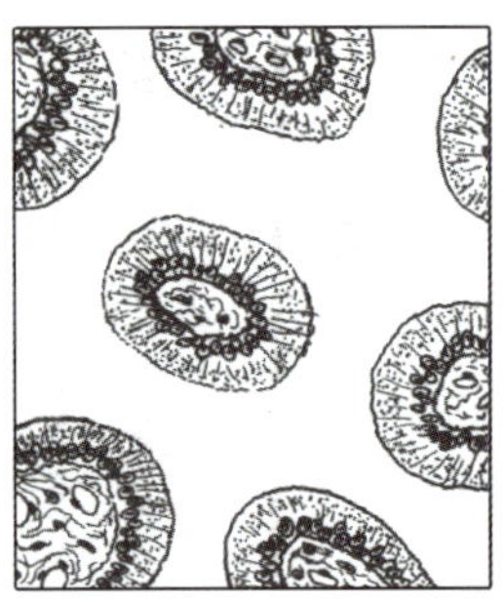

(A) 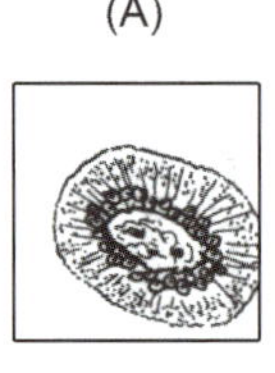 (B) 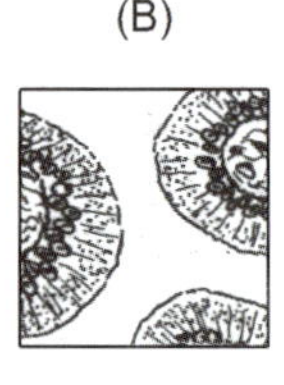 (C) 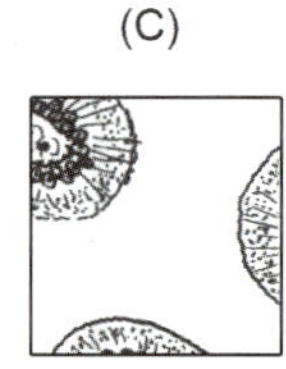 (D) 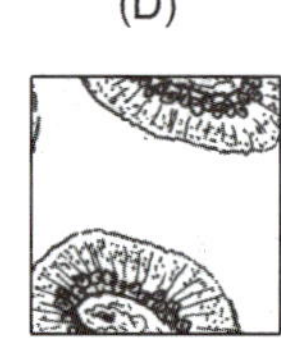 (E) 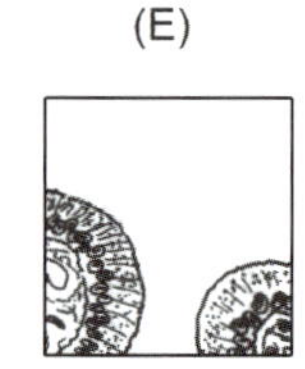

56.

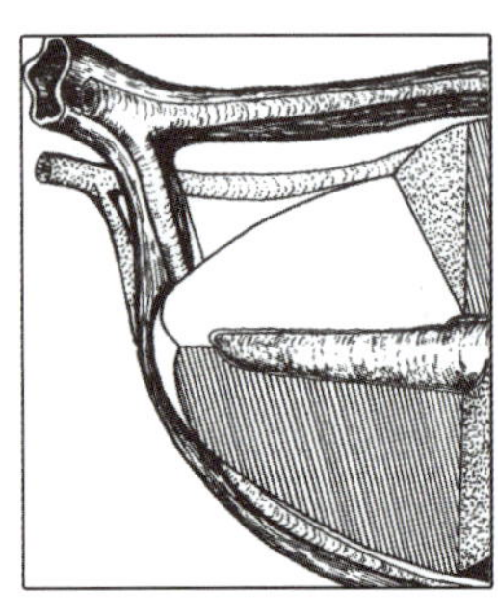

(A) 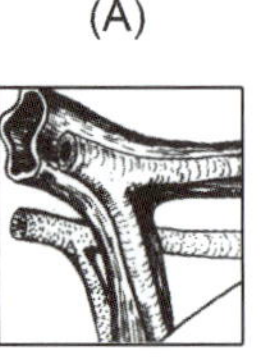 (B) 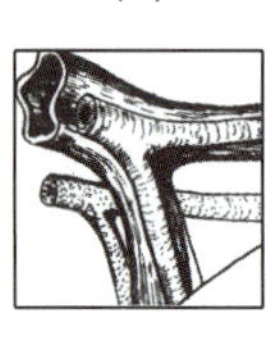 (C) 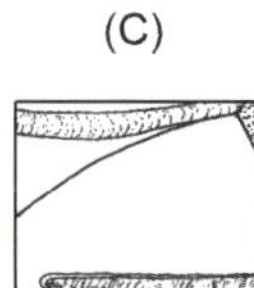 (D) 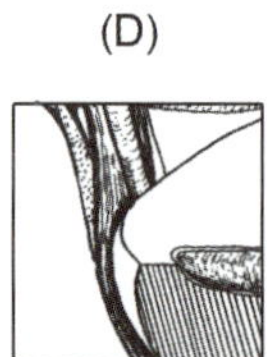 (E) 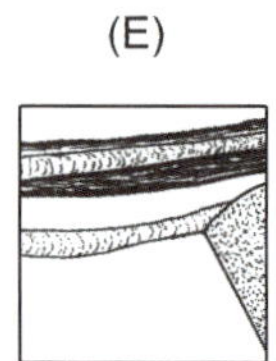

57.

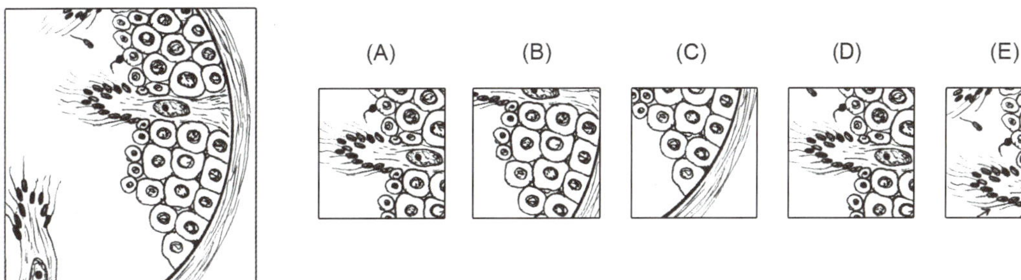

58.

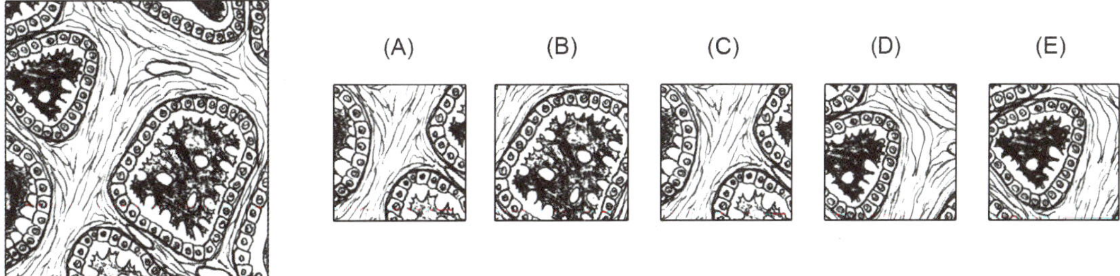

59.

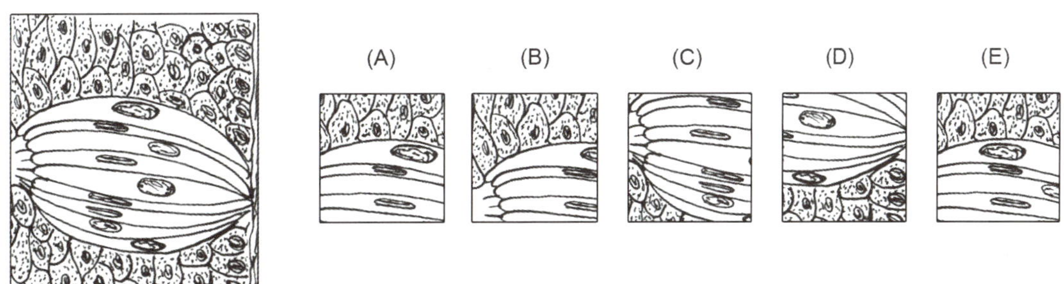

60.

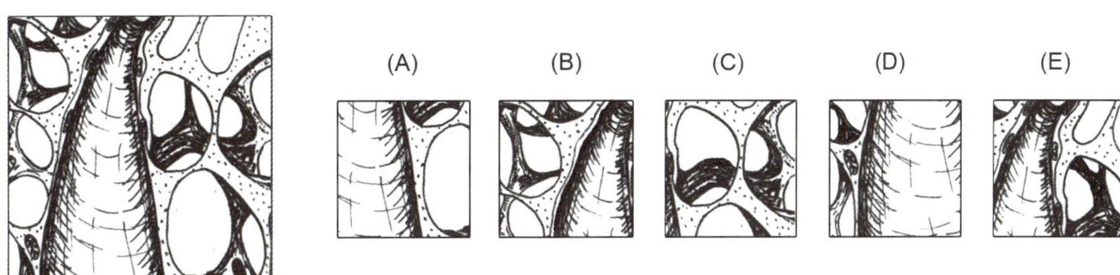

61.

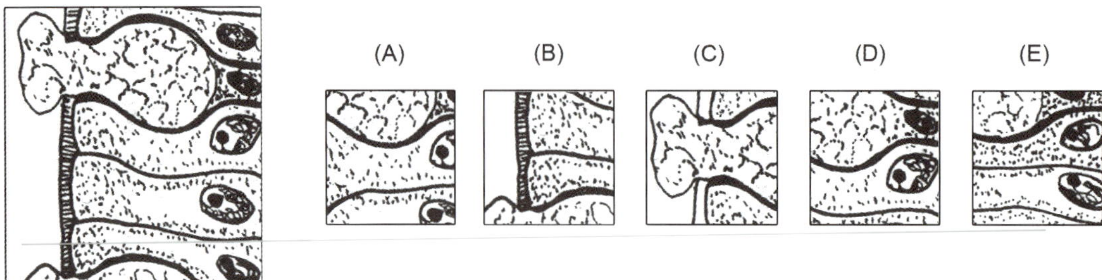

62.

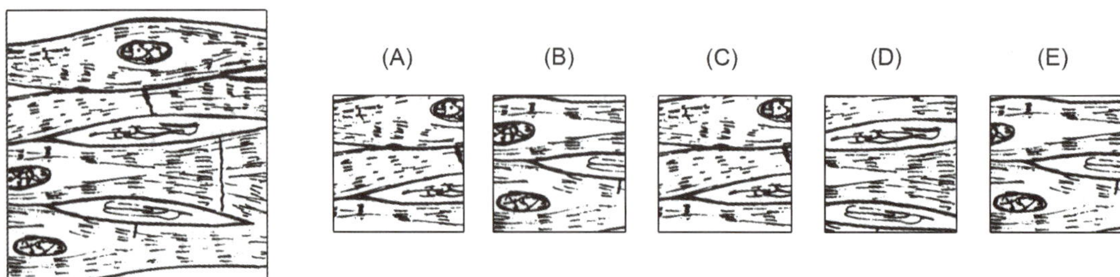

63.

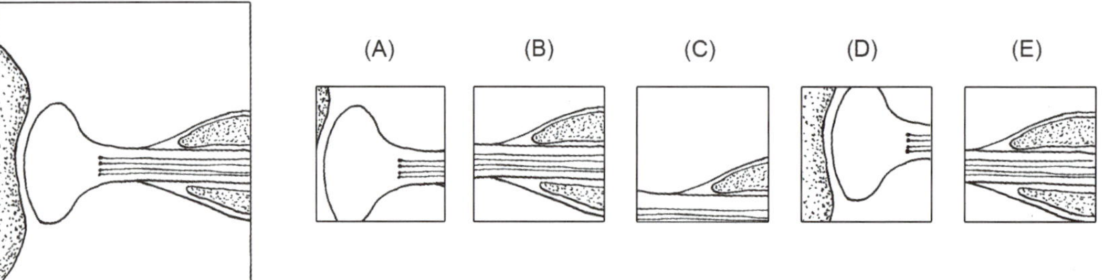

64.

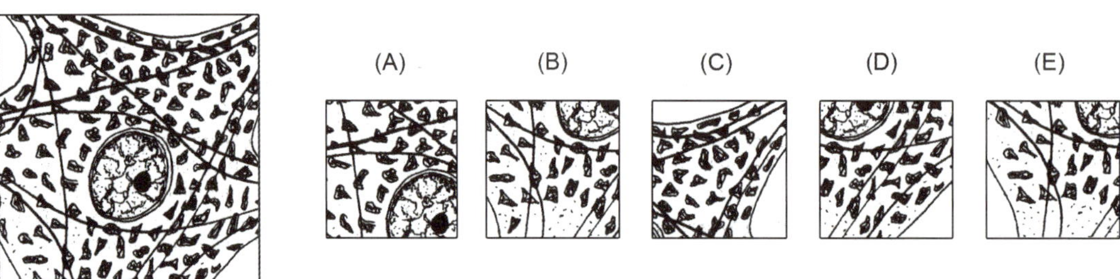

65.

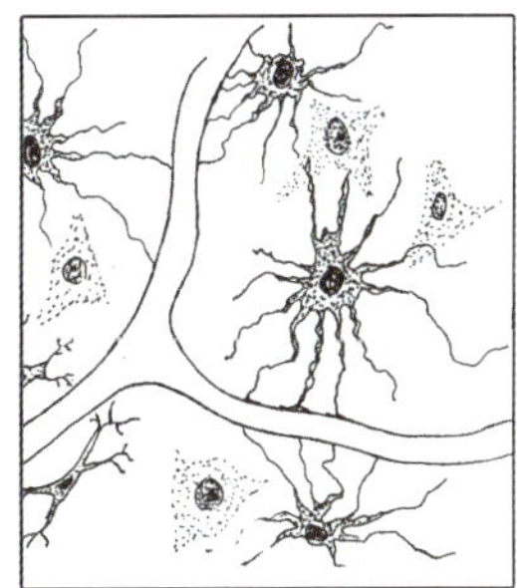

(A) 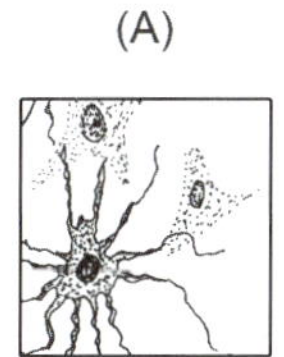
(B) 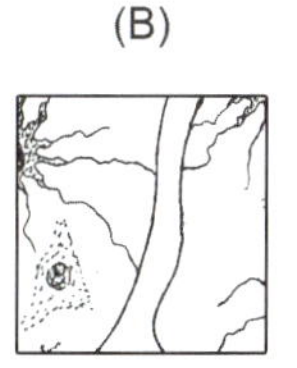
(C) 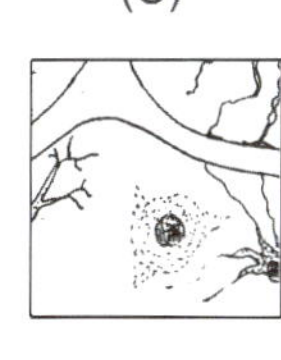
(D) 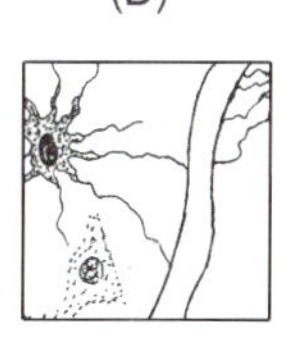
(E) 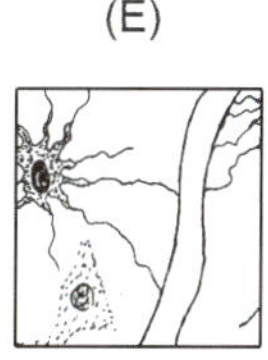

66.

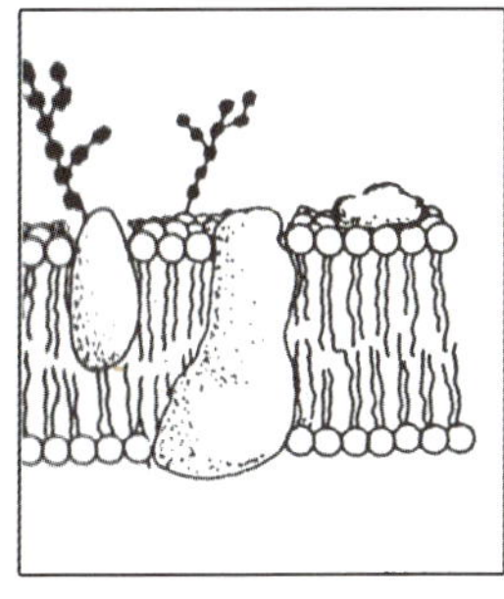

(A) 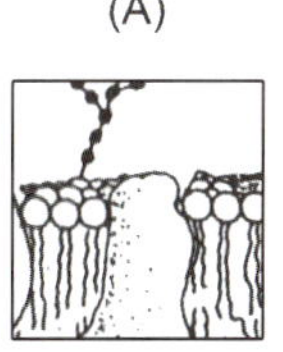
(B) 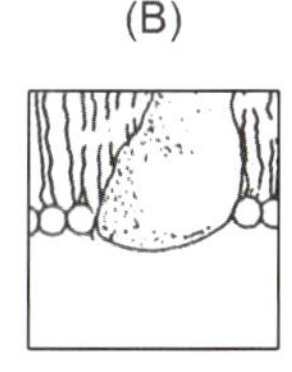
(C) 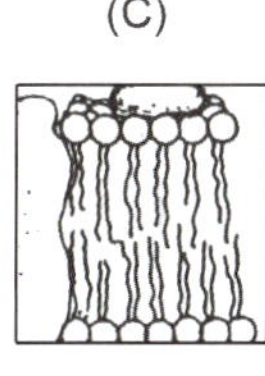
(D) 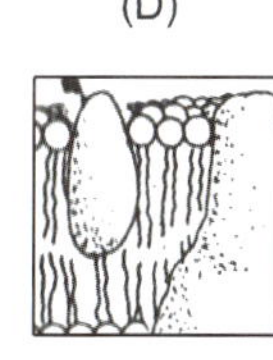
(E) 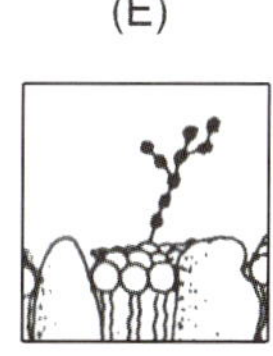

67.

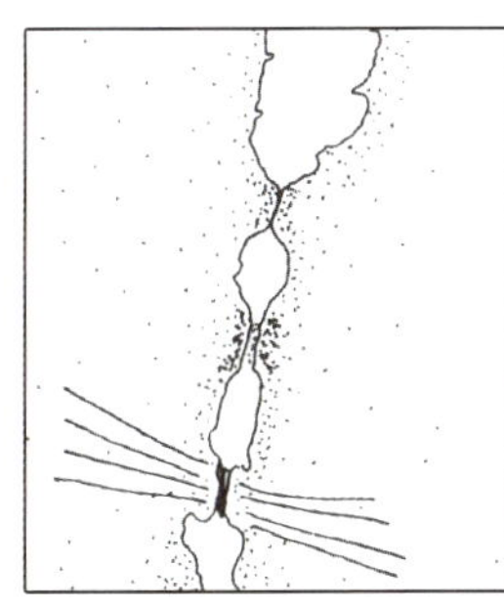

(A) 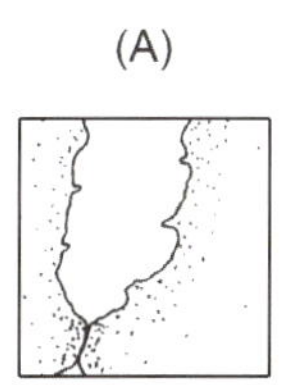
(B) 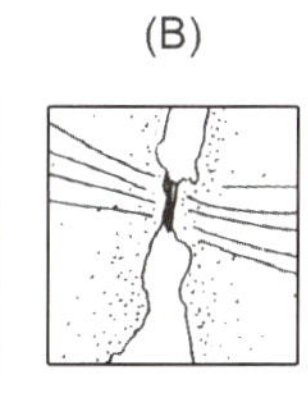
(C) 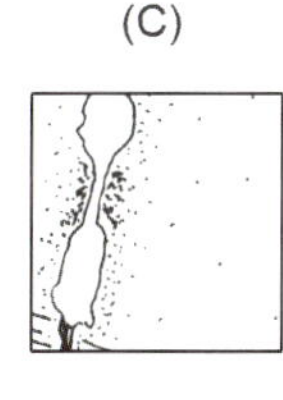
(D) 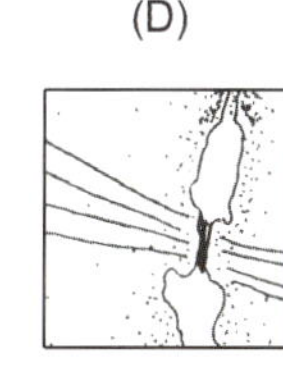
(E) 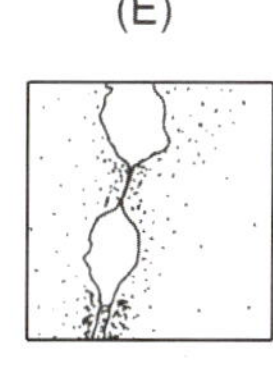

68.

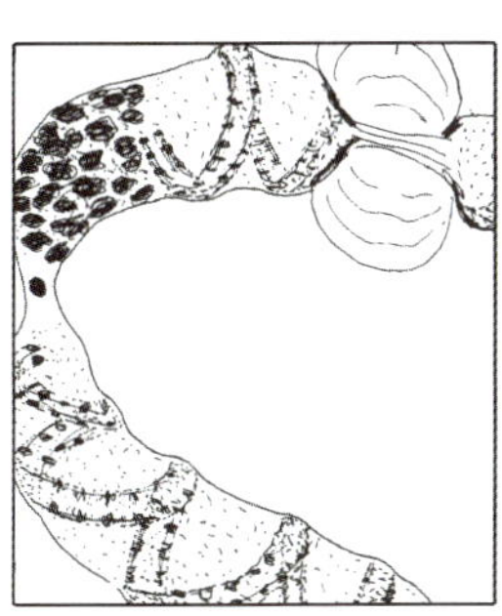

(A) 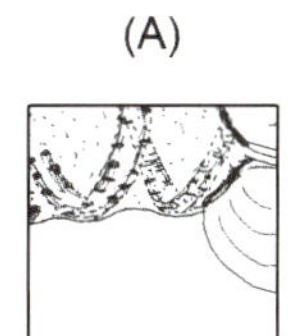
(B) 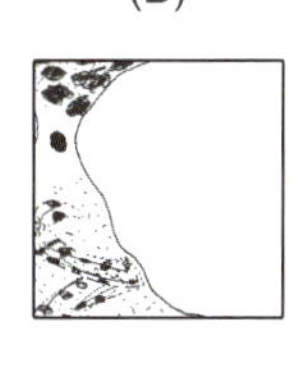
(C) 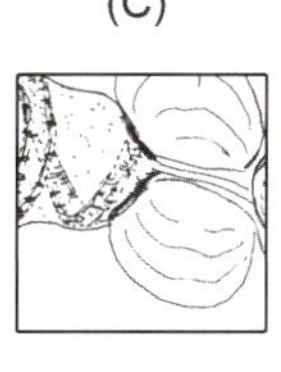
(D) 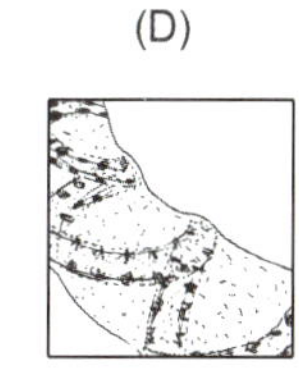
(E) 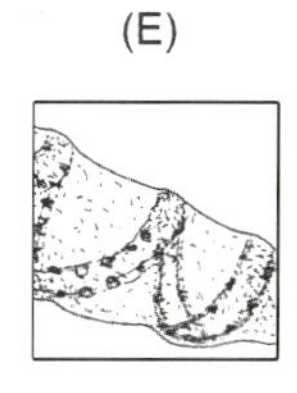

69.

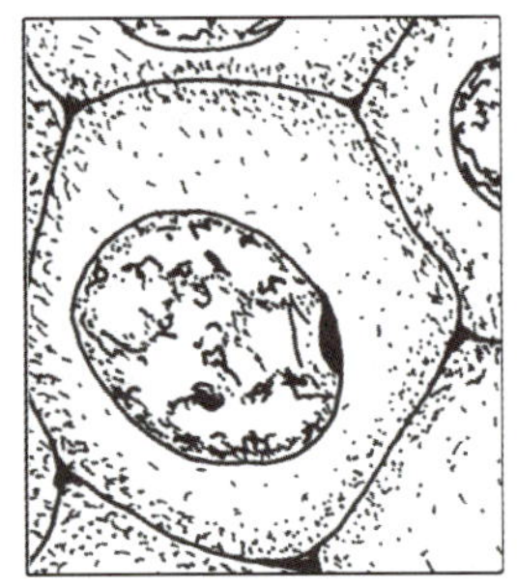

(A) (B) (C) (D) (E)

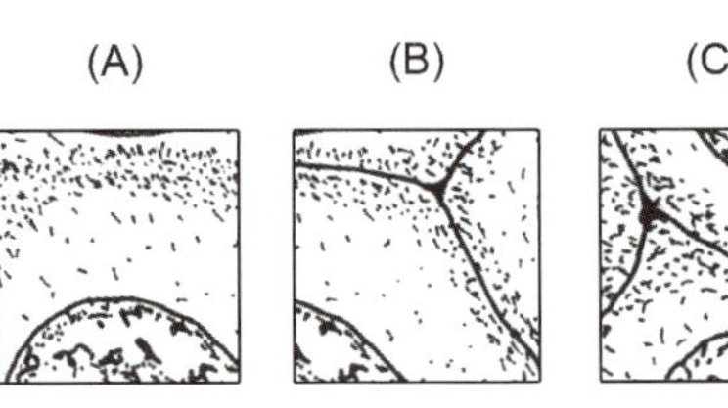
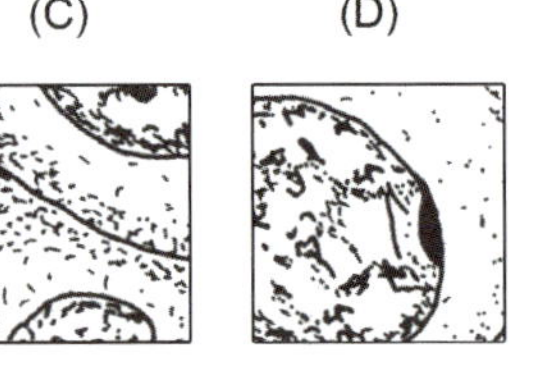
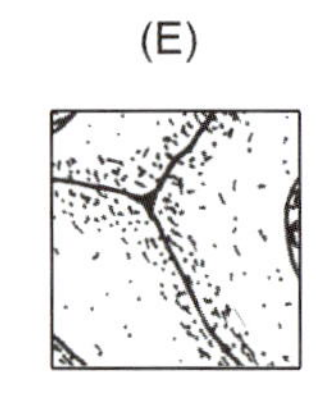

70.

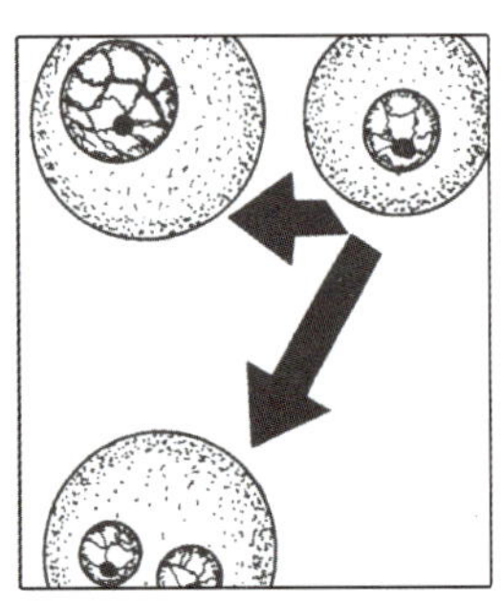

(A) (B) (C) (D) (E)

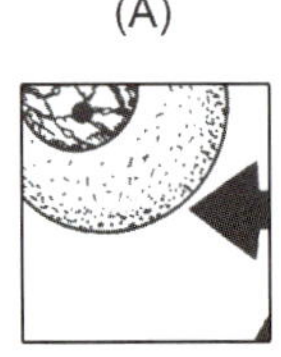
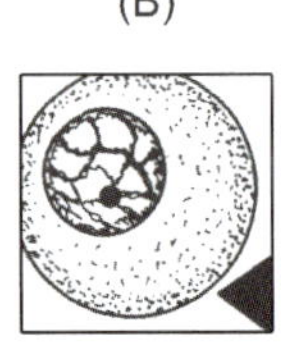
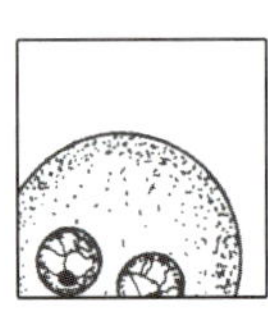
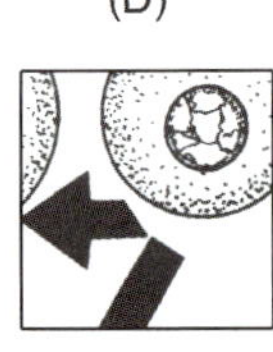
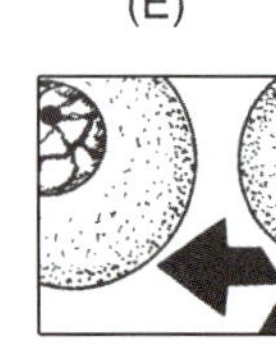

71.

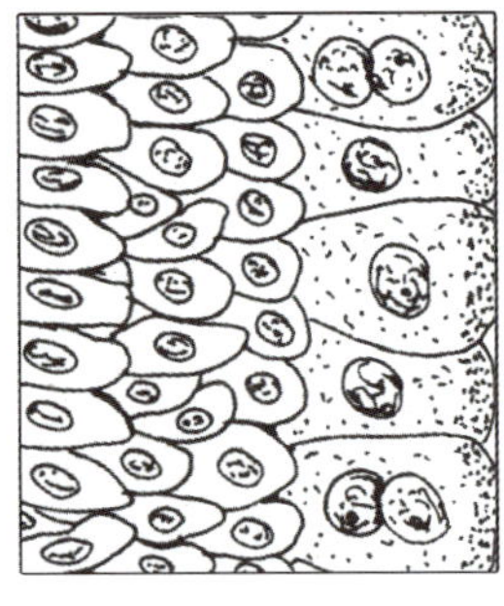

(A) (B) (C) (D) (E)

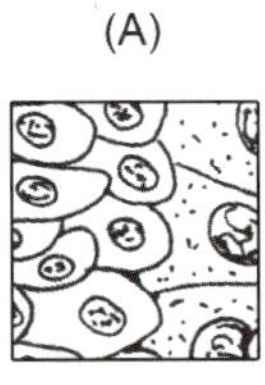
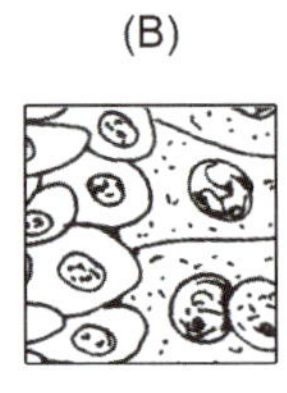
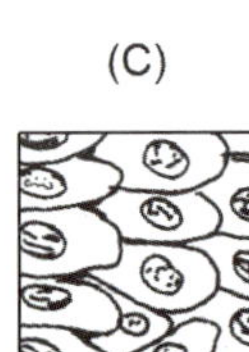
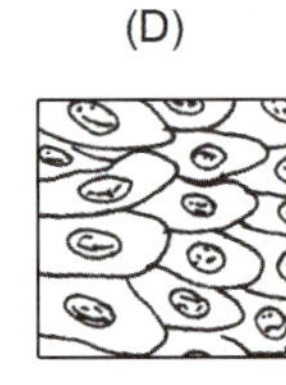
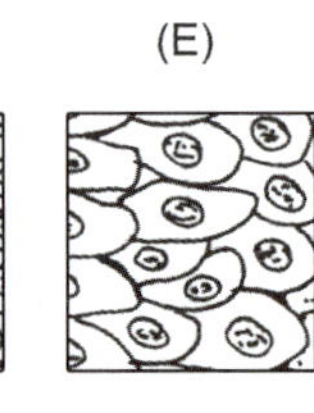

72.

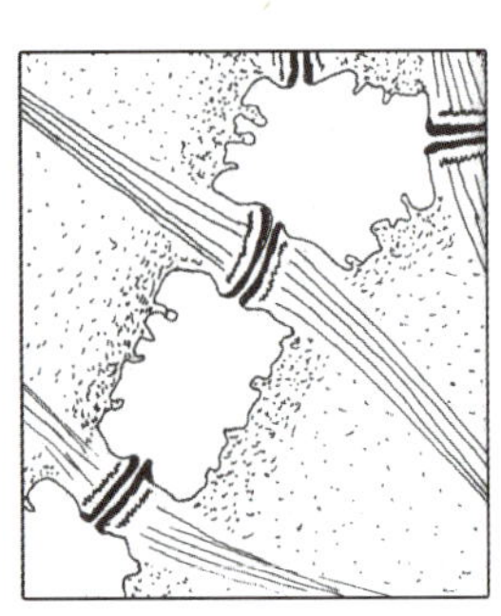

(A) (B) (C) (D) (E)

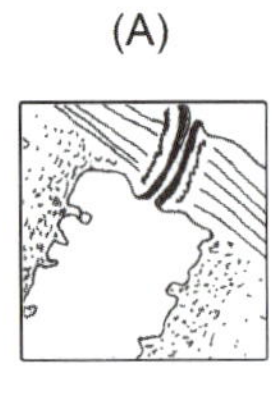
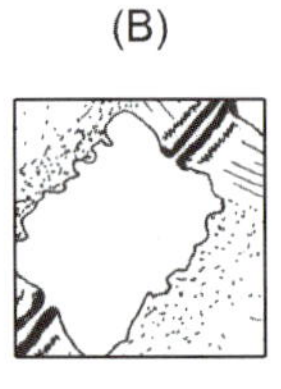
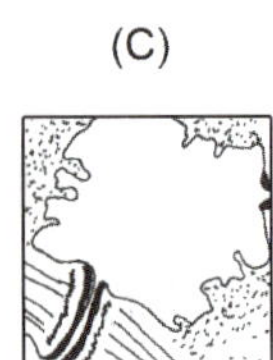
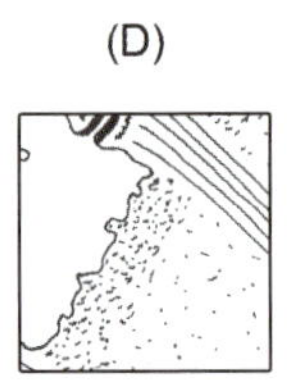
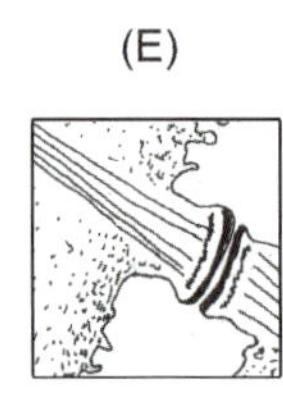

4. SIMULATION 4

Bearbeitungszeit: 22 Minuten

73.

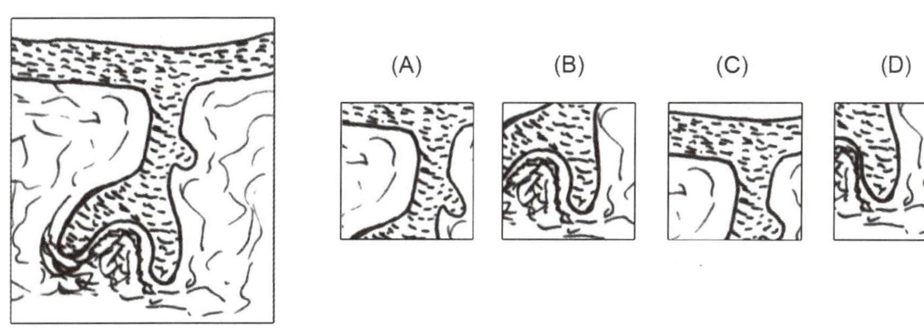

74.

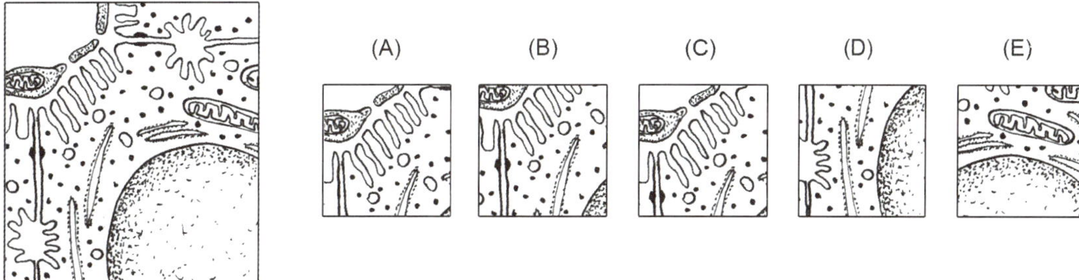

75.

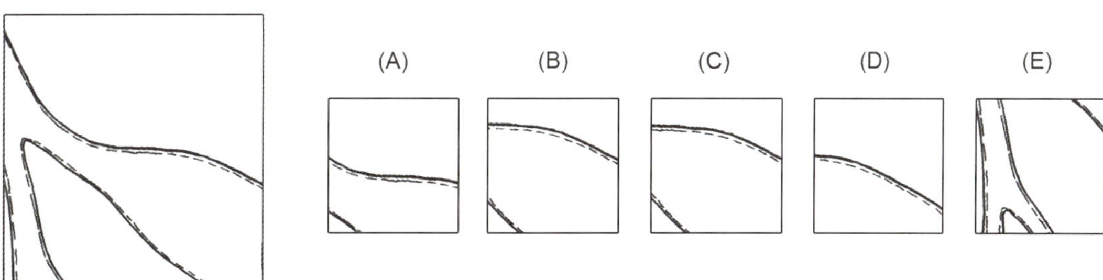

76.

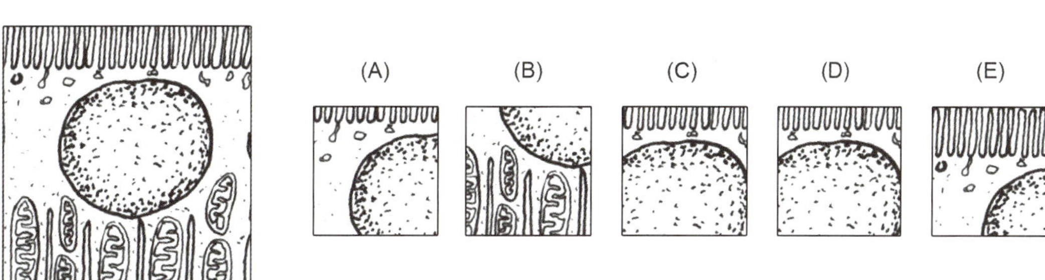

77.

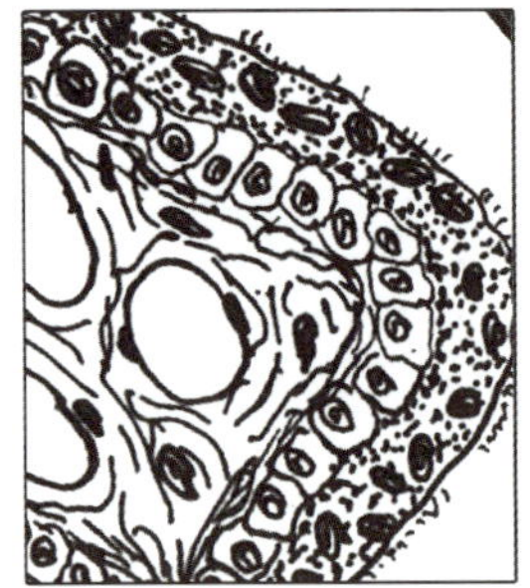

(A)
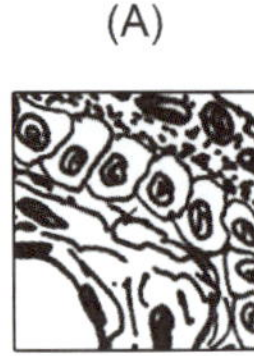
(B)
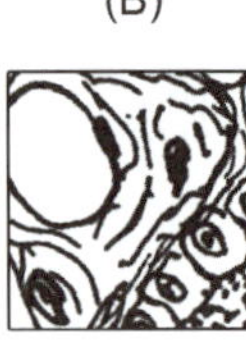
(C)
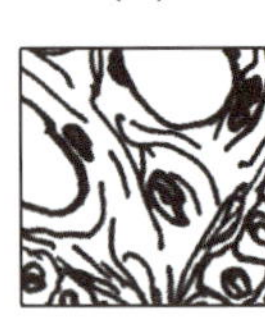
(D)
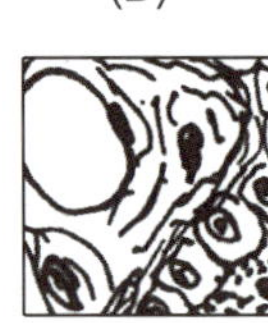
(E)
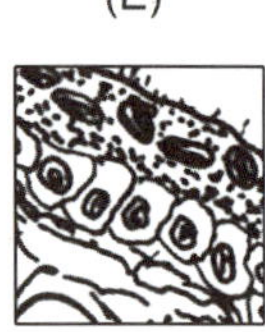

78.

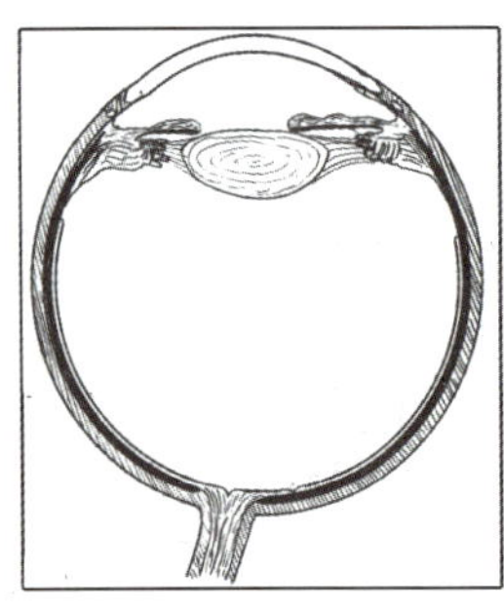

(A)
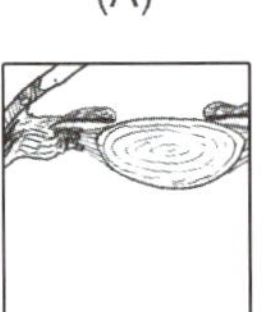
(B)
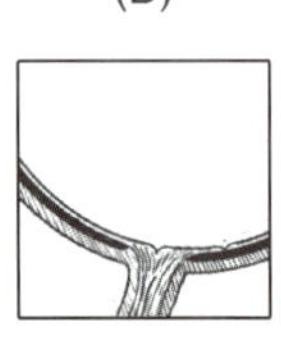
(C)
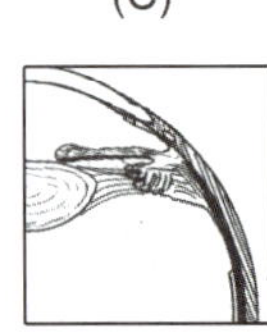
(D)
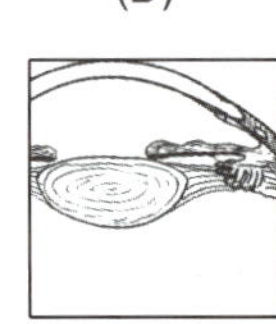
(E)
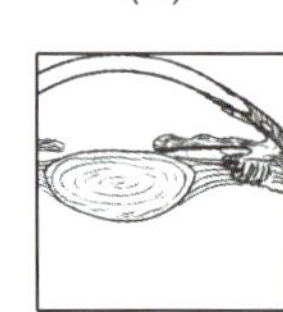

79.

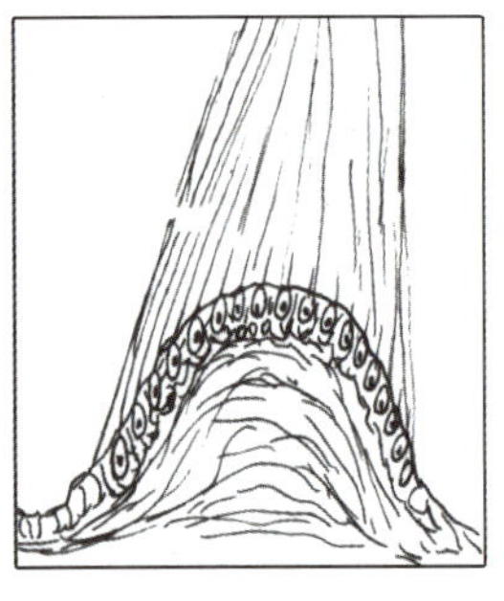

(A)
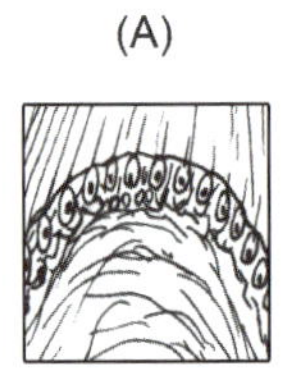
(B)
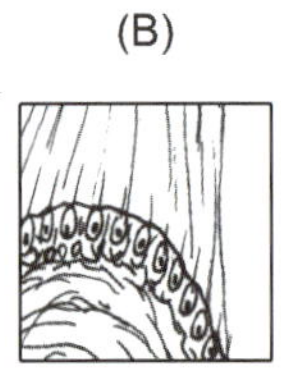
(C)
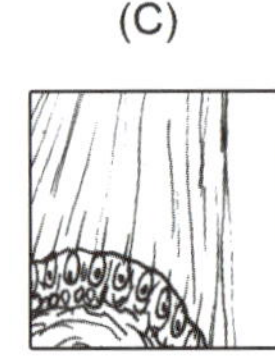
(D)
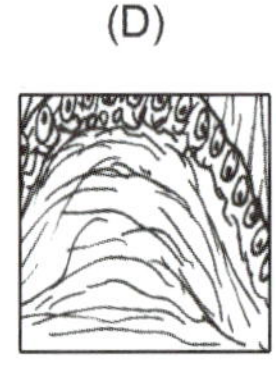
(E)
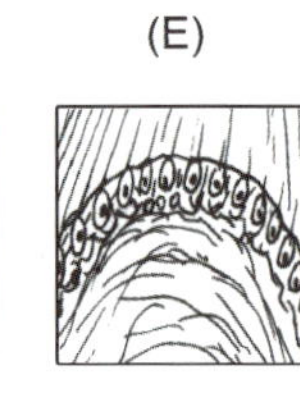

80.

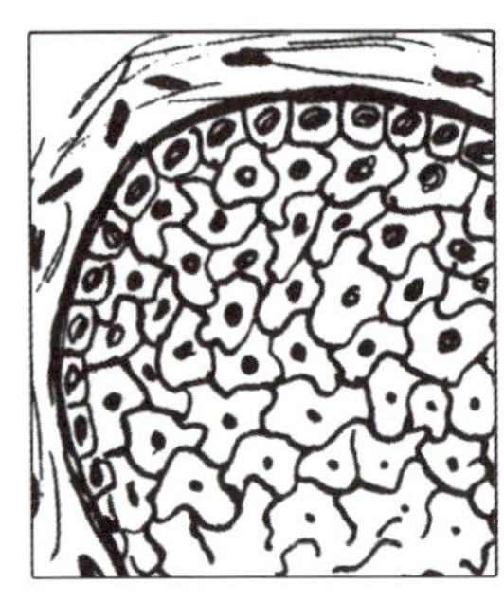

(A)
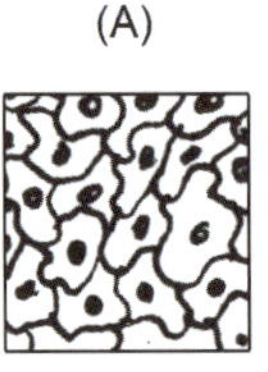
(B)
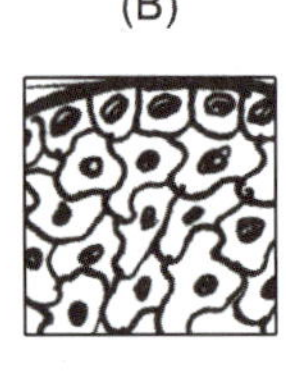
(C)
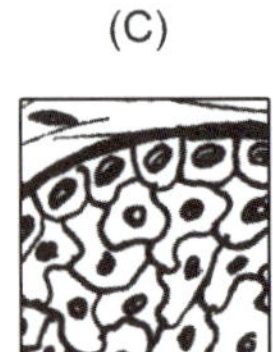
(D)
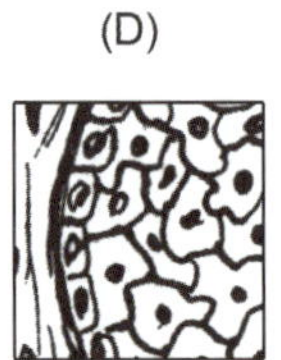
(E)
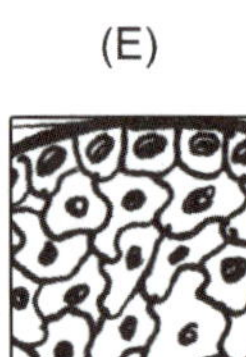

81.

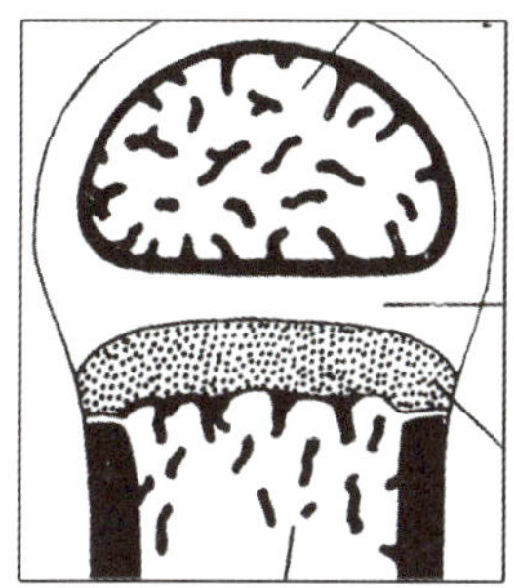

(A) 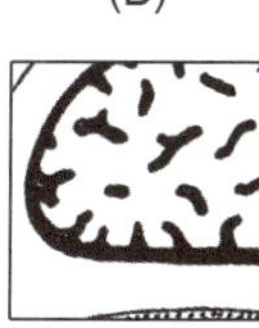 (B) 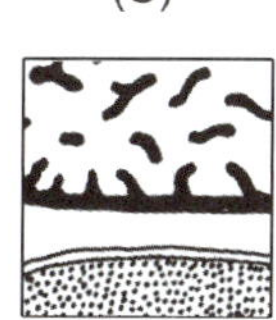 (C) 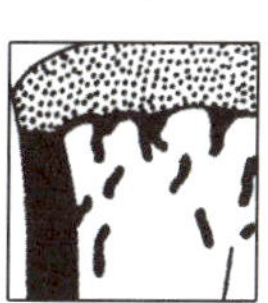 (D) 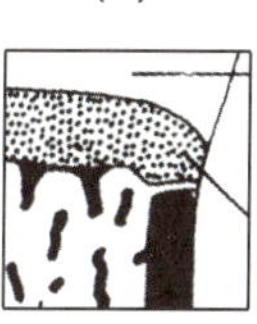 (E)

82.

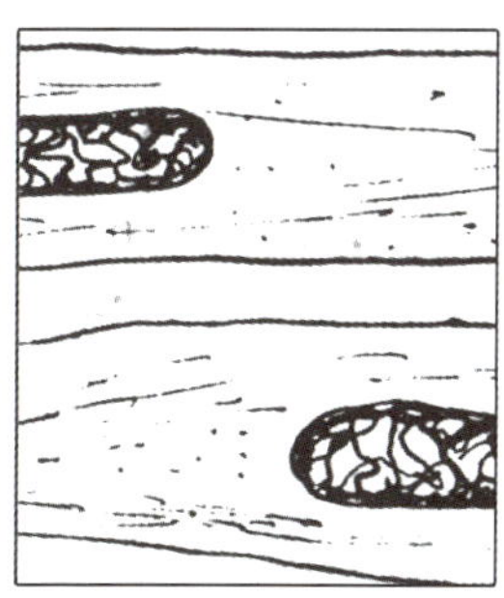

(A) 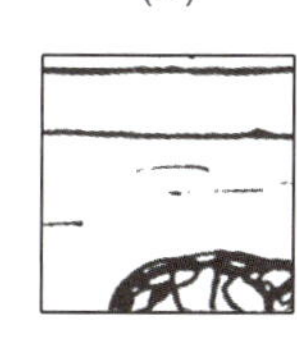 (B) 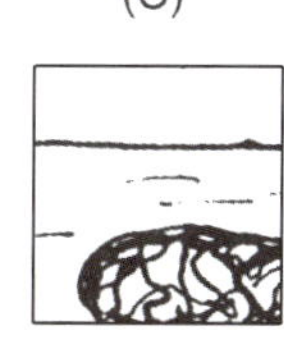 (C) 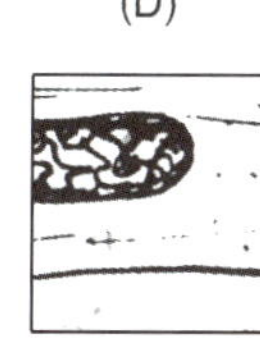 (D) 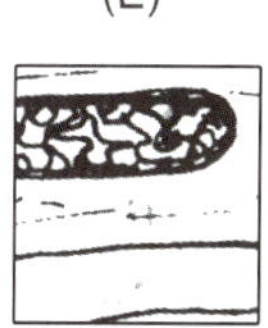 (E)

83.

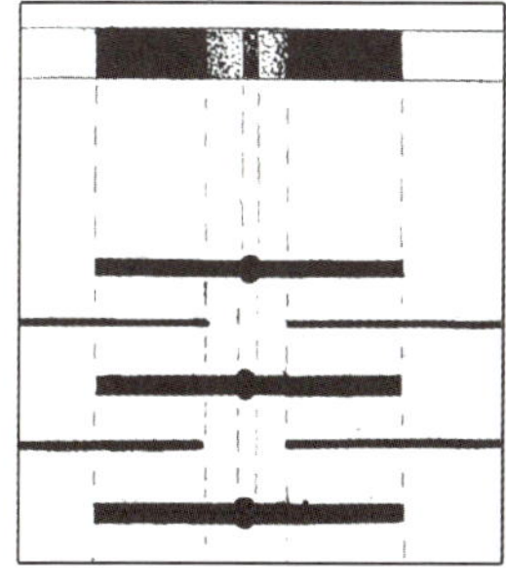

(A) 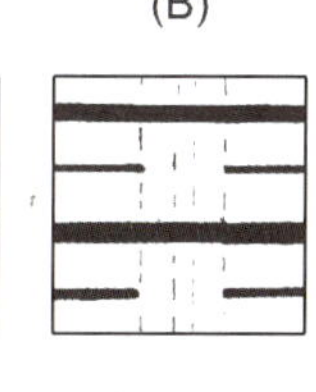 (B) 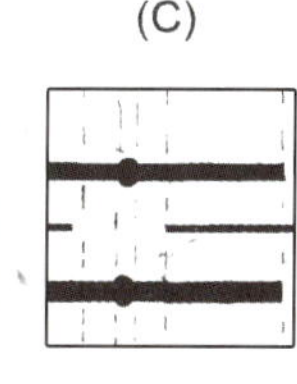 (C) 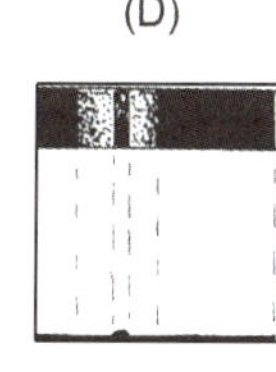 (D) 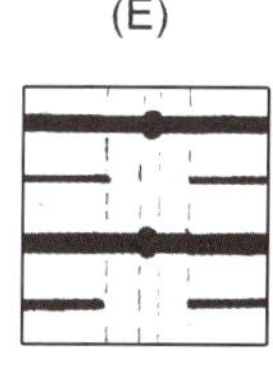 (E)

84.

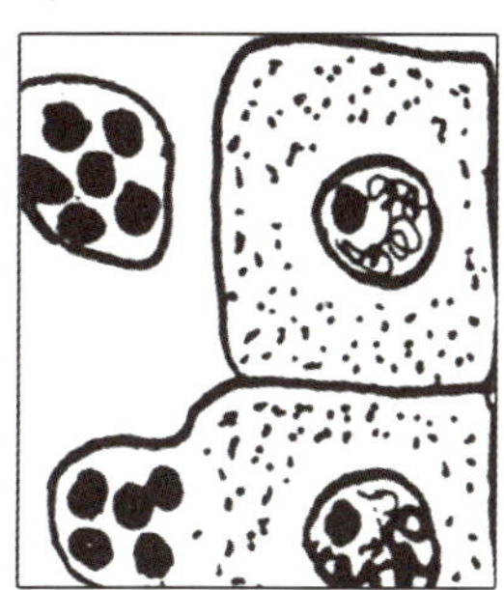

(A) 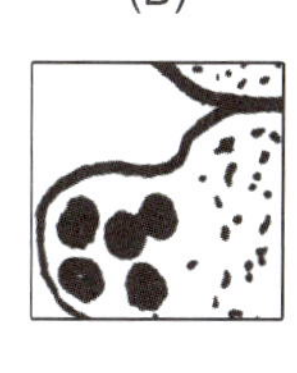 (B) 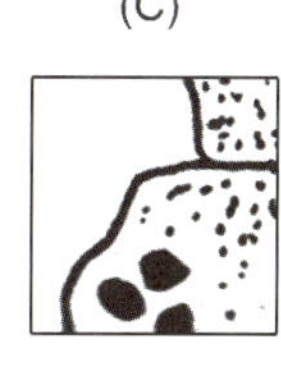 (C) 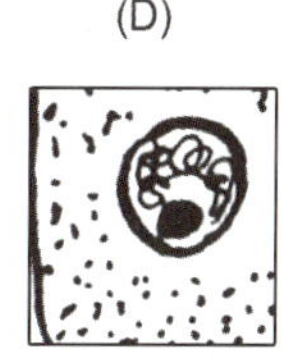 (D) 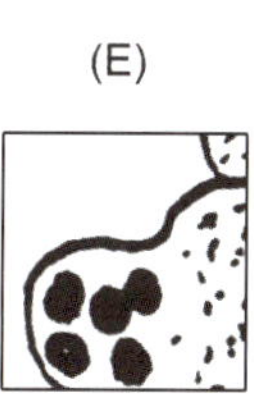 (E)

85.

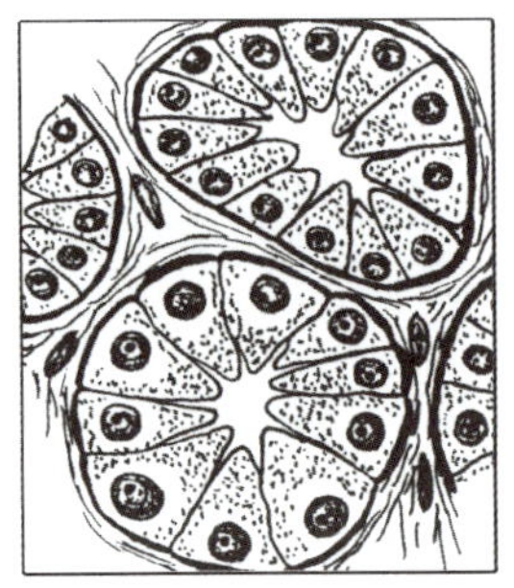

(A) 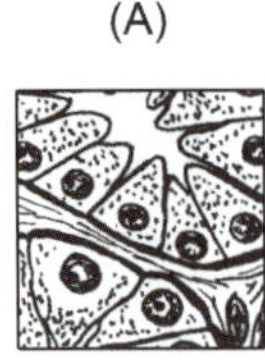
(B) 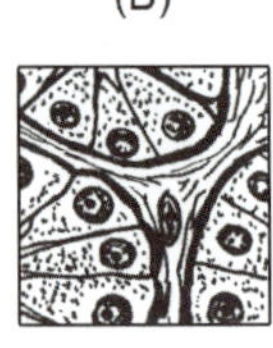
(C) 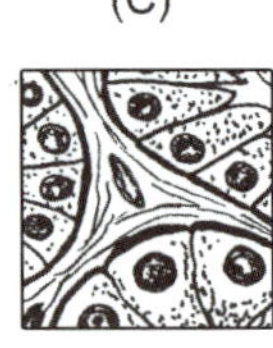
(D) 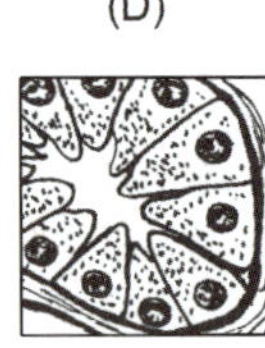
(E) 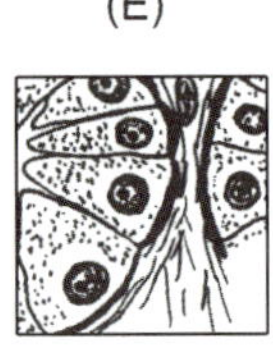

86.

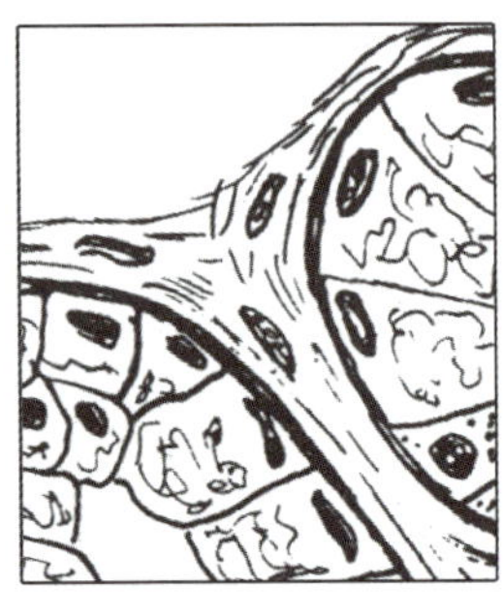

(A) 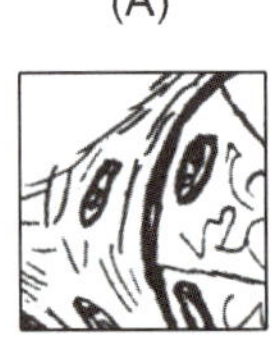
(B) 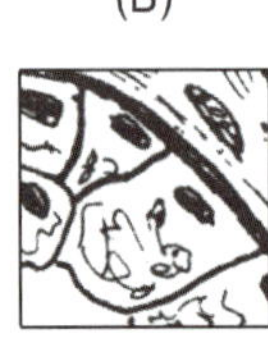
(C) 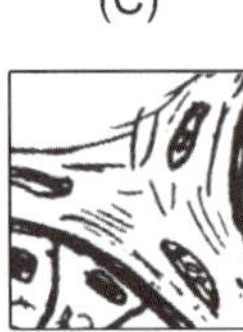
(D) 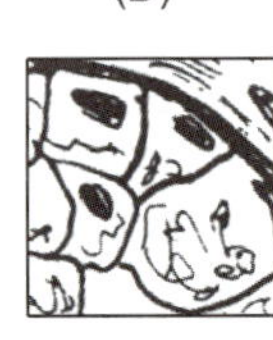
(E) 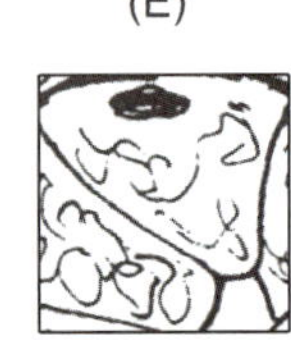

87.

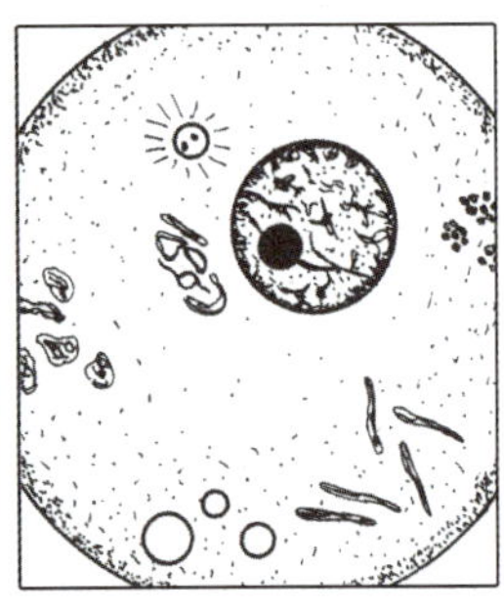

(A) 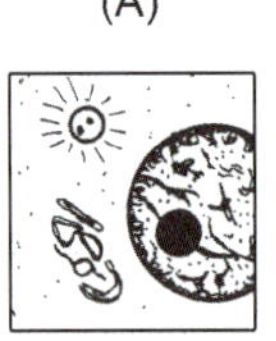
(B) 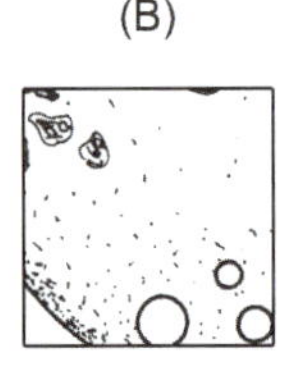
(C) 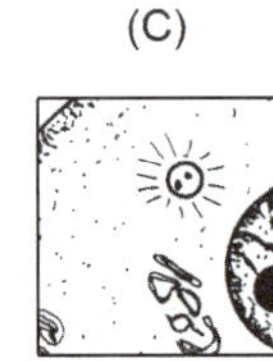
(D) 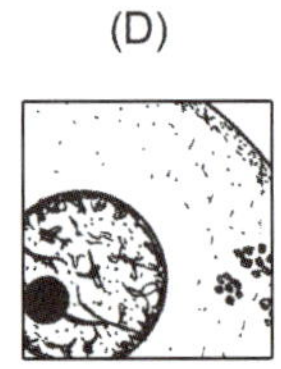
(E) 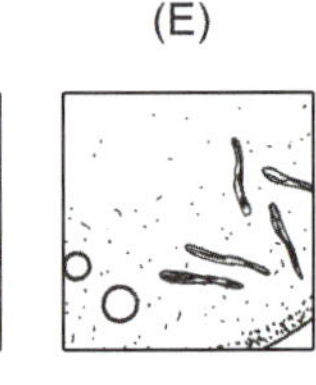

88.

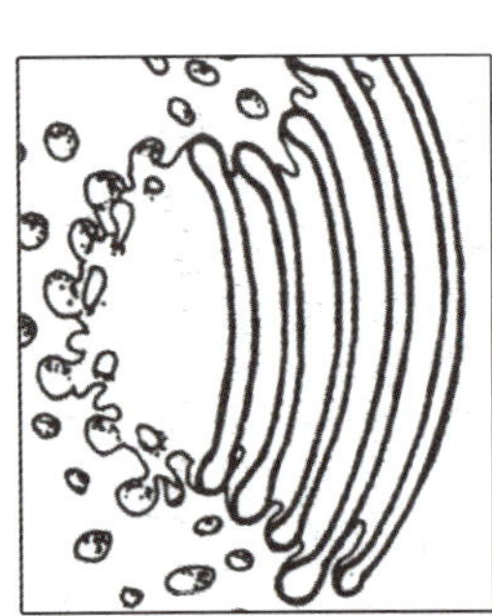

(A) 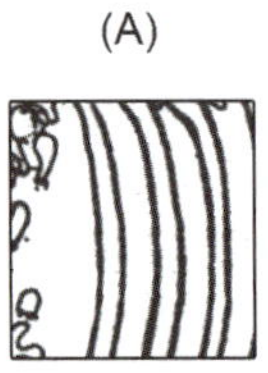
(B) 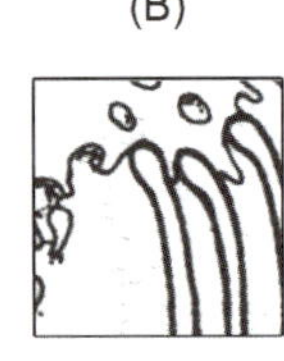
(C) 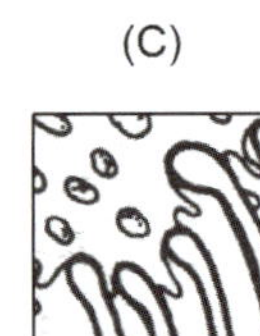
(D) 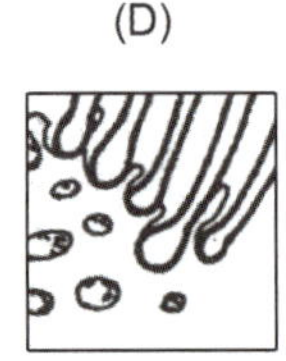
(E) 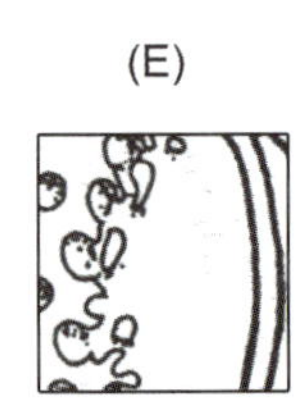

89.

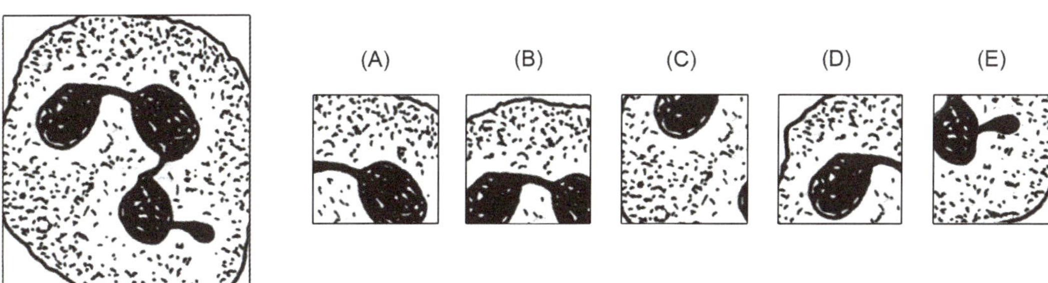

90.

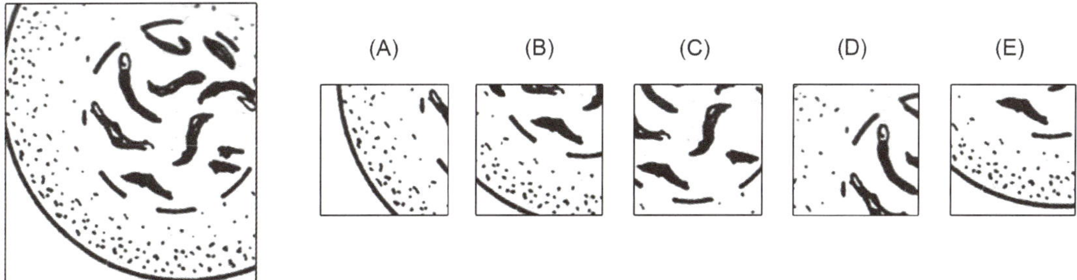

91.

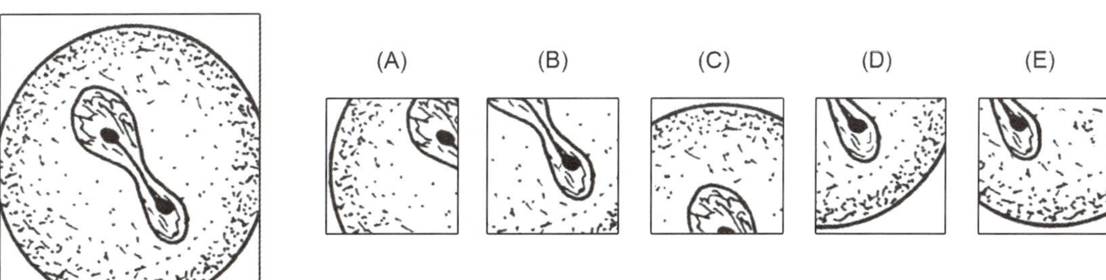

92.

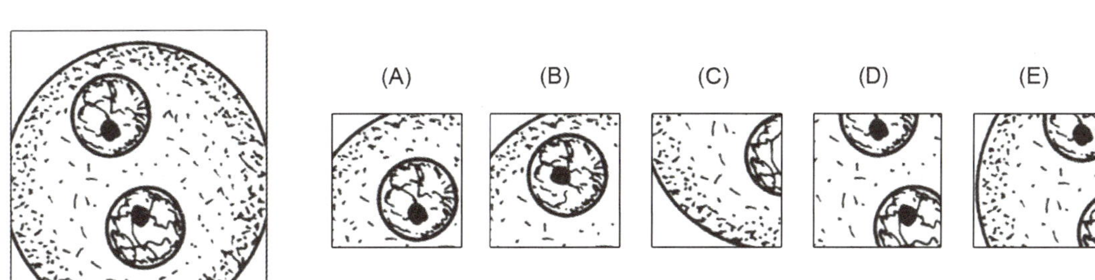

93.

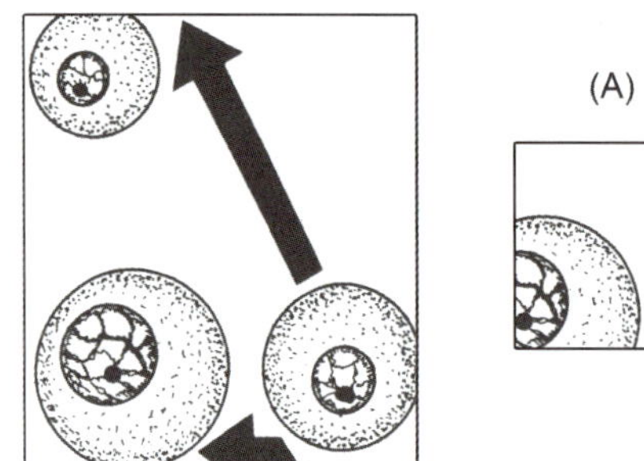

(A) (B) (C) (D) (E)

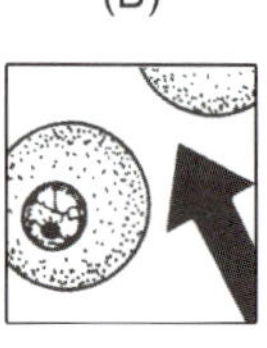
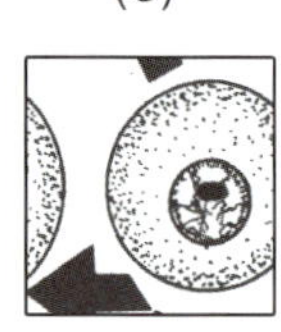
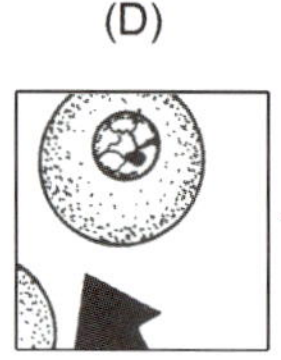
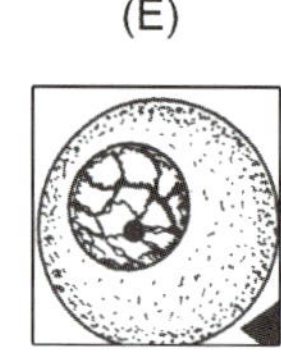

94.

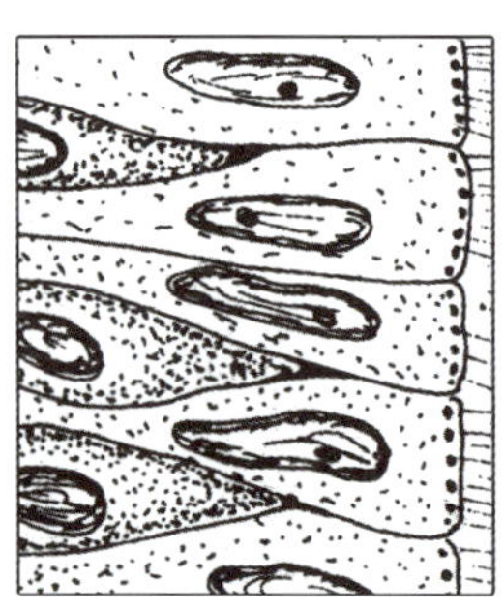

(A) (B) (C) (D) (E)

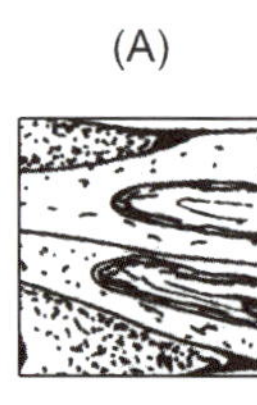
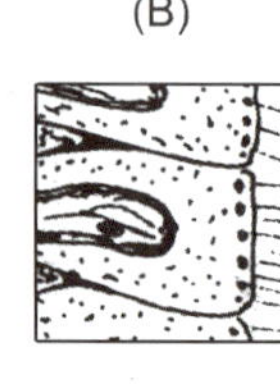
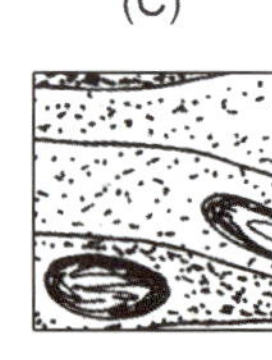
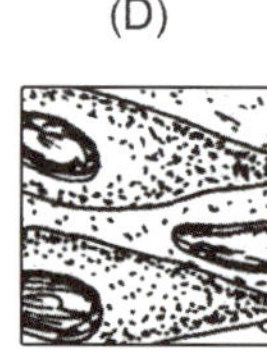
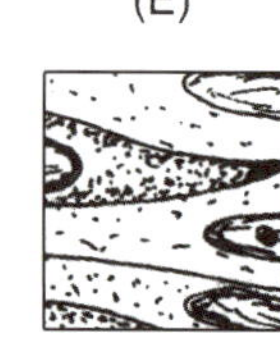

95.

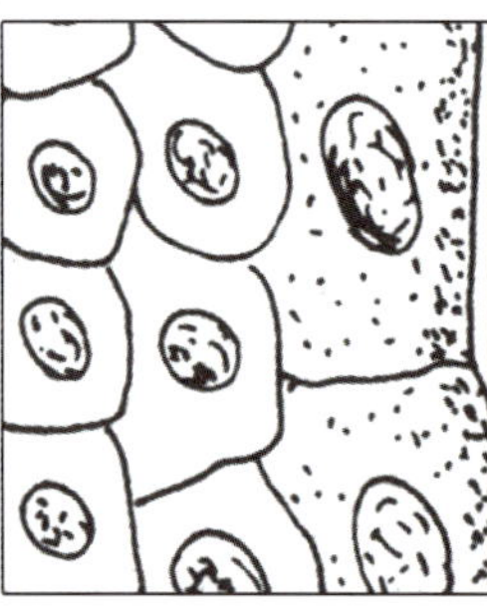

(A) (B) (C) (D) (E)

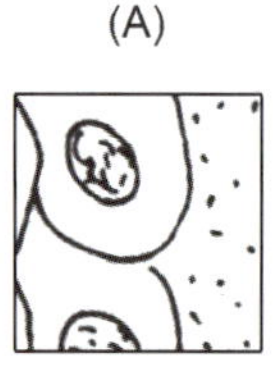
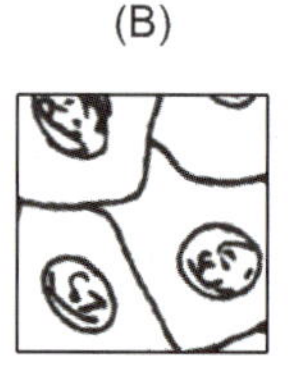
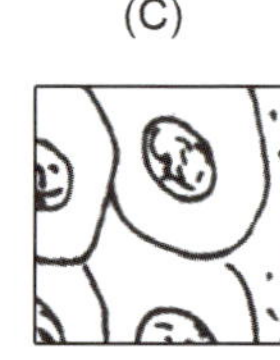
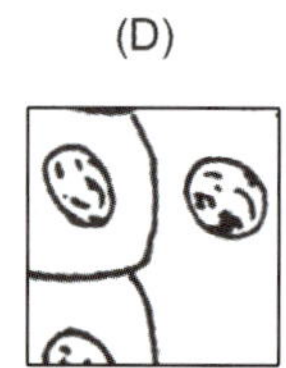
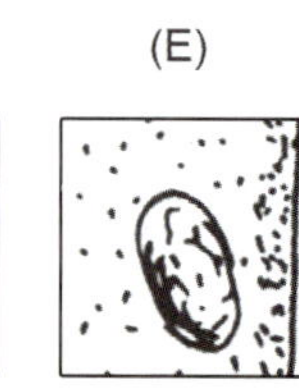

96.

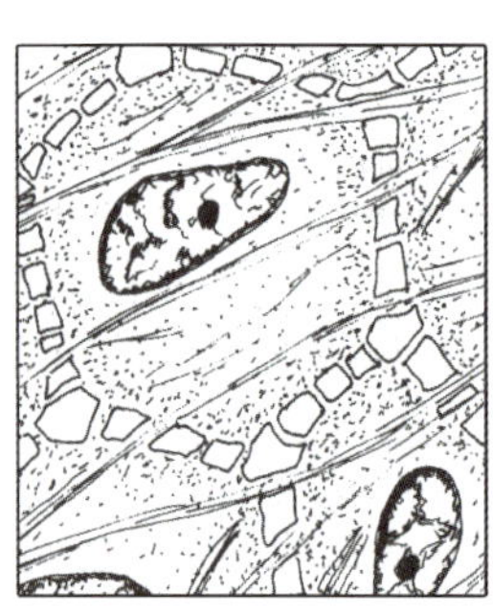

(A) (B) (C) (D) (E)

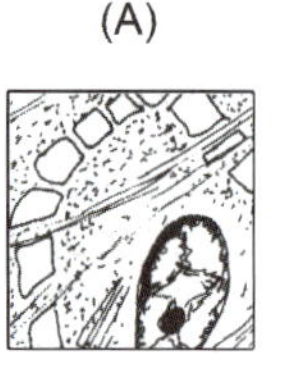
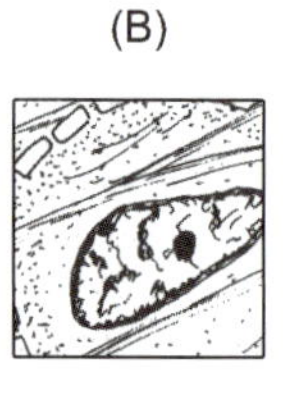
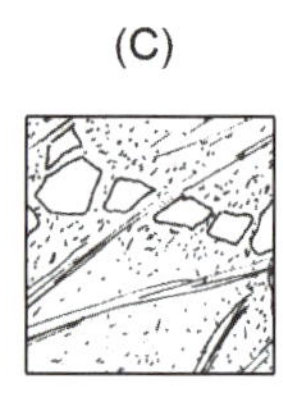
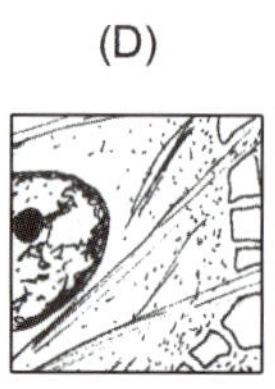
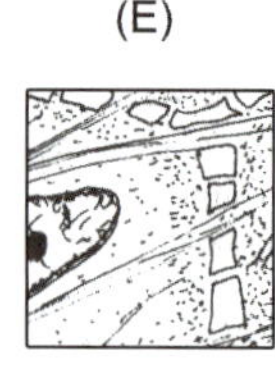

5. SIMULATION 5

Bearbeitungszeit: 22 Minuten

97.

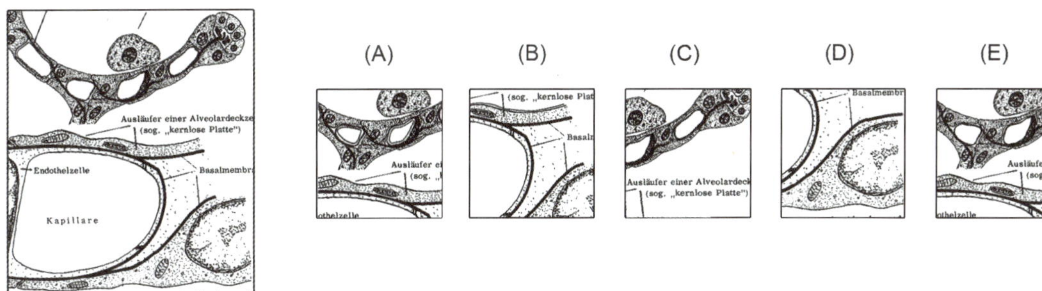

98.

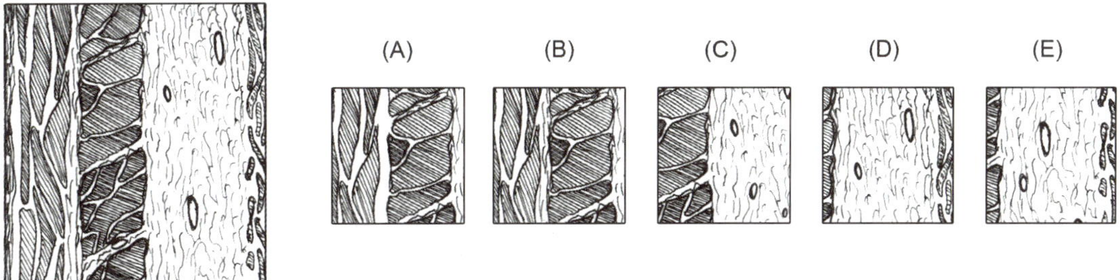

99.

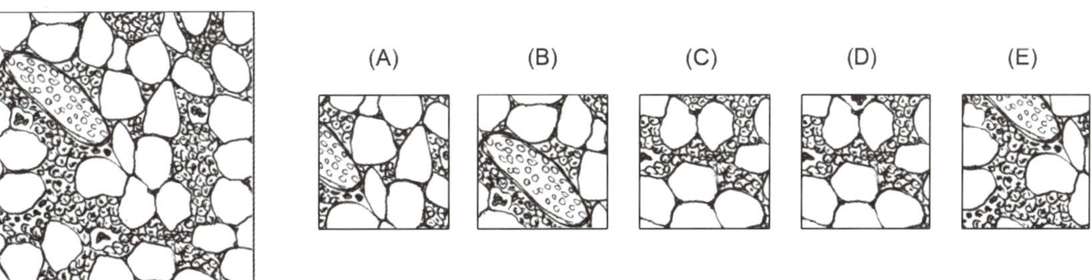

100.

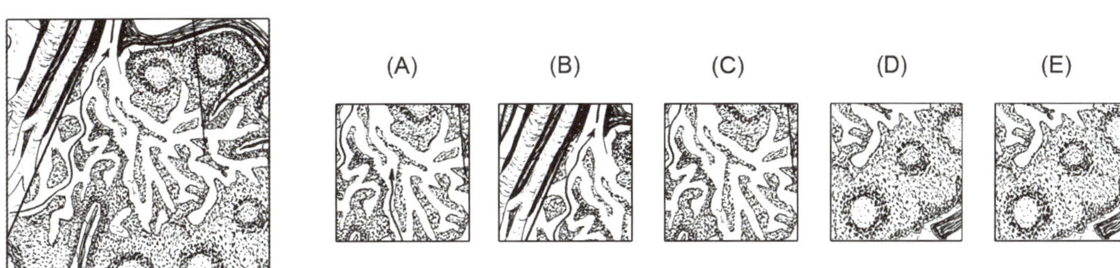

101.

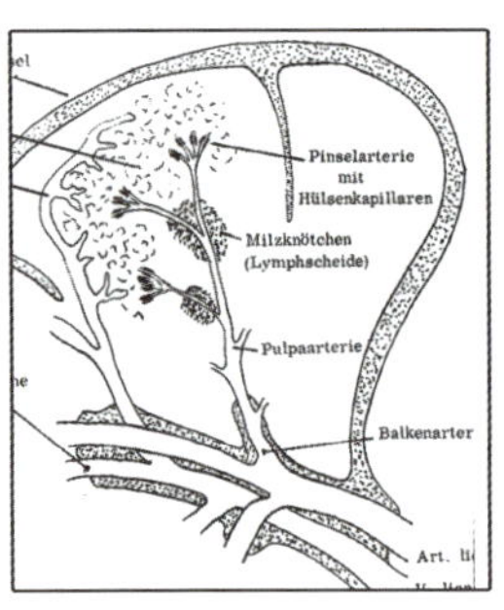

(A) 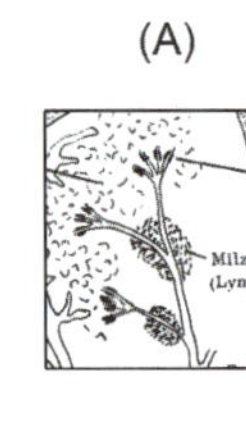
(B) 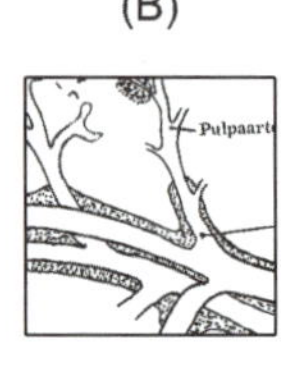
(C) 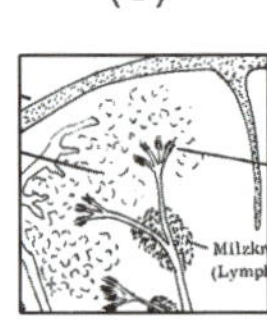
(D) 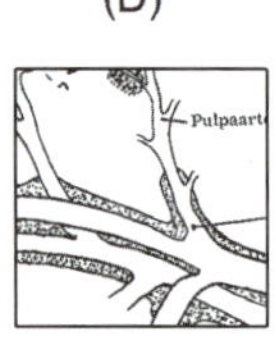
(E) 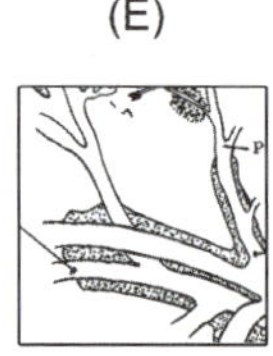

102.

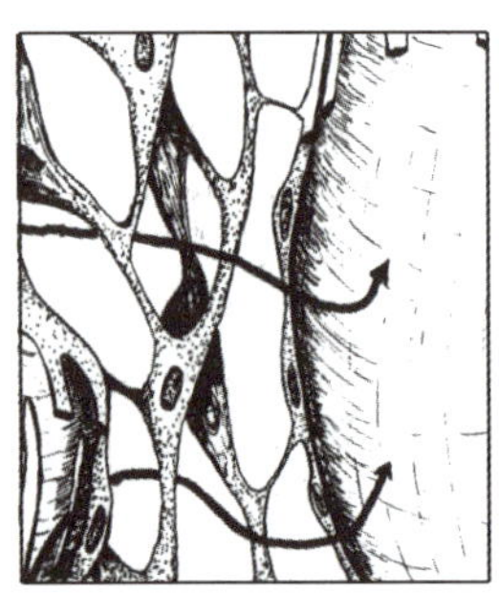

(A) 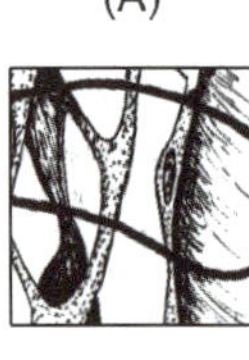
(B) 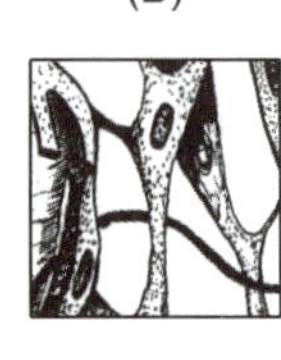
(C) 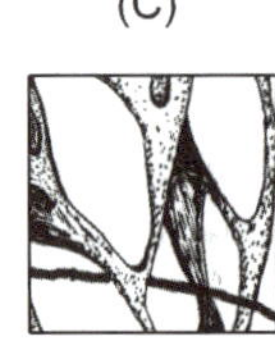
(D) 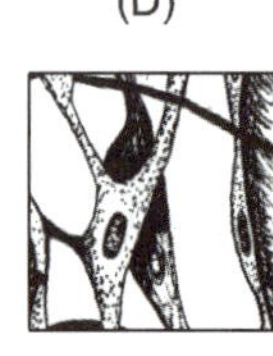
(E) 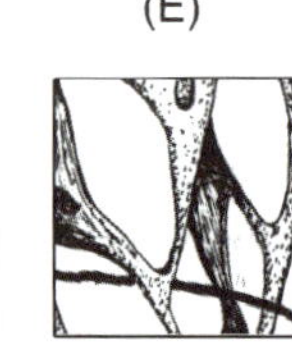

103.

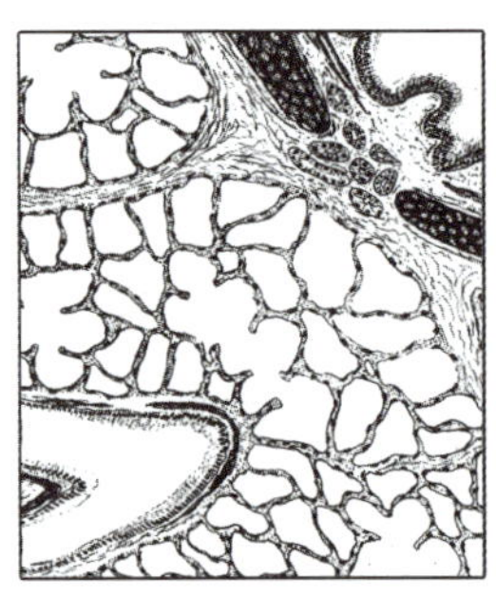

(A) 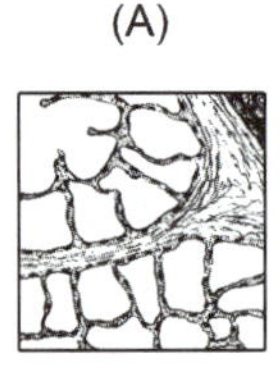
(B) 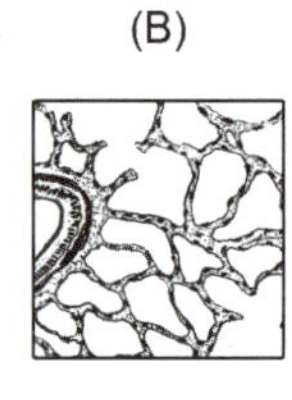
(C) 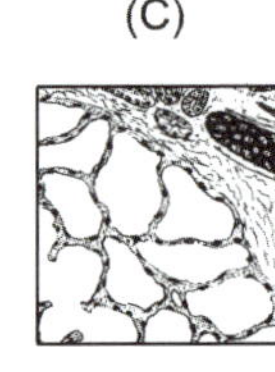
(D) 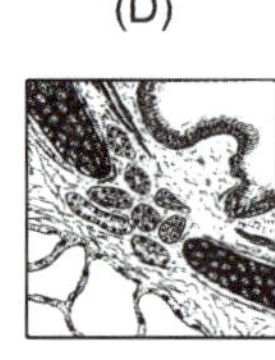
(E) 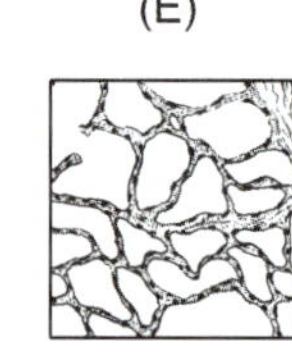

104.

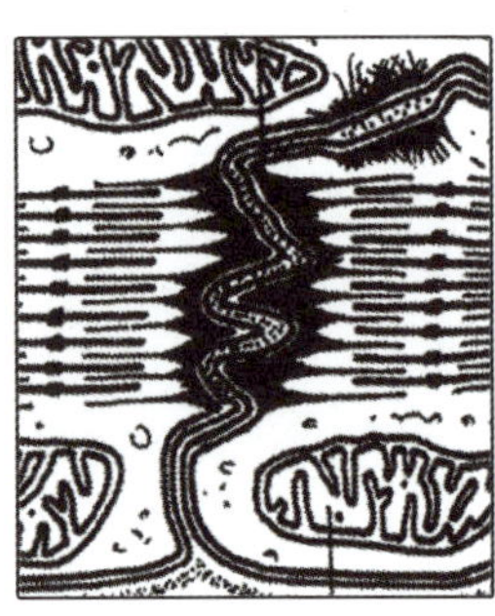

(A) 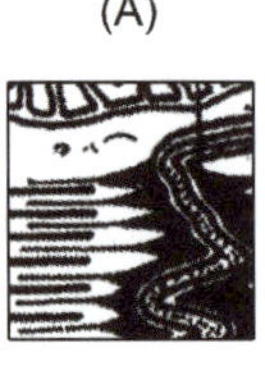
(B) 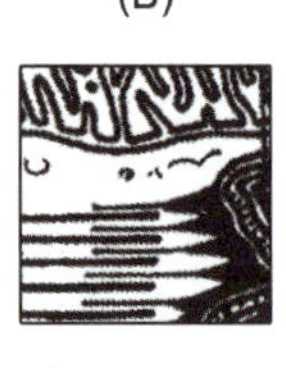
(C) 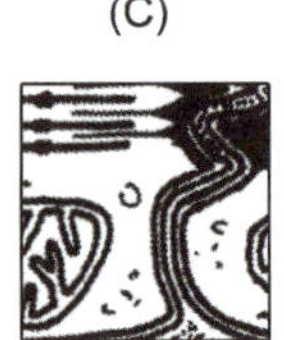
(D) 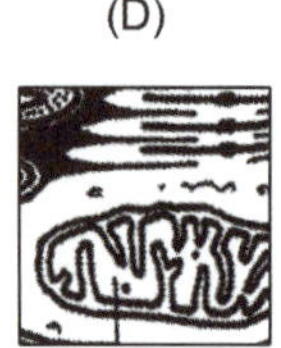
(E) 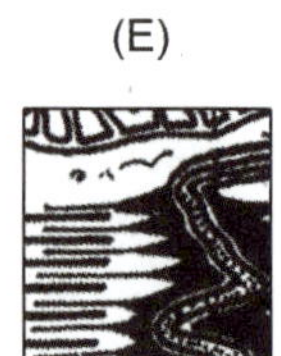

105.

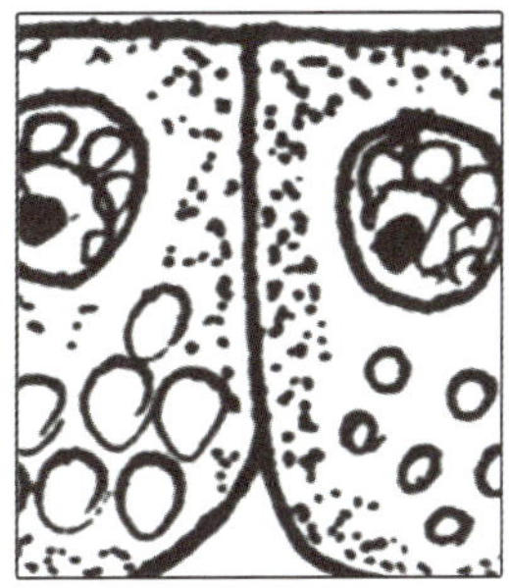

(A) 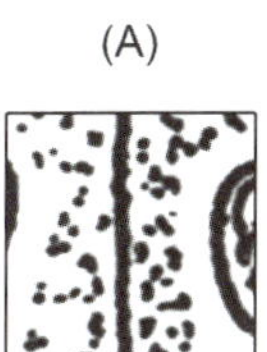 (B) 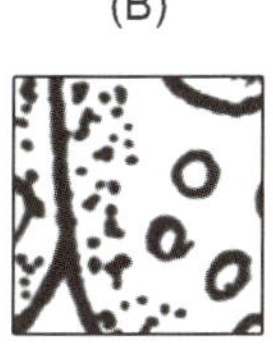 (C) 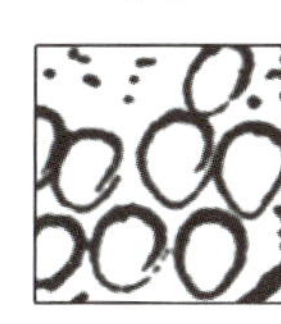 (D) 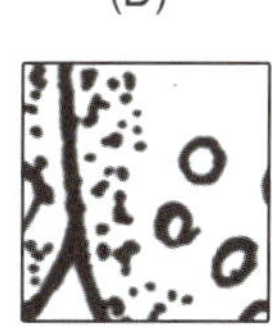 (E) 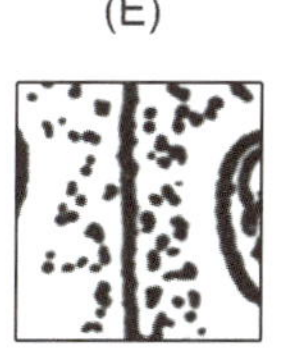

106.

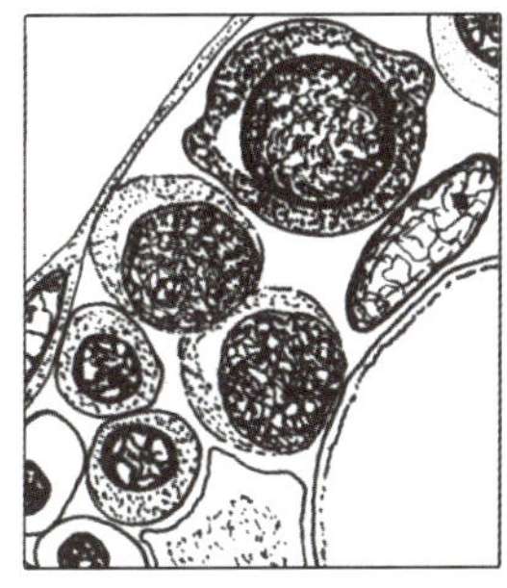

(A) 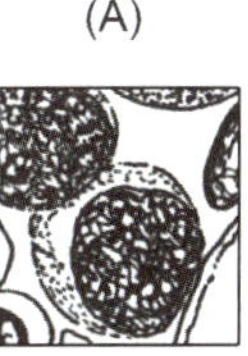 (B) 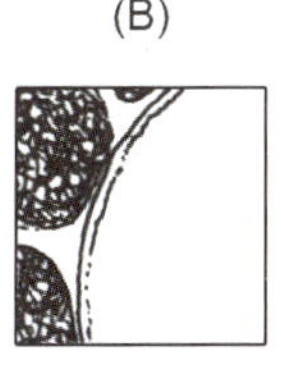 (C) 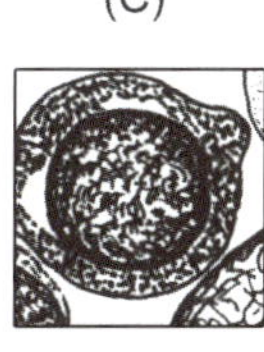 (D) 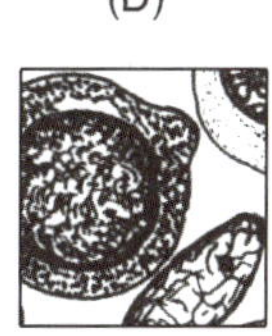 (E) 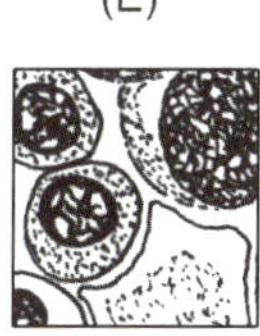

107.

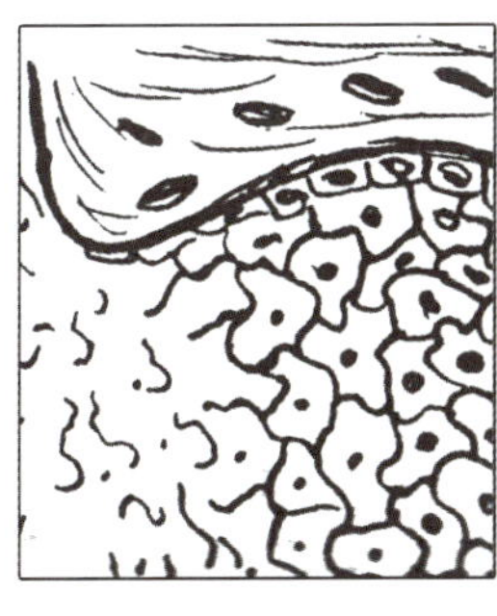

(A) 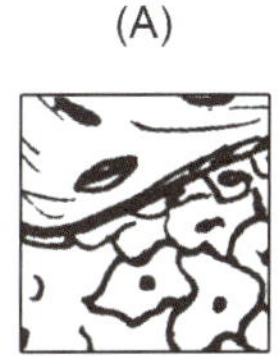 (B) 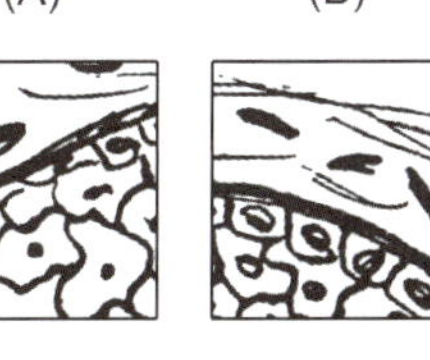 (C) 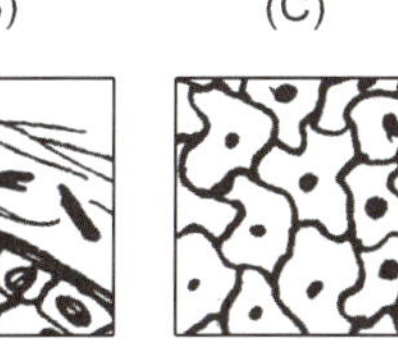 (D) 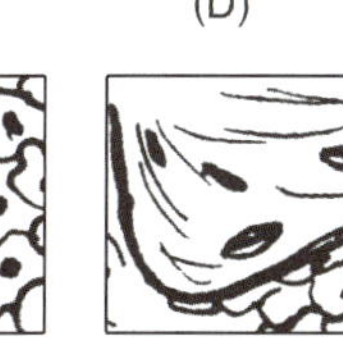 (E) 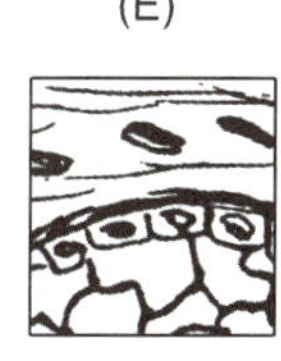

108.

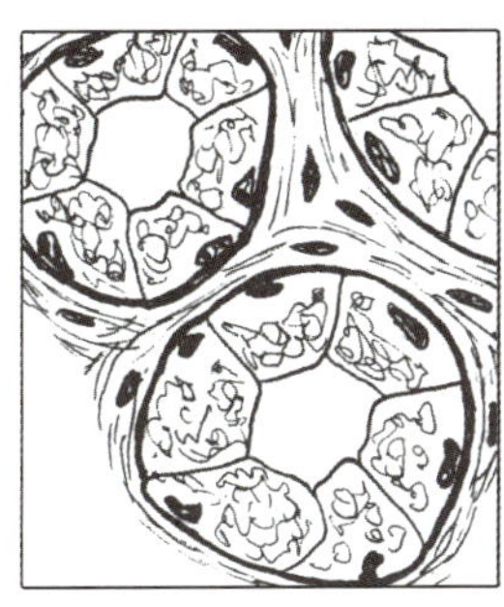

(A) 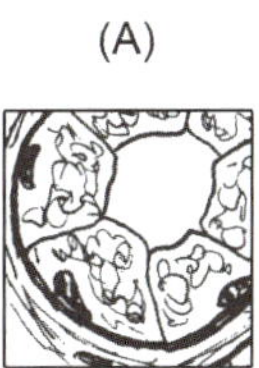 (B) 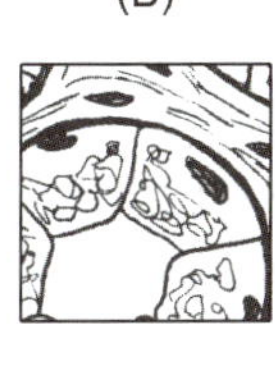 (C) 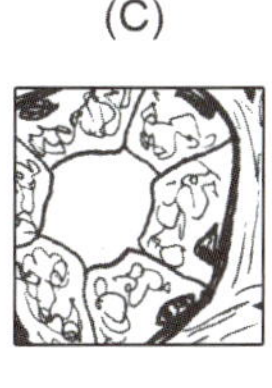 (D) 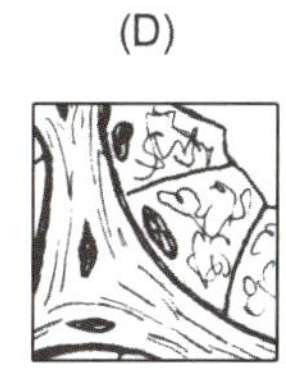 (E) 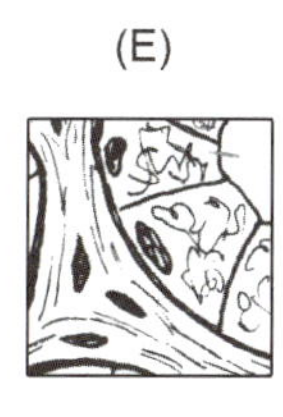

109.

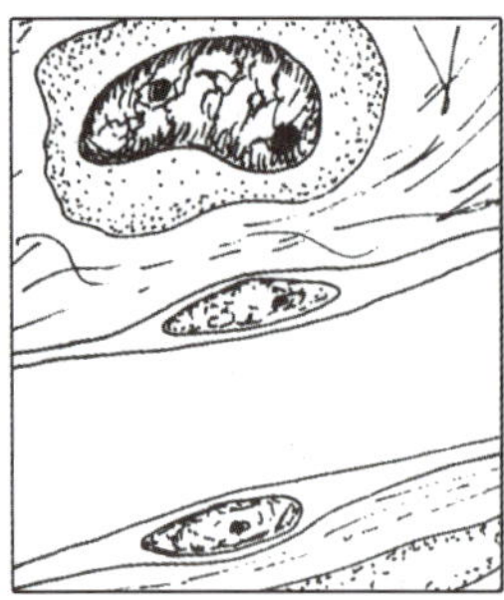

(A) 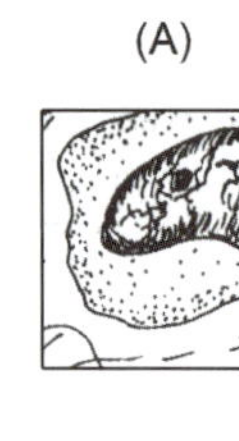 (B) 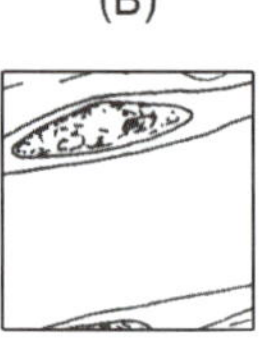 (C) 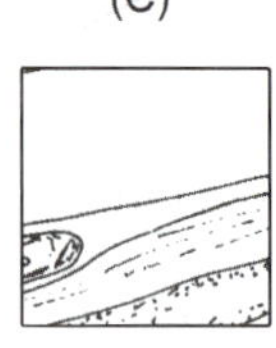 (D) 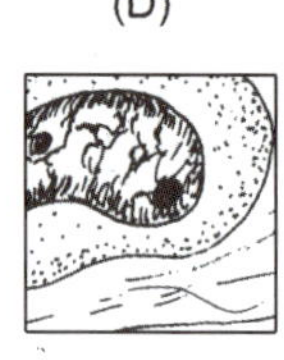 (E) 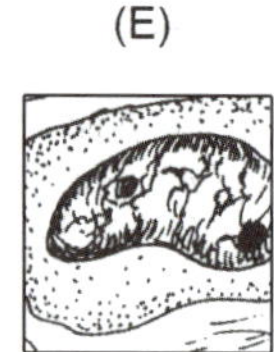

110.

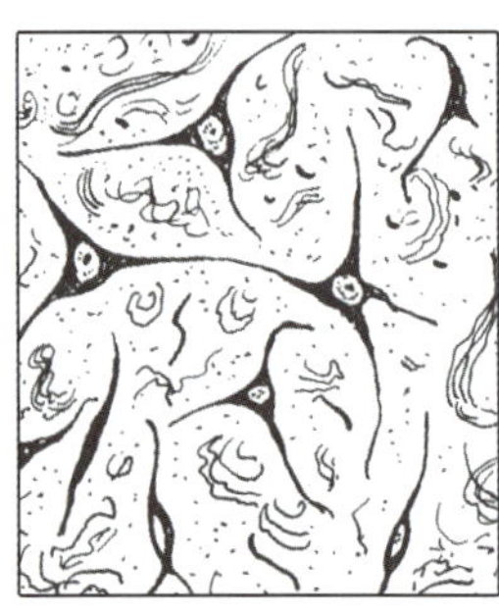

(A) 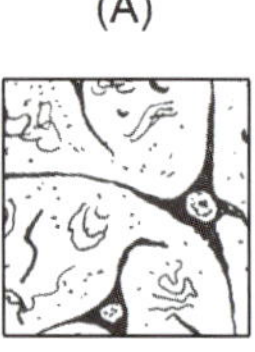 (B) 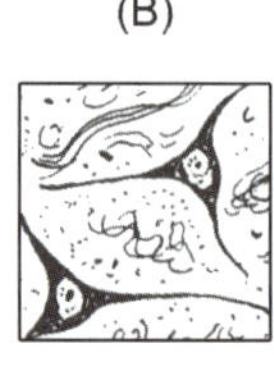 (C) 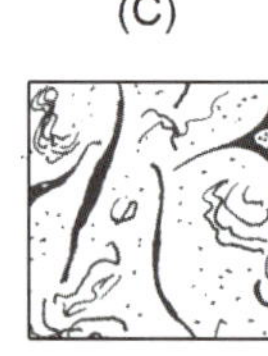 (D) 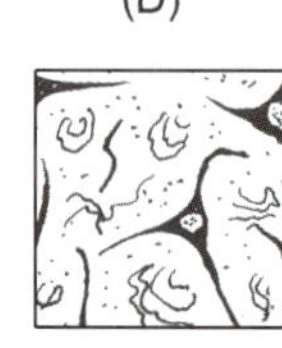 (E) 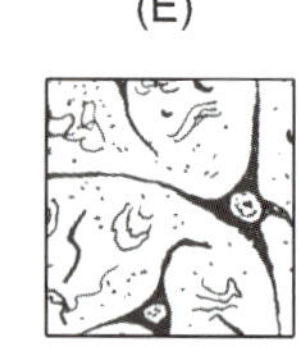

111.

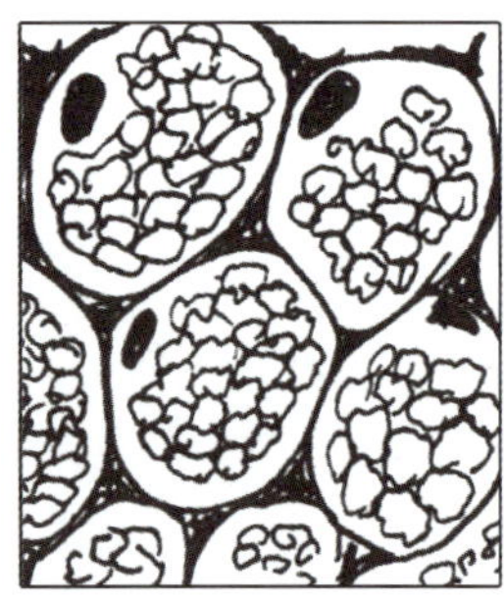

(A) 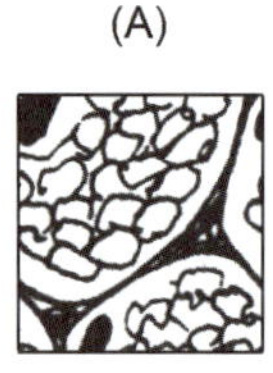 (B) 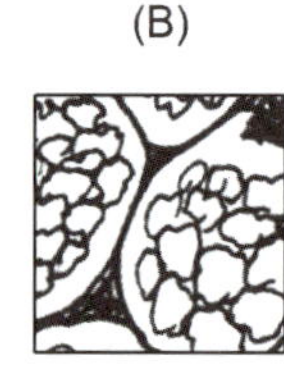 (C) 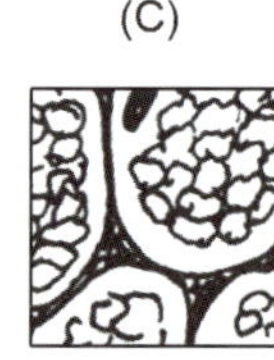 (D) 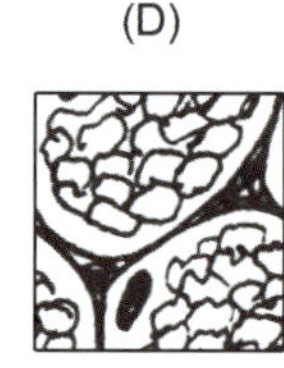 (E) 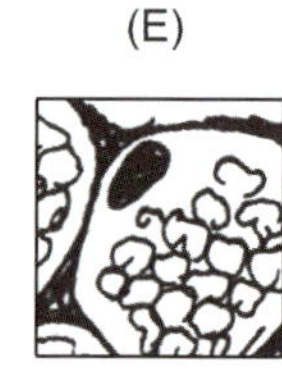

112.

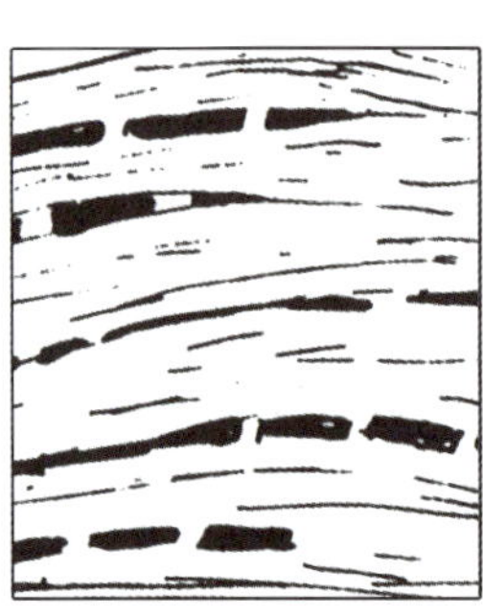

(A) 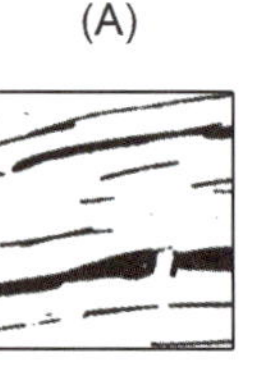 (B) 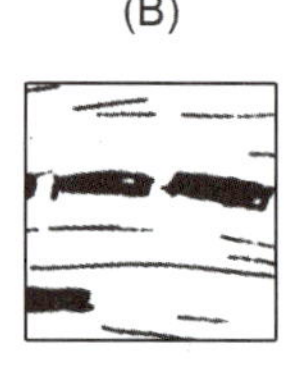 (C) 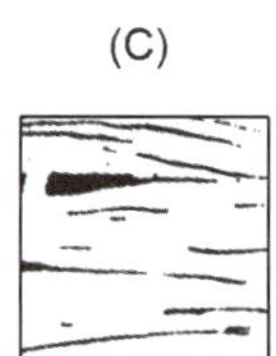 (D) 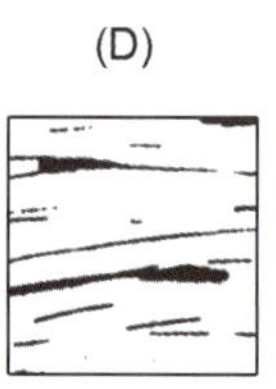 (E) 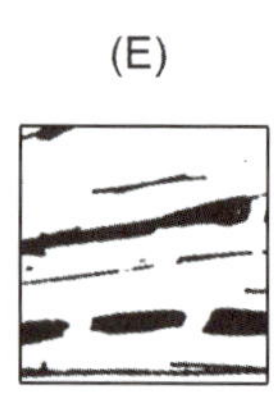

113.

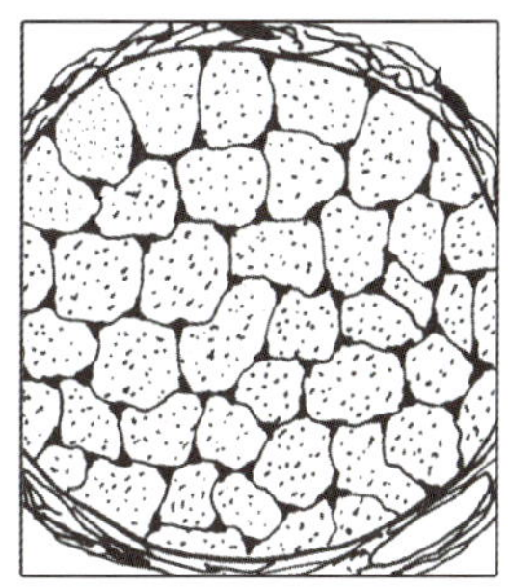

(A)

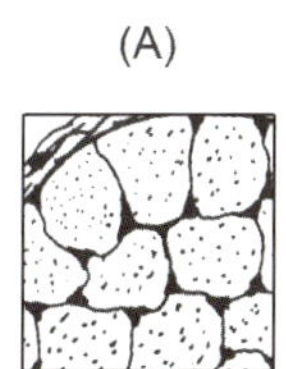

(B)

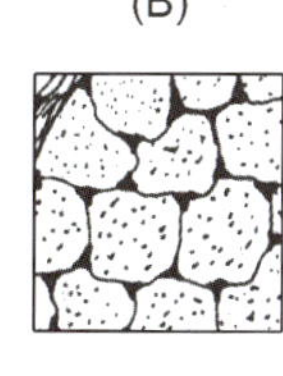

(C)

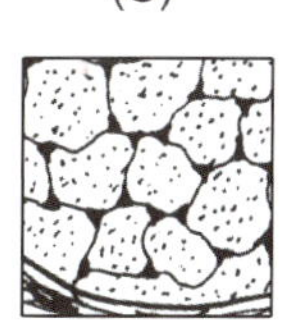

(D)

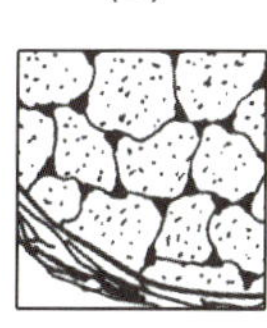

(E)

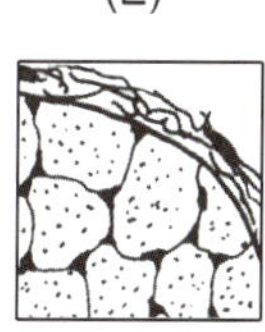

114.

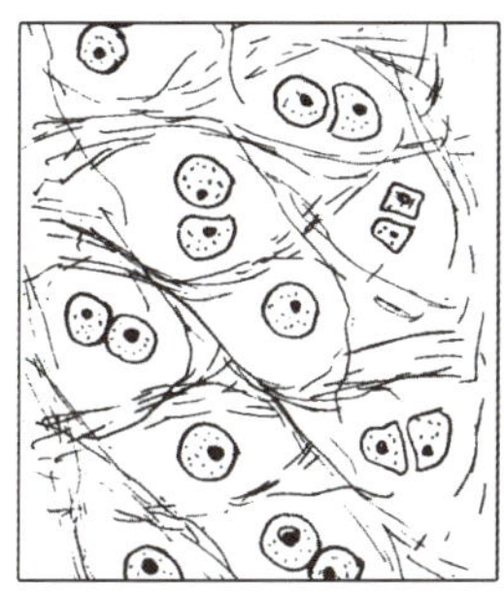

(A)

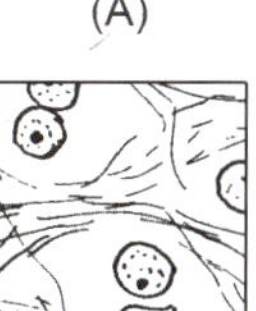

(B)

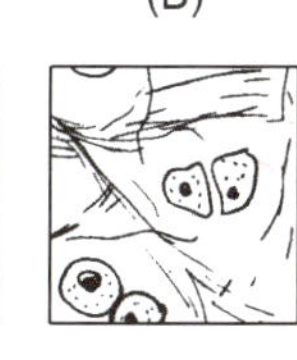

(C)

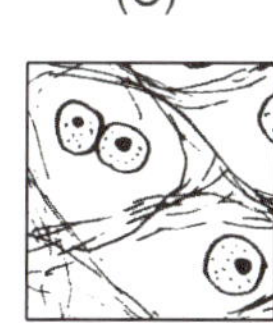

(D)

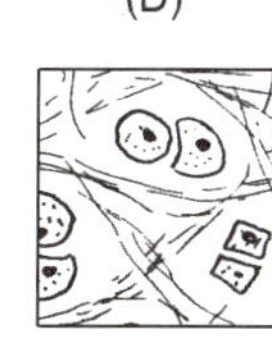

(E)

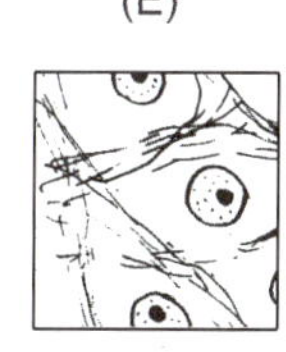

115.

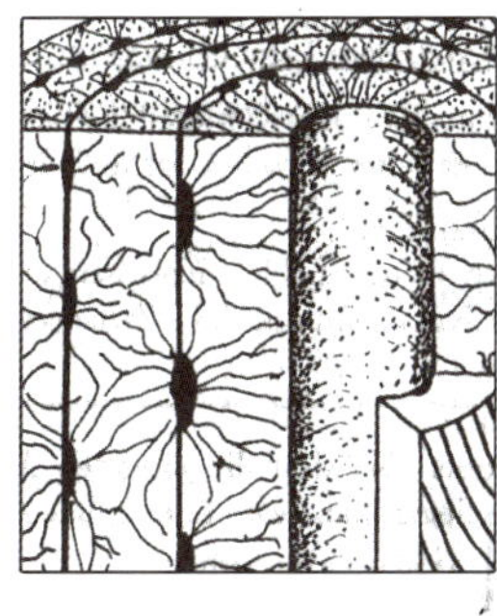

(A)

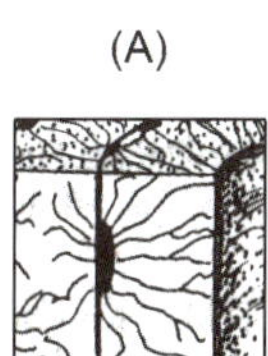

(B)

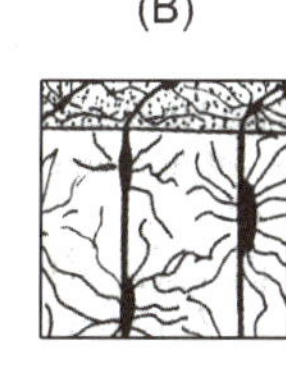

(C)

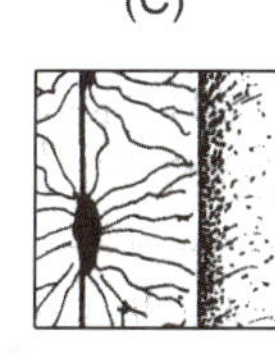

(D)

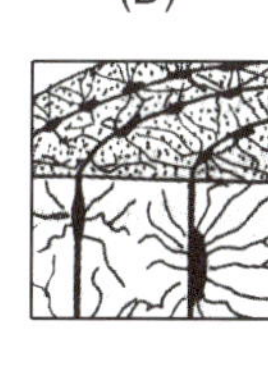

(E)

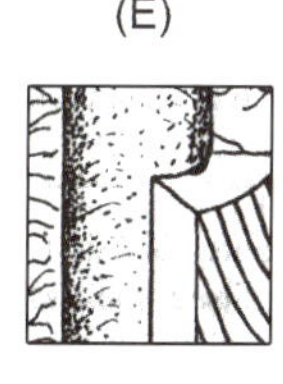

116.

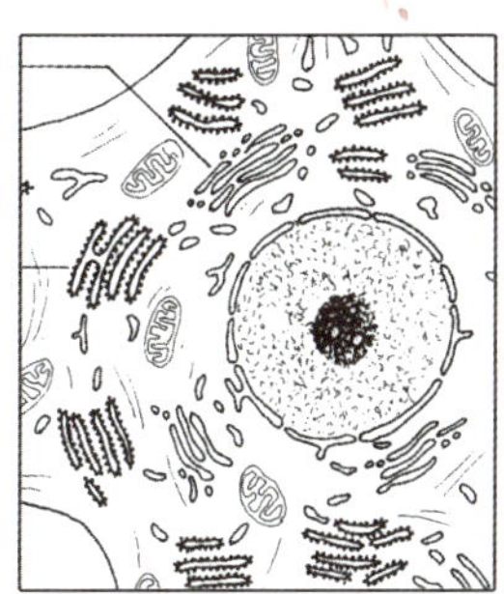

(A)

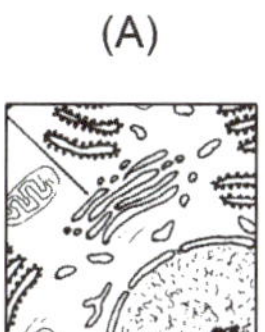

(B)

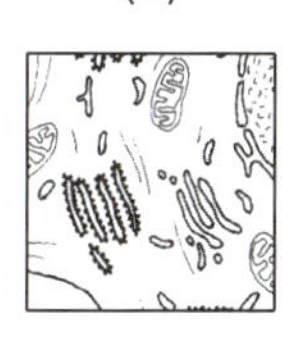

(C)

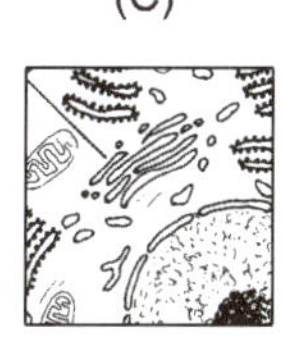

(D)

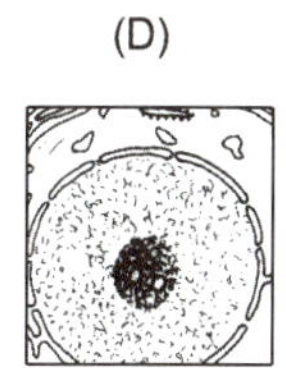

(E)

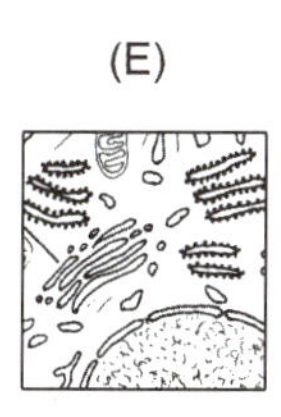

117.

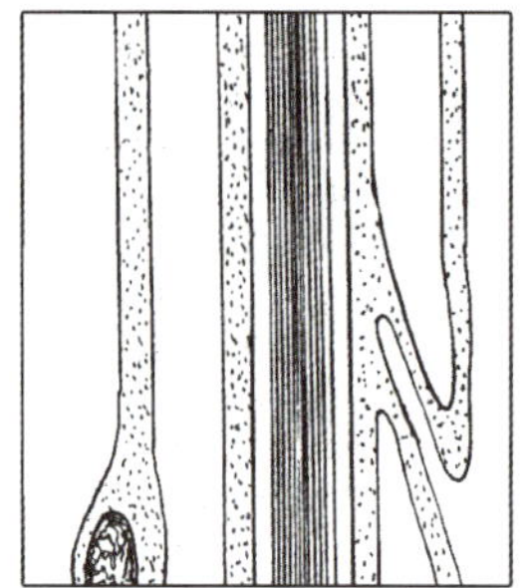

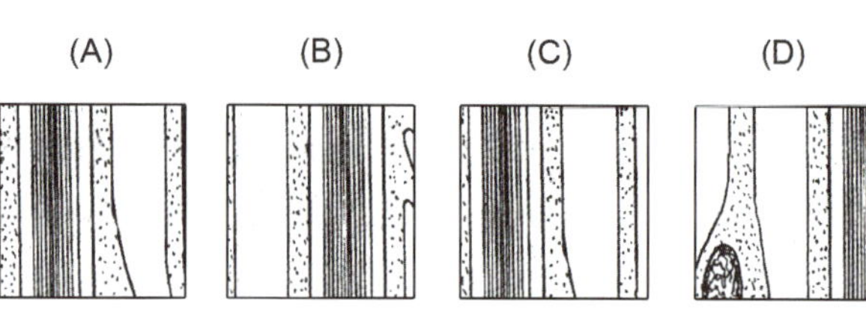

118.

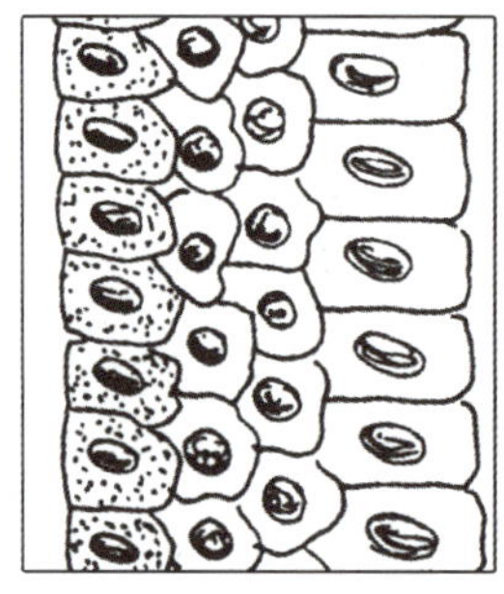

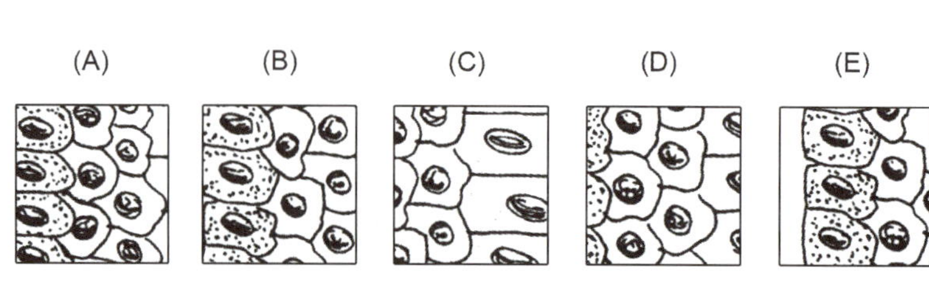

119.

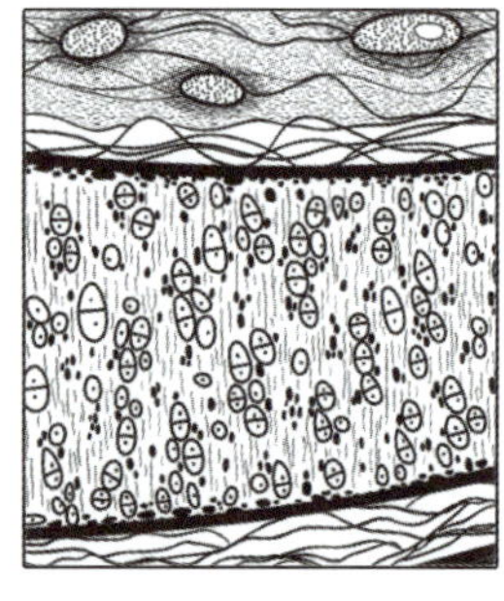

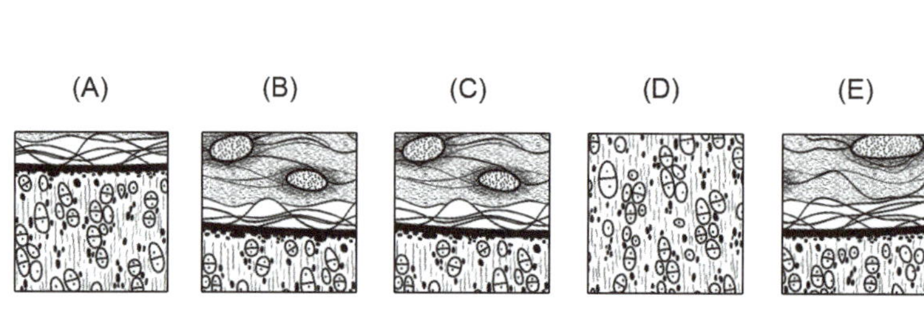

120.

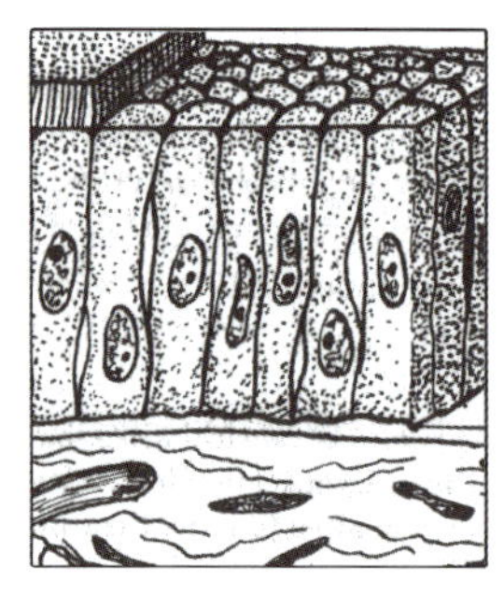

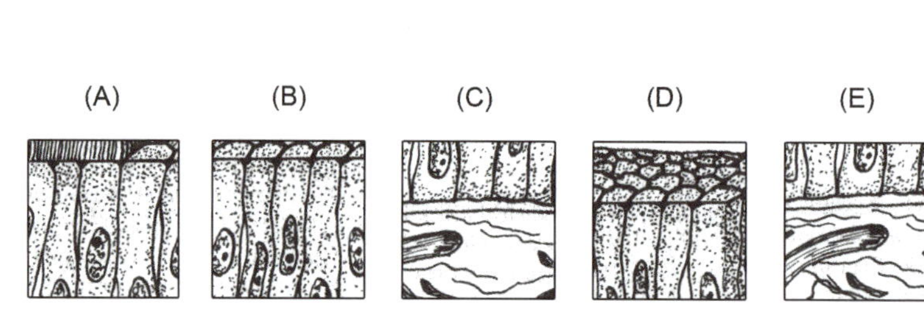

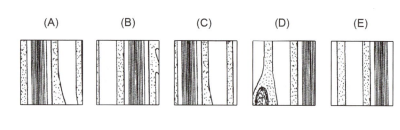

6. SIMULATION 6

Bearbeitungszeit: 22 Minuten

121.

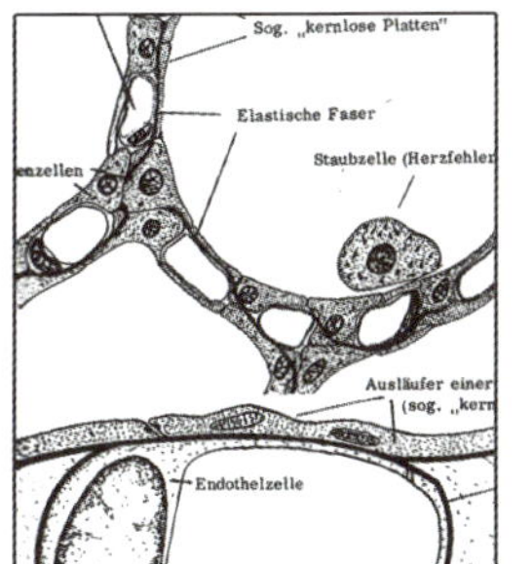

(A) 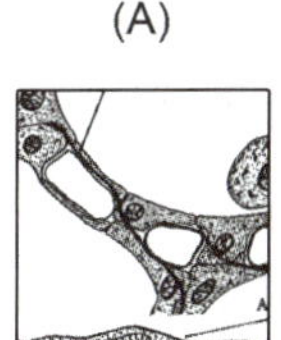
(B) 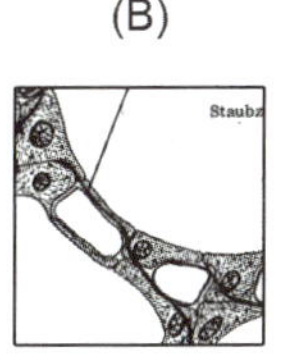
(C) 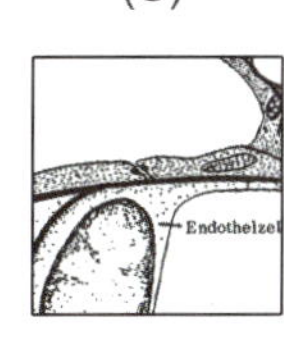
(D) 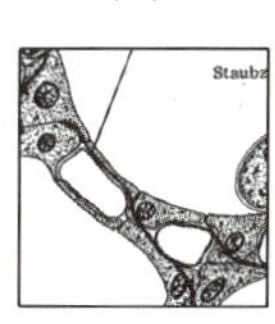
(E) 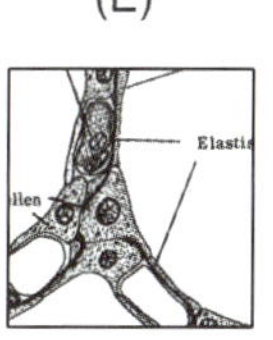

122.

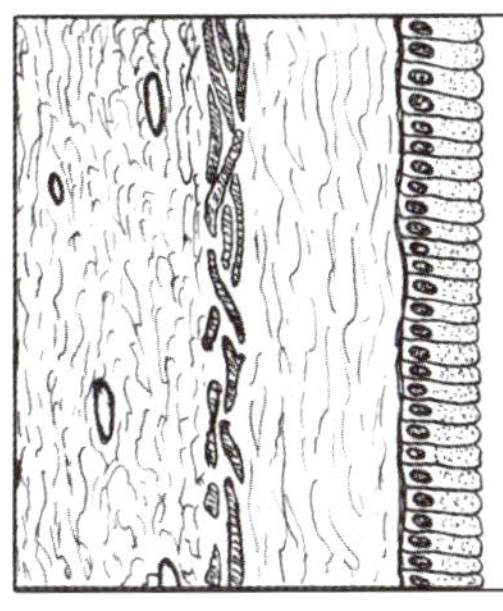

(A) 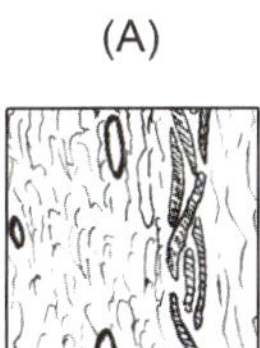
(B) 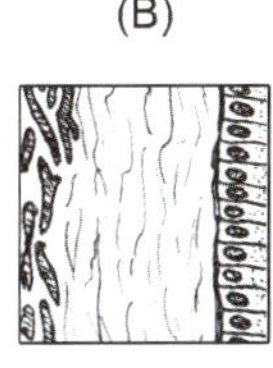
(C) 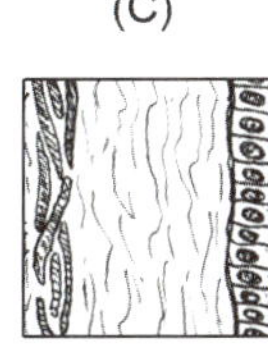
(D) 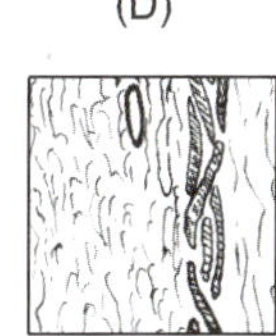
(E) 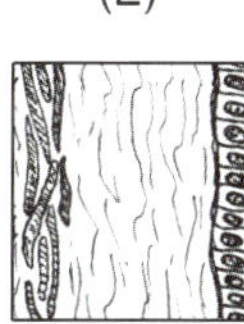

123.

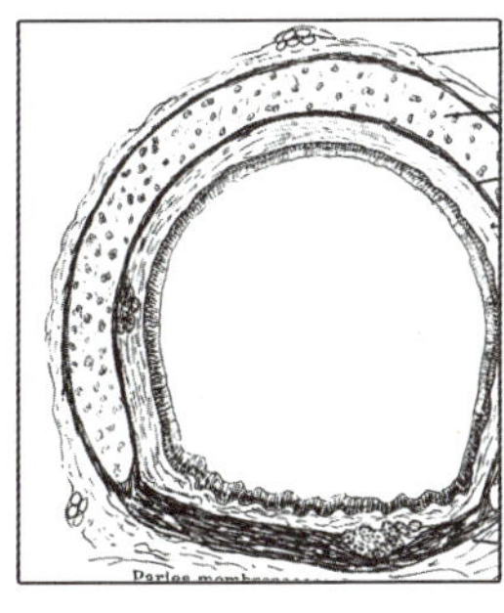

(A) 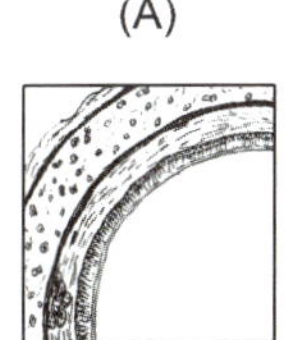
(B) 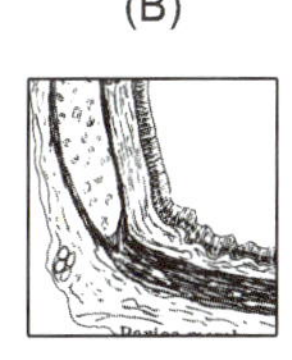
(C) 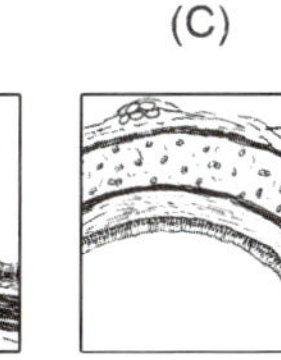
(D) 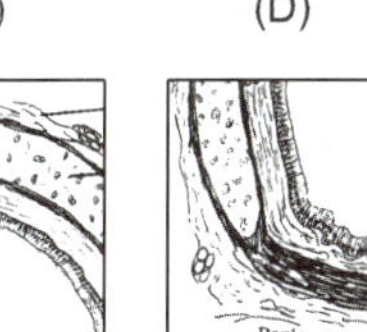
(E) 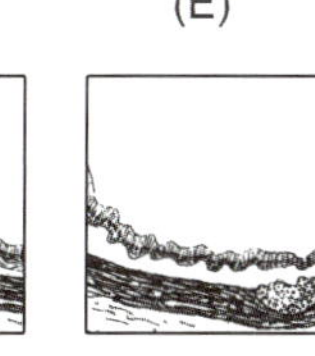

124.

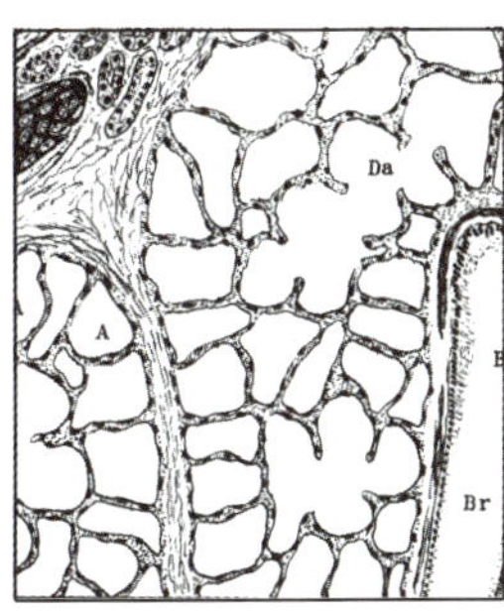

(A) 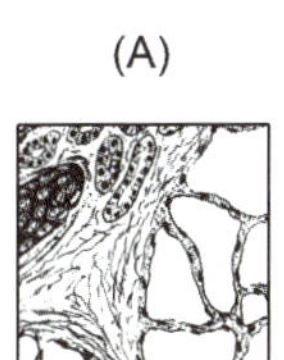
(B) 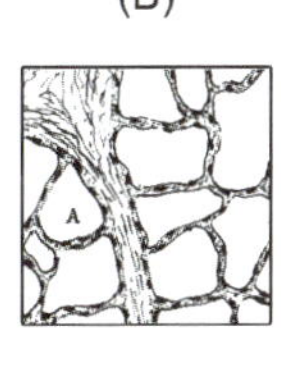
(C) 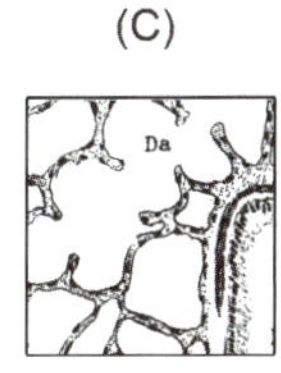
(D) 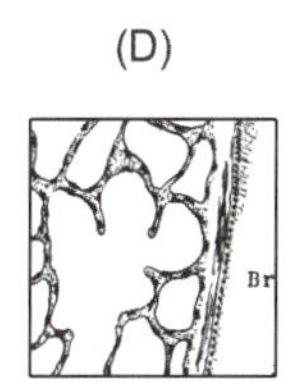
(E) 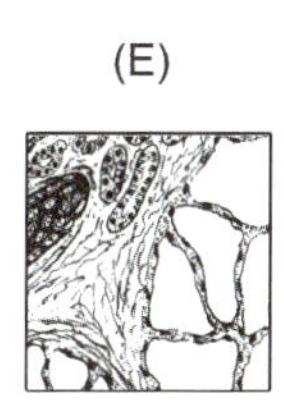

125.

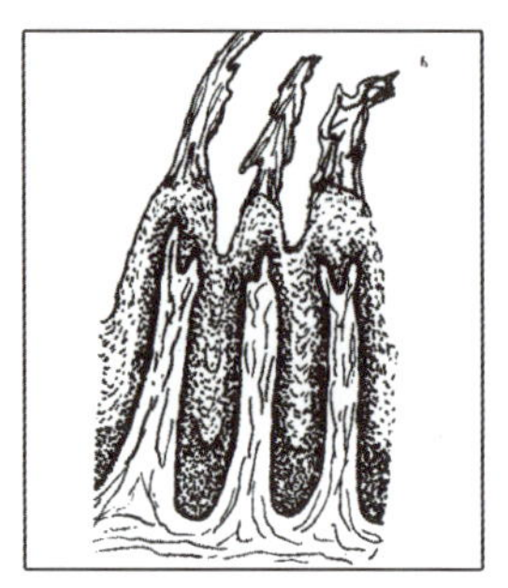

(A)

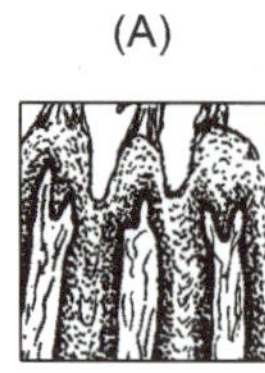

(B)

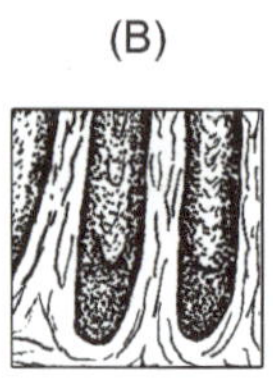

(C)

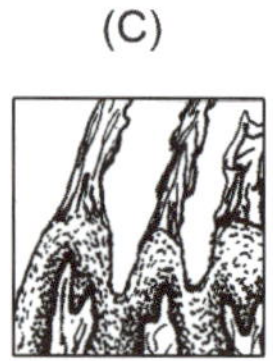

(D)

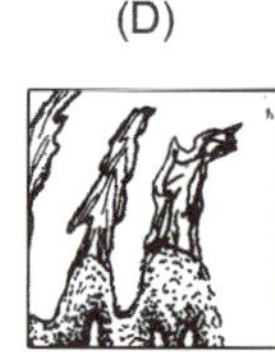

(E)

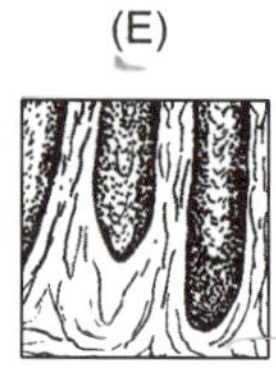

126.

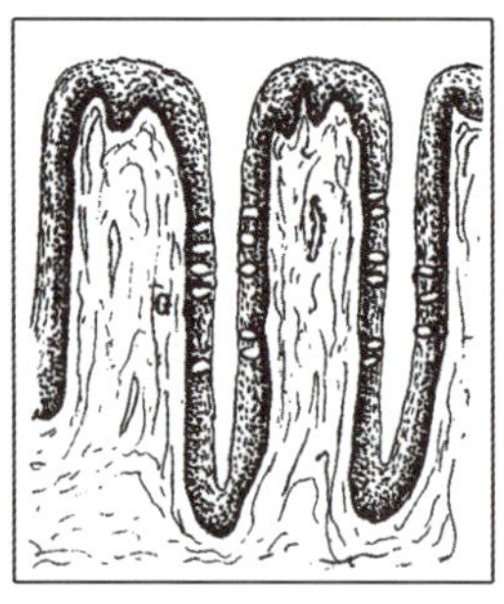

(A)

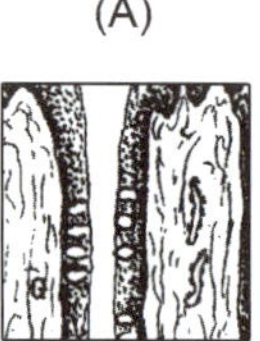

(B)

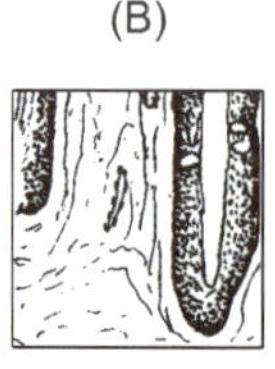

(C)

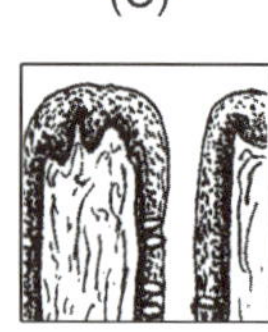

(D)

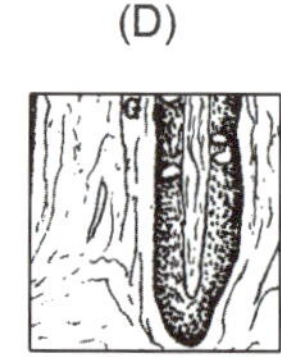

(E)

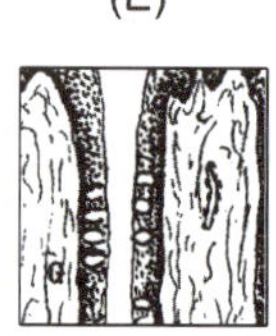

127.

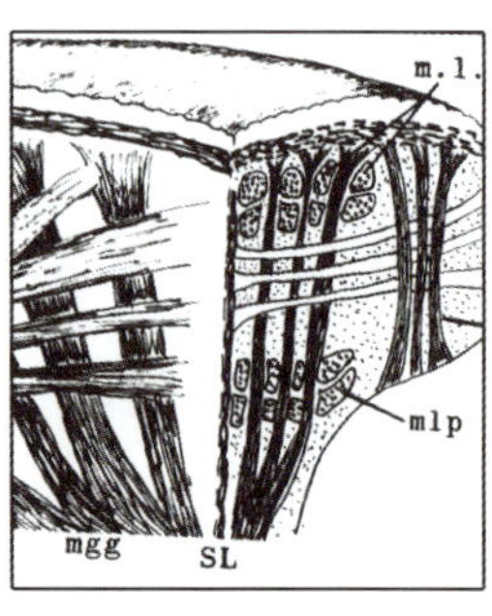

(A)

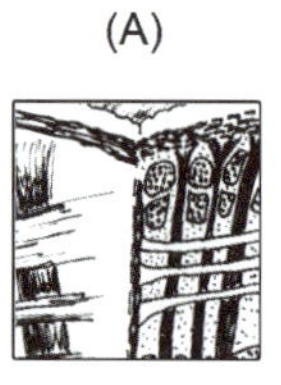

(B)

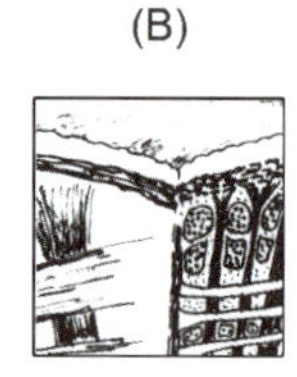

(C)

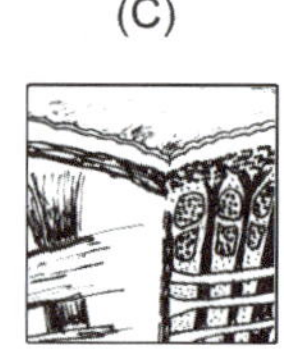

(D)

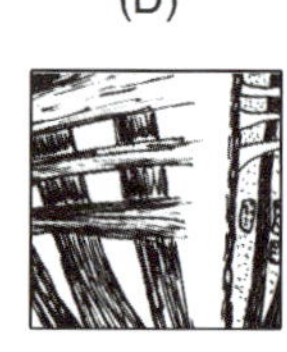

(E)

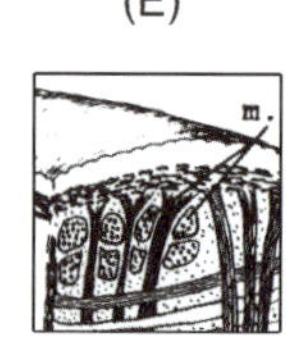

128.

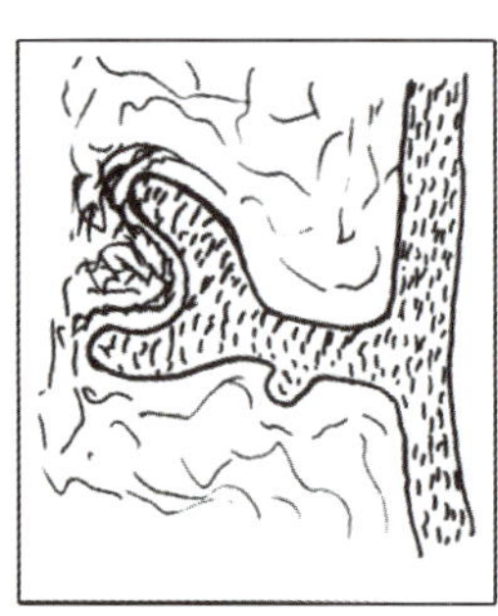

(A)

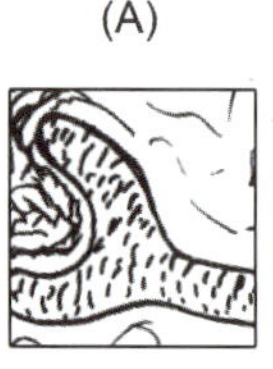

(B)

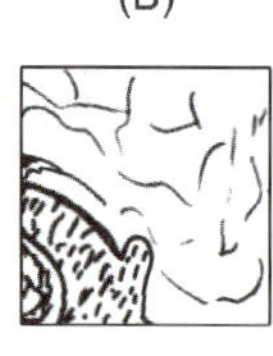

(C)

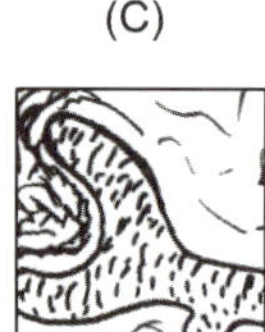

(D)

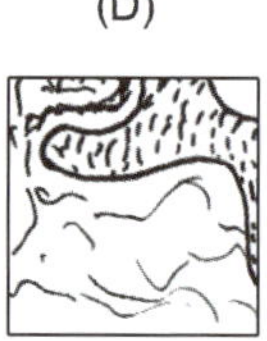

(E)

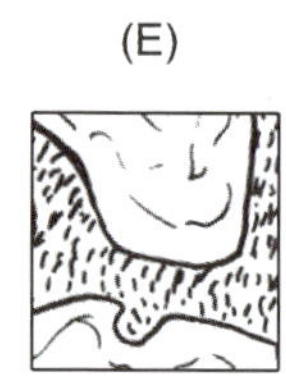

129.

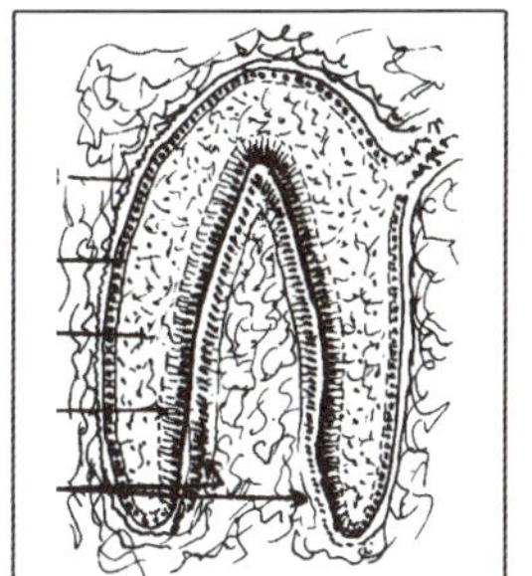

(A) 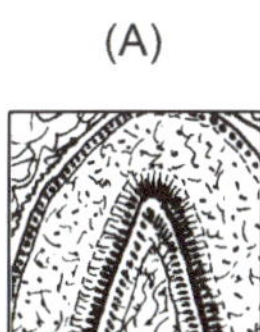

(B) 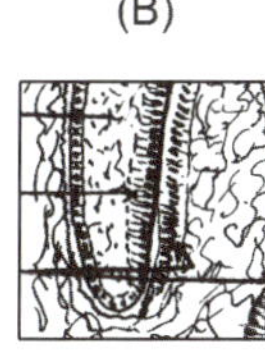

(C) 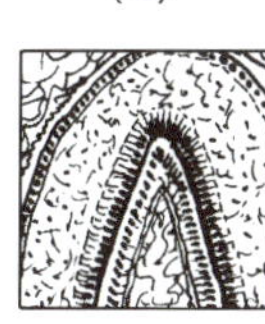

(D) 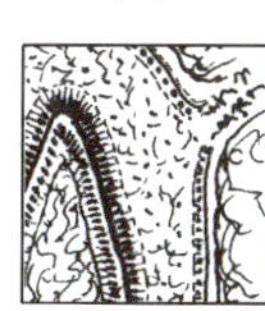

(E) 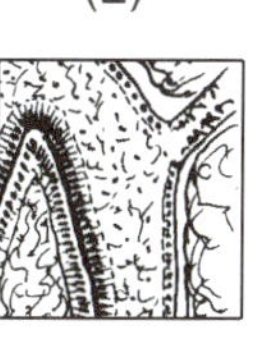

130.

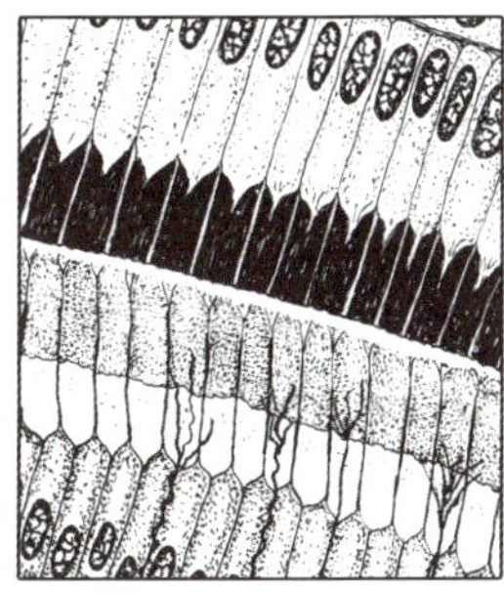

(A) 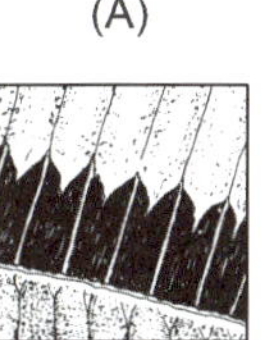

(B) 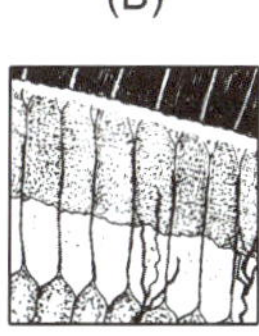

(C) 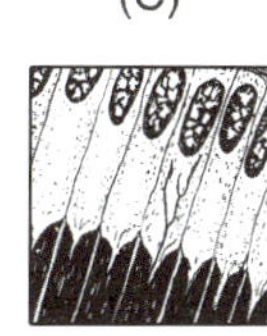

(D) 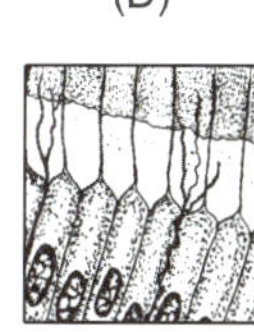

(E) 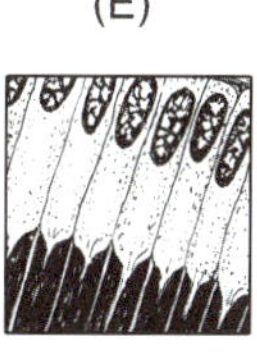

131.

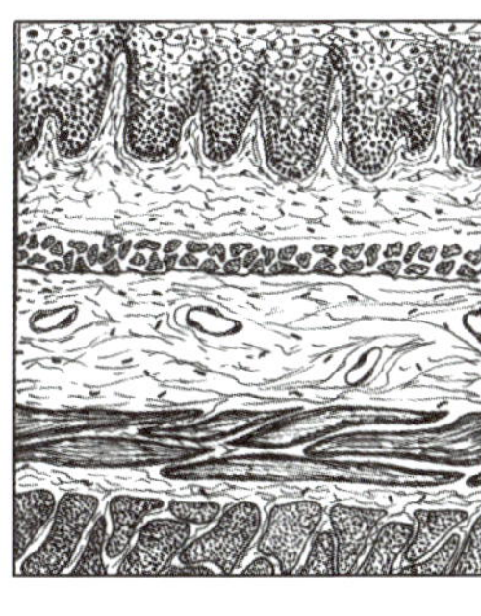

(A) 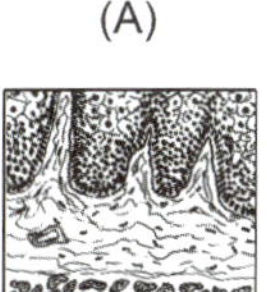

(B) 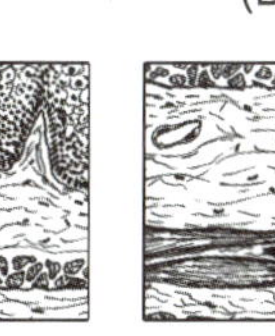

(C) 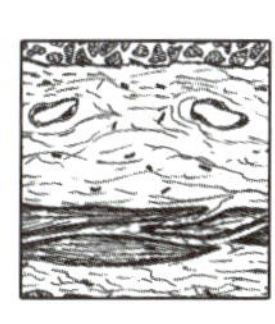

(D) 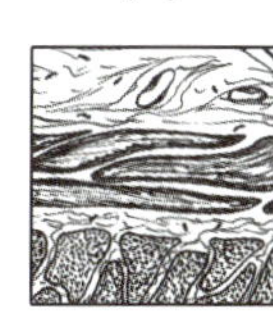

(E) 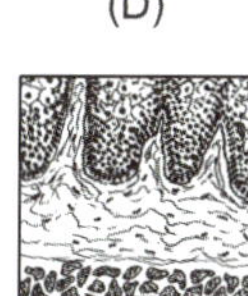

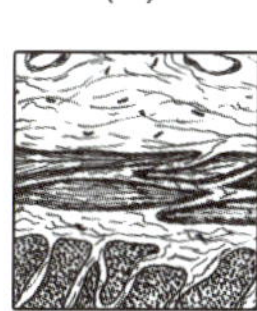

132.

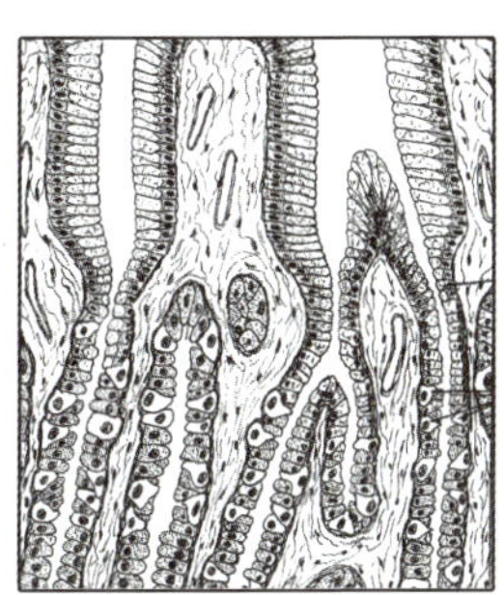

(A) 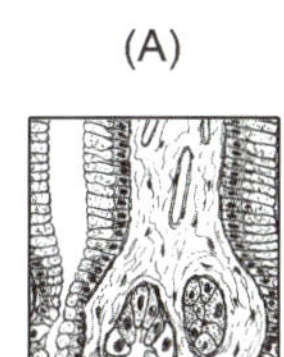

(B) 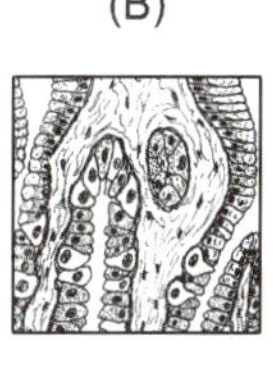

(C) 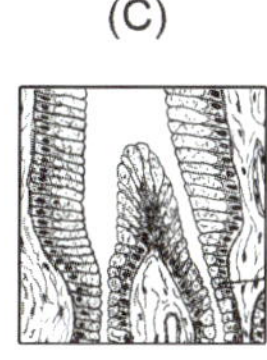

(D) 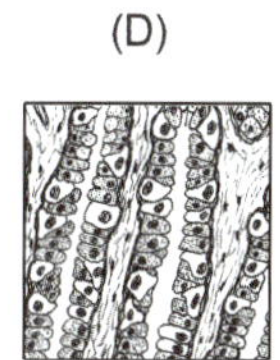

(E) 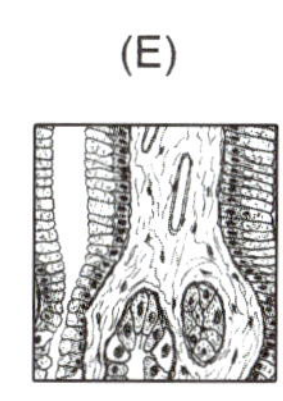

133.

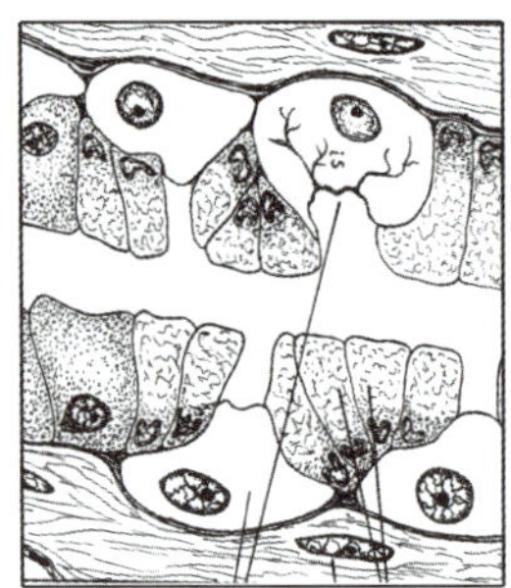

(A)
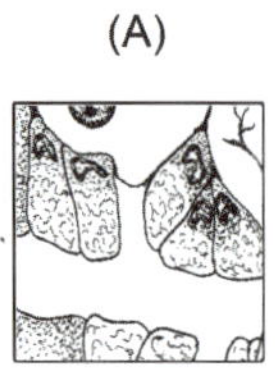
(B)
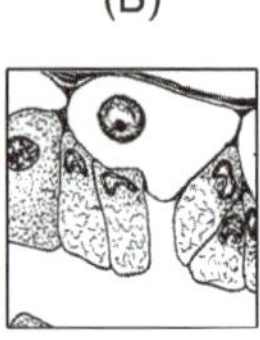
(C)
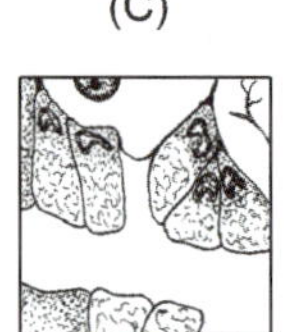
(D)
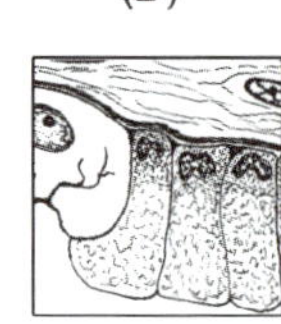
(E)
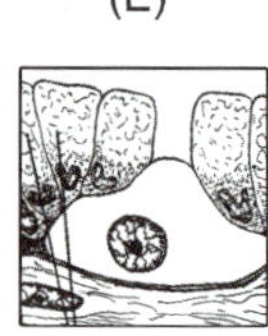

134.

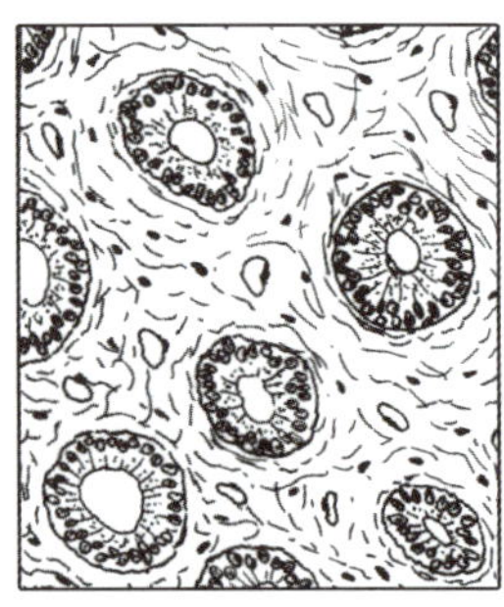

(A)
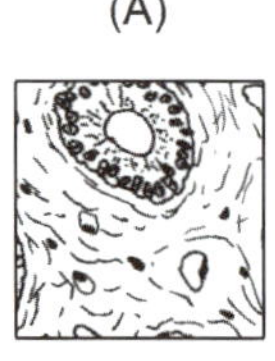
(B)
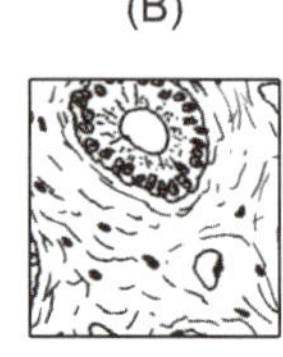
(C)
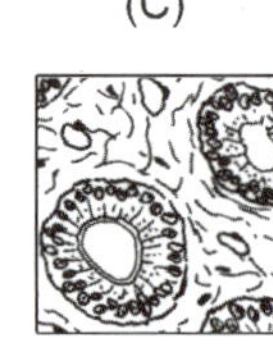
(D)
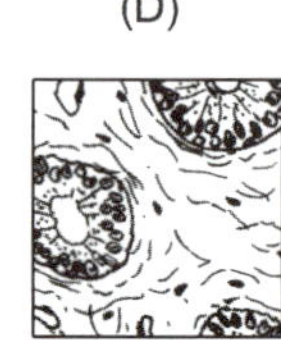
(E)
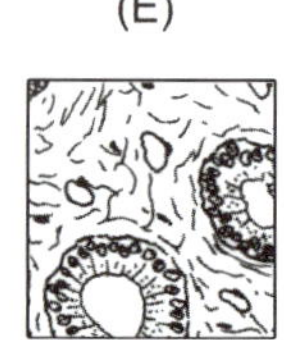

135.

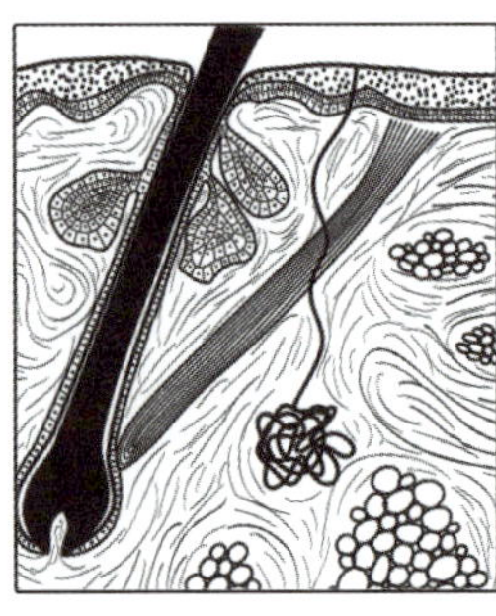

(A)
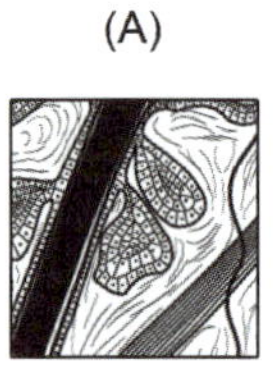
(B)
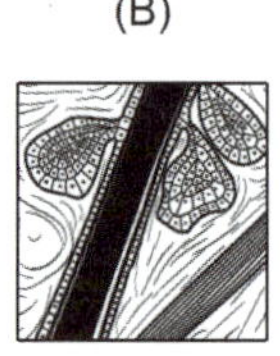
(C)
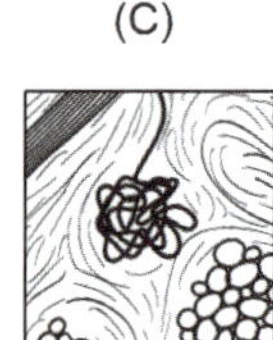
(D)
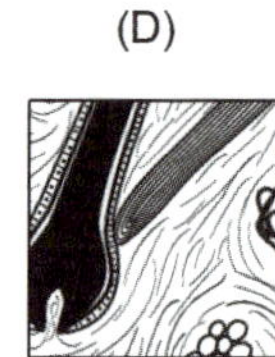
(E)
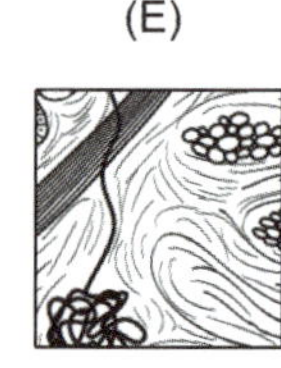

136.

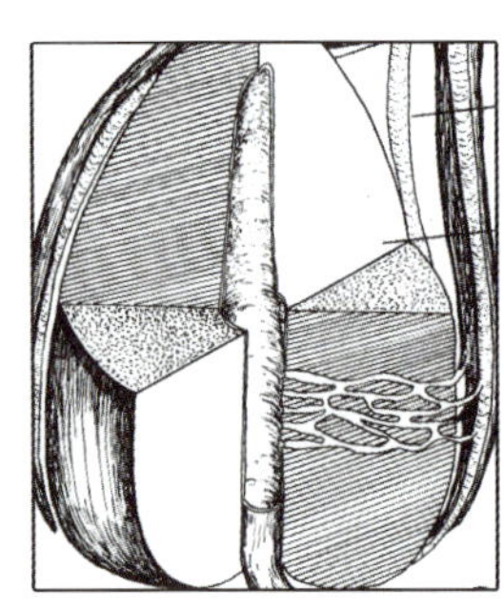

(A)
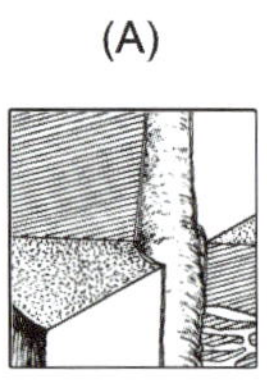
(B)
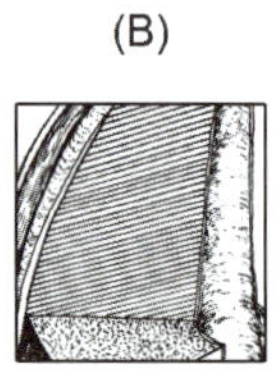
(C)
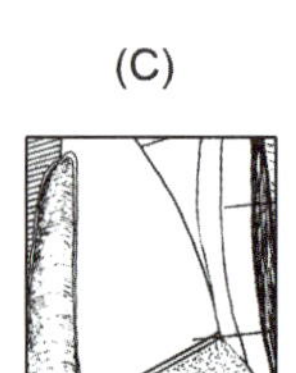
(D)
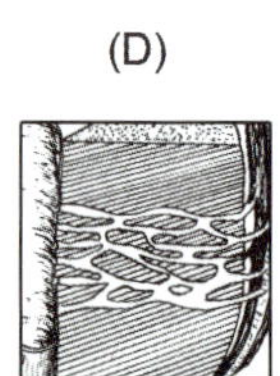
(E)
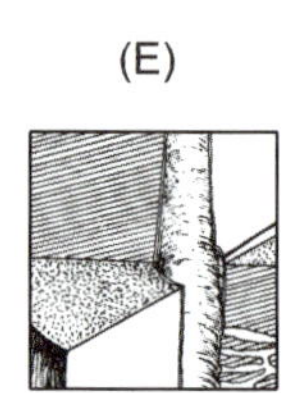

137.

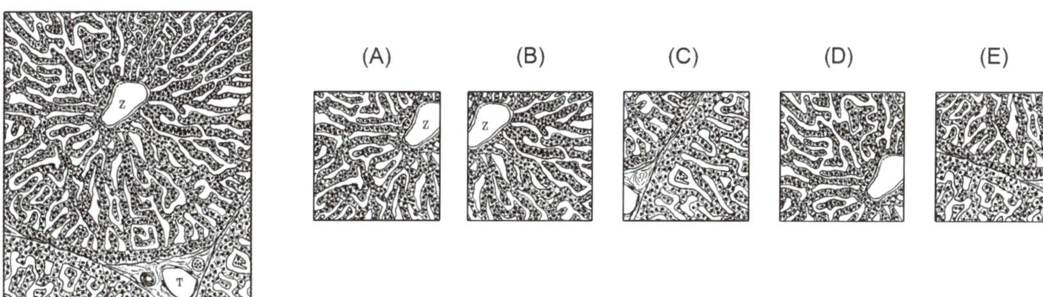

138.

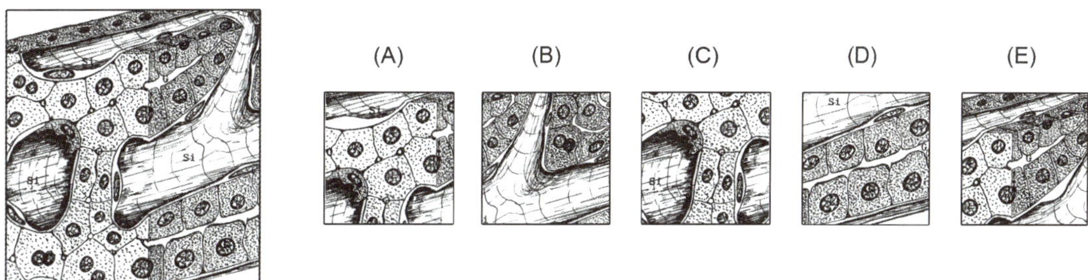

139.

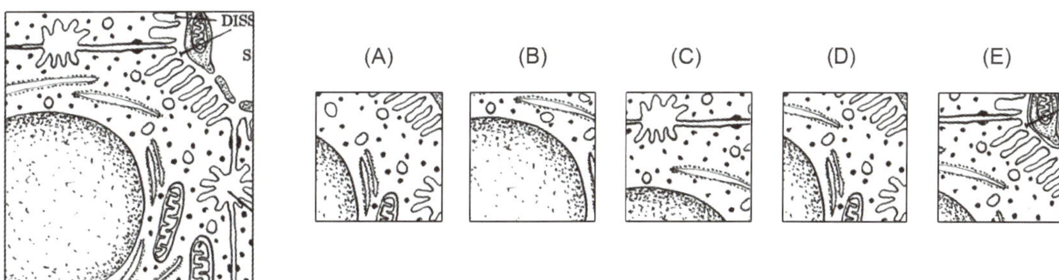

140.

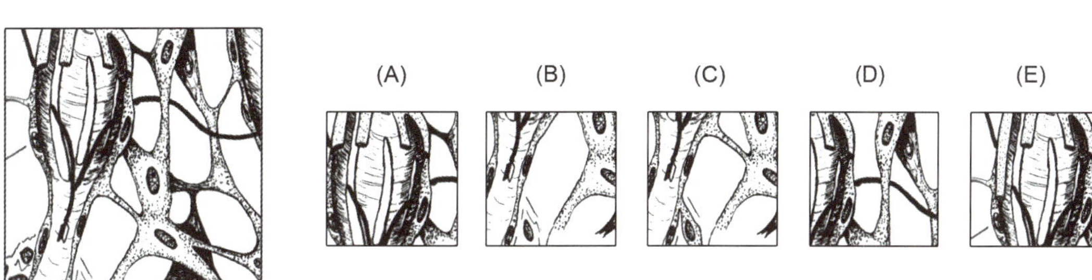

141.

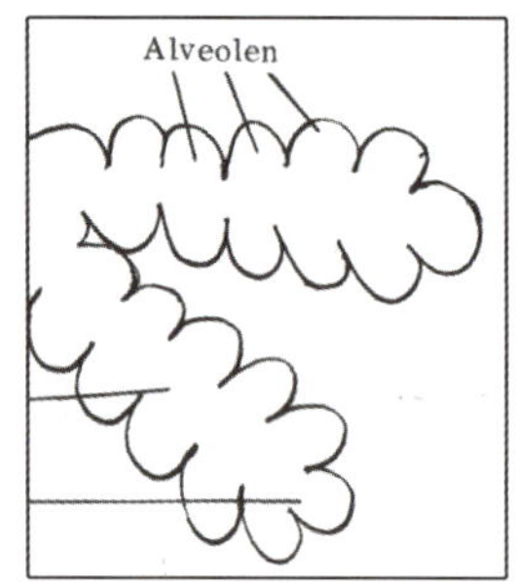

(A)
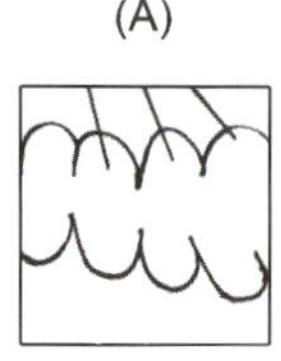
(B)
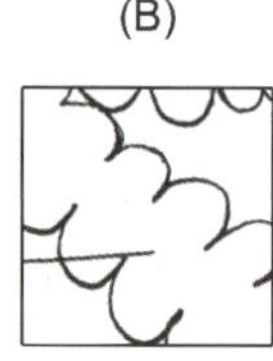
(C)
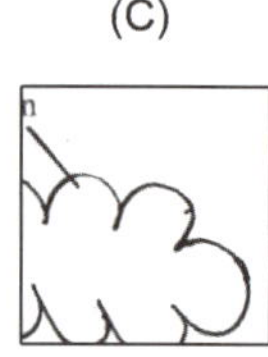
(D)
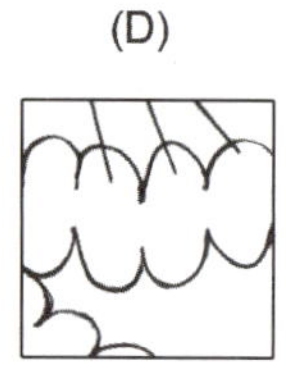
(E)
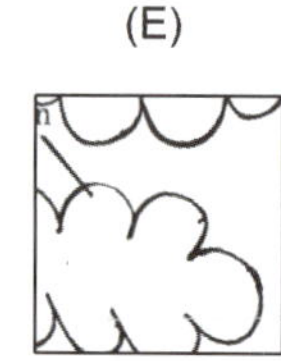

142.

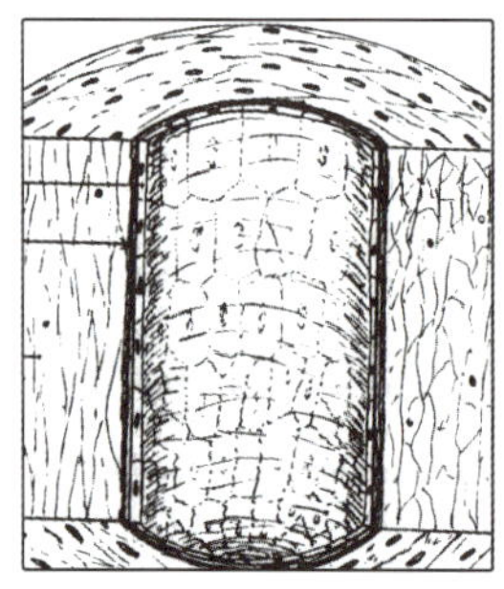

(A)
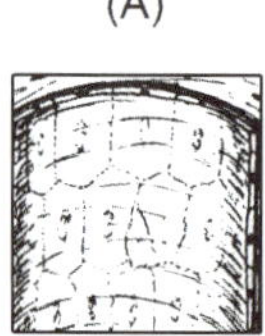
(B)
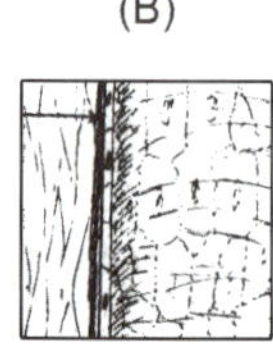
(C)
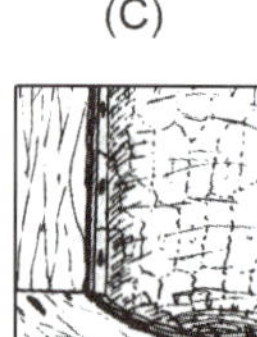
(D)
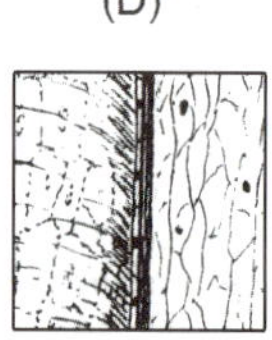
(E)
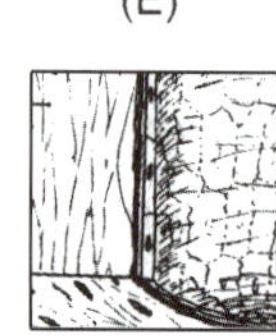

143.

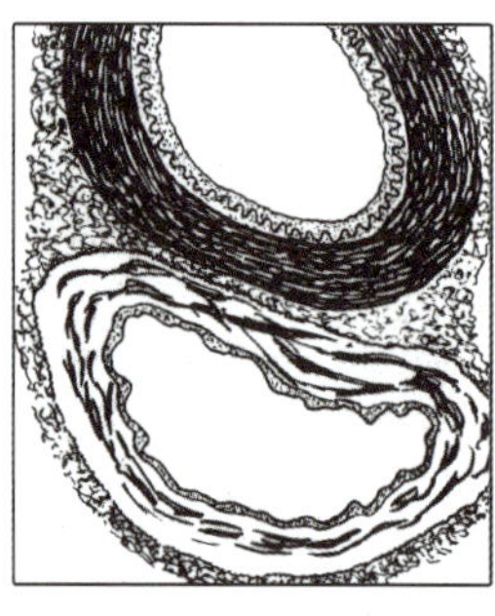

(A)
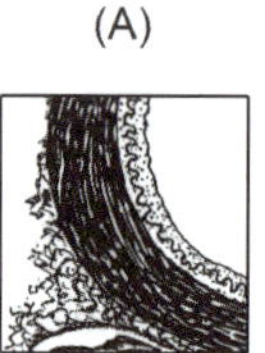
(B)
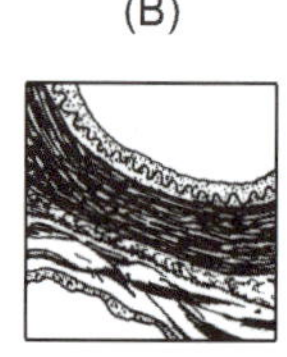
(C)
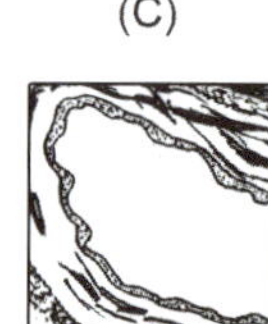
(D)
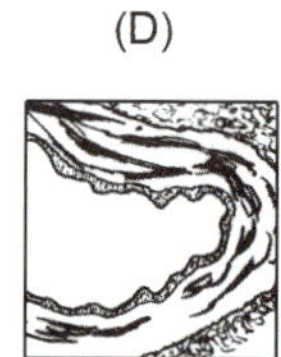
(E)
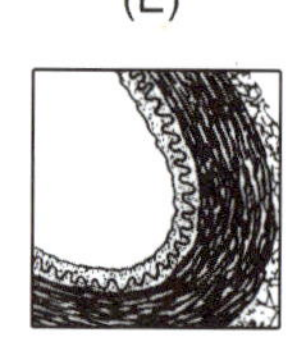

144.

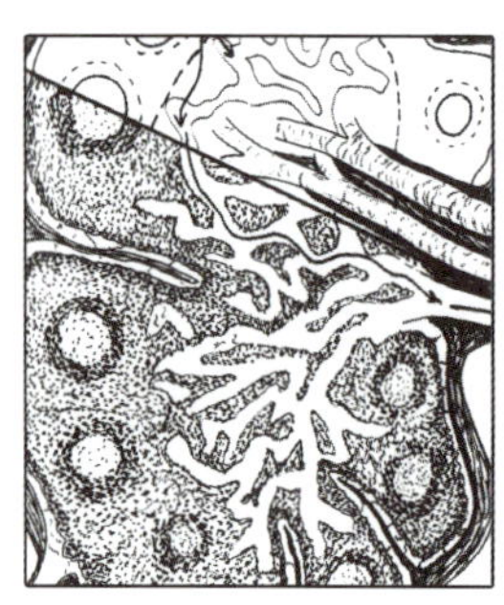

(A)
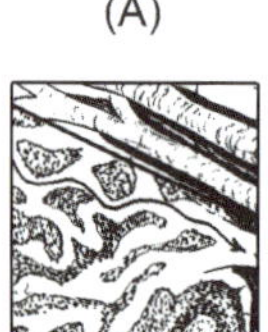
(B)
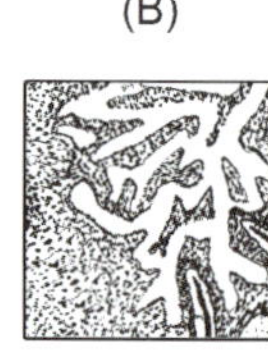
(C)
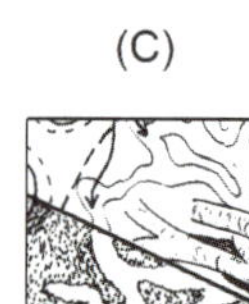
(D)
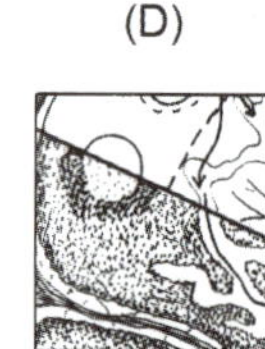
(E)
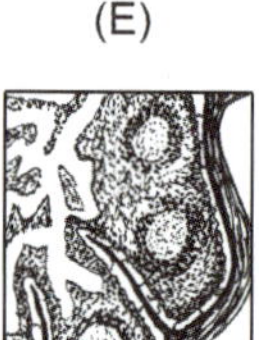

7. SIMULATION 7

Bearbeitungszeit: 22 Minuten

145.

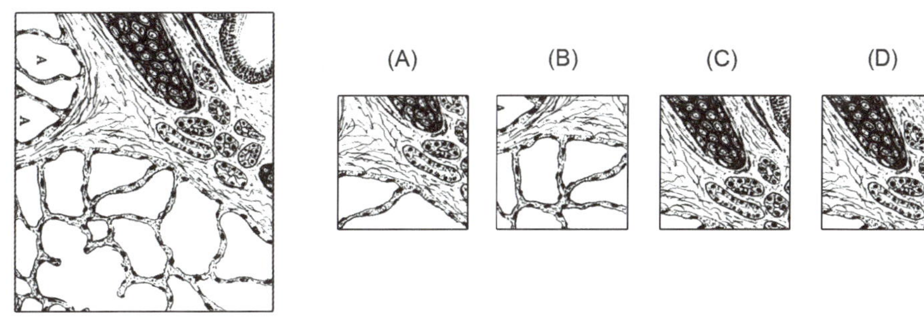

146.

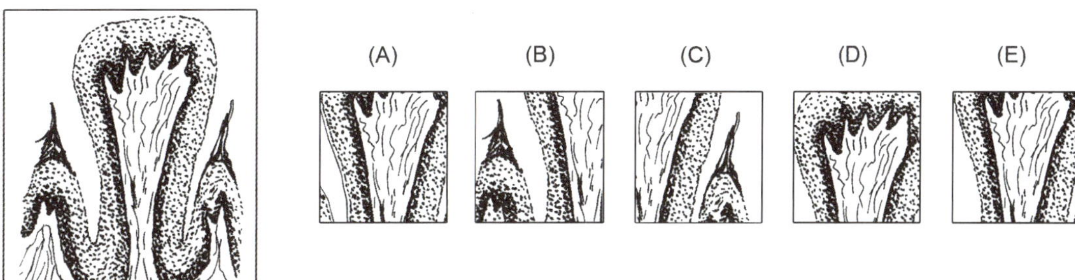

147.

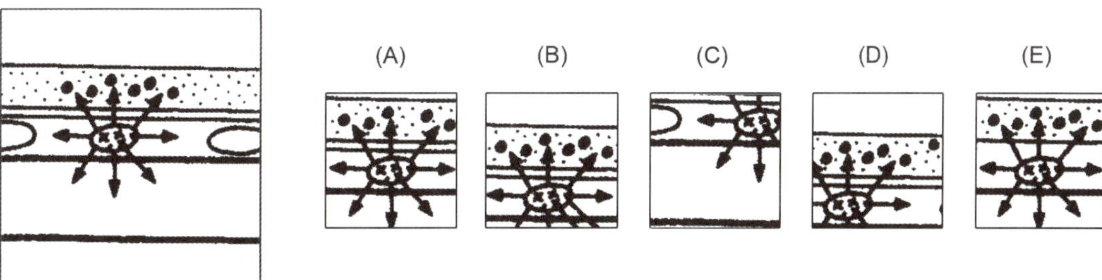

148.

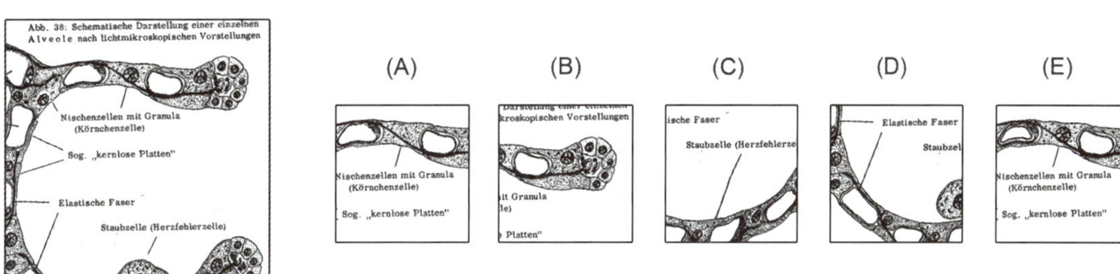

149.

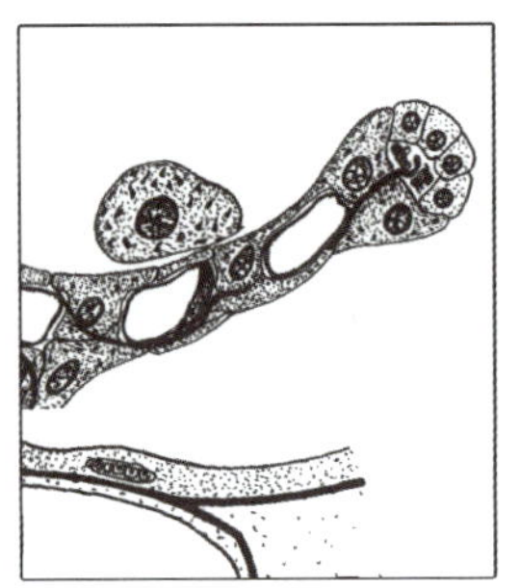

(A) 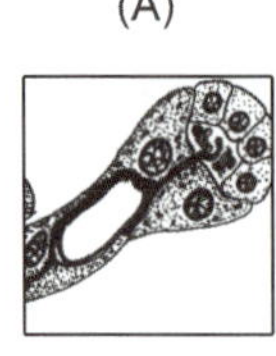 (B) 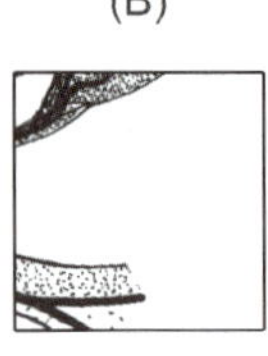 (C) 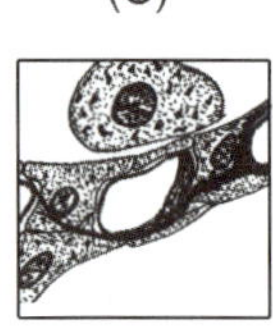 (D) 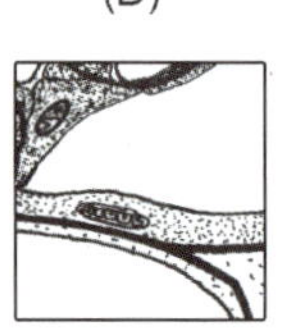 (E) 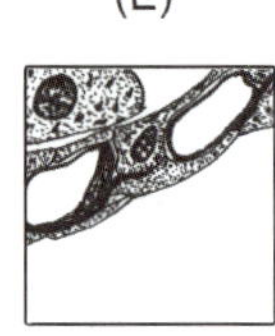

150.

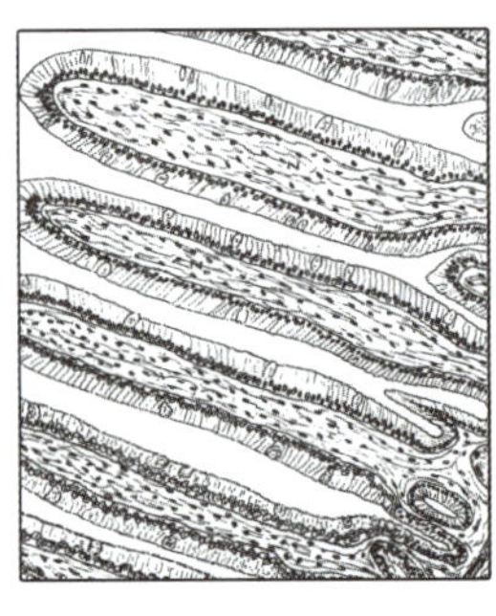

(A) 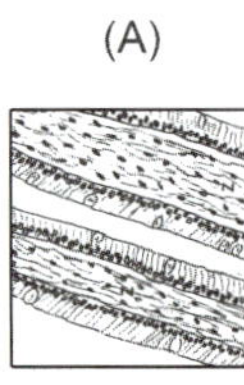 (B) 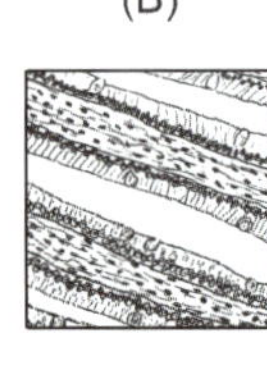 (C) 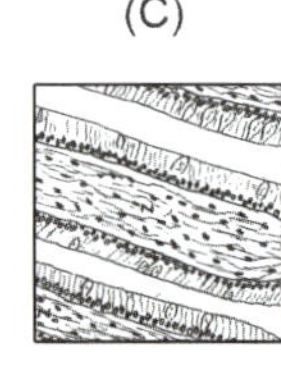 (D) 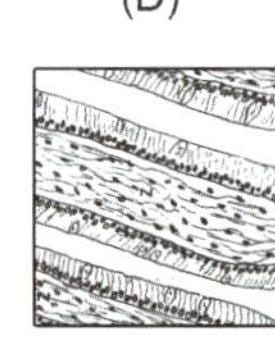 (E) 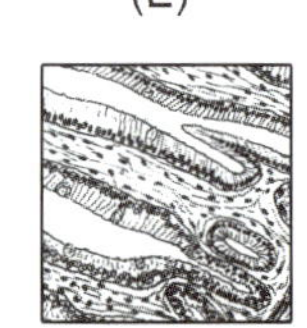

151.

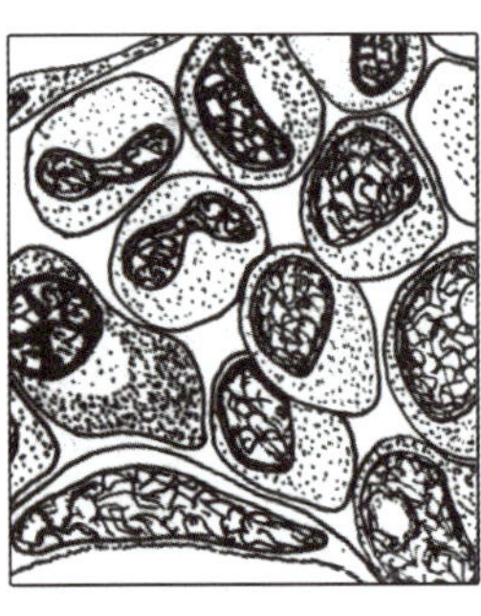

(A) 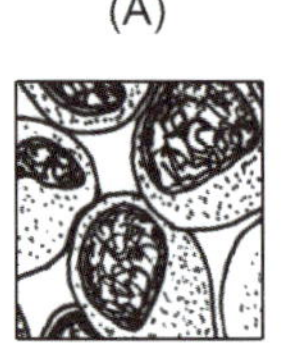 (B) 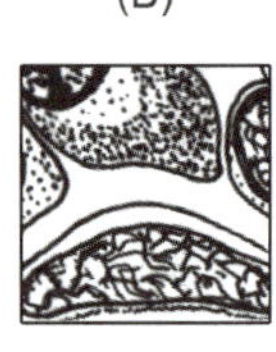 (C) 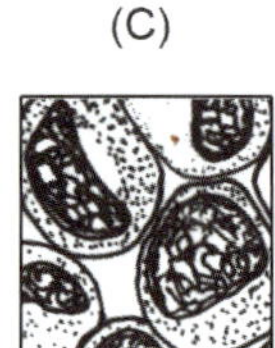 (D) 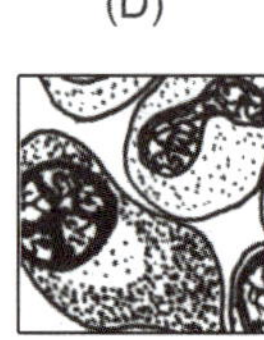 (E) 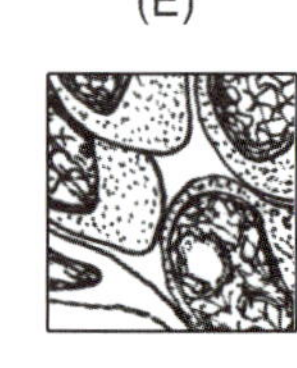

152.

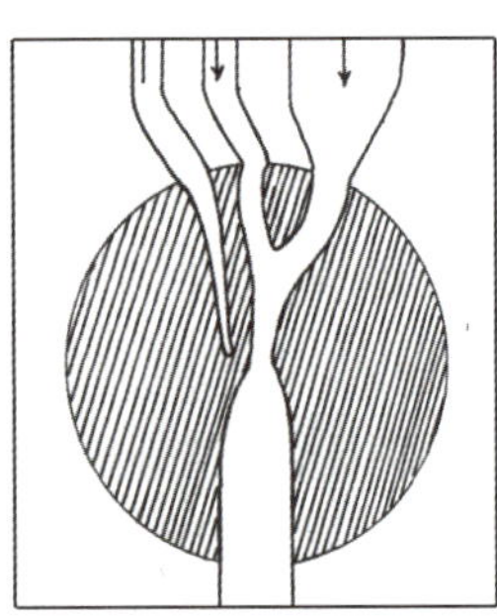

(A) 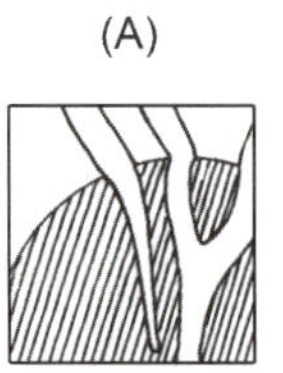 (B) 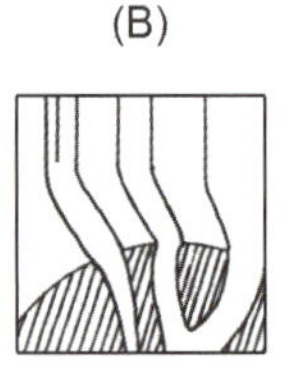 (C) 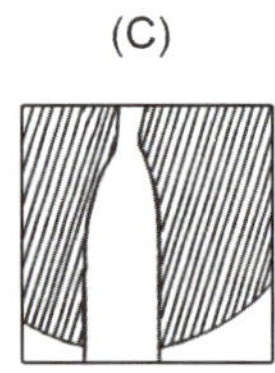 (D) 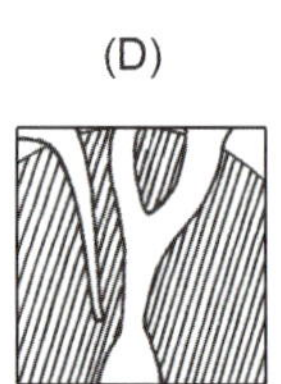 (E) 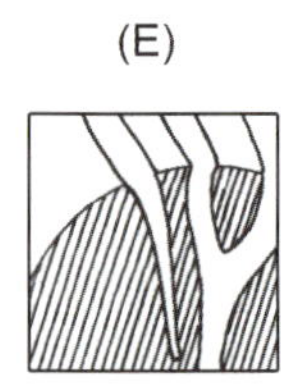

153.

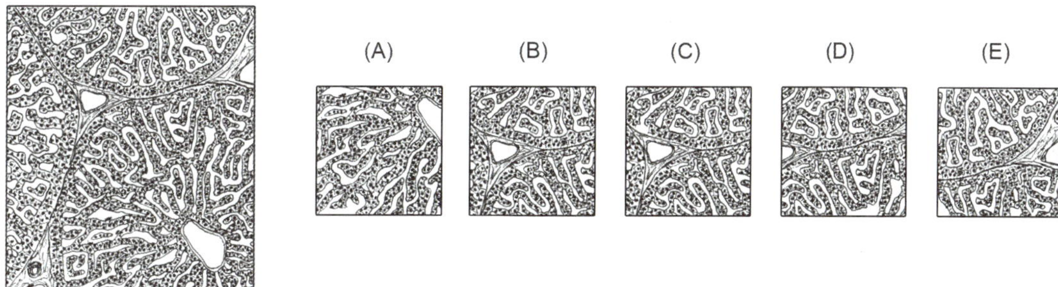

154.

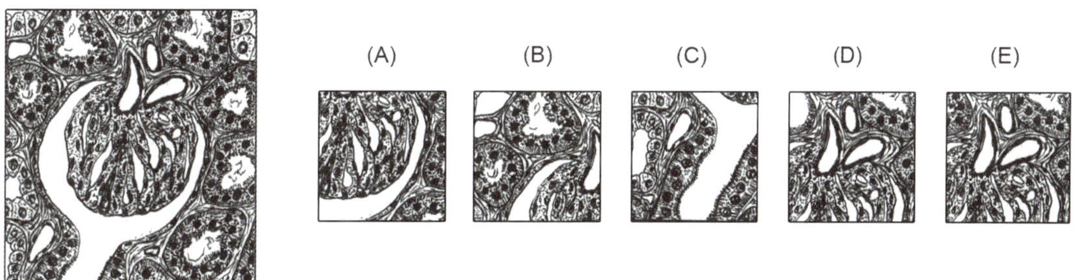

155.

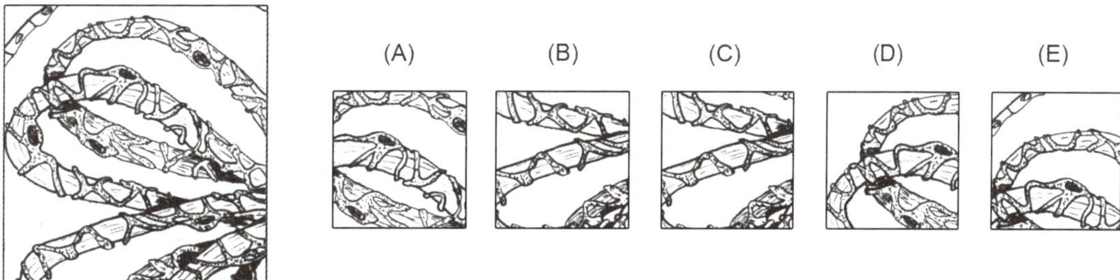

156.

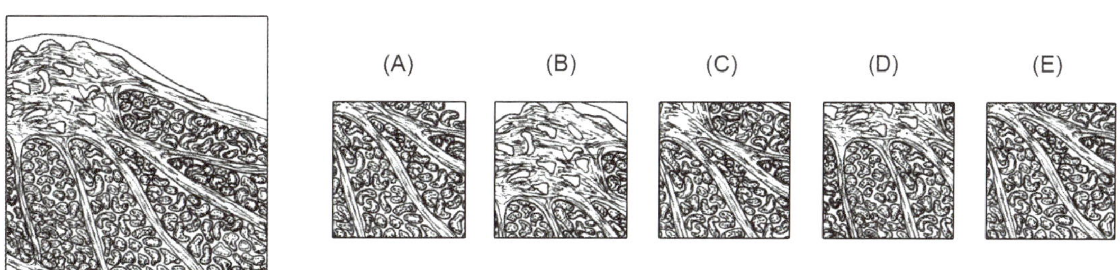

157.

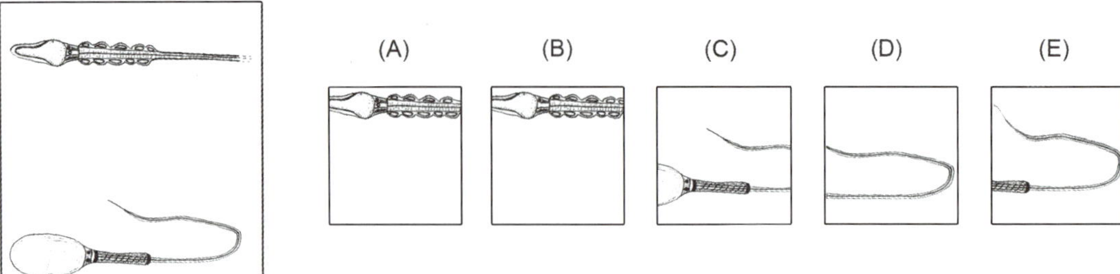

158.

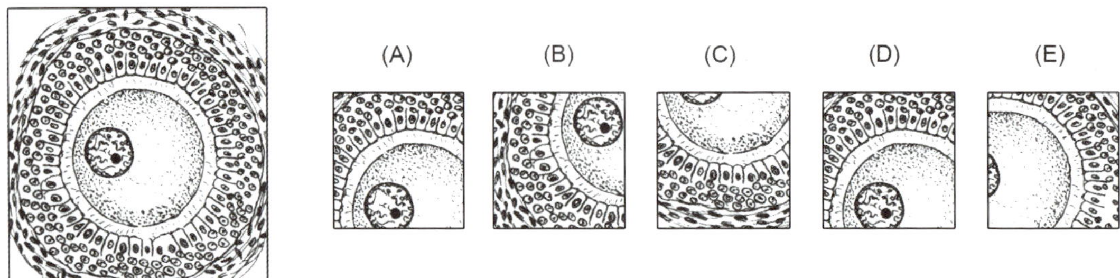

159.

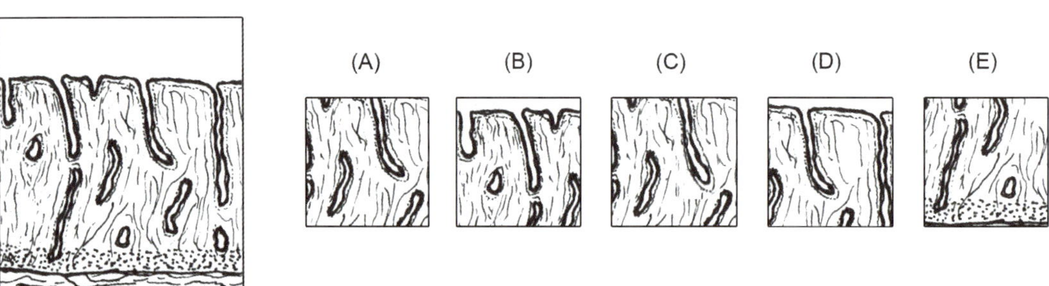

160.

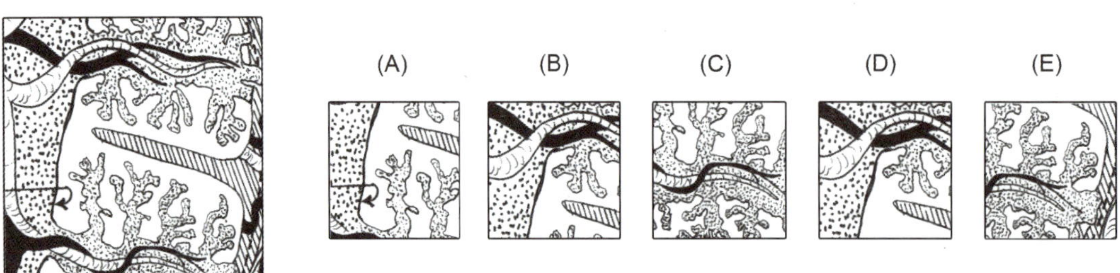

161.

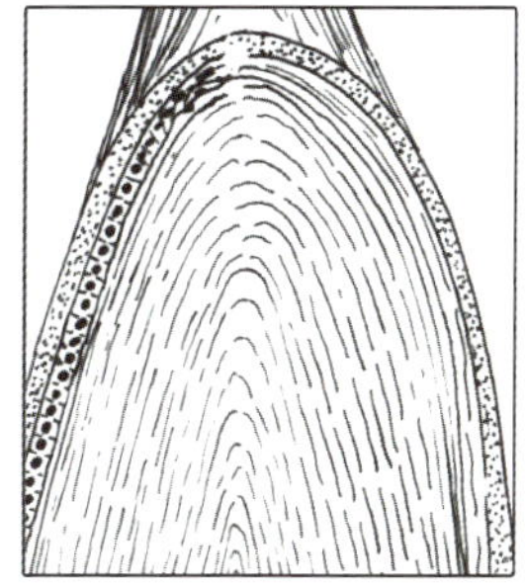

(A) 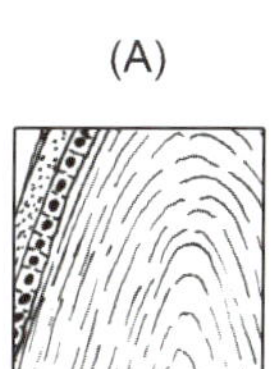 (B) 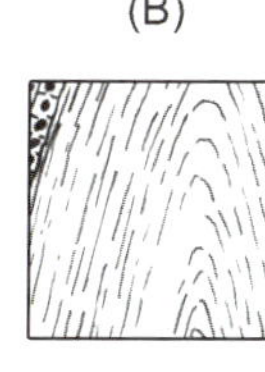 (C) 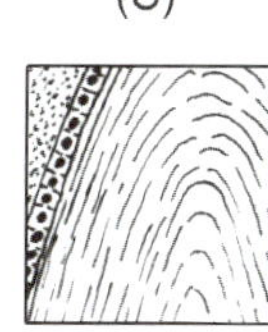 (D) 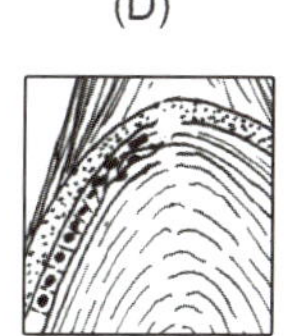 (E) 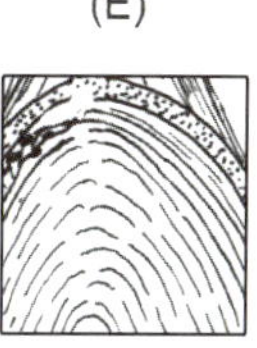

162.

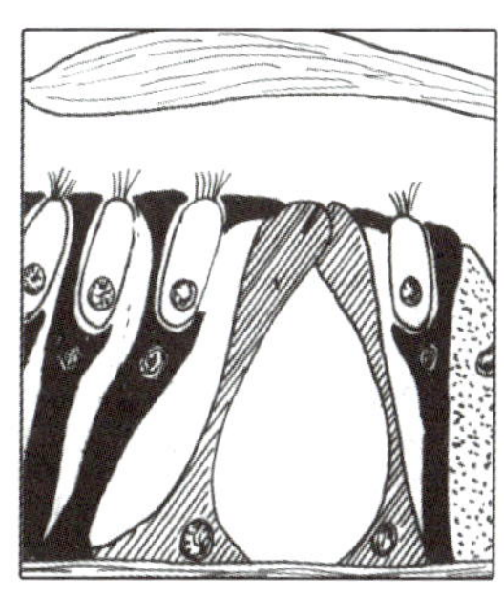

(A) 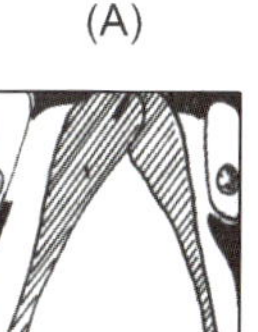 (B) 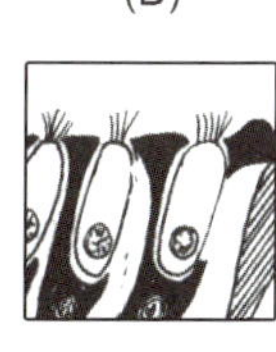 (C) 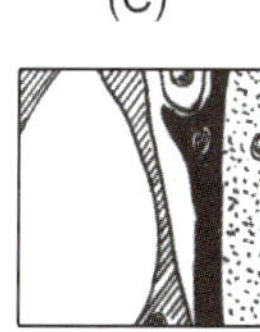 (D) 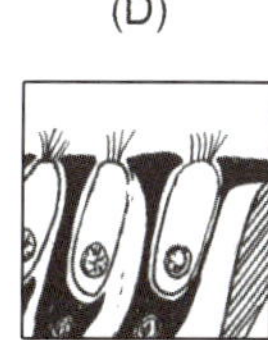 (E) 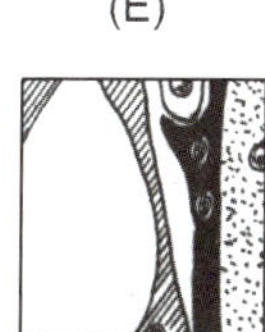

163.

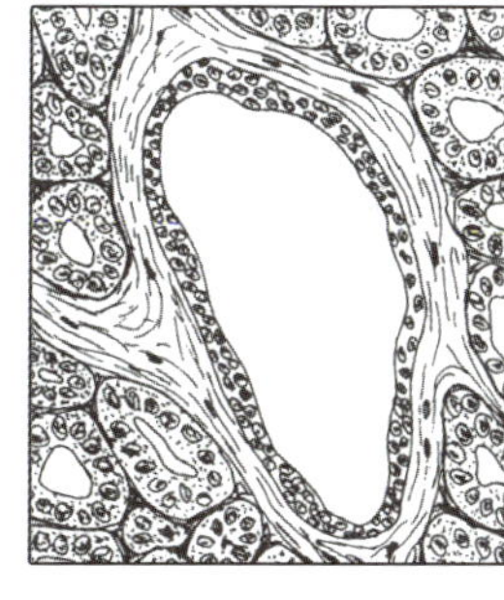

(A) 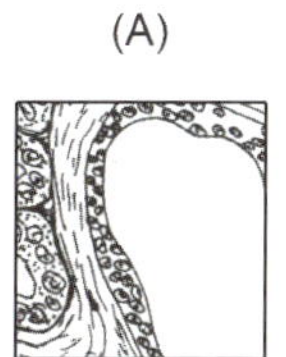 (B) 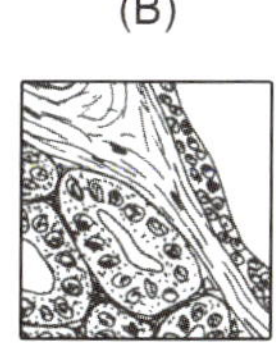 (C) 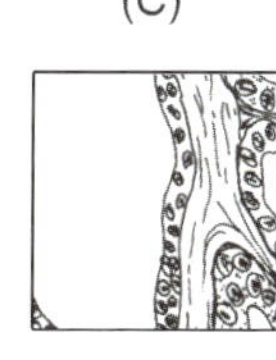 (D) 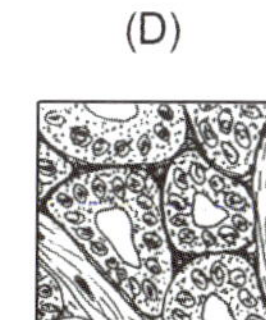 (E) 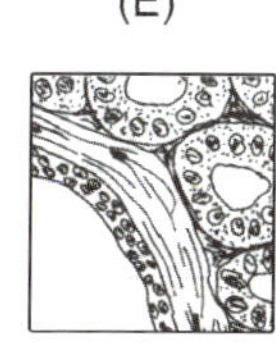

164.

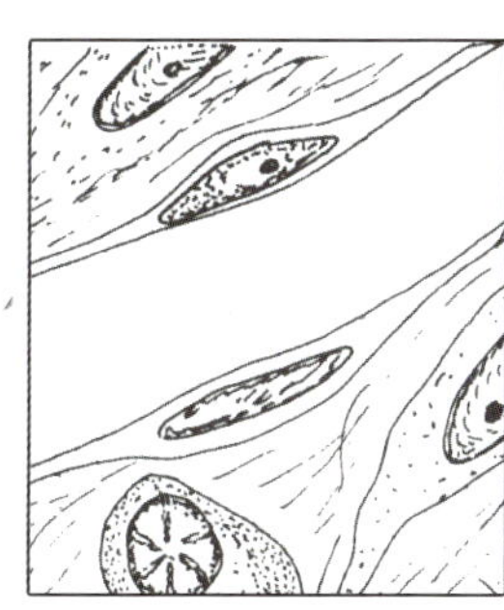

(A) 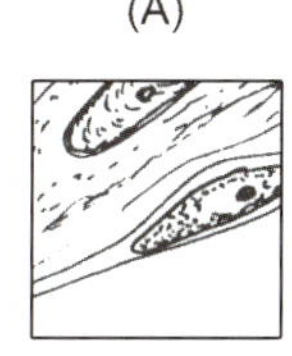 (B) 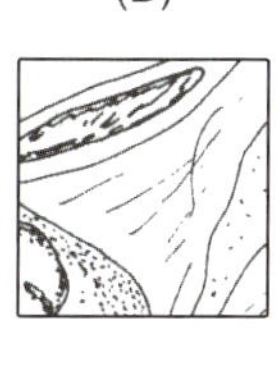 (C) 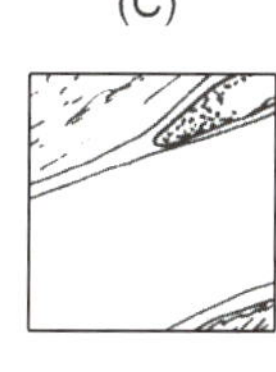 (D) 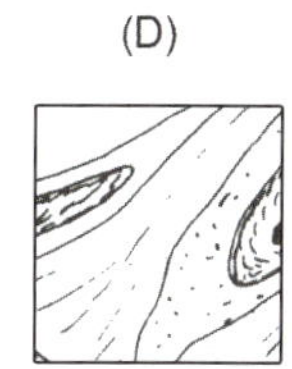 (E) 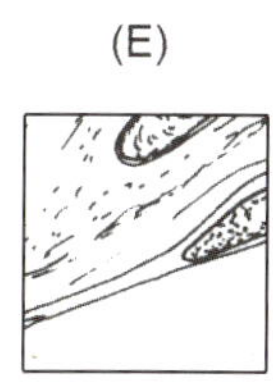

165.

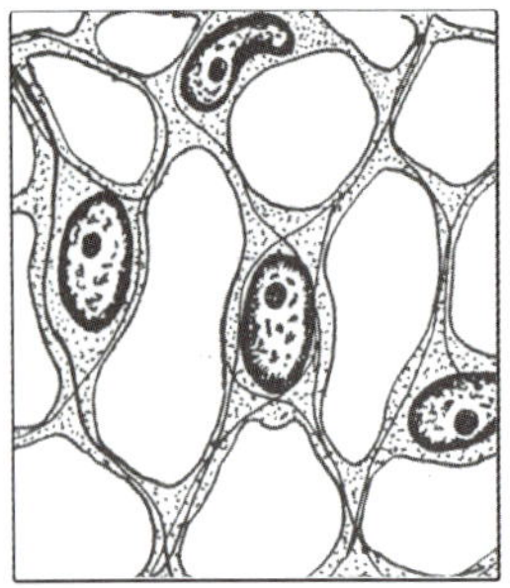

(A) 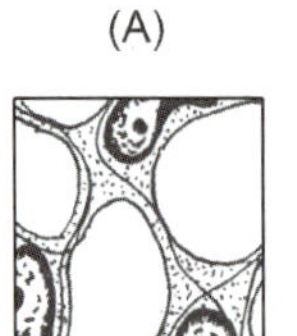
(B) 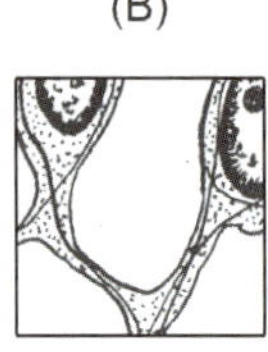
(C) 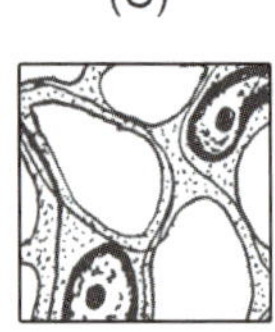
(D) 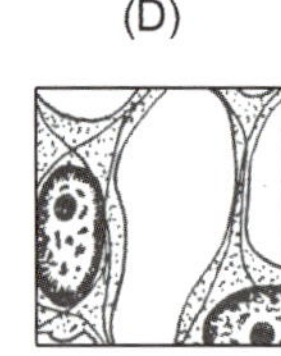
(E) 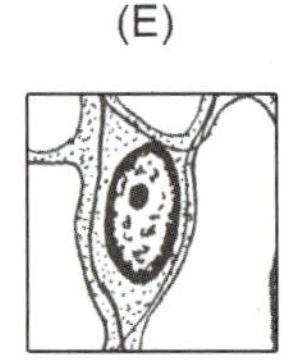

166.

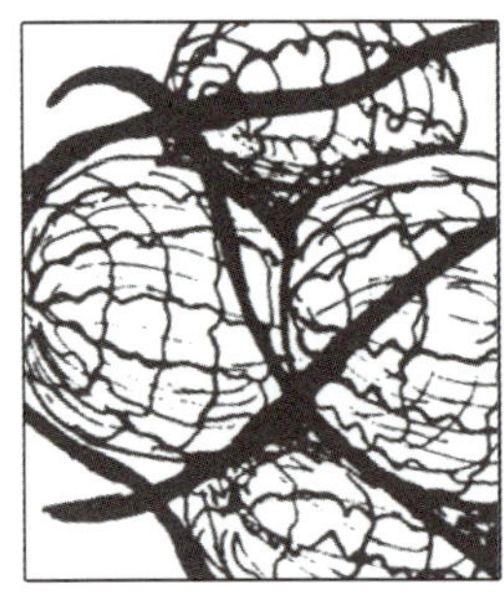

(A) 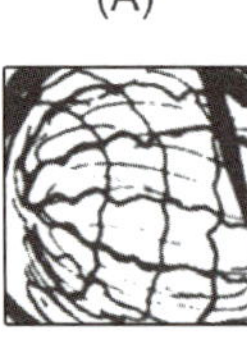
(B) 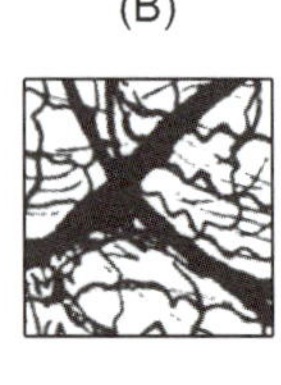
(C) 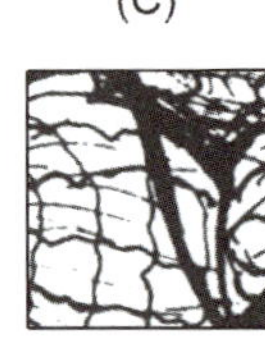
(D) 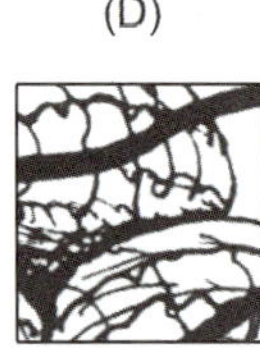
(E) 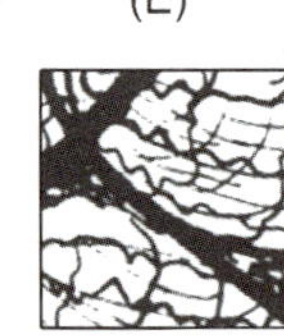

167.

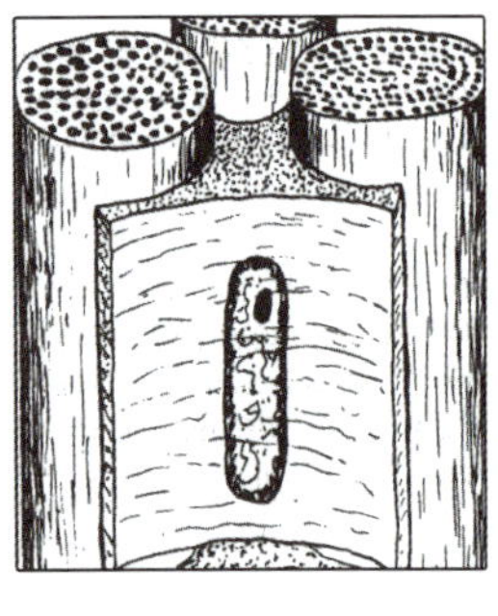

(A) 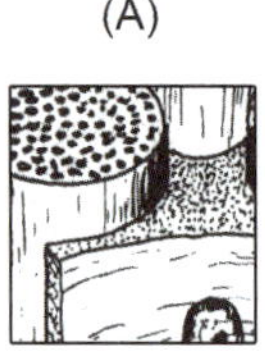
(B) 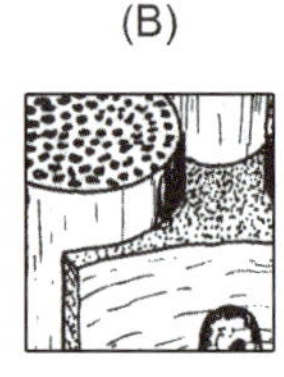
(C) 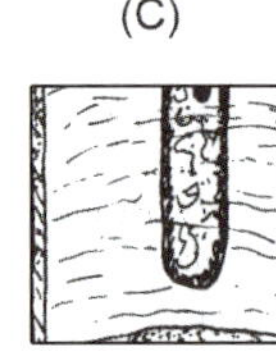
(D) 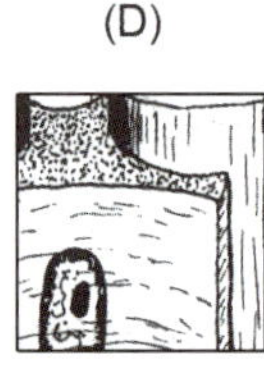
(E) 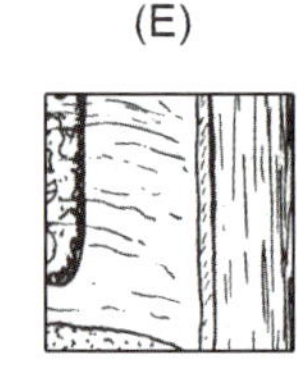

168.

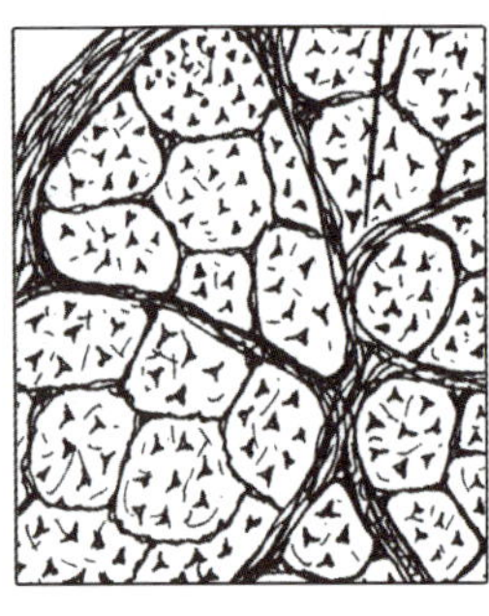

(A) 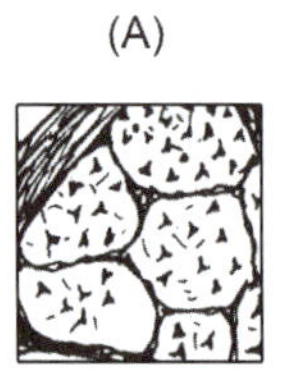
(B) 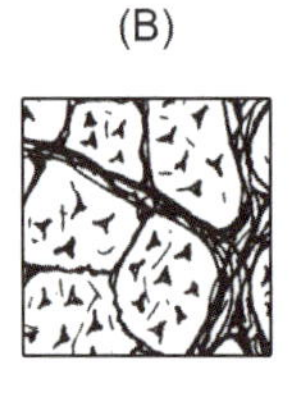
(C) 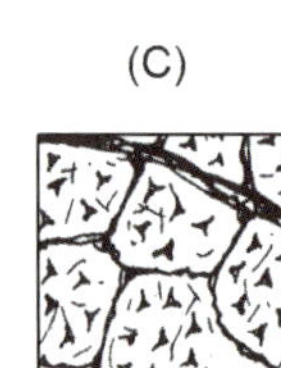
(D) 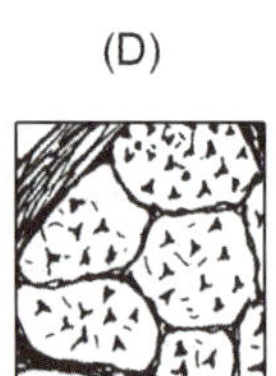
(E) 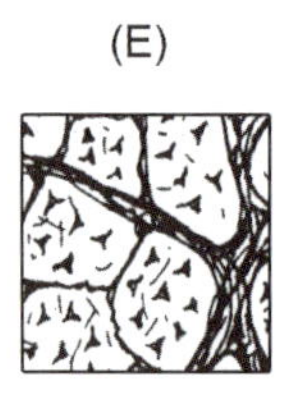

8. SIMULATION 8

Bearbeitungszeit: 22 Minuten

169.

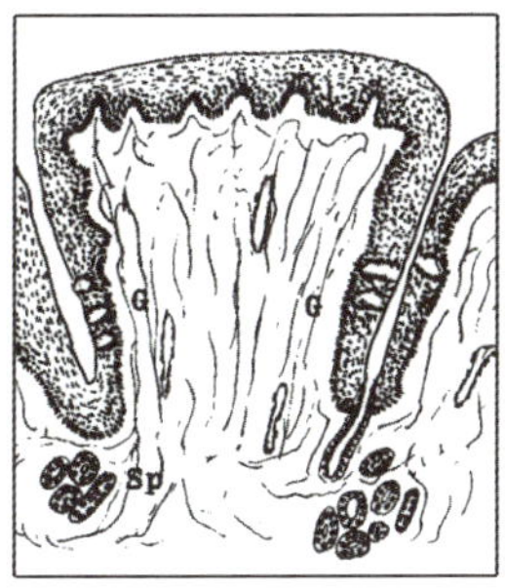

(A) 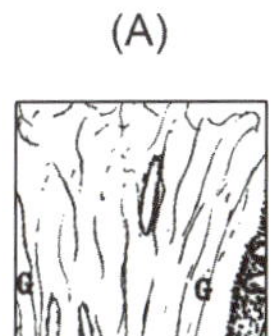
(B) 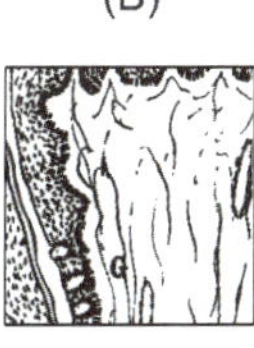
(C) 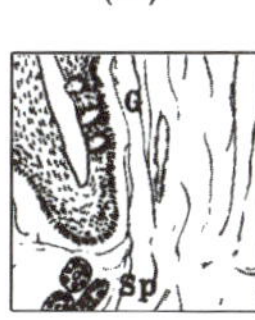
(D) 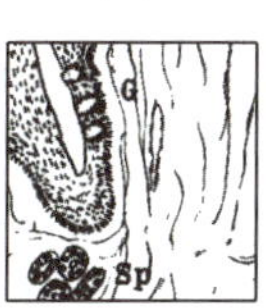
(E) 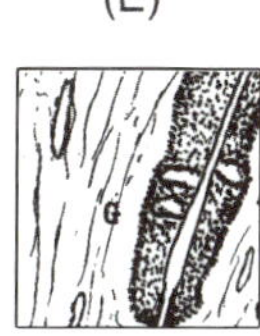

170.

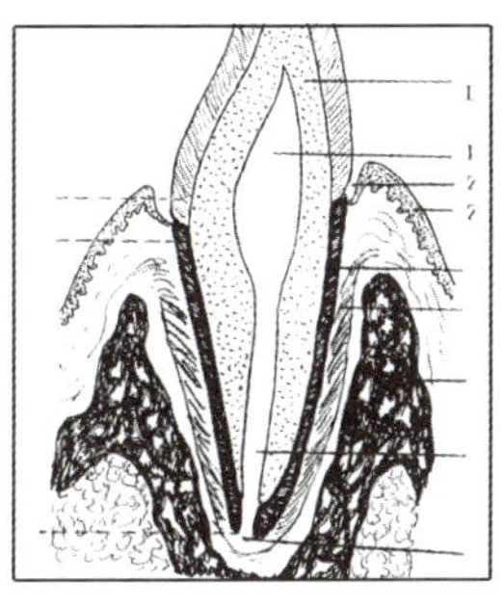

(A) 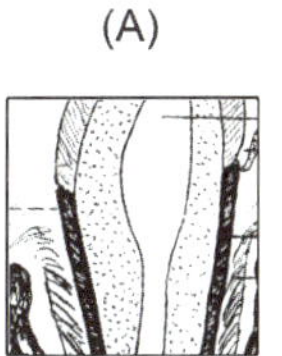
(B) 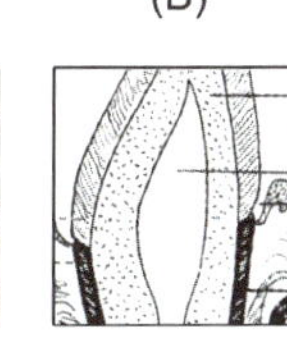
(C) 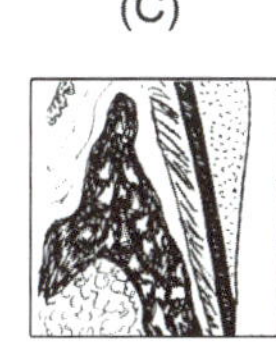
(D) 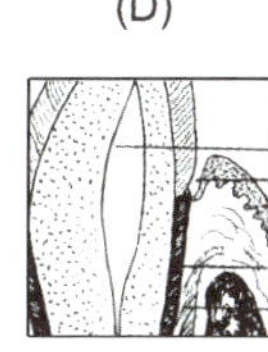
(E) 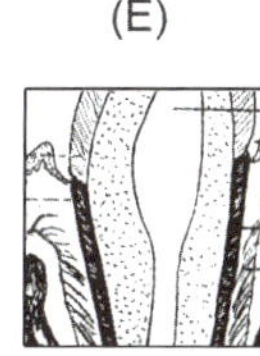

171.

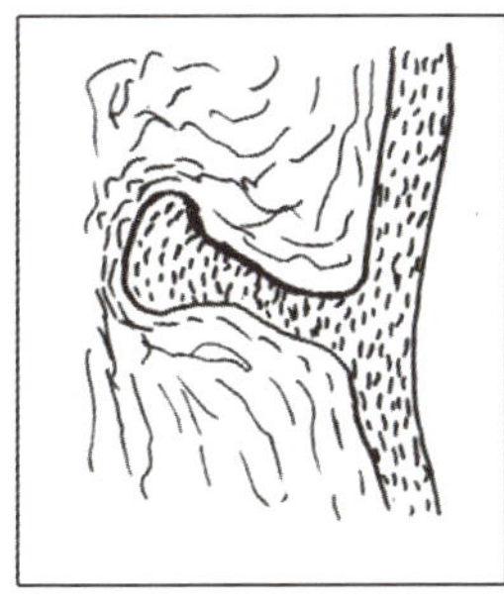

(A) 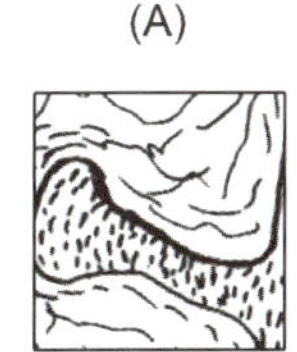
(B) 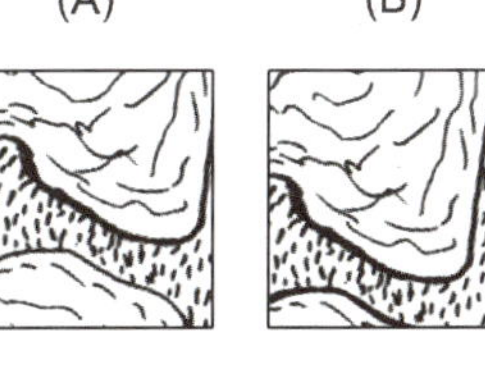
(C) 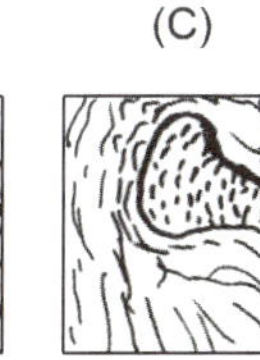
(D) 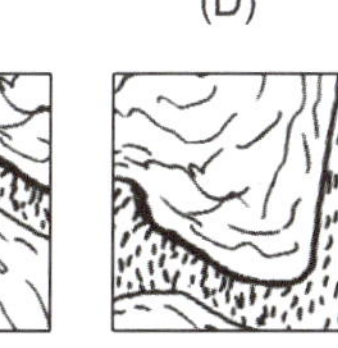
(E) 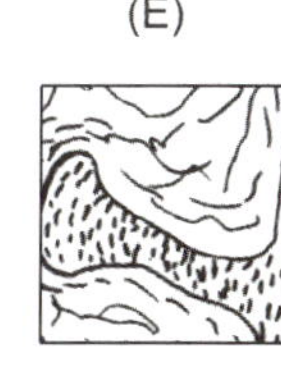

172.

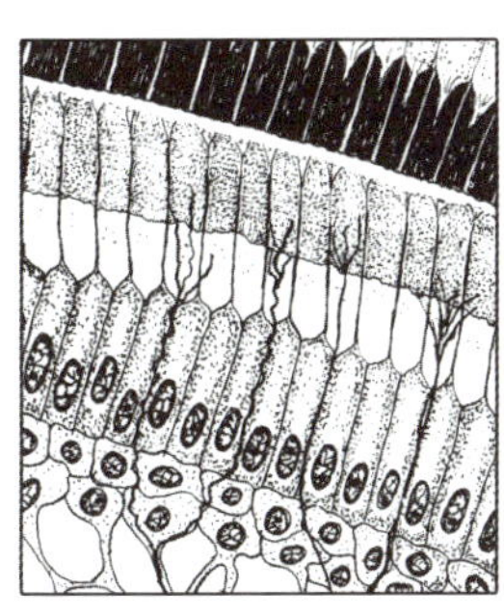

(A) 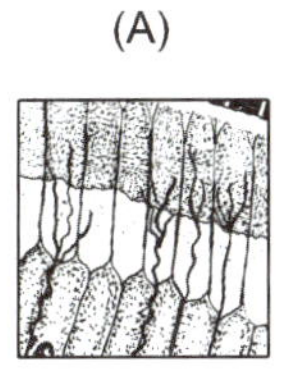
(B) 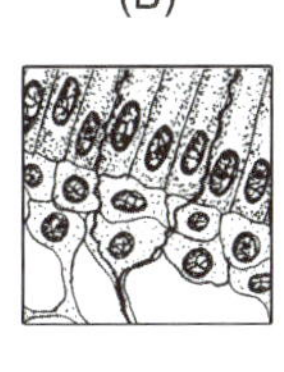
(C) 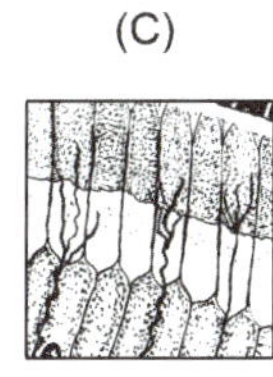
(D) 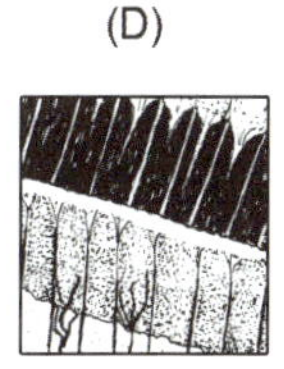
(E) 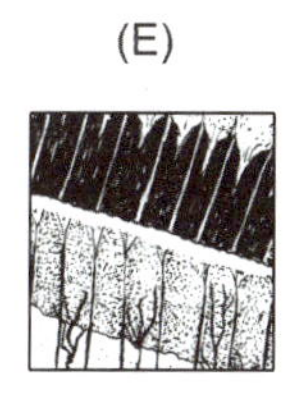

173.

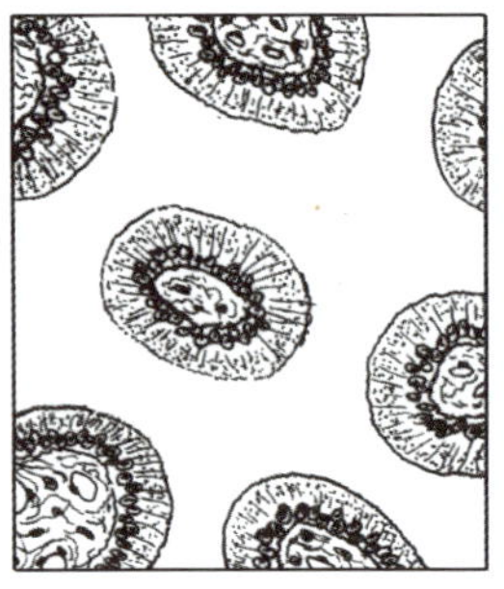

(A) 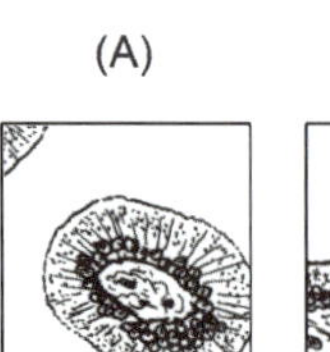 (B) 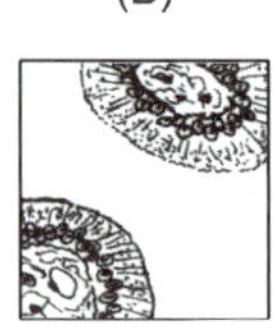 (C) 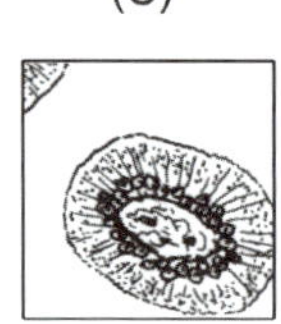 (D) 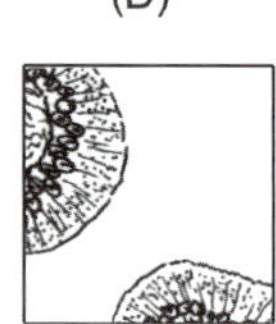 (E) 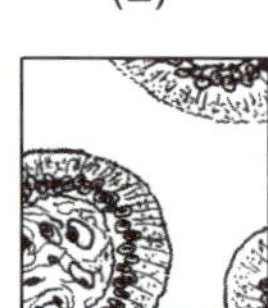

174.

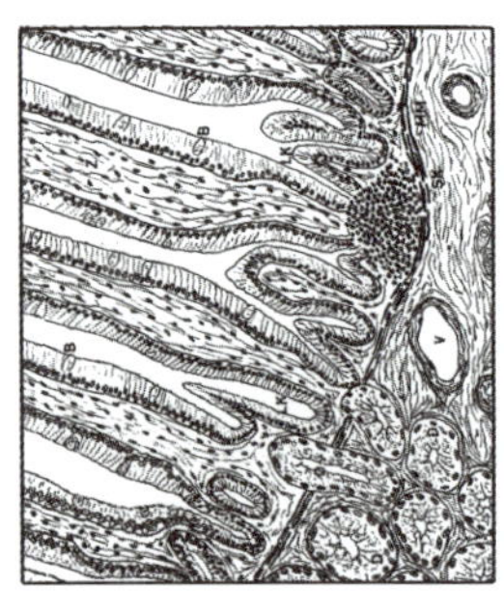

(A) 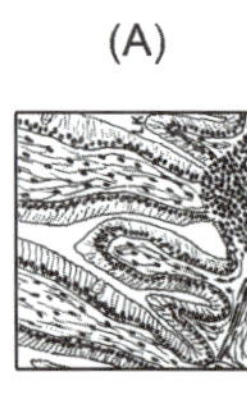 (B) 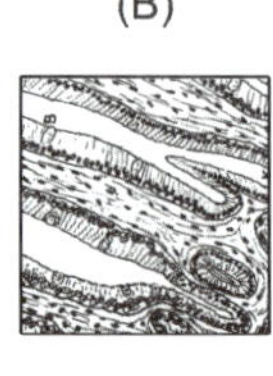 (C) 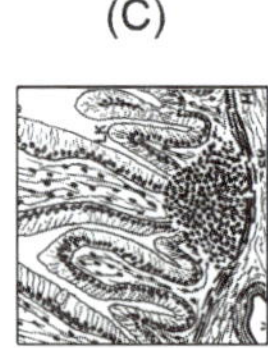 (D) 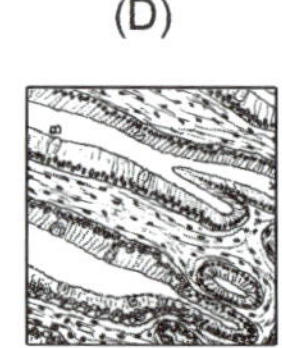 (E) 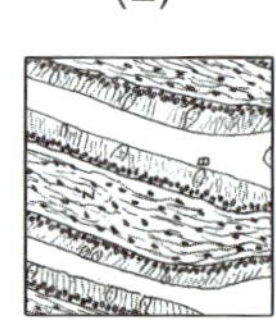

175.

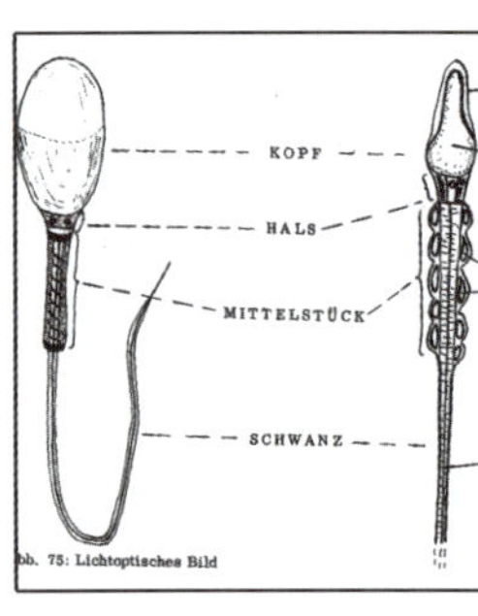

(A) 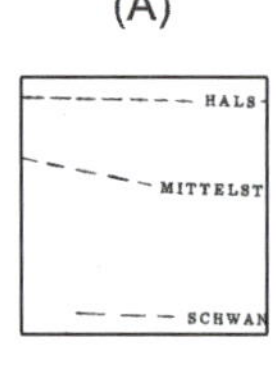

(B) 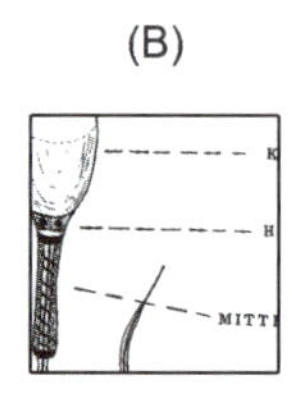 (C) 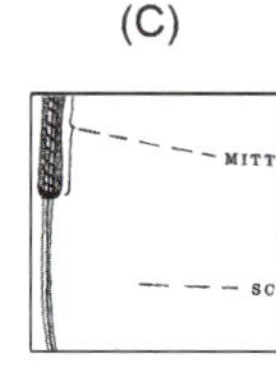 (D) 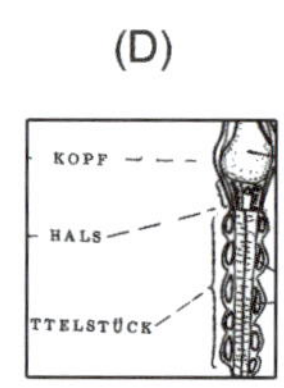

(E) 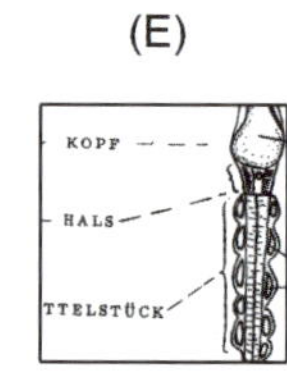

176.

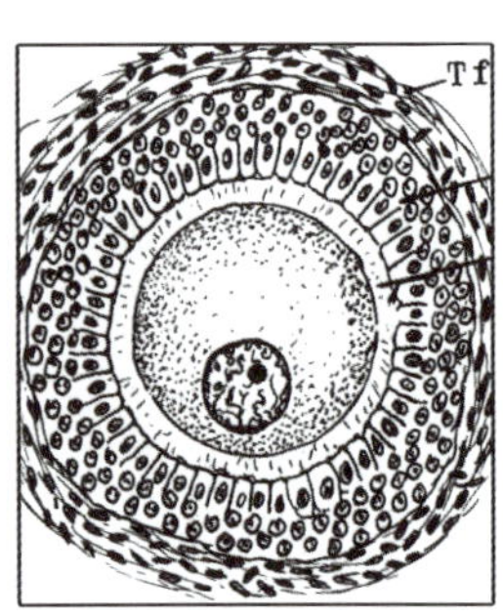

(A) 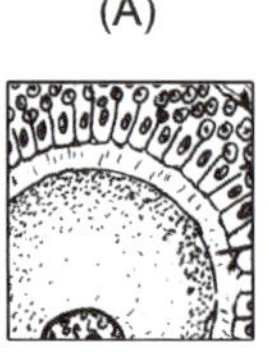 (B) 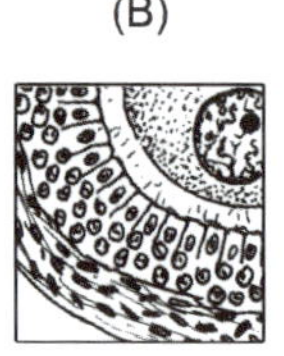 (C) 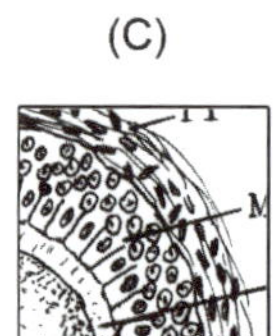 (D) 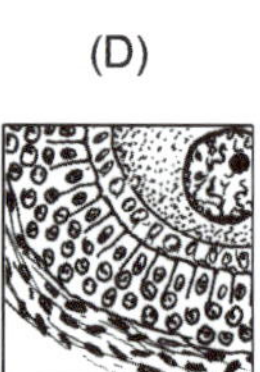 (E) 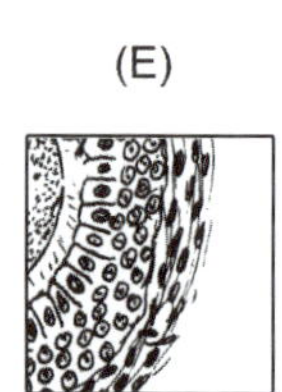

177.

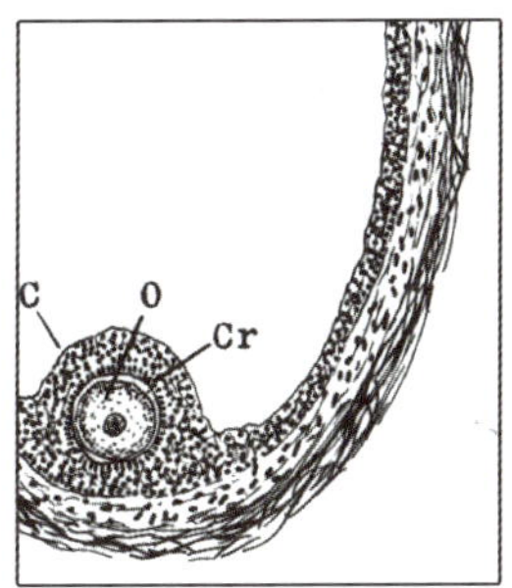

(A)
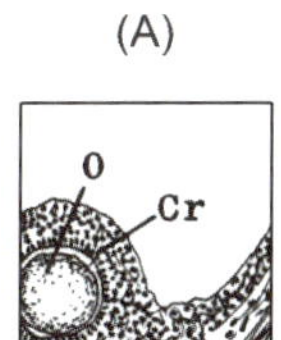

(B)
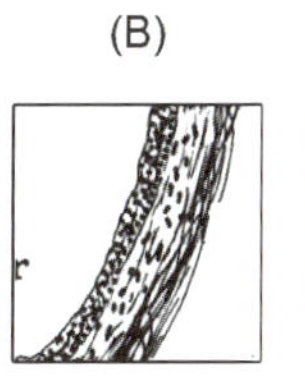

(C)
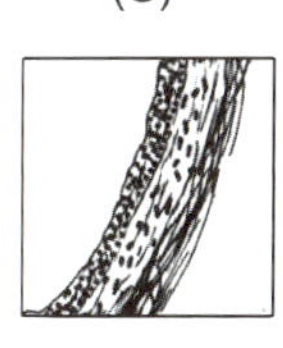

(D)
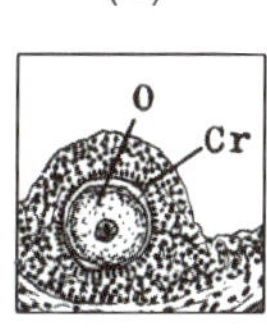

(E)
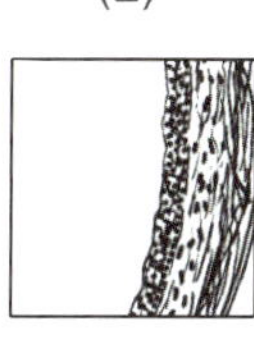

178.

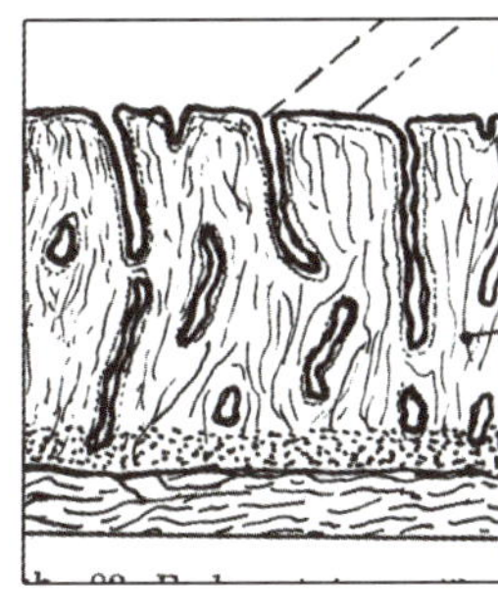

(A)
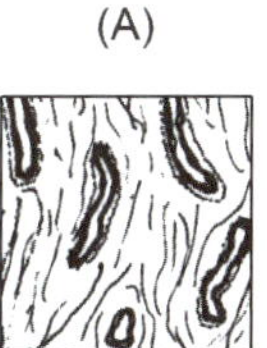

(B)
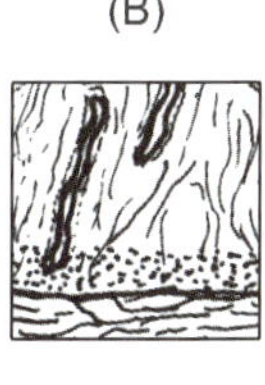

(C)
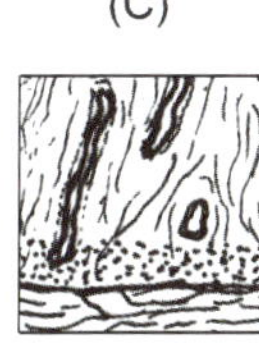

(D)
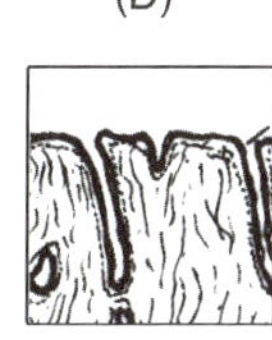

(E)
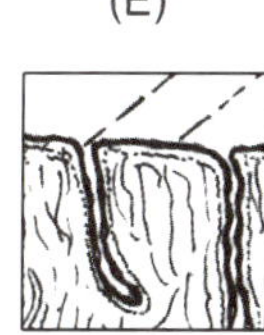

179.

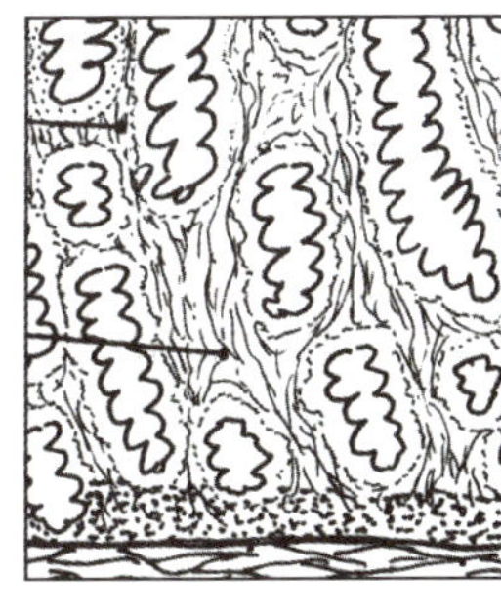

(A)
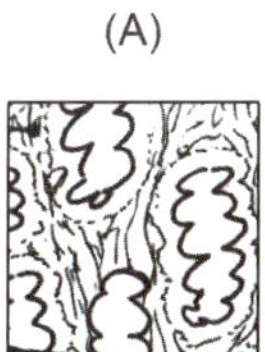

(B)
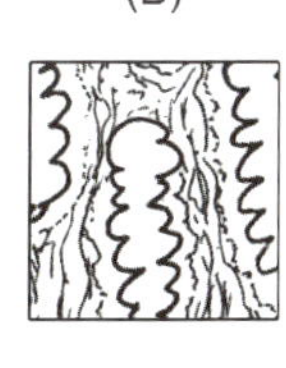

(C)
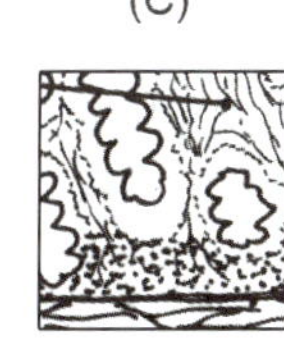

(D)
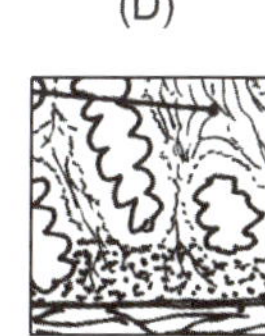

(E)
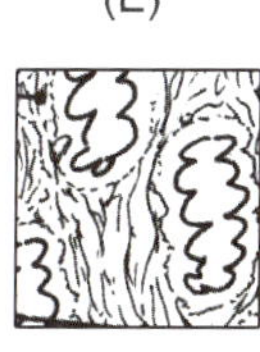

180.

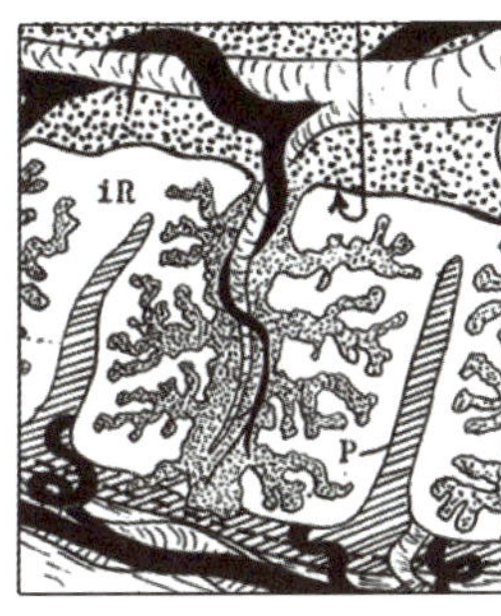

(A)
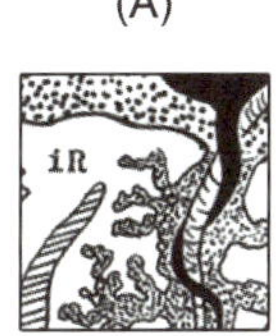

(B)
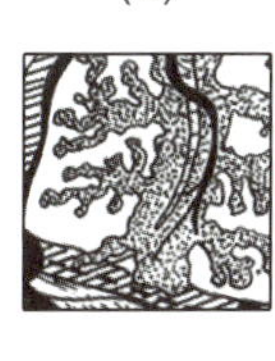

(C)
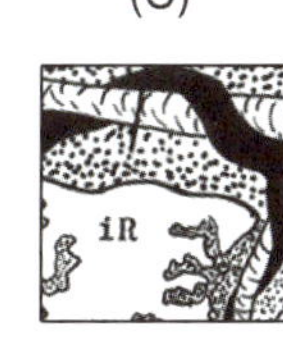

(D)
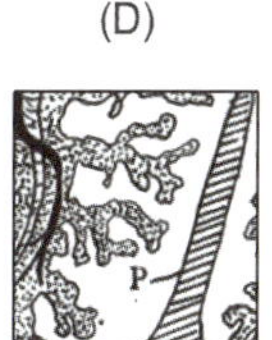

(E)
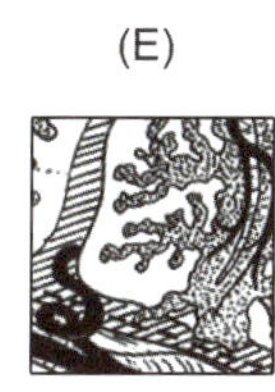

181.

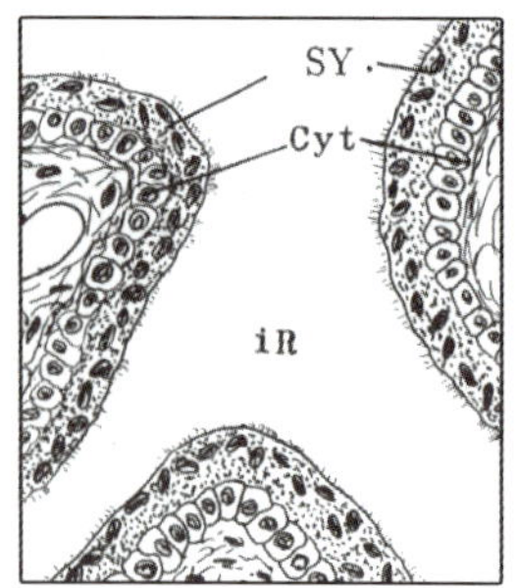

(A)
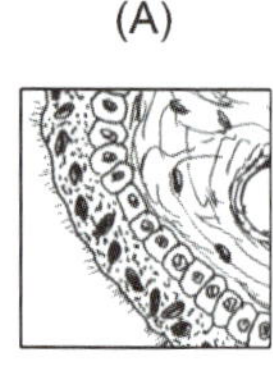
(B)
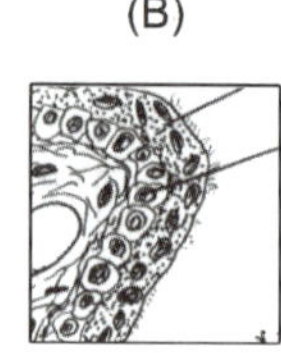
(C)
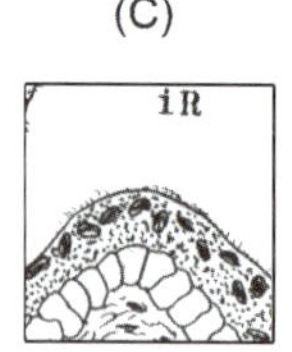

(D)
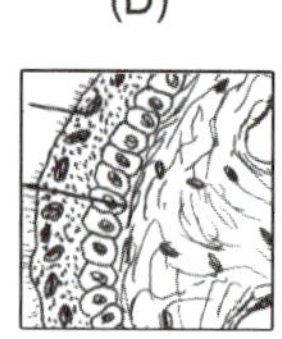
(E)
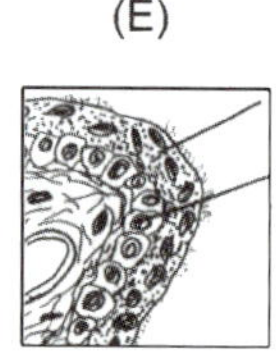

182.

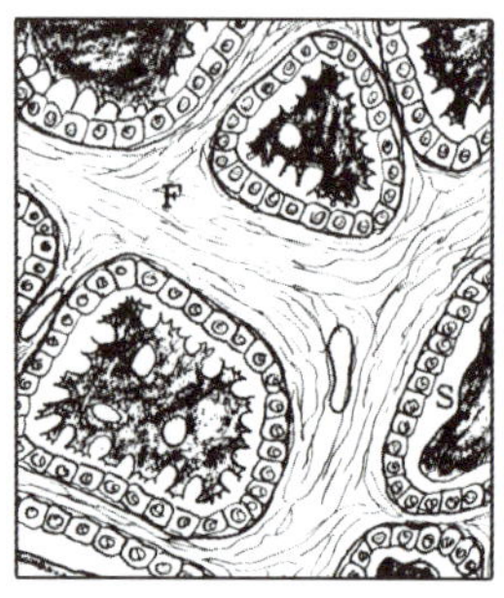

(A)
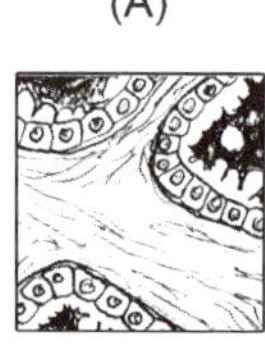
(B)
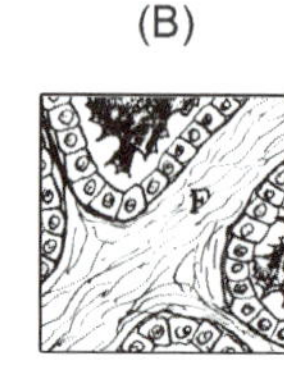

(C)
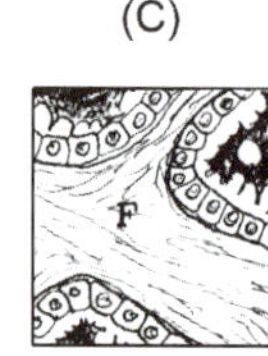

(D)
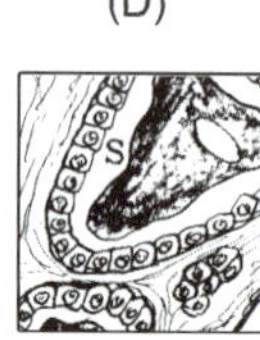

(E)
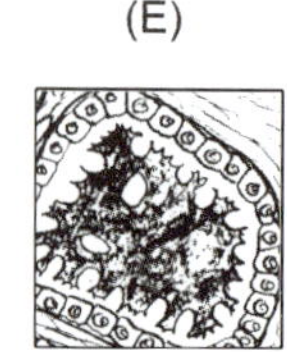

183.

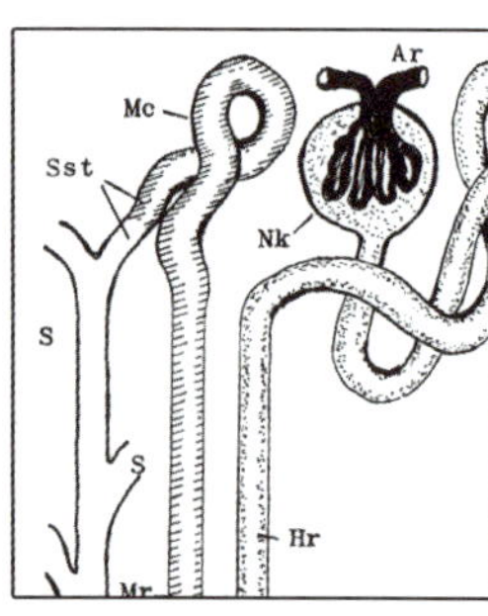

(A)
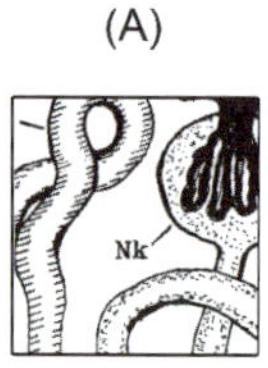

(B)
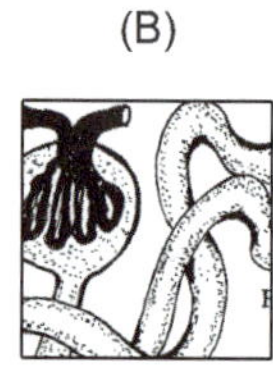
(C)
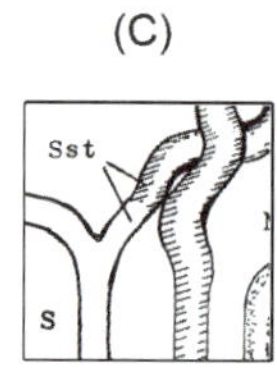

(D)
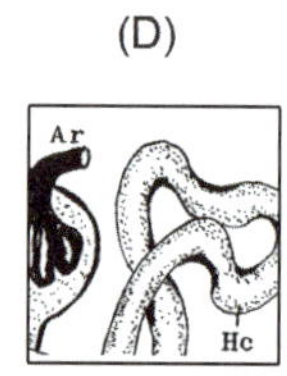

(E)
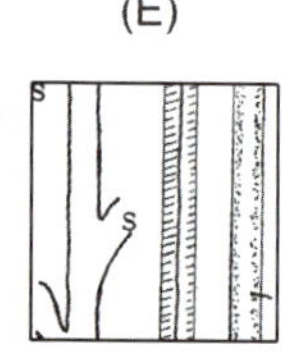

184.

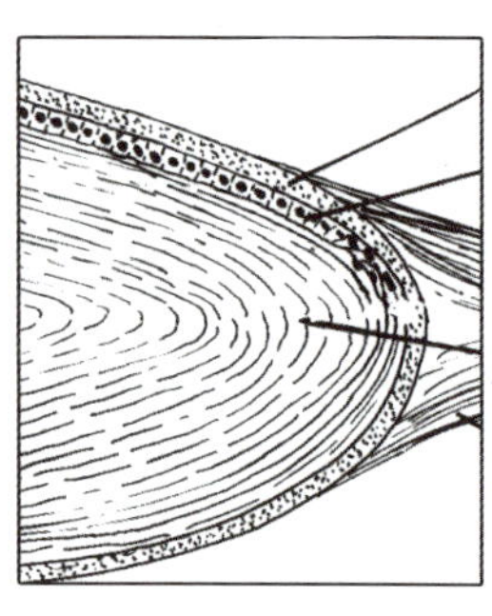

(A)
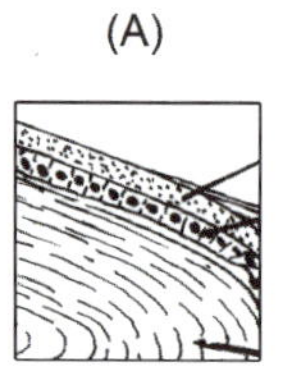
(B)
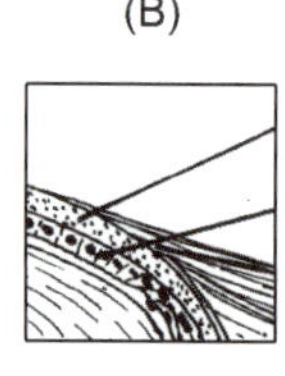
(C)
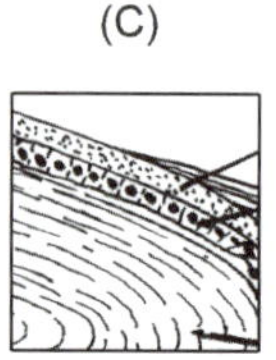
(D)
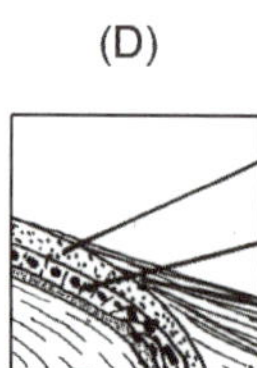
(E)
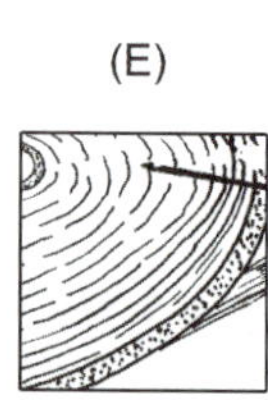

185.

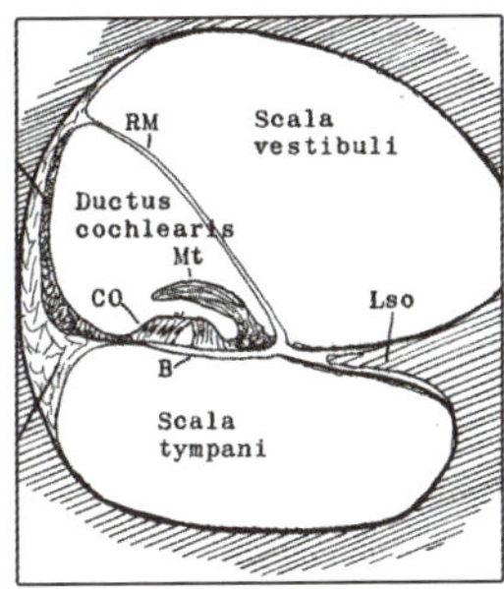

(A)

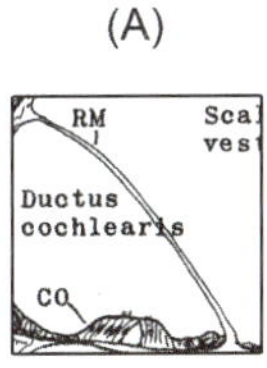

(B)

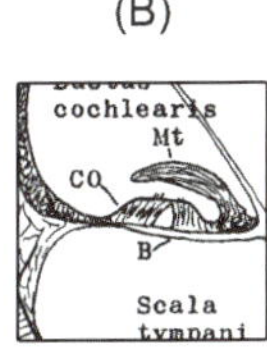

(C)

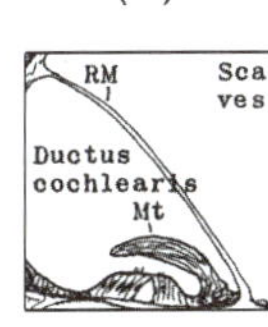

(D)

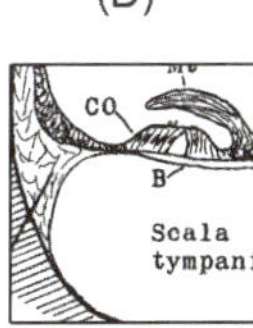

(E)

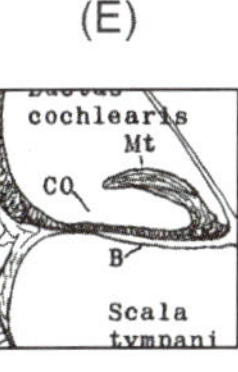

186.

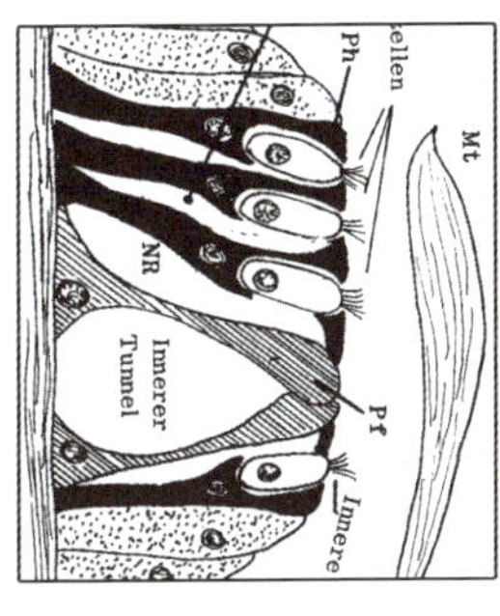

(A)

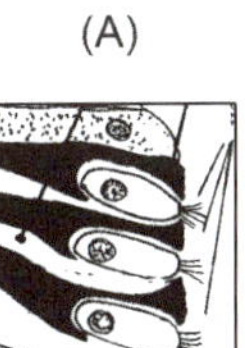

(B)

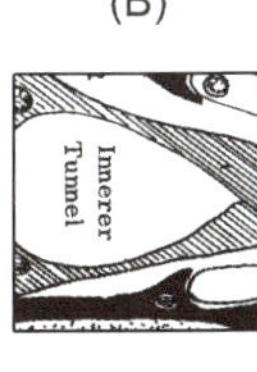

(C)

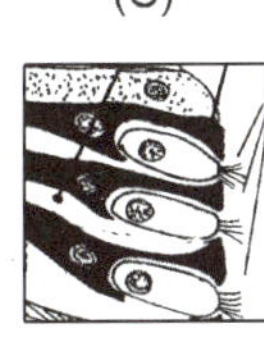

(D)

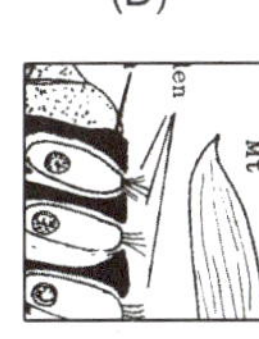

(E)

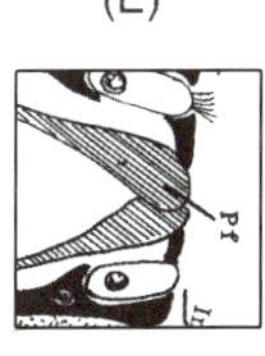

187.

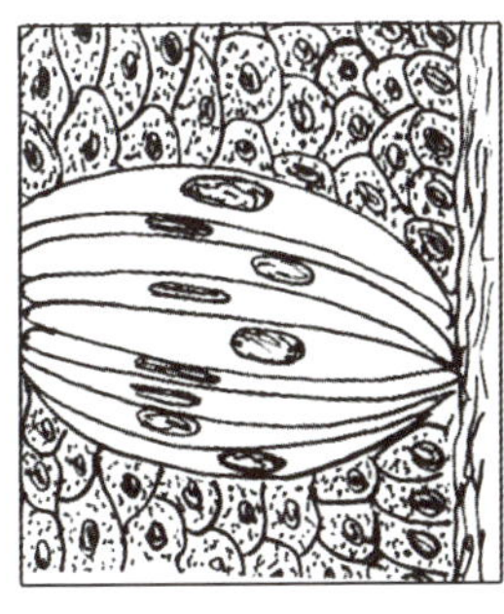

(A)

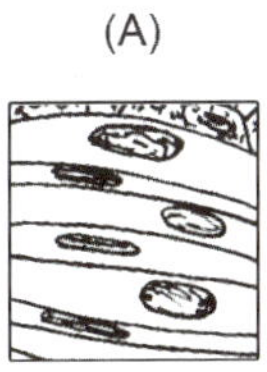

(B)

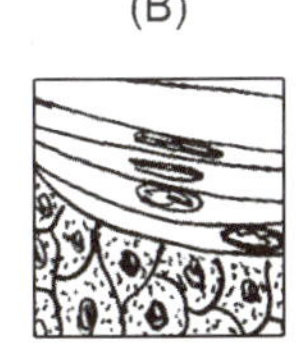

(C)

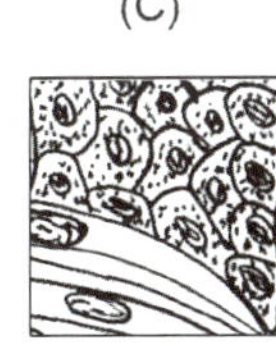

(D)

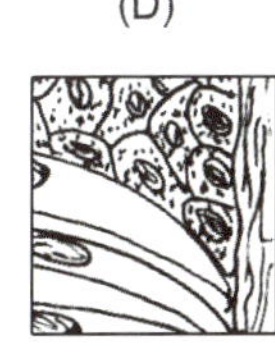

(E)

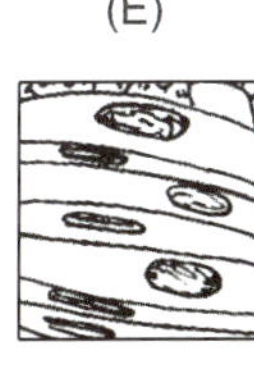

188.

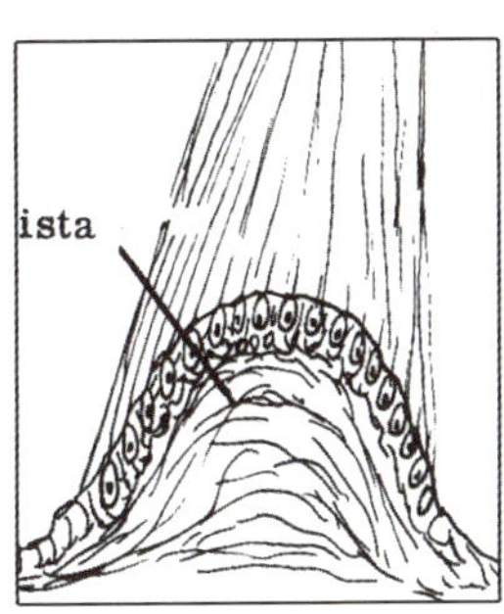

(A)

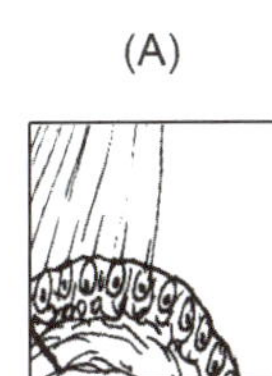

(B)

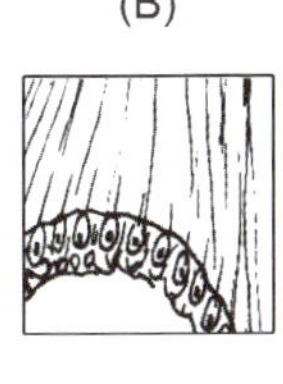

(C)

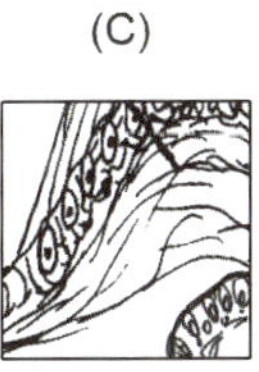

(D)

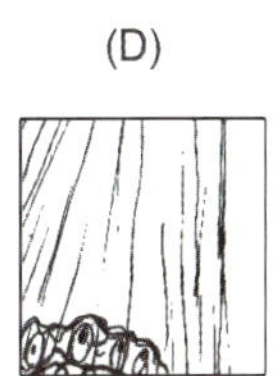

(E)

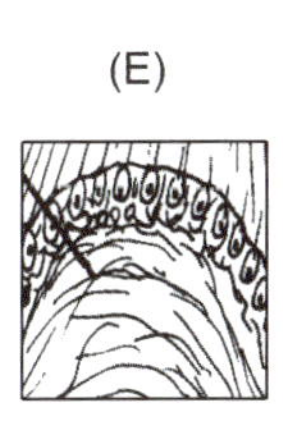

189.

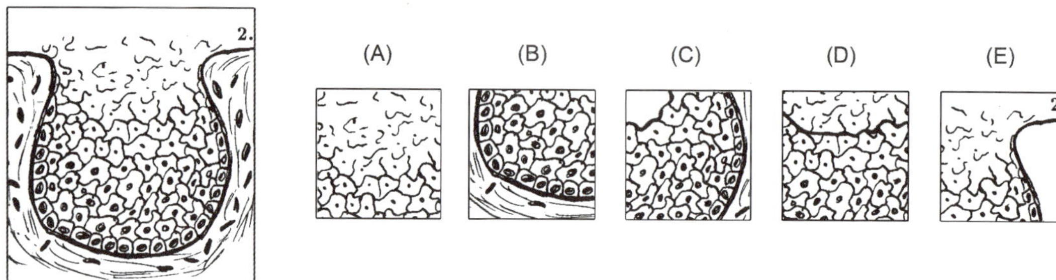

190.

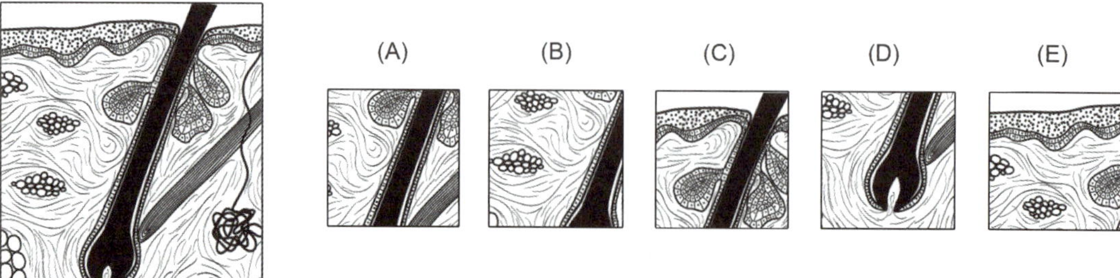

191.

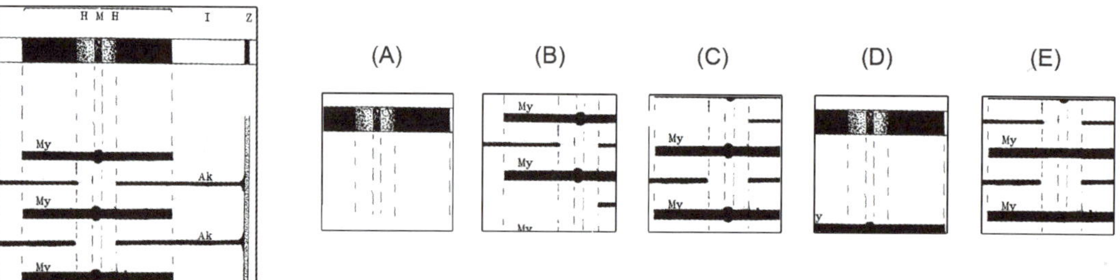

192.

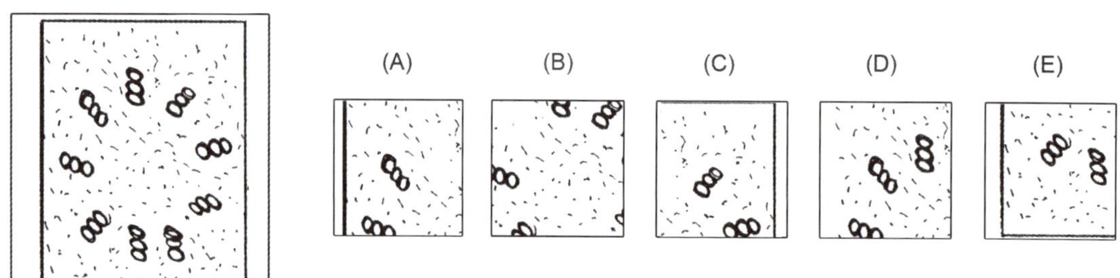

9. SIMULATION 9

Bearbeitungszeit: 22 Minuten

193.

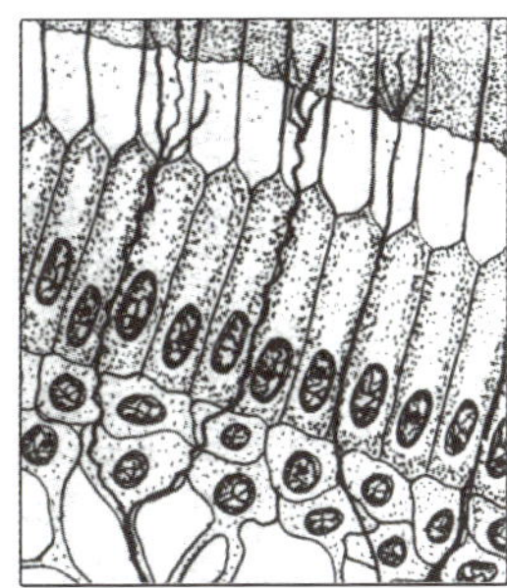

(A)
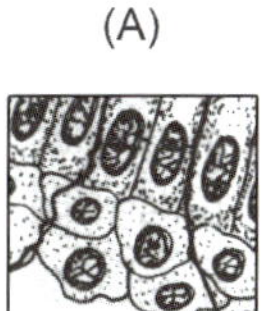
(B)
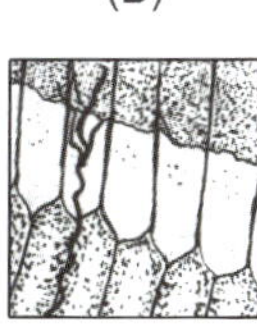
(C)
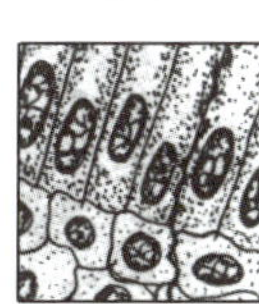
(D)
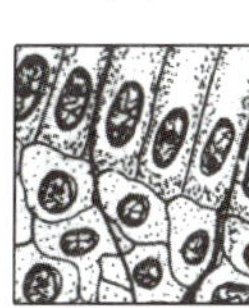
(E)
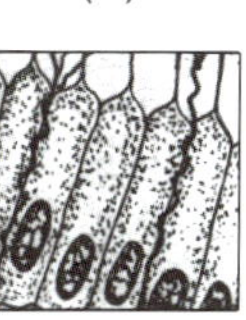

194.

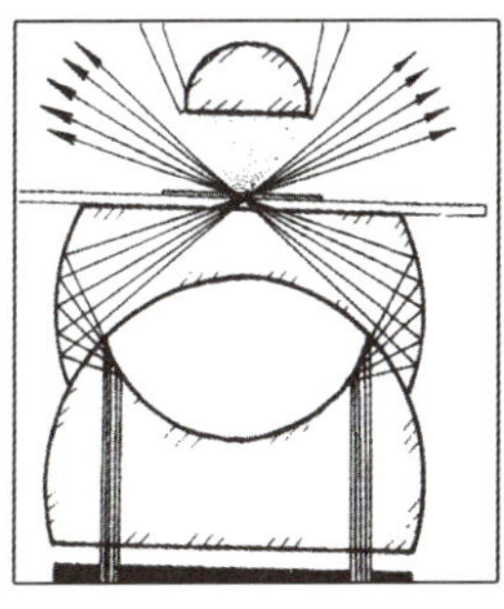

(A)
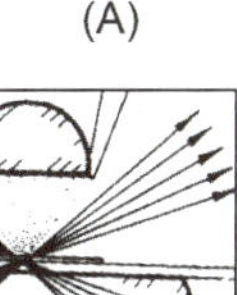
(B)
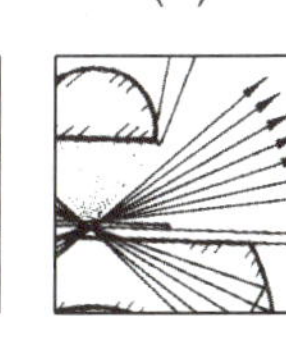
(C)
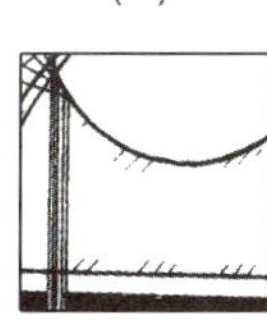
(D)
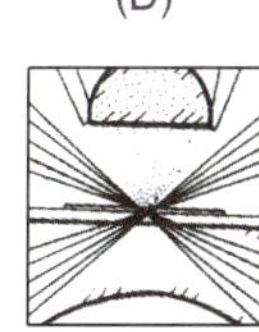
(E)
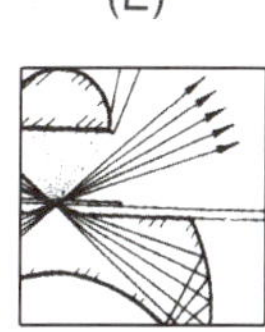

195.

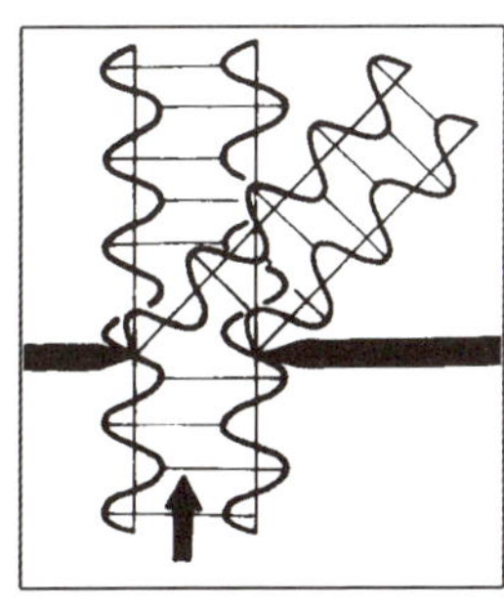

(A)
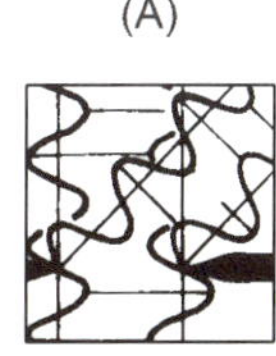
(B)
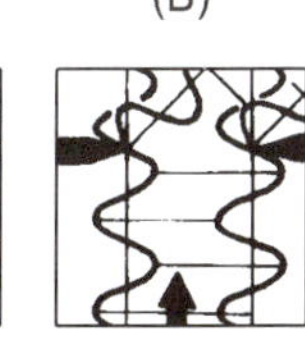
(C)
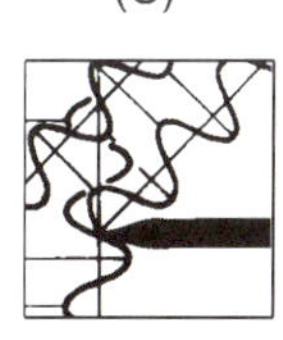
(D)
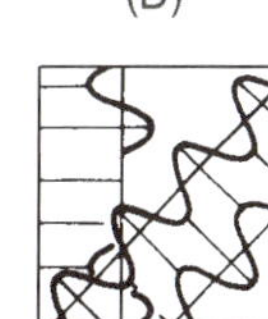
(E)
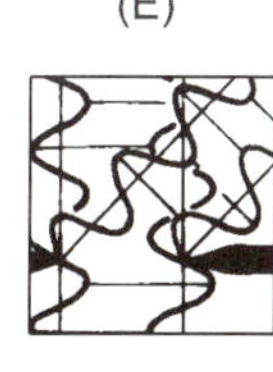

196.

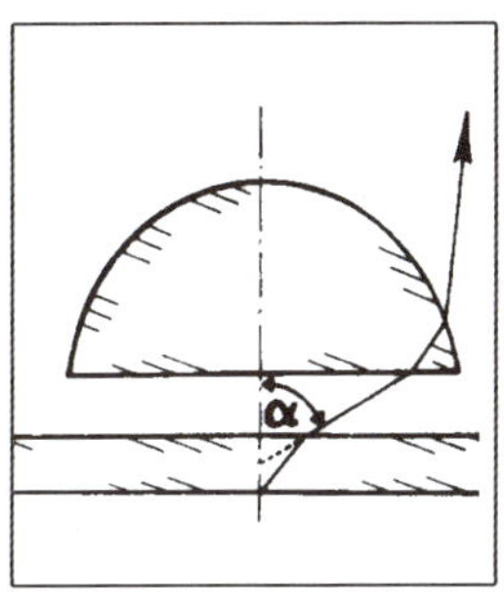

(A)
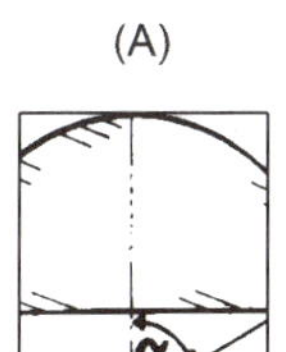

(B)
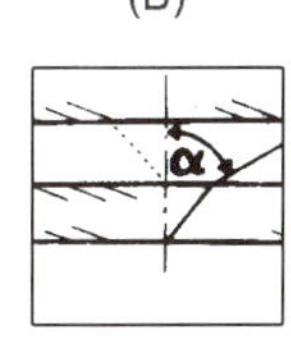

(C)
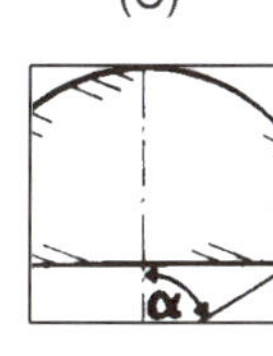

(D)
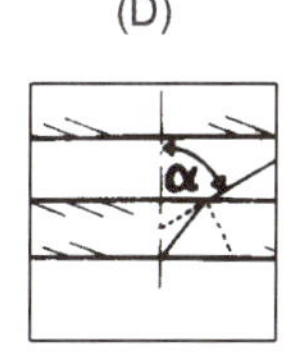

(E)
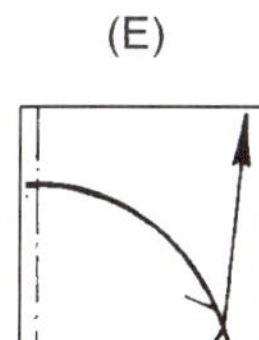

197.

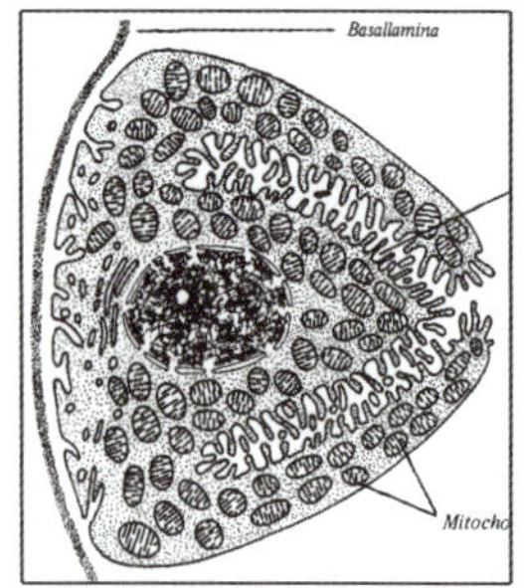

(A) (B) (C) (D) (E)

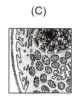

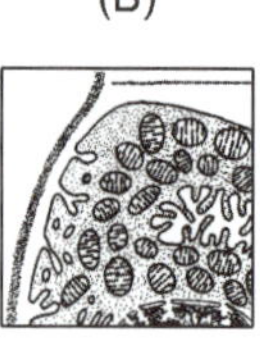
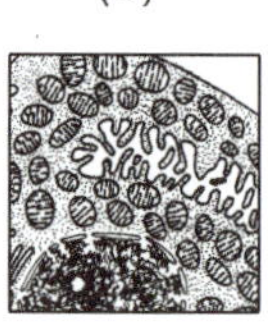

198.

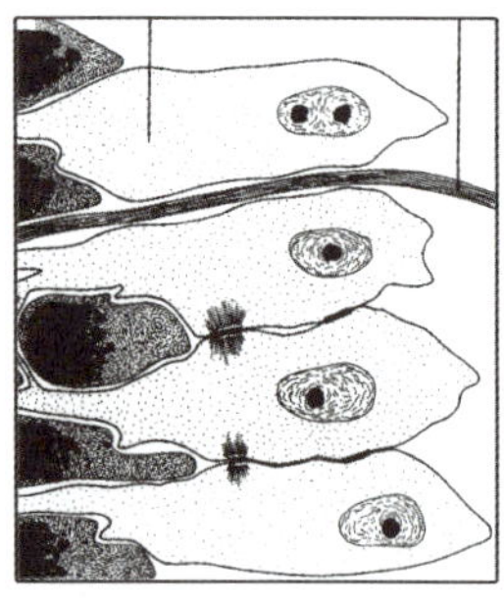

(A) (B) (C) (D) (E)

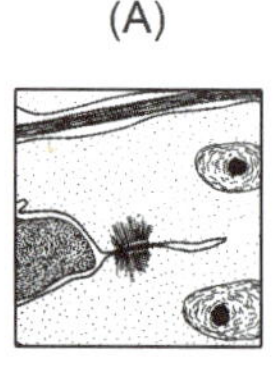
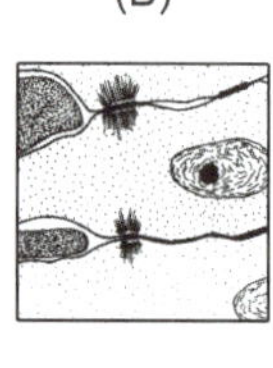
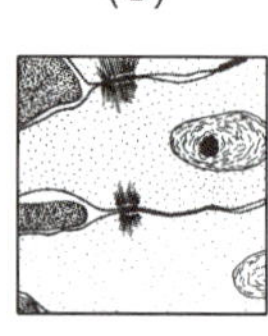
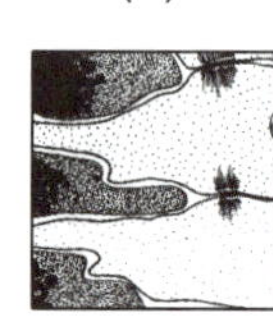
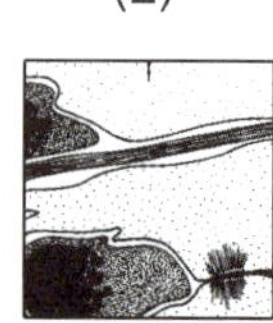

199.

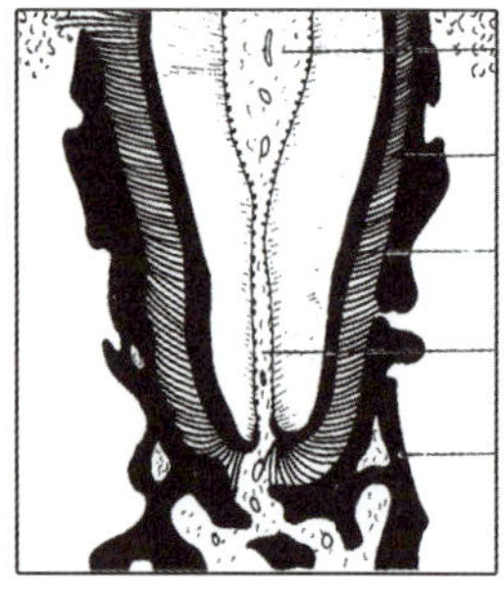

(A) (B) (C) (D) (E)

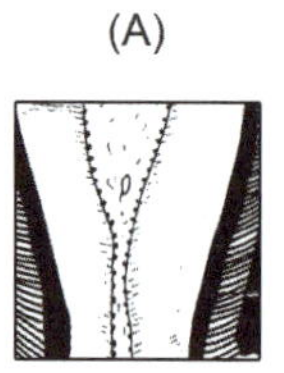
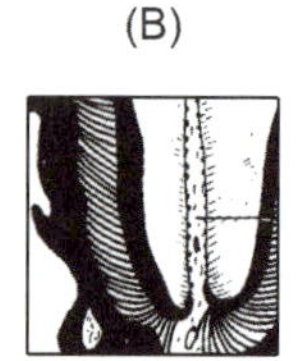
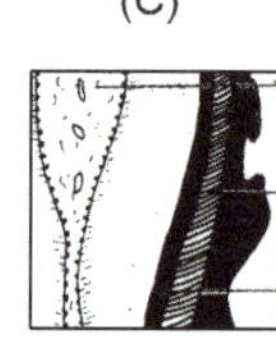
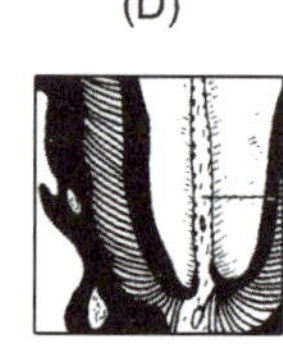
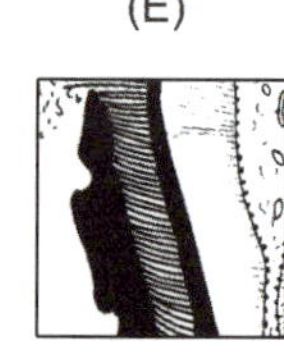

200.

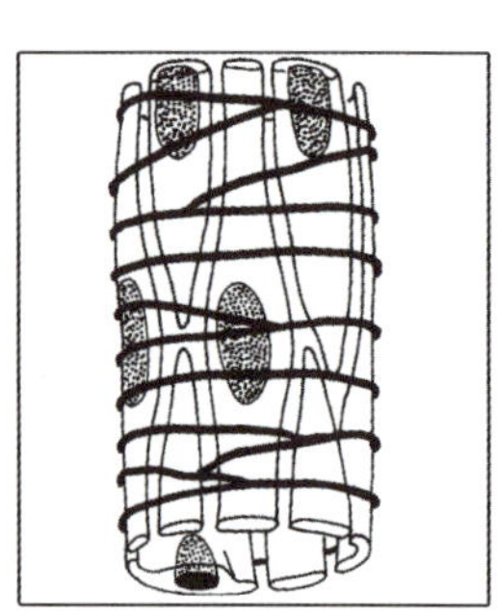

(A) (B) (C) (D) (E)

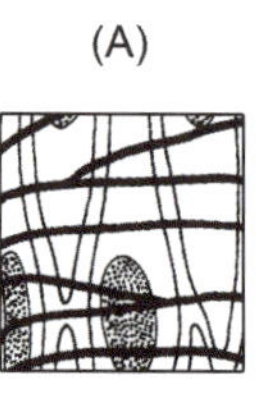
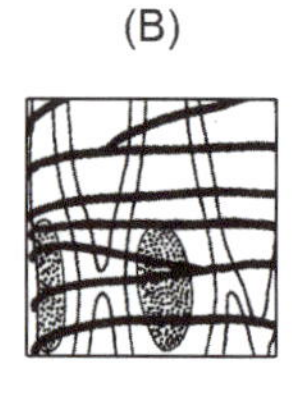
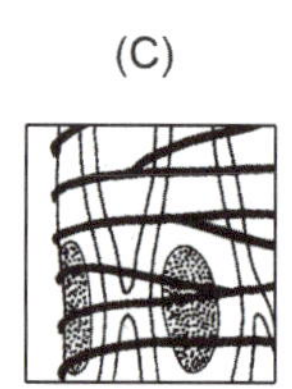
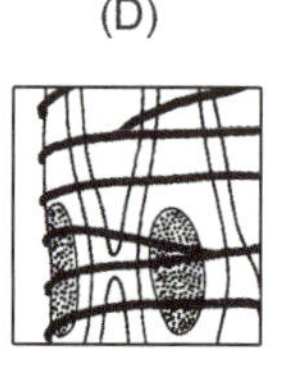
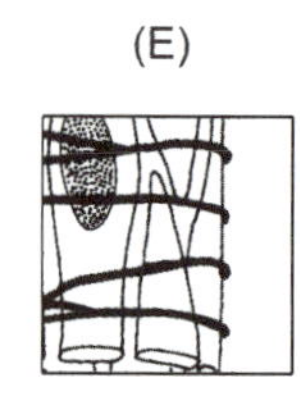

201.

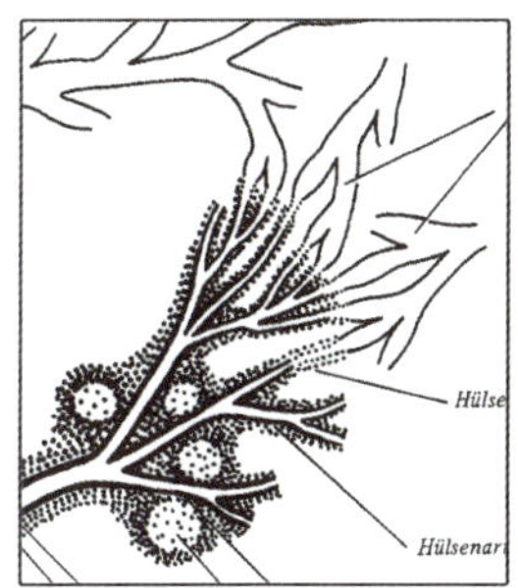

(A) (B) (C) (D) (E)

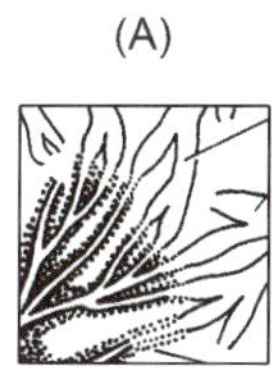
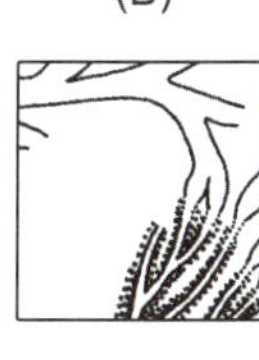
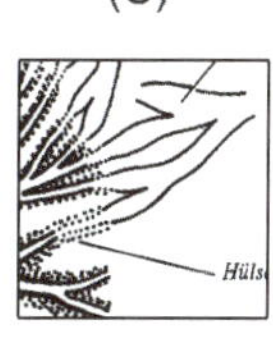

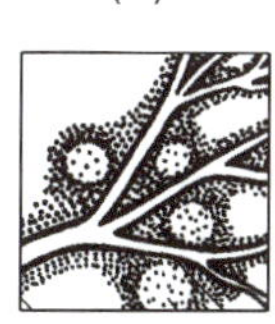
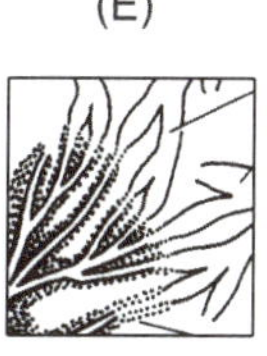

202.

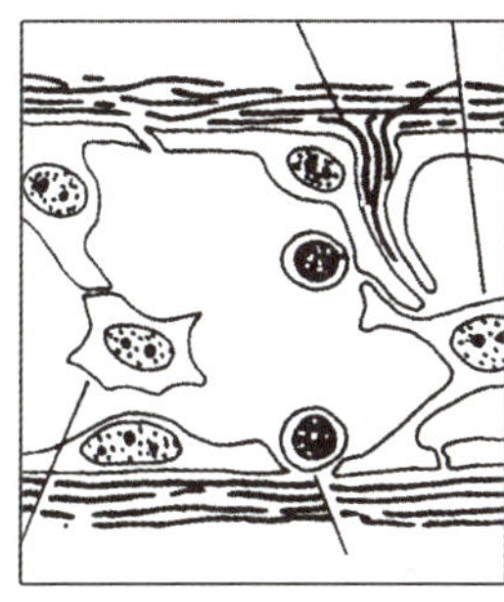

(A) (B) (C) (D) (E)

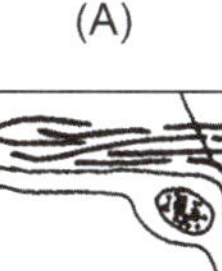
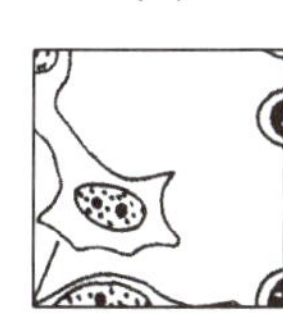
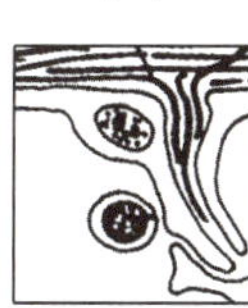
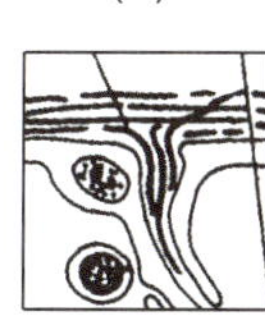
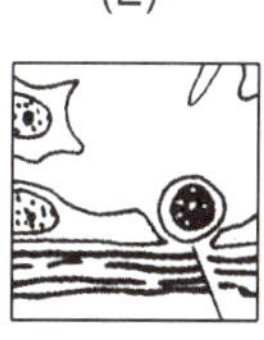

203.

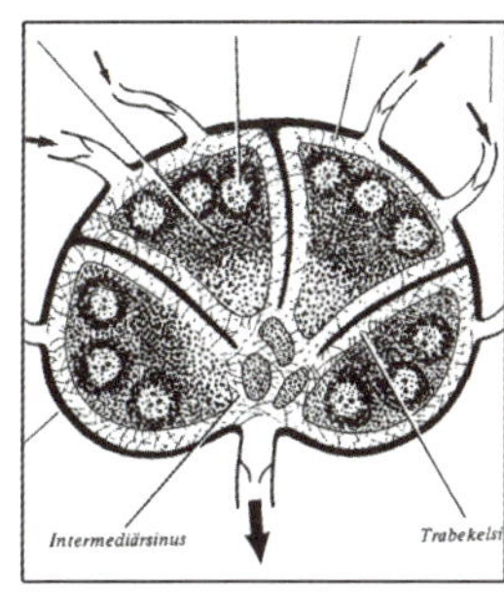

(A) (B) (C) (D) (E)

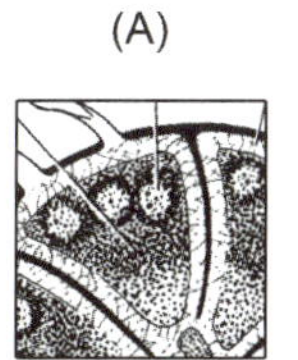
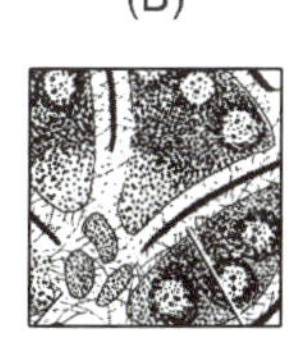
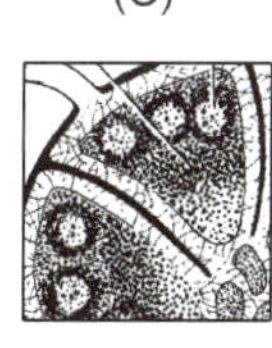
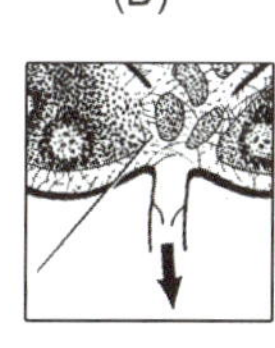
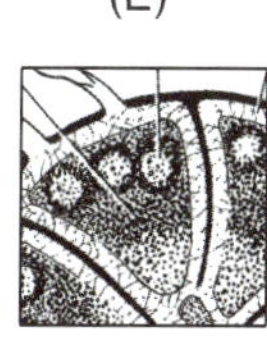

204.

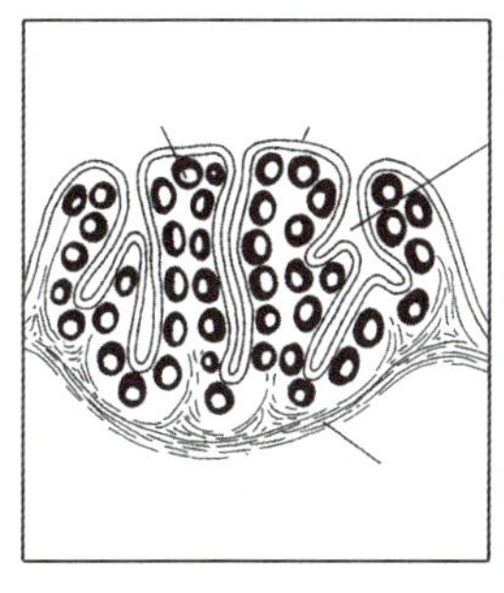

(A) (B) (C) (D) (E)

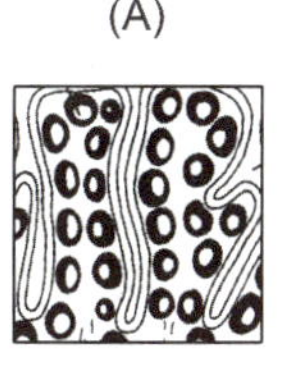
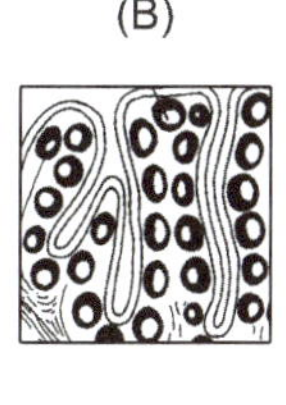
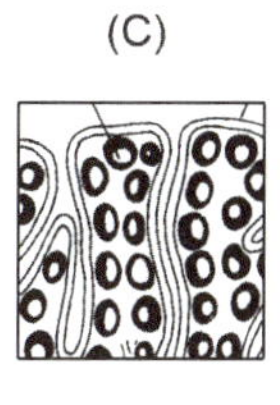
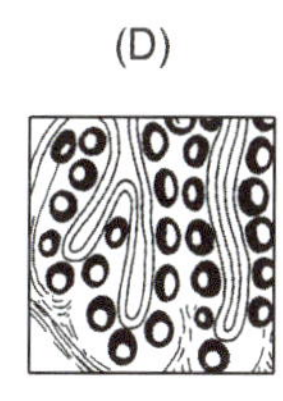
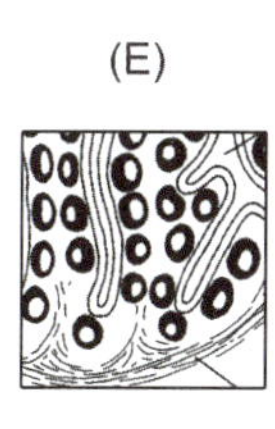

205.

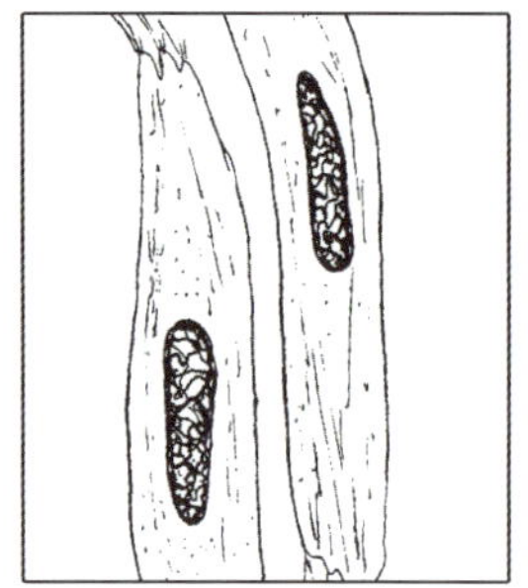

(A) 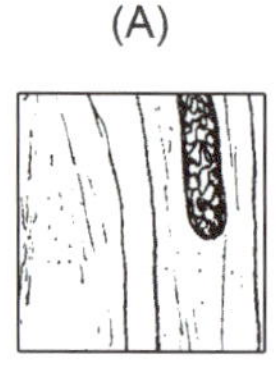

(B) 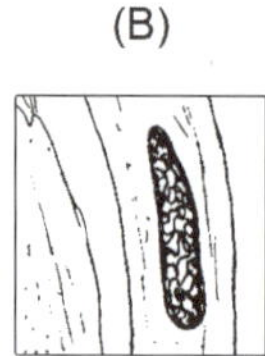

(C) 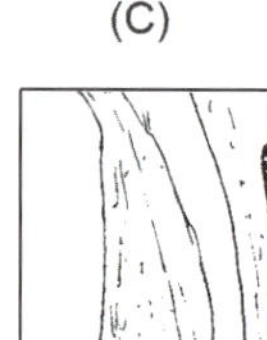

(D) 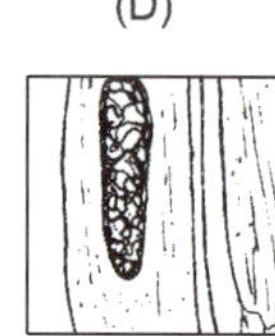

(E) 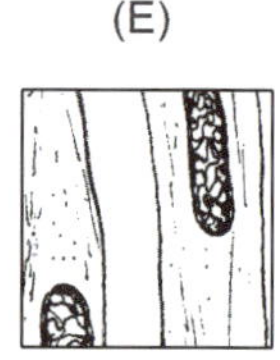

206.

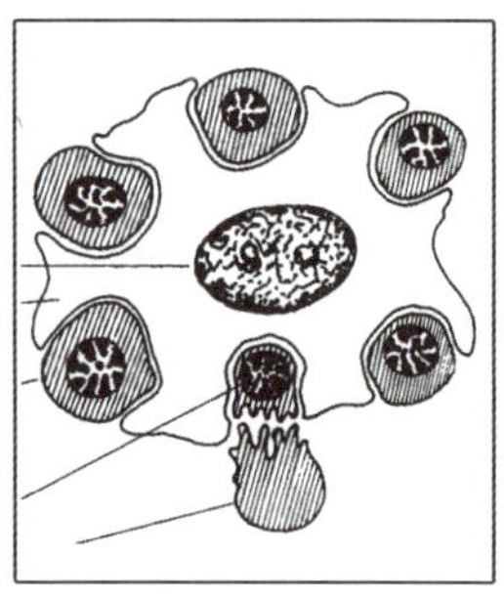

(A) 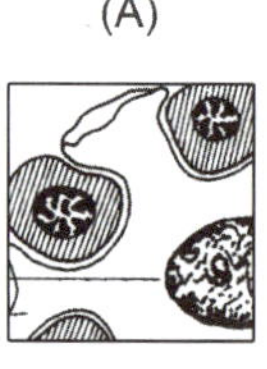

(B) 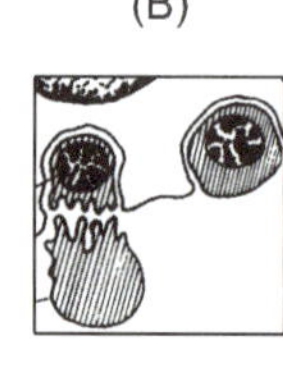

(C) 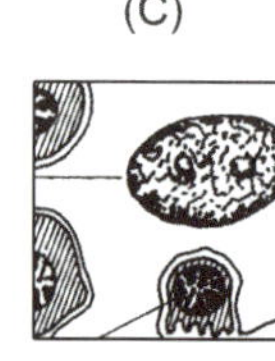

(D) 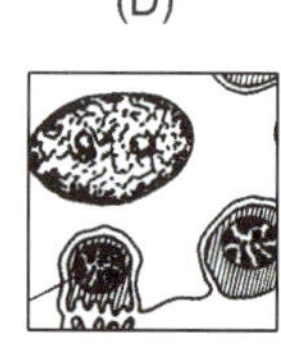

(E) 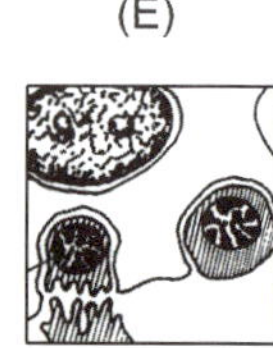

207.

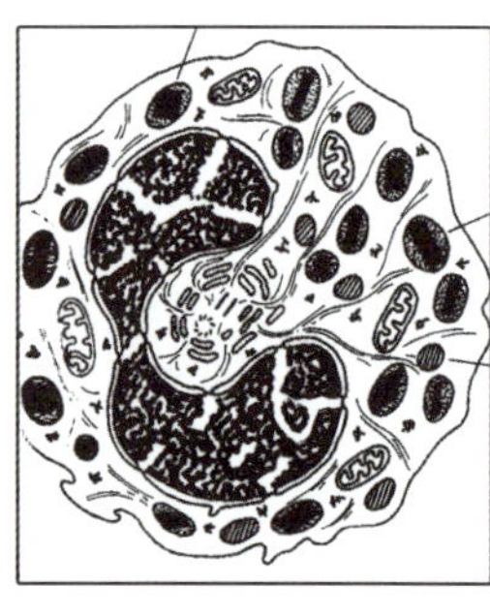

(A) 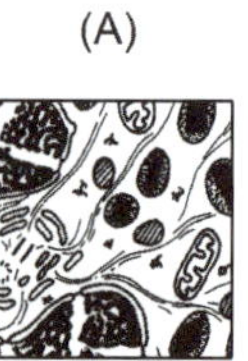

(B) 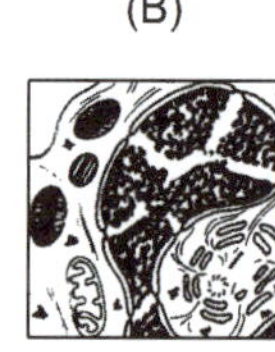

(C) 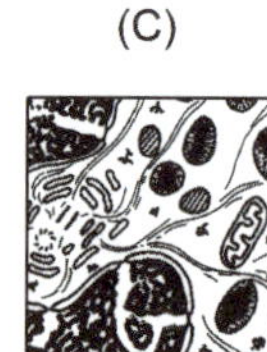

(D) 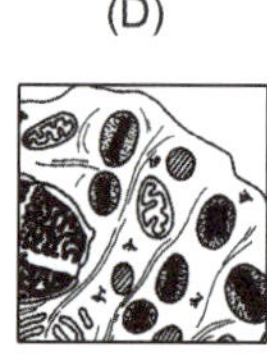

(E) 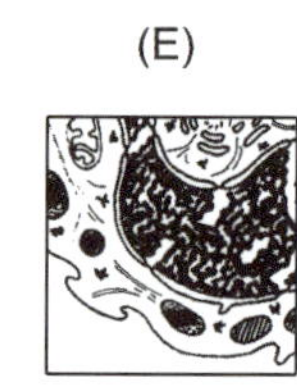

208.

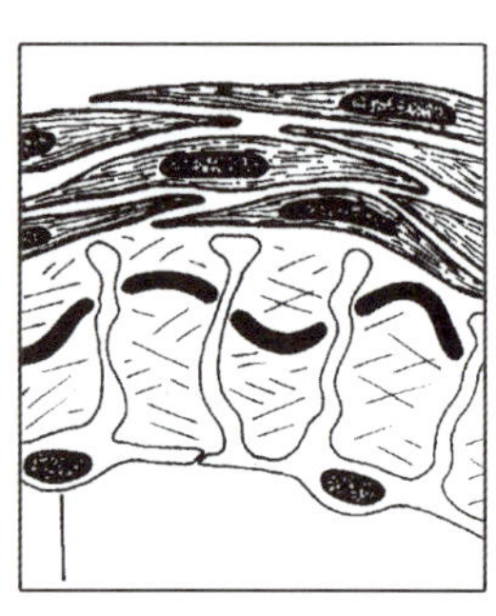

(A) 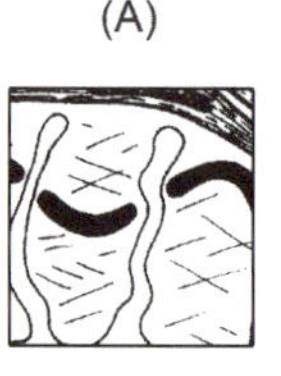

(B) 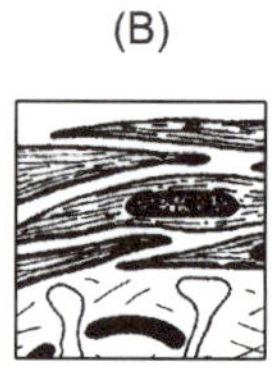

(C) 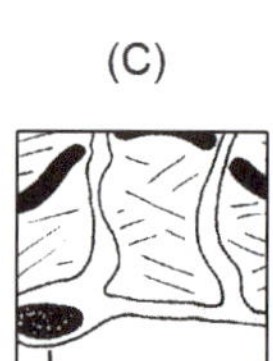

(D) 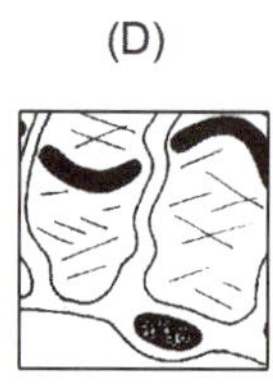

(E) 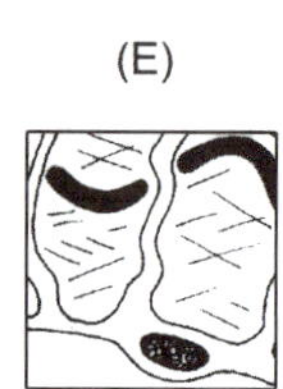

209.

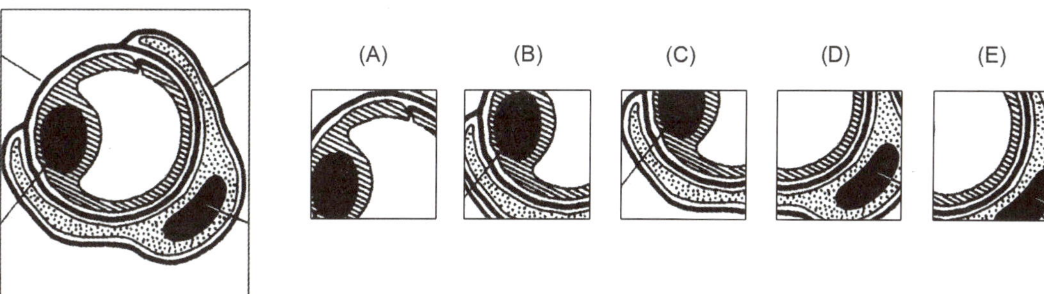

210.

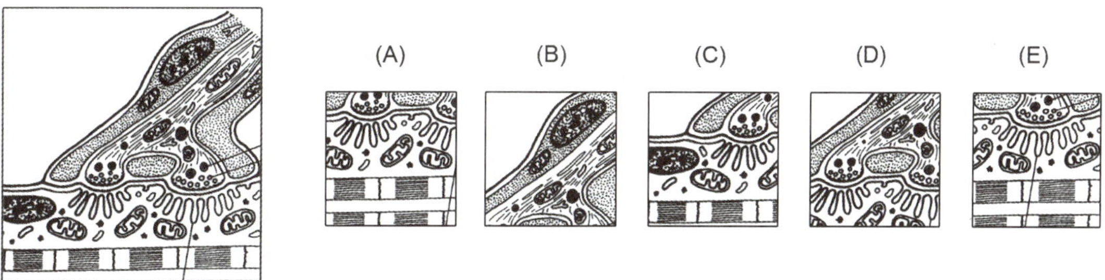

211.

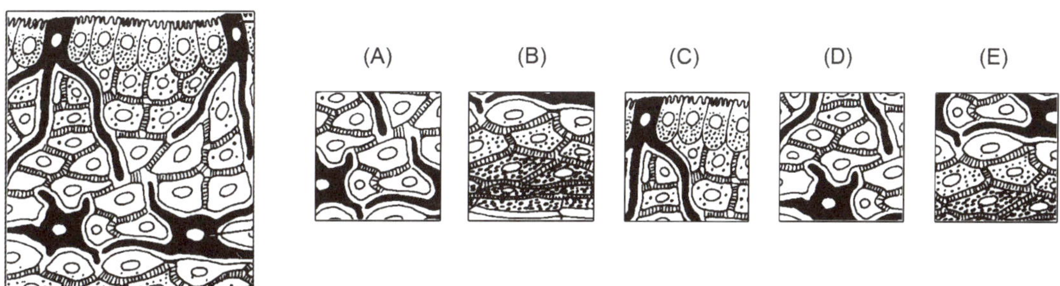

212.

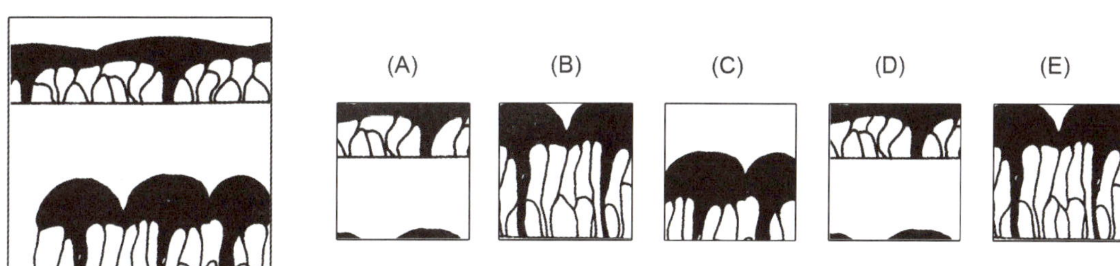

213.

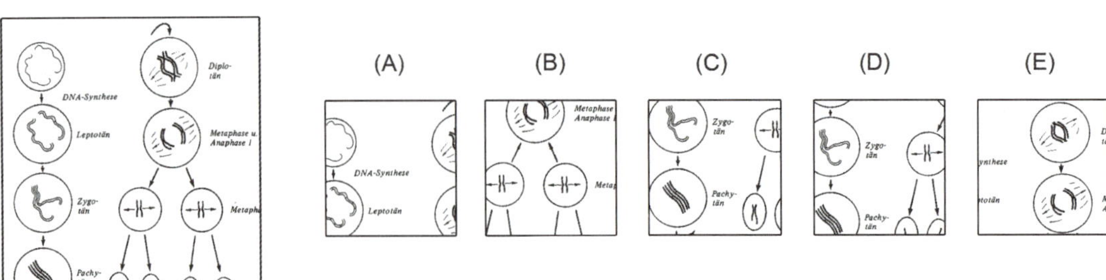

214.

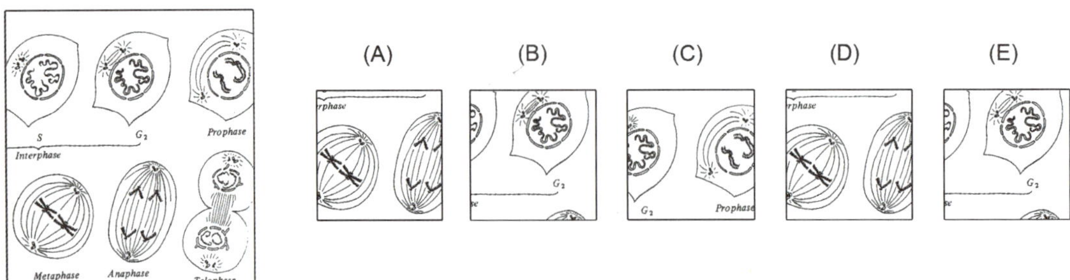

215.

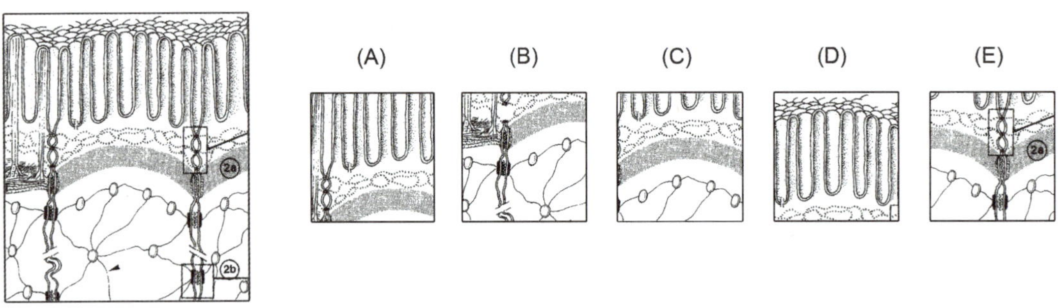

216.

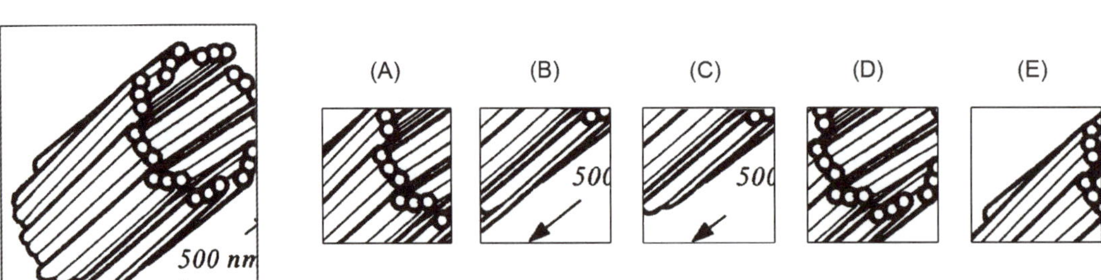

10. SIMULATION 10

Bearbeitungszeit: 22 Minuten

217.

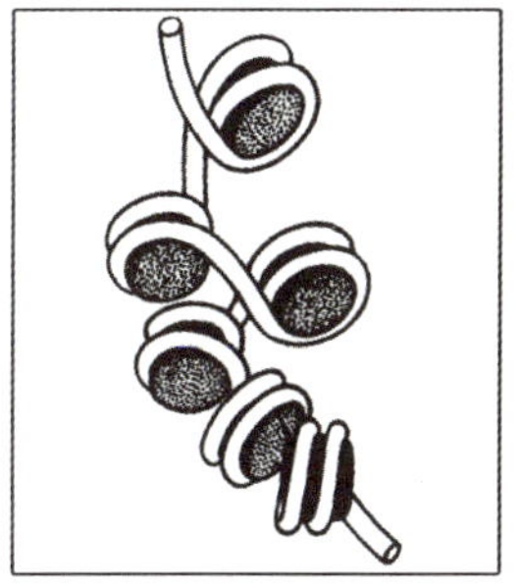

(A) (B) (C) (D) (E)

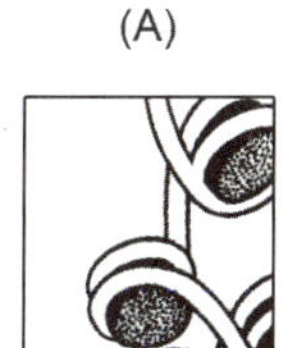
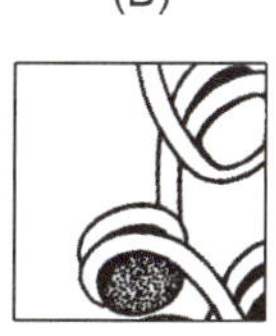
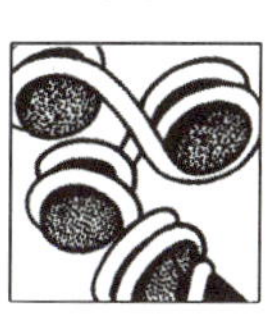
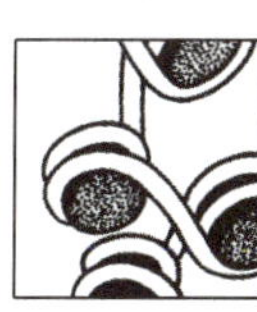
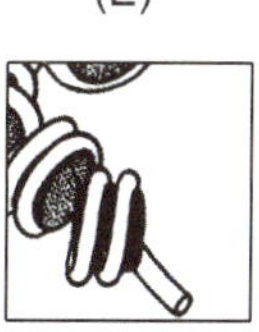

218.

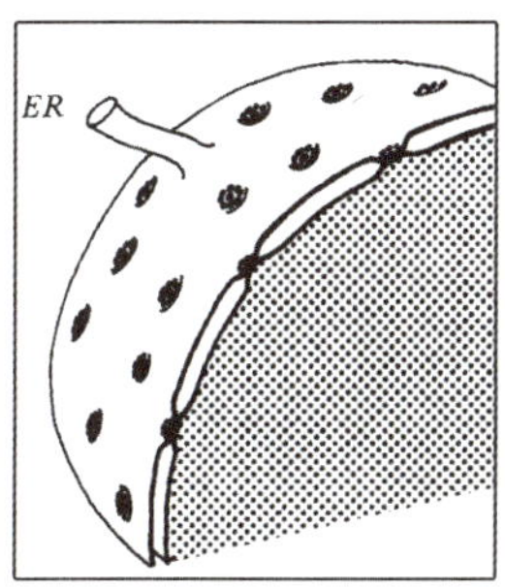

(A) (B) (C) (D) (E)

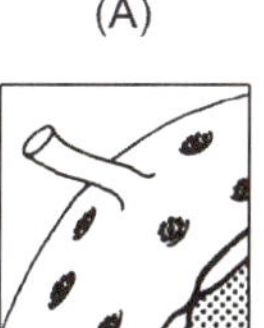
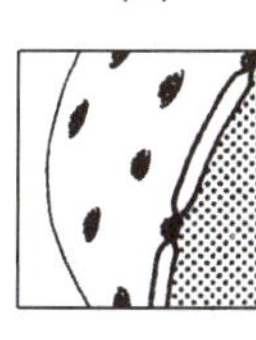
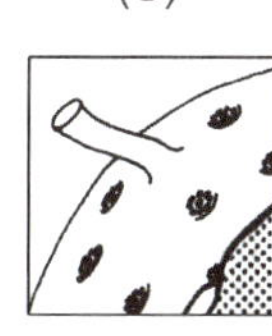
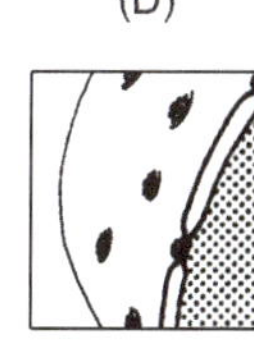
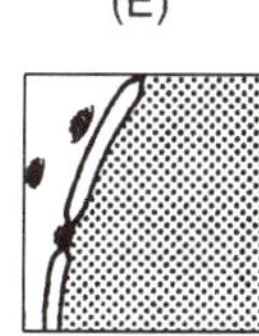

219.

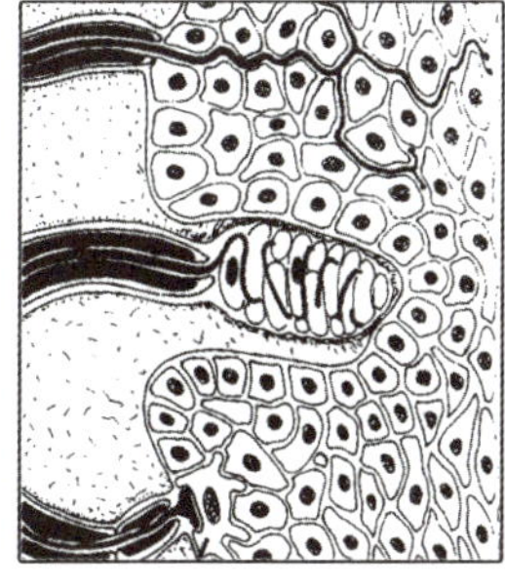

(A) (B) (C) (D) (E)

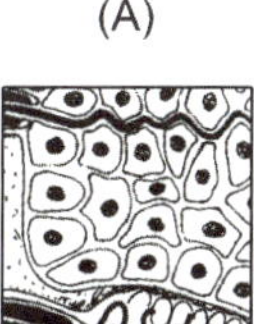
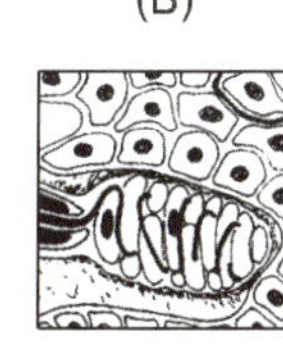
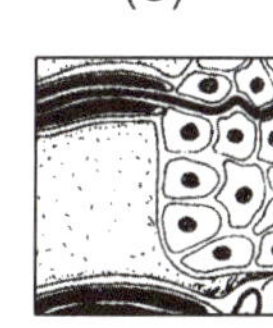
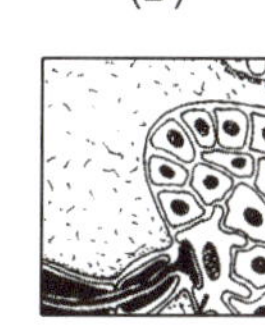
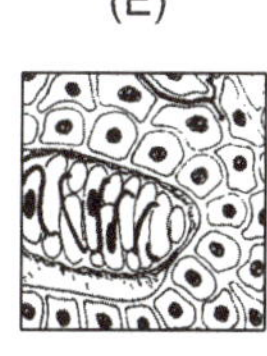

220.

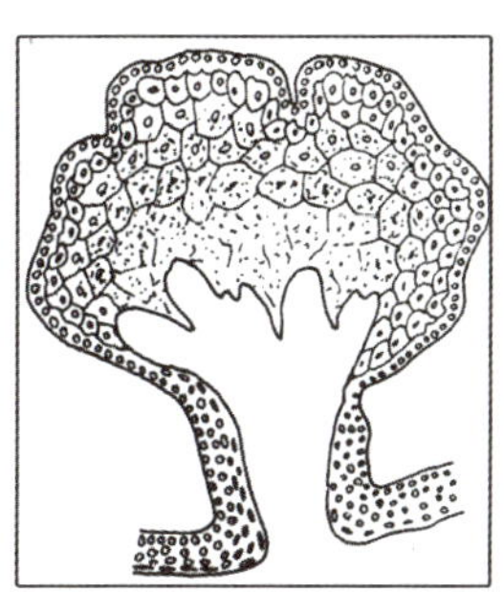

(A) (B) (C) (D) (E)

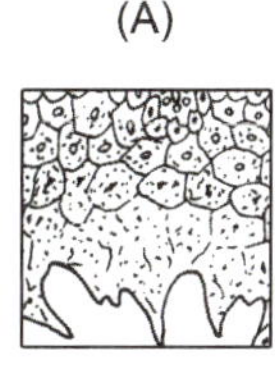
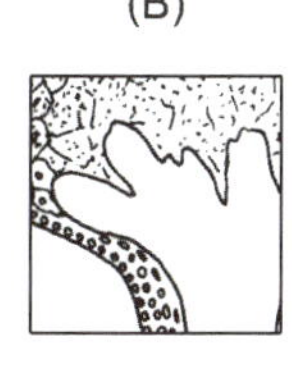
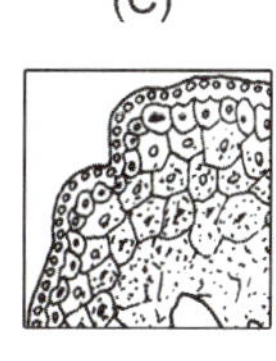
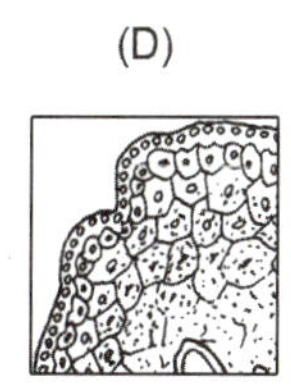
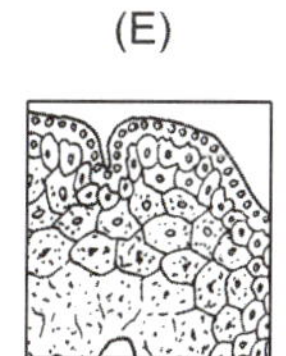

221.

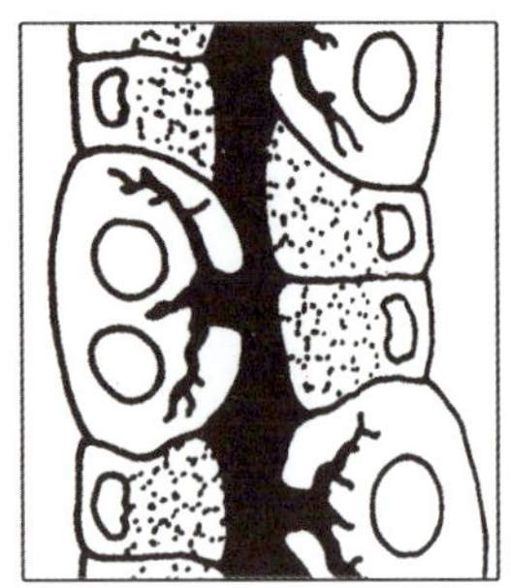

(A) 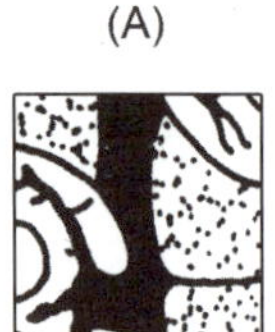
(B) 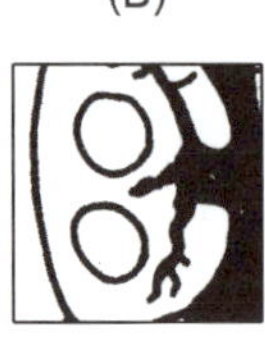
(C) 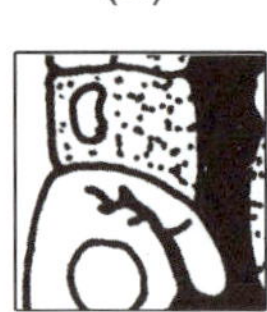
(D) 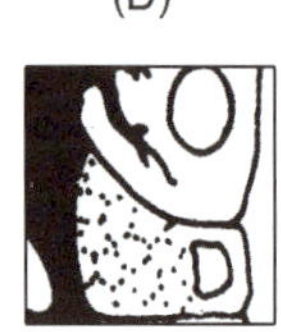
(E) 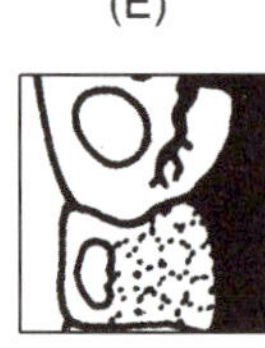

222.

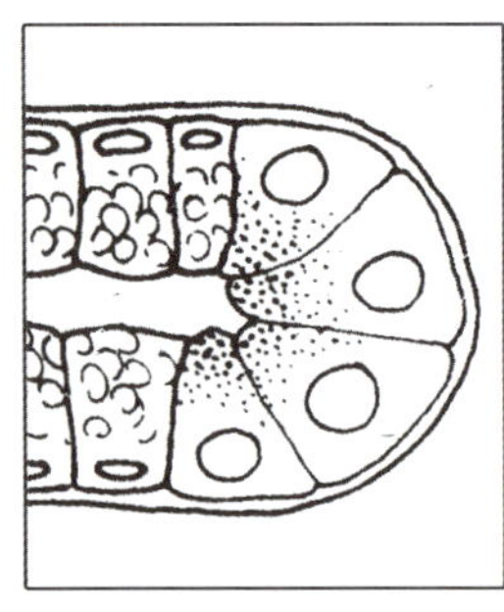

(A) 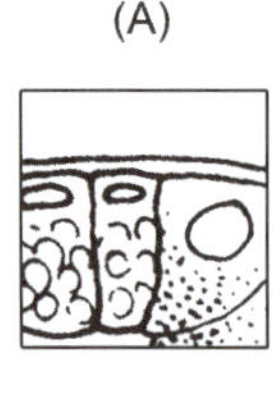
(B) 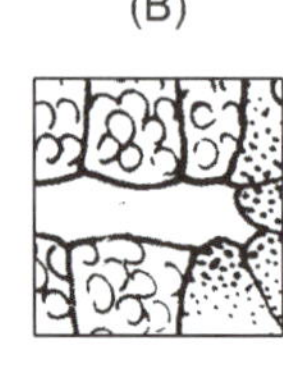
(C) 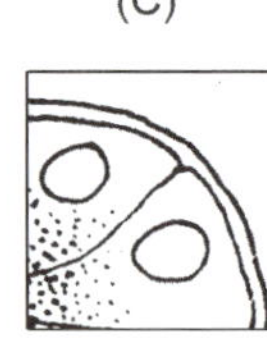
(D) 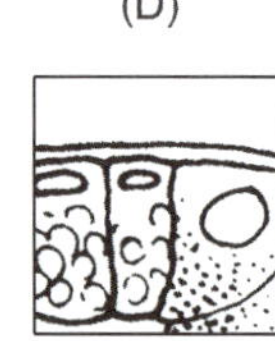
(E) 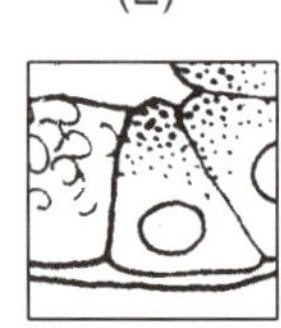

223.

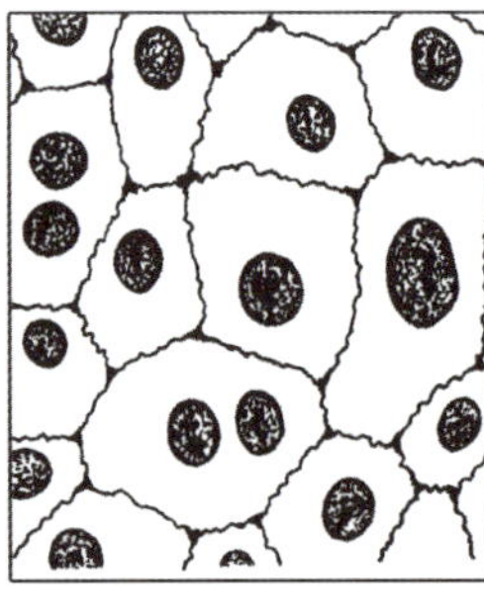

(A) 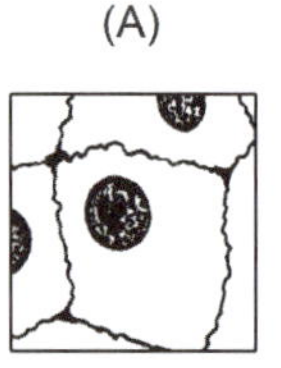
(B) 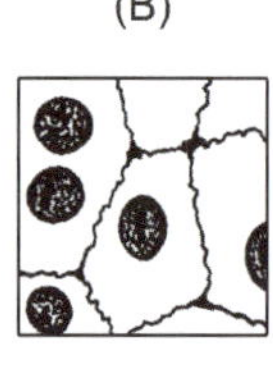
(C) 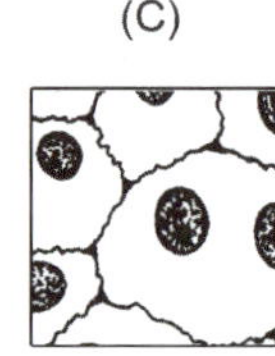
(D) 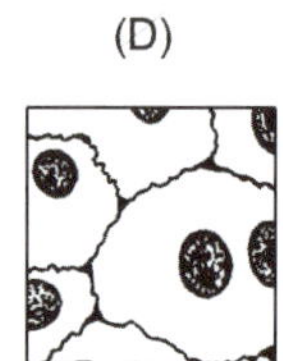
(E) 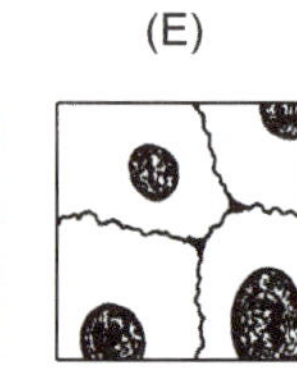

224.

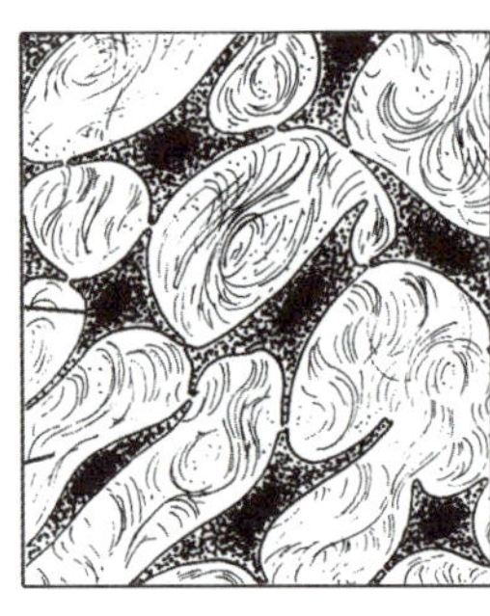

(A) 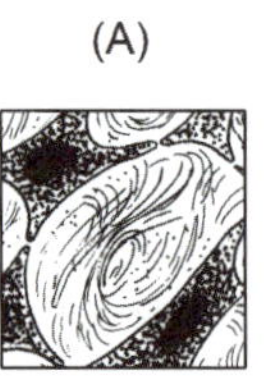
(B) 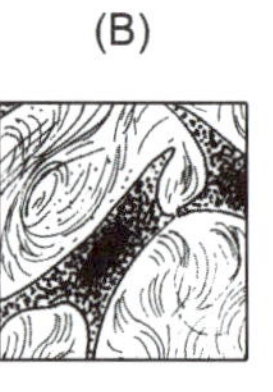
(C) 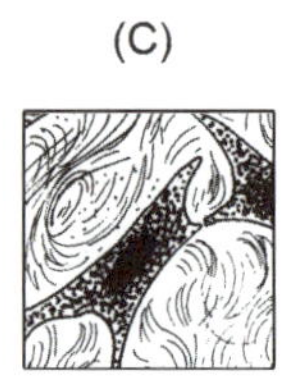
(D) 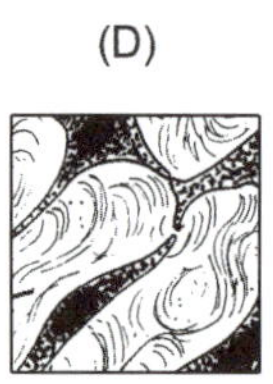
(E) 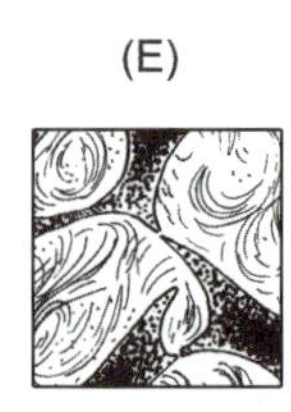

225.

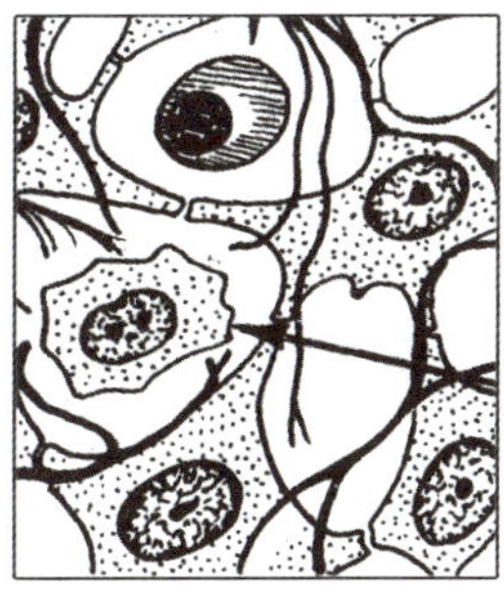

(A) 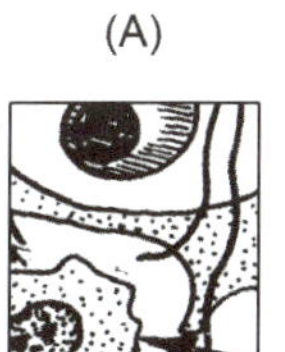 (B) 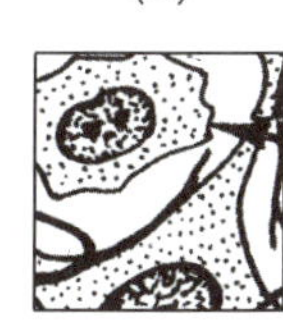 (C) 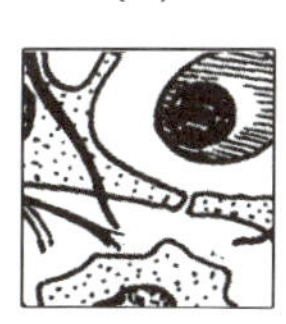 (D) 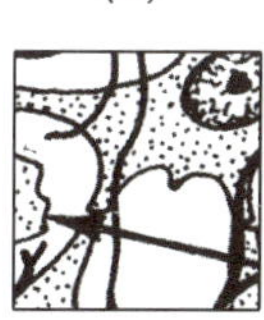 (E) 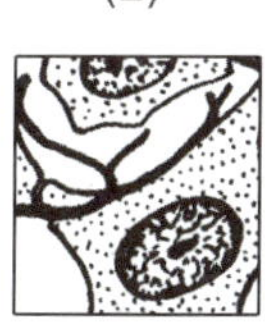

226.

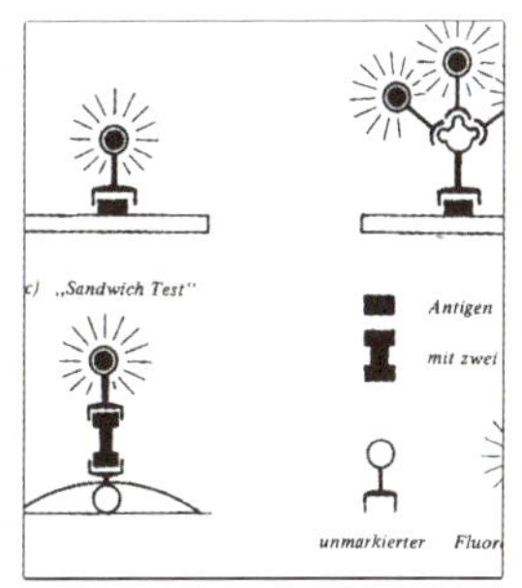

(A) 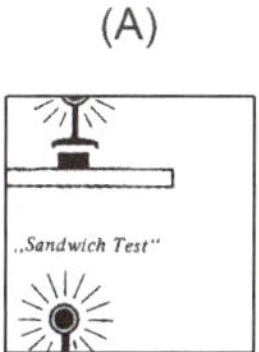

(B) 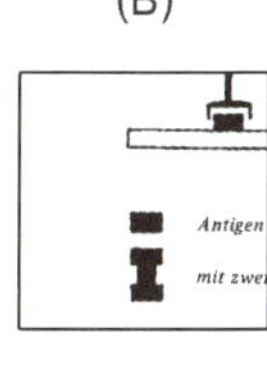

(C) 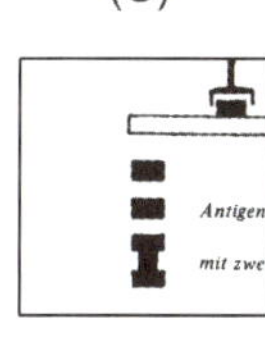

(D) 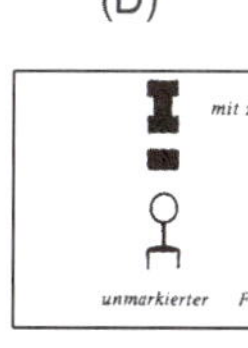

(E) 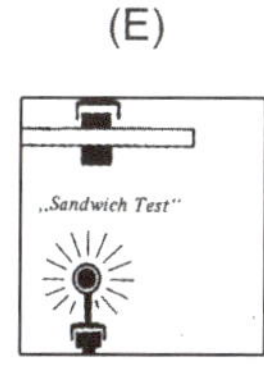

227.

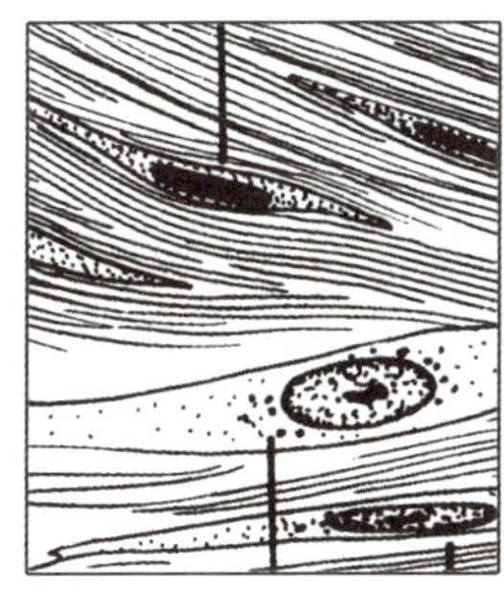

(A) 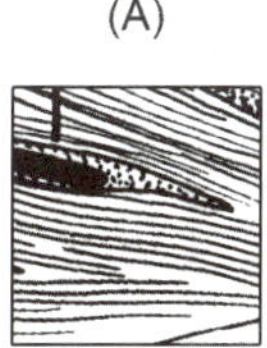 (B) 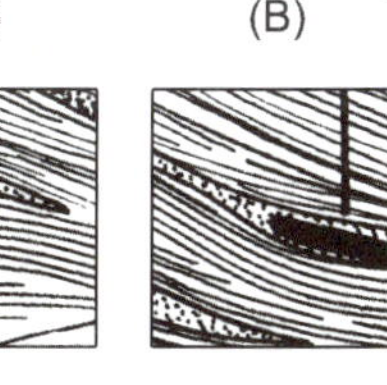 (C) 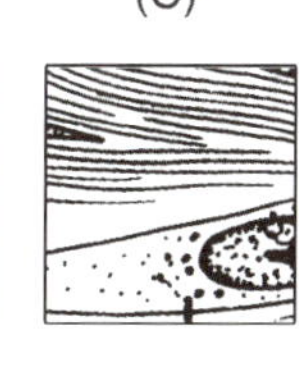 (D) 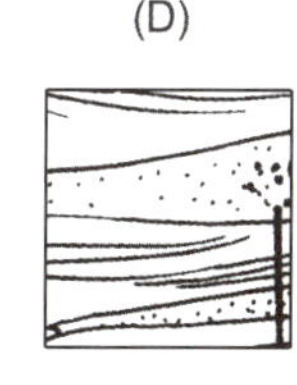 (E) 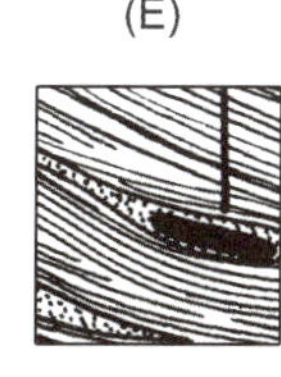

228.

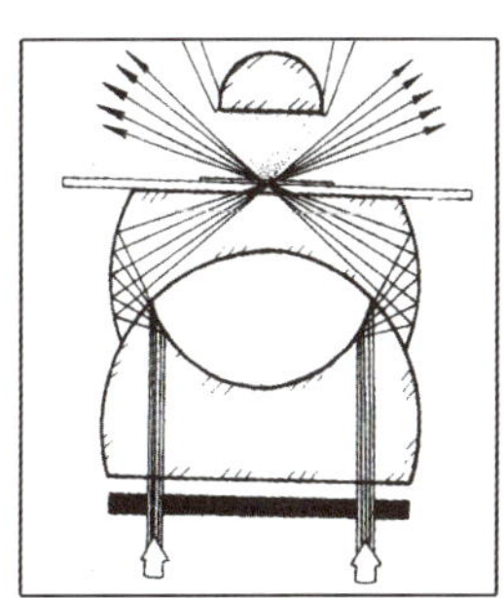

(A) 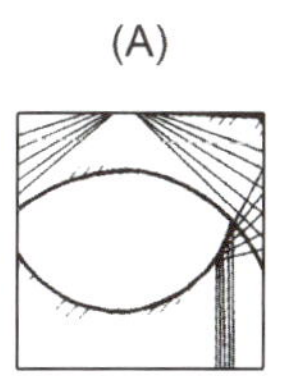 (B) 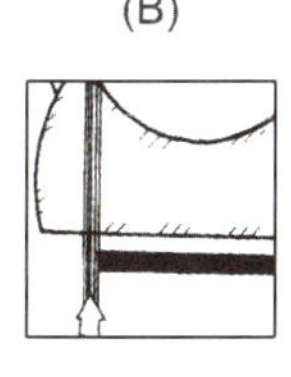 (C) 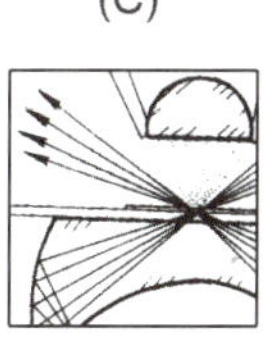 (D) 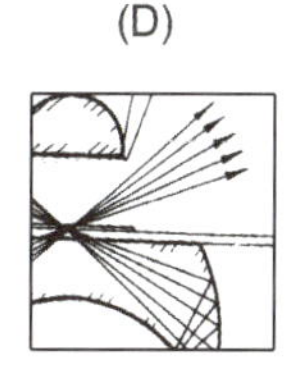 (E) 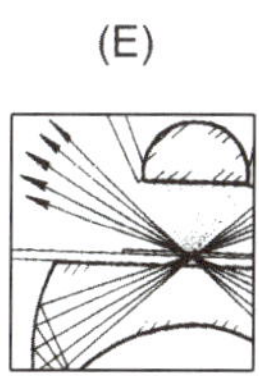

229.

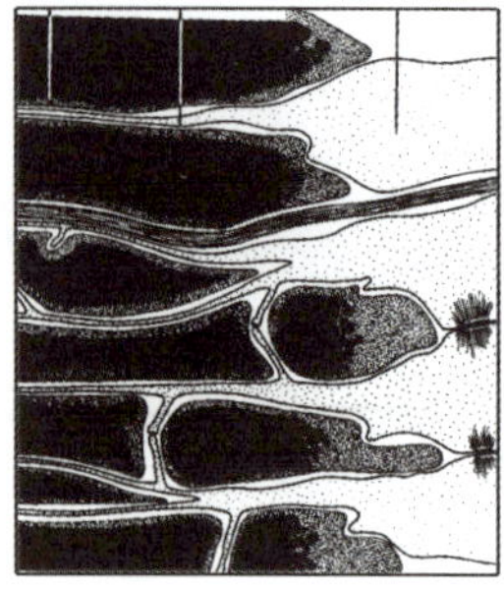

(A) 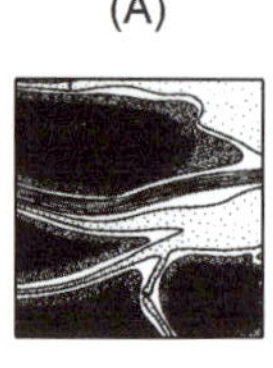 (B) 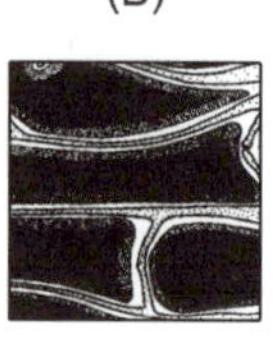 (C) 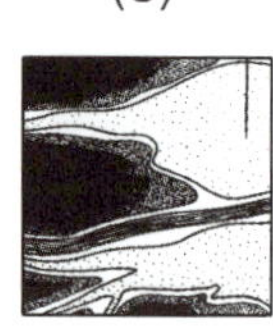 (D) 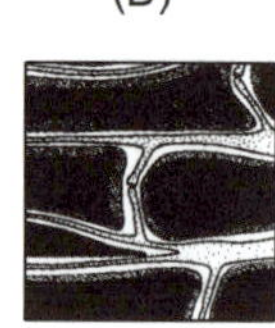 (E) 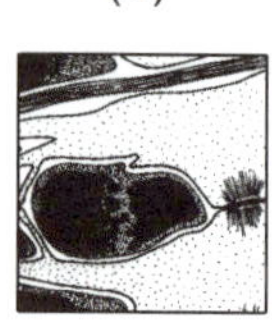

230.

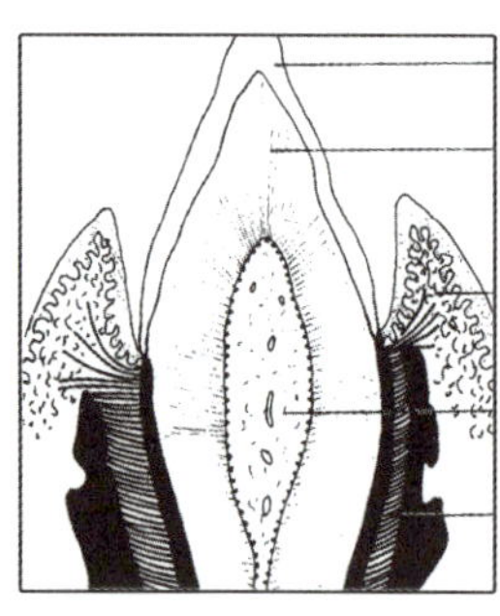

(A) 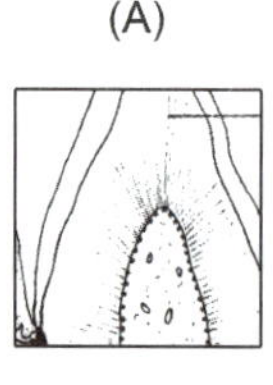 (B) 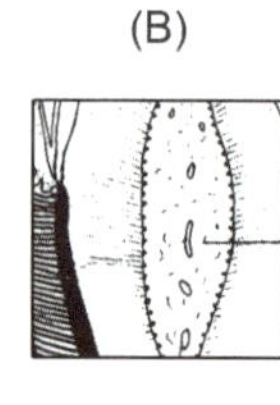 (C) 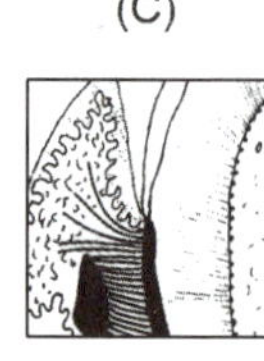 (D) 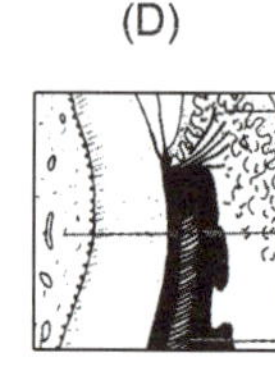 (E) 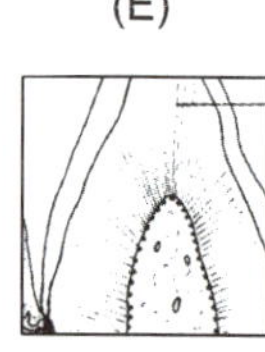

231.

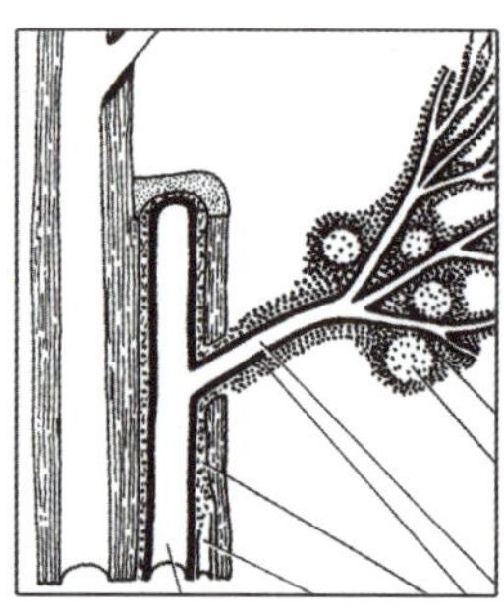

(A) 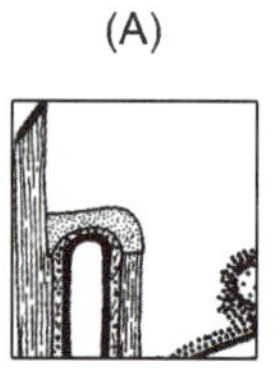 (B) 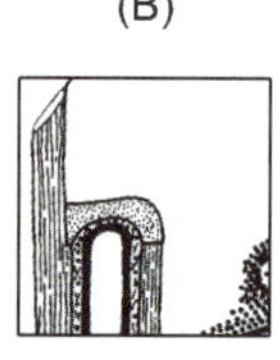 (C) 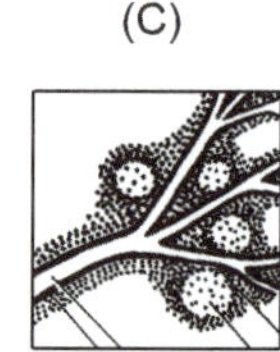 (D) 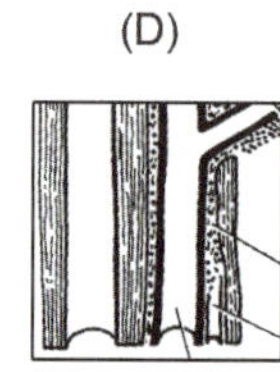 (E) 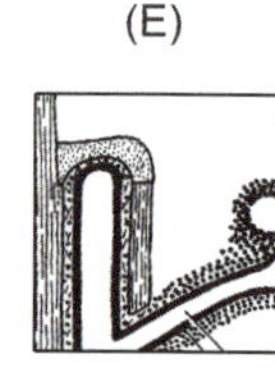

232.

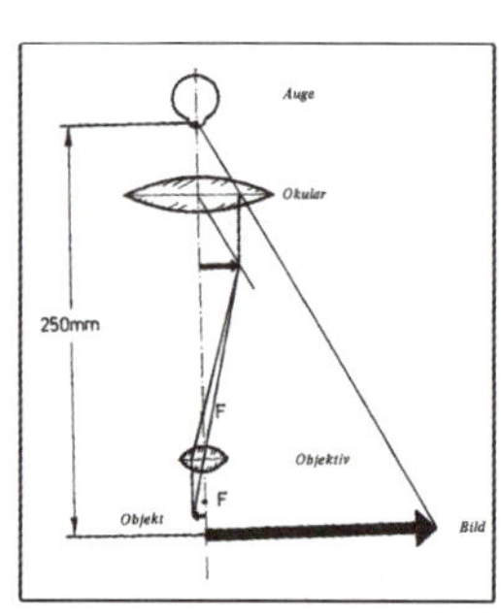

(A) 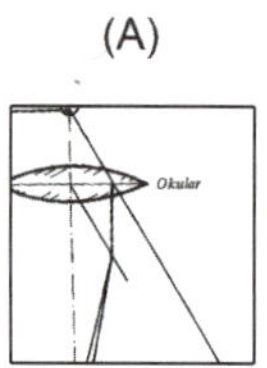

(B) 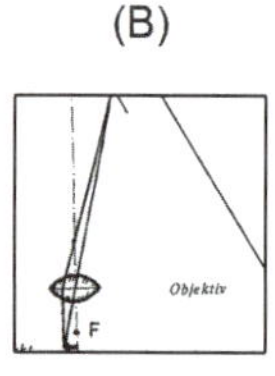

(C) 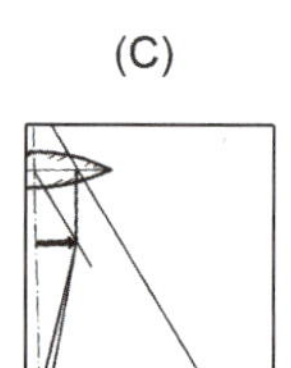
(D) 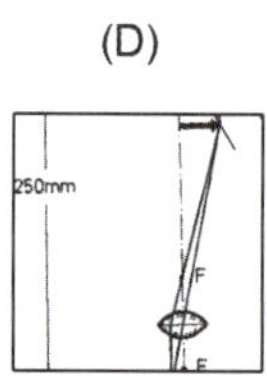

(E) 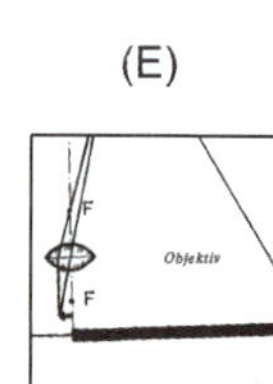

233.

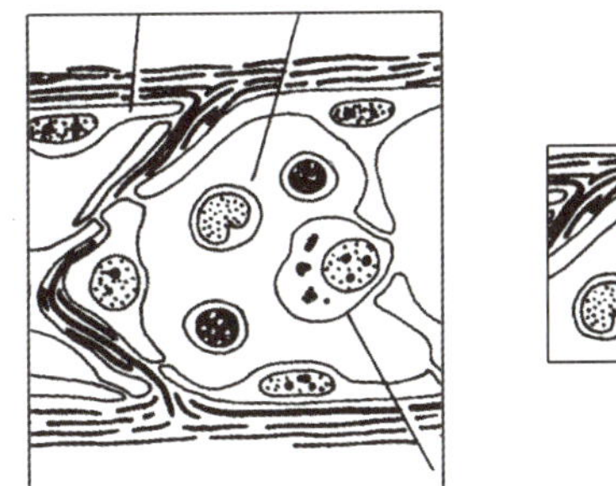

(A) 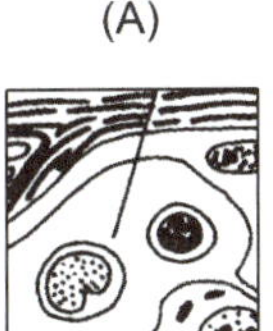 (B) 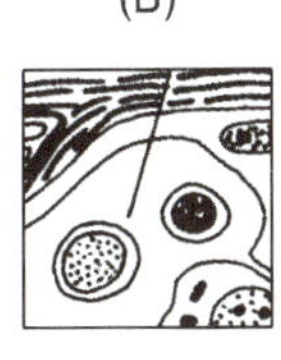 (C) 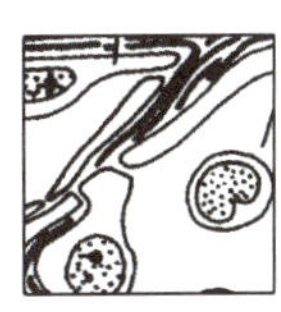 (D) 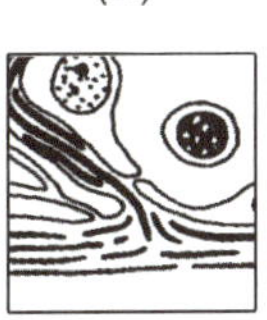 (E) 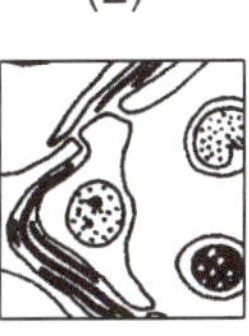

234.

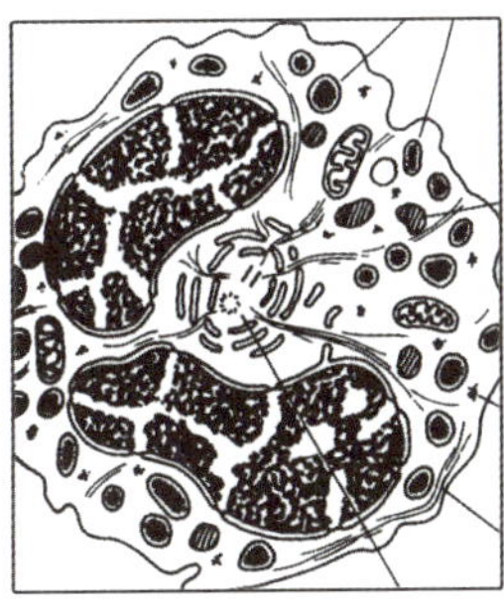

(A) 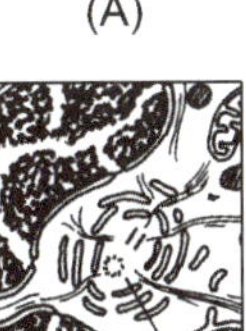 (B) 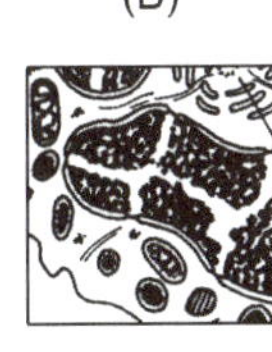 (C) 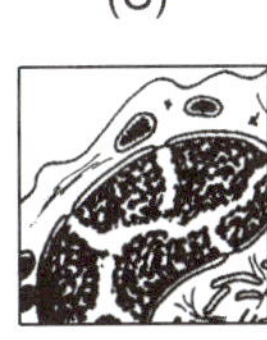 (D) 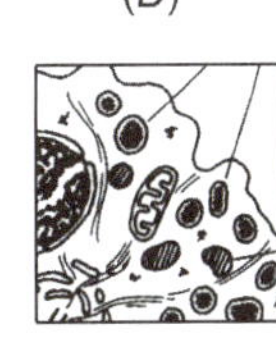 (E) 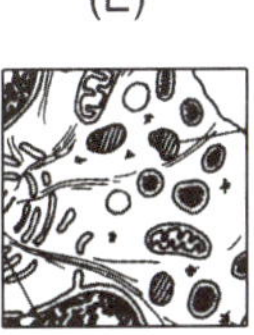

235.

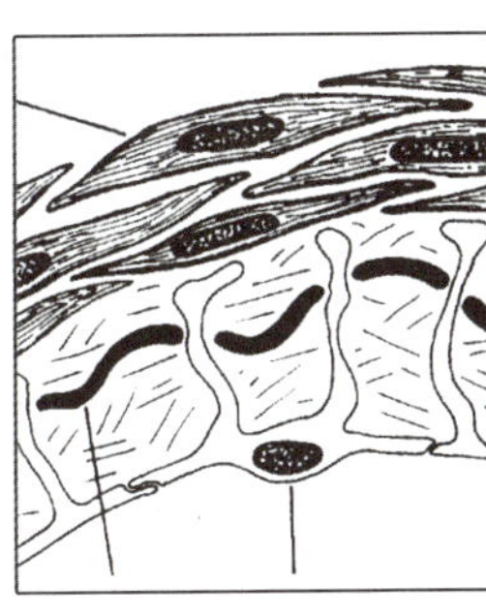

(A) 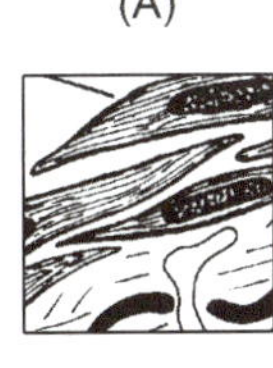 (B) 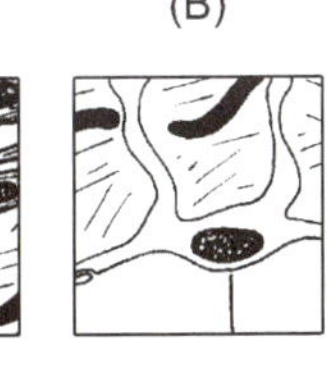 (C) 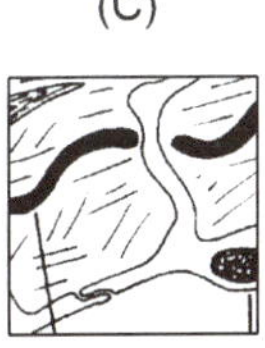 (D) 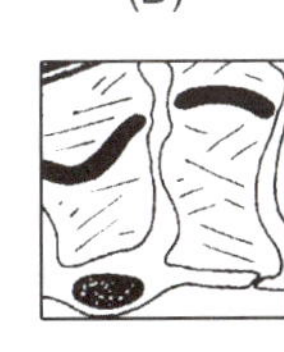 (E) 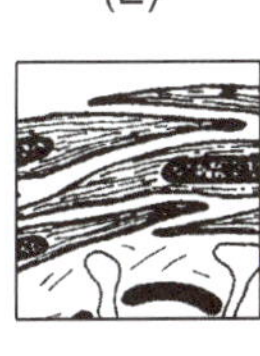

236.

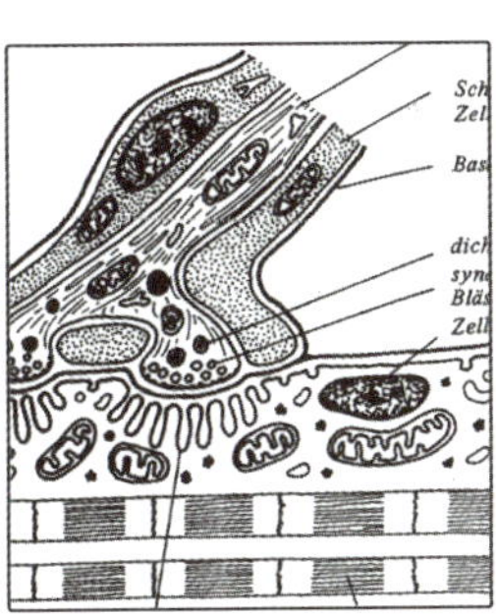

(A) 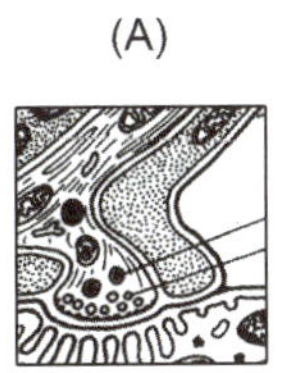 (B) 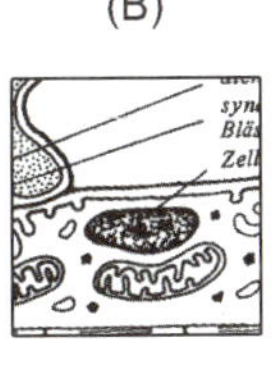 (C) 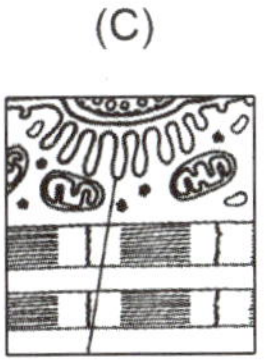 (D) 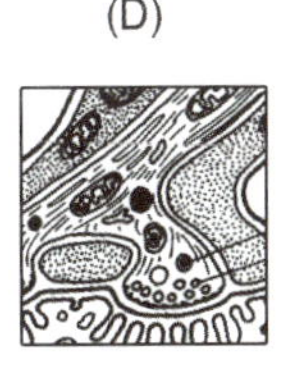 (E) 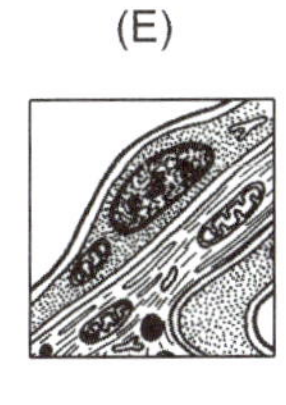

237.

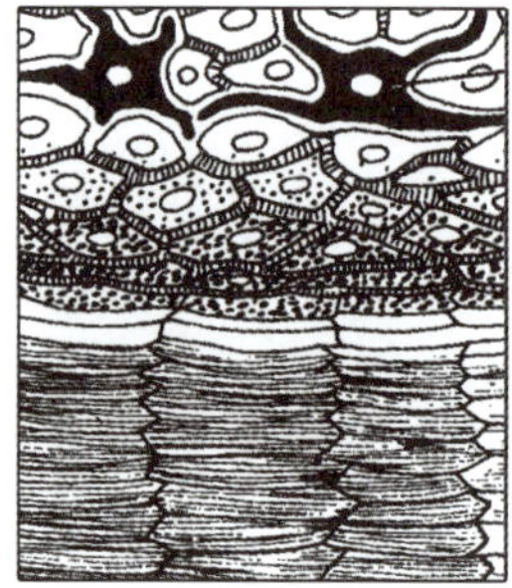

(A) 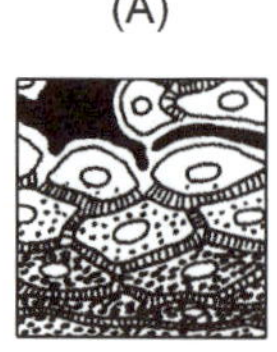

(B) 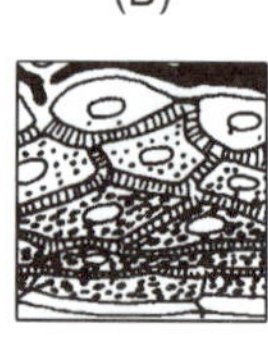

(C) 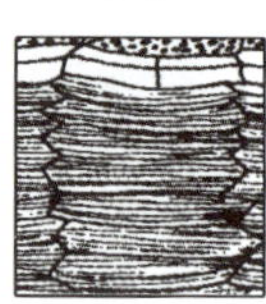

(D) 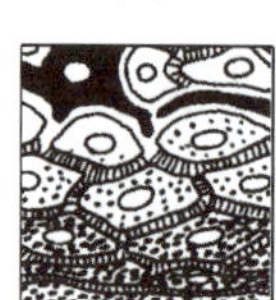

(E) 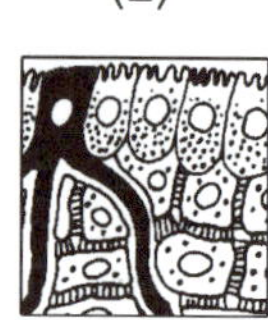

238.

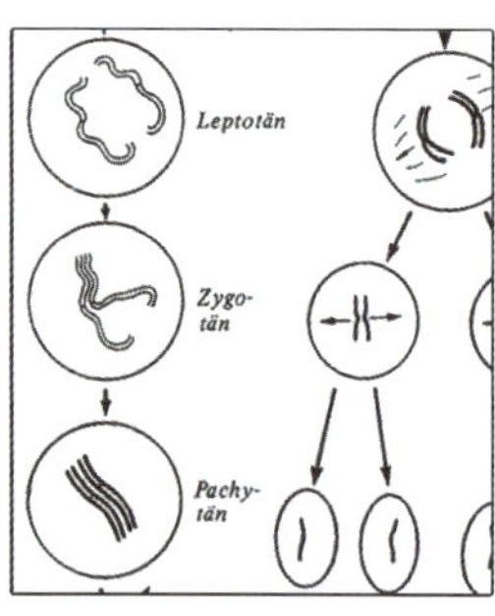

(A) 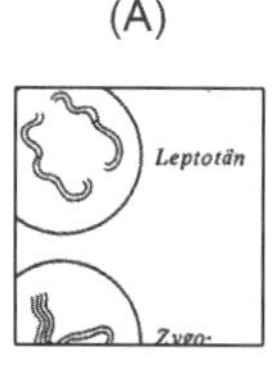

(B) 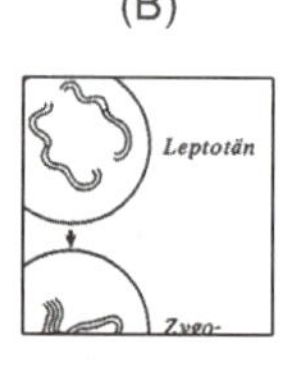

(C) 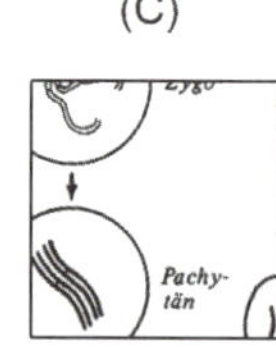

(D) 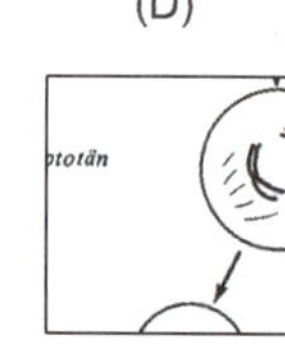

(E) 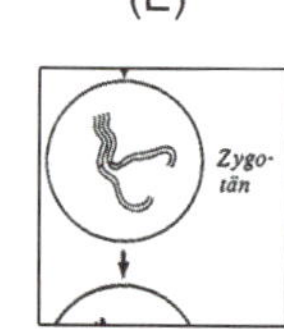

239.

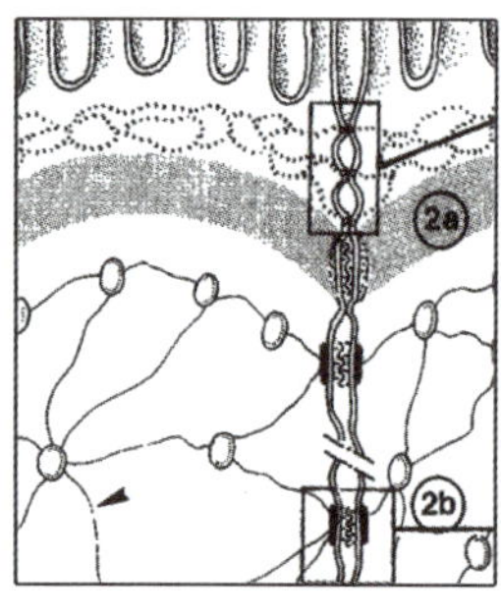

(A) 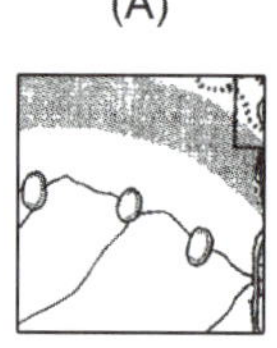

(B) 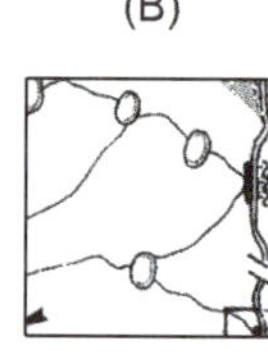

(C) 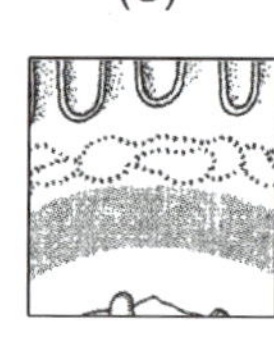

(D) 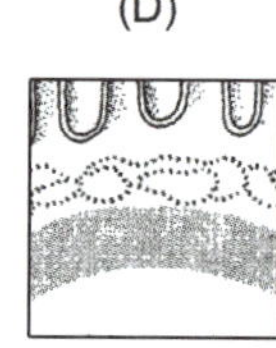

(E) 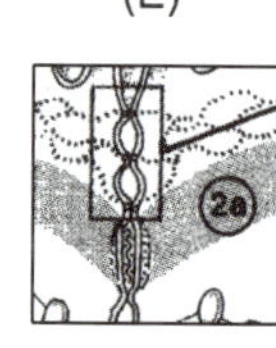

240.

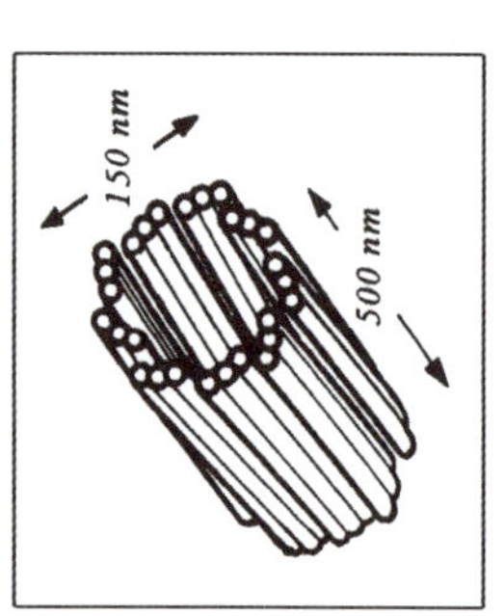

(A) 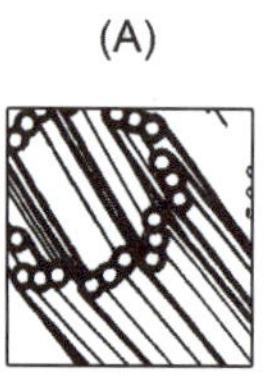

(B) 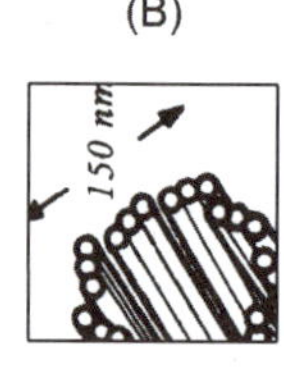

(C) 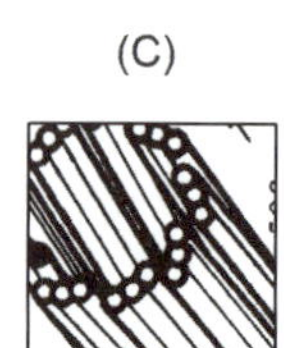

(D) 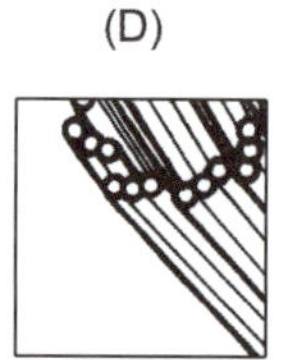

(E) 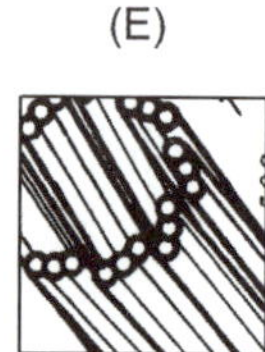

11. SIMULATION 11

Bearbeitungszeit: 22 Minuten

241.

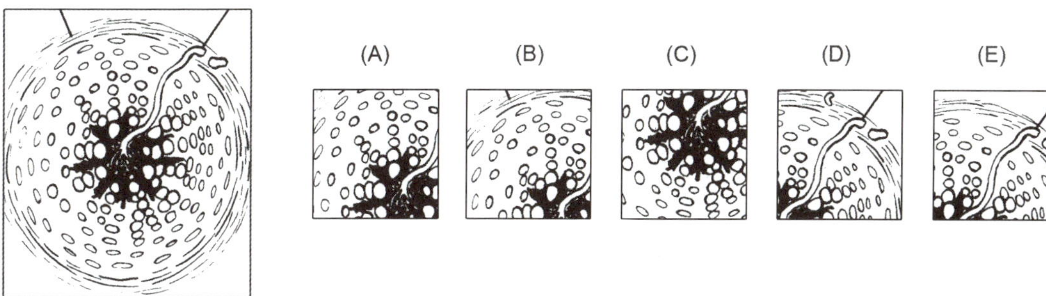

242.

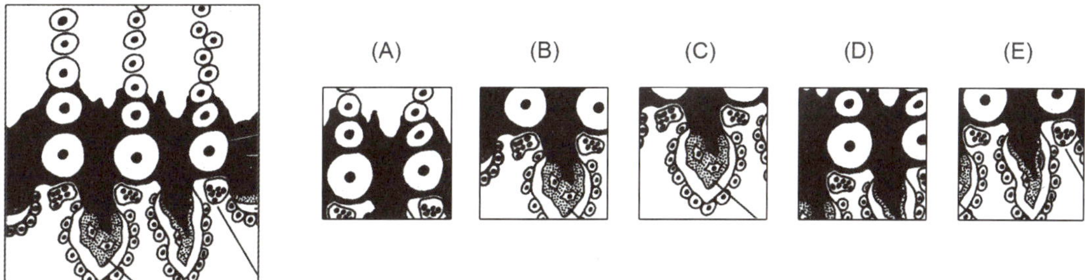

243.

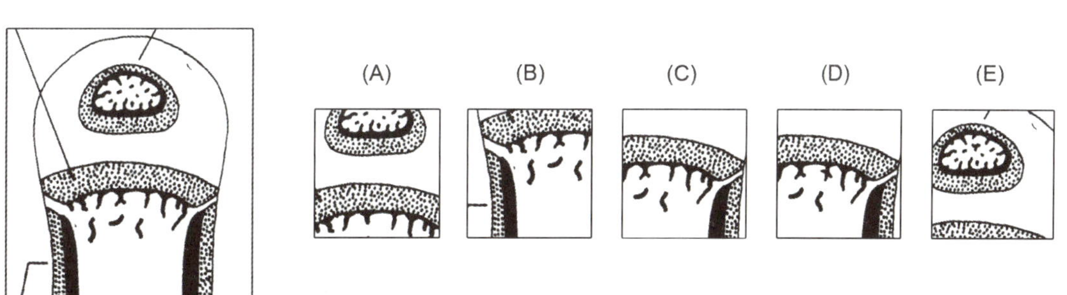

244.

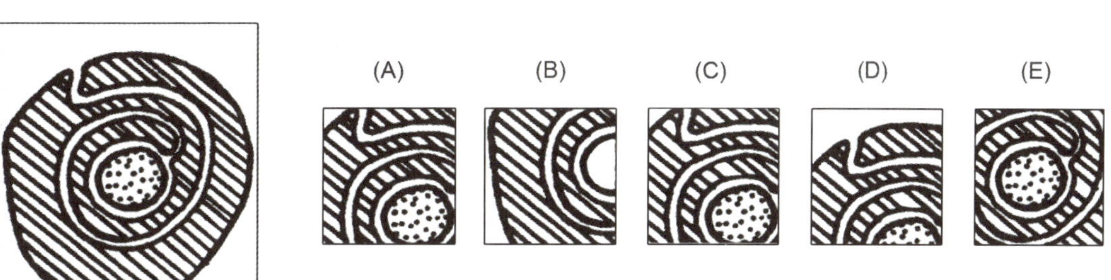

245.

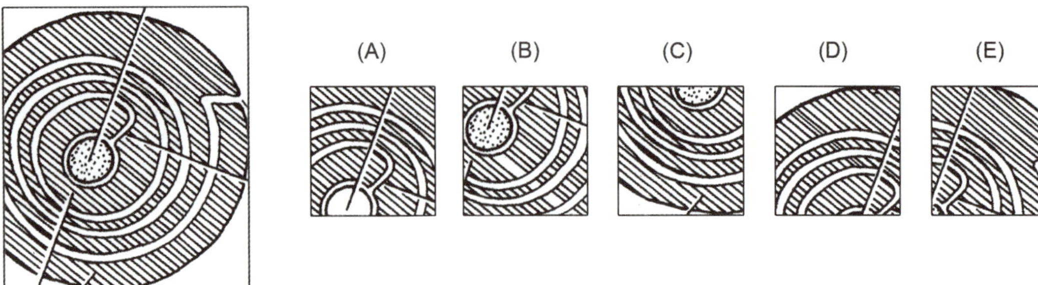

246.

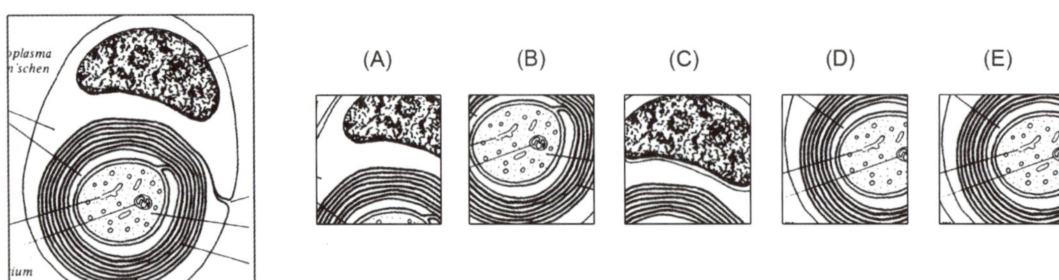

247.

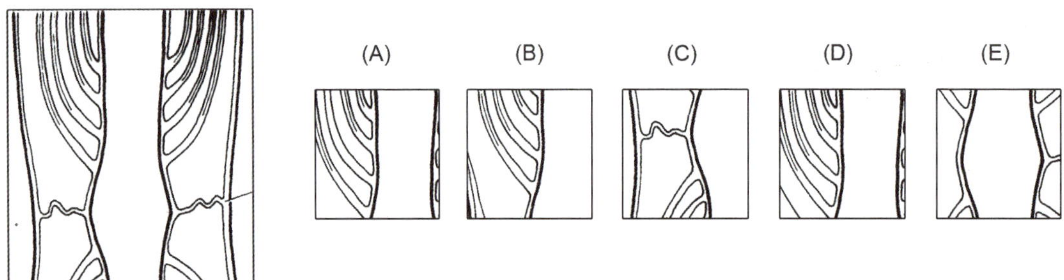

248.

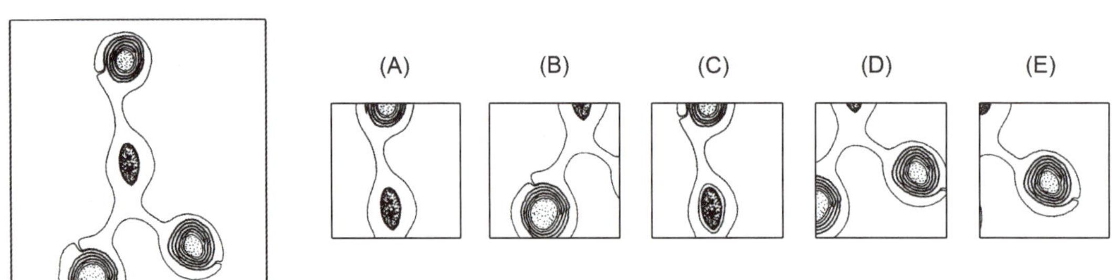

249.

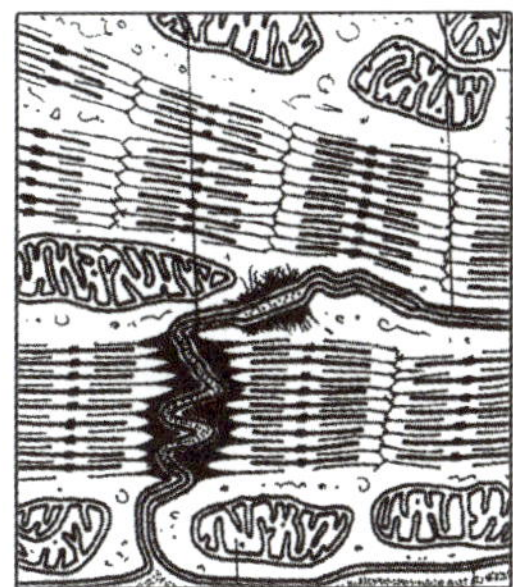

(A) 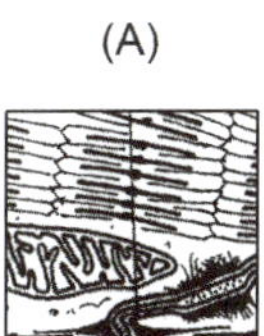
(B) 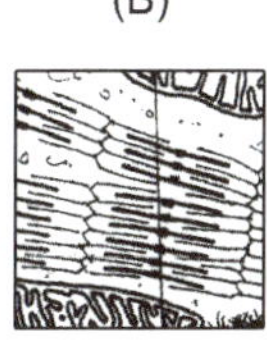
(C) 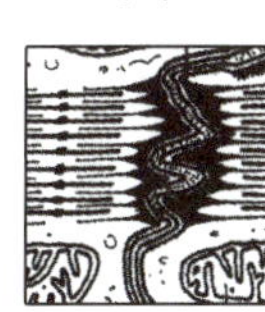
(D) 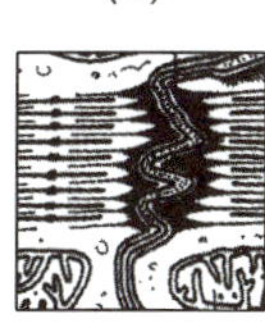
(E) 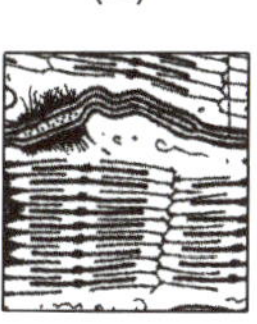

250.

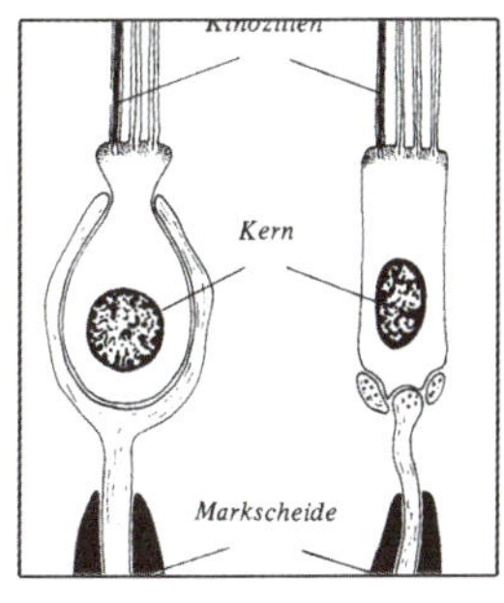

(A) 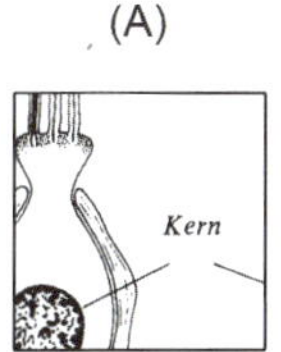

(B) 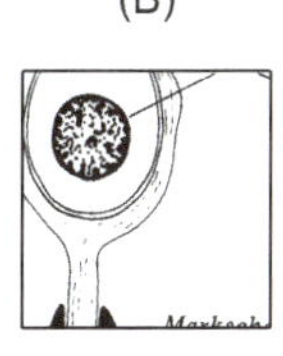
(C) 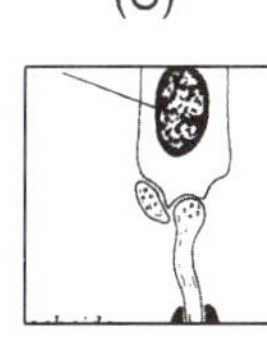
(D) 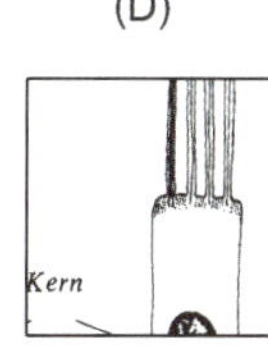

(E) 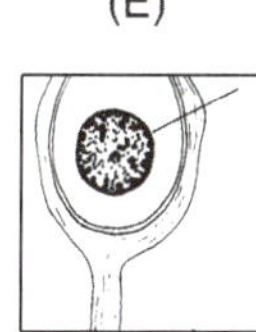

251.

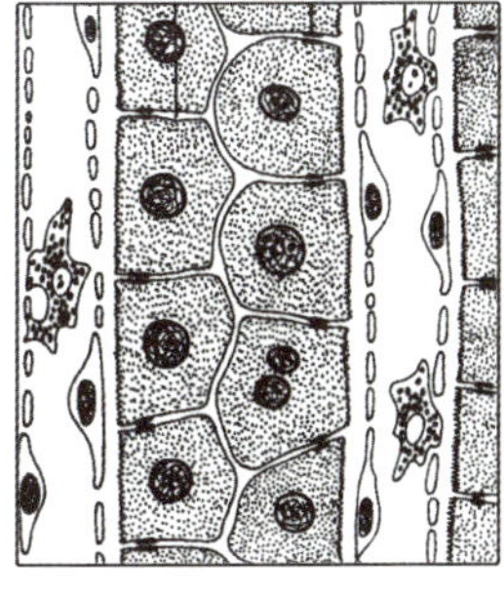

(A) 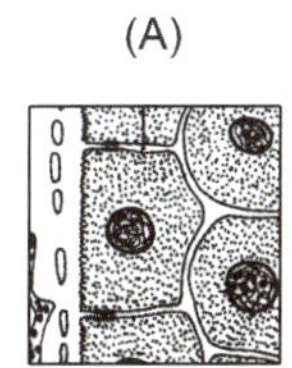
(B) 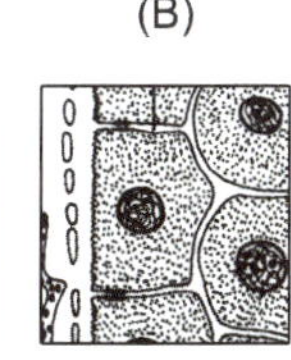
(C) 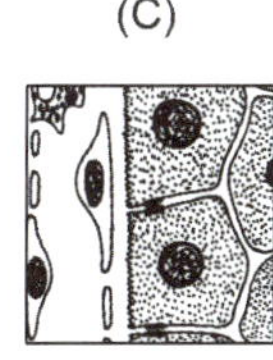
(D) 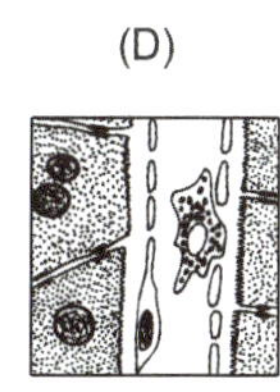
(E) 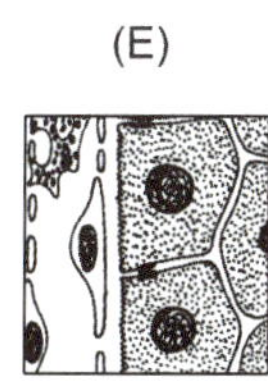

252.

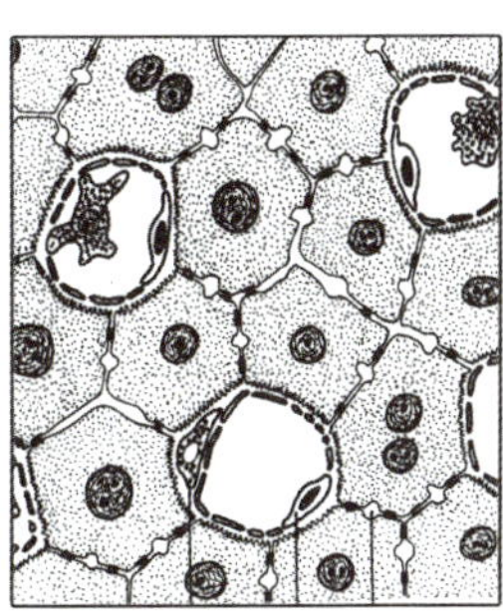

(A) 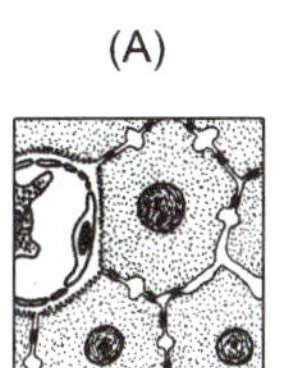
(B) 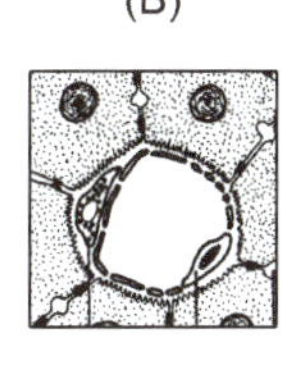
(C) 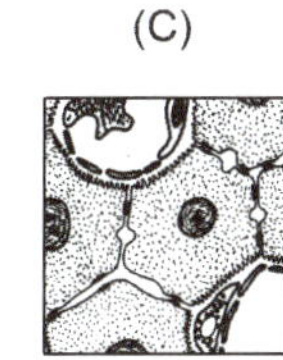
(D) 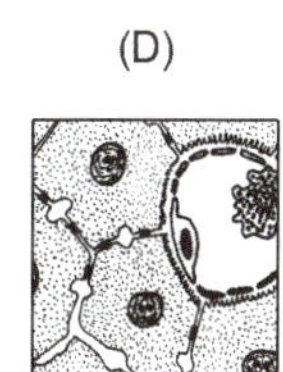
(E) 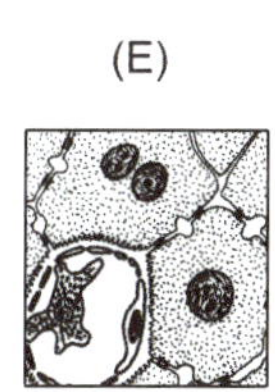

253.

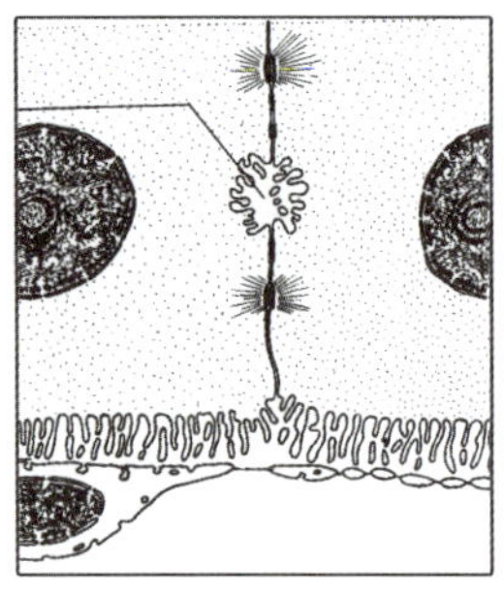

(A)

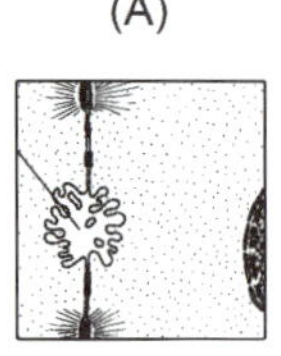

(B)

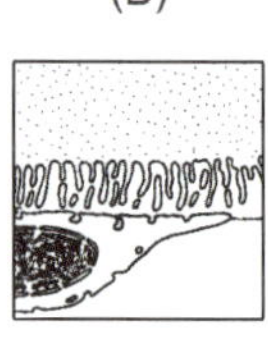

(C)

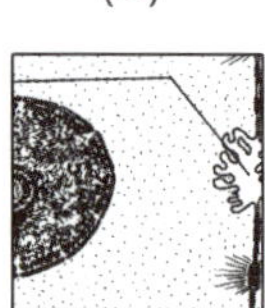

(D)

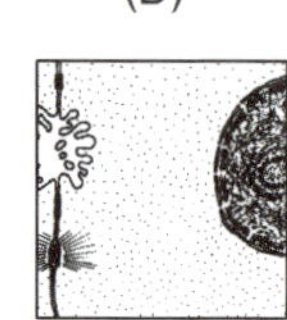

(E)

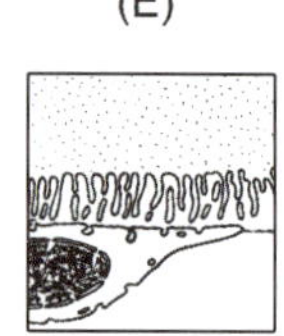

254.

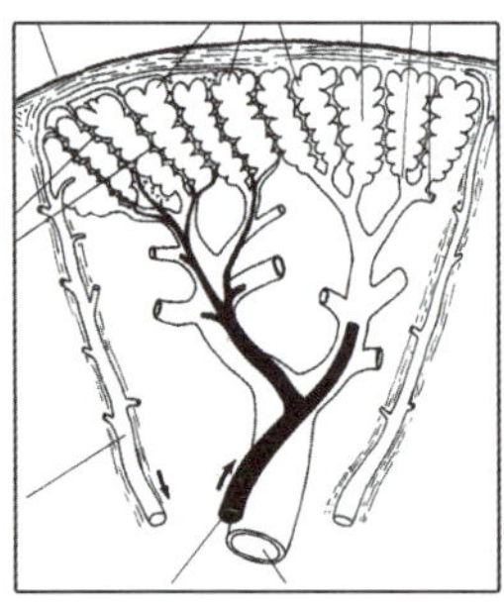

(A)

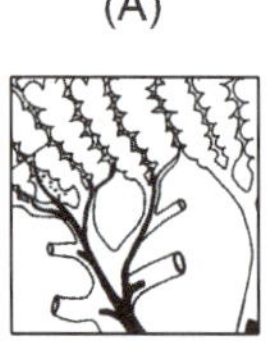

(B)

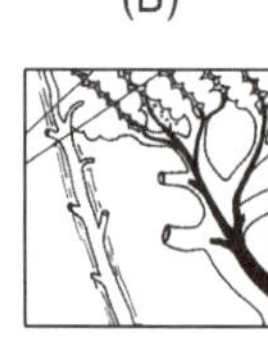

(C)

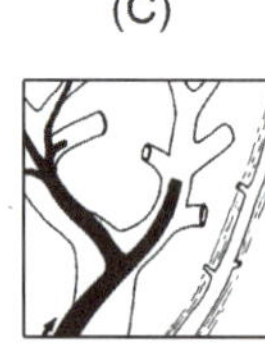

(D)

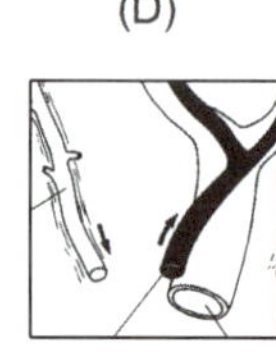

(E)

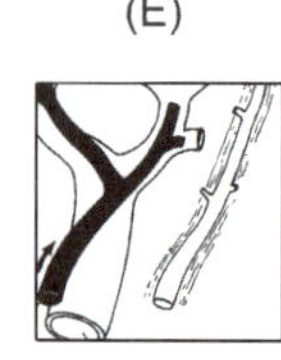

255.

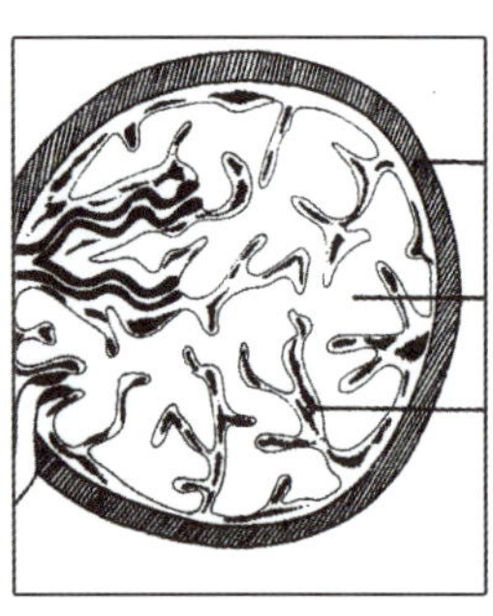

(A)

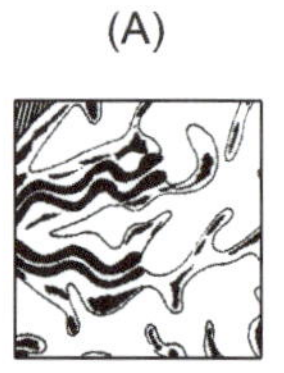

(B)

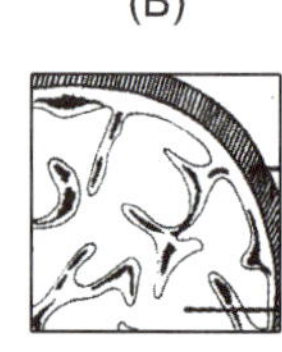

(C)

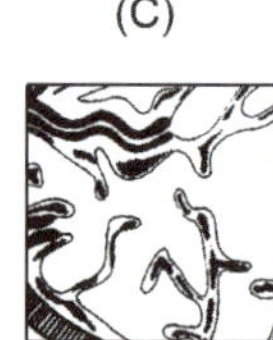

(D)

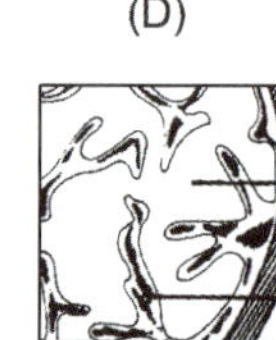

(E)

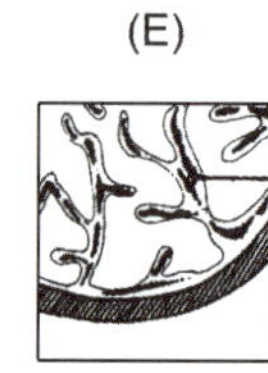

256.

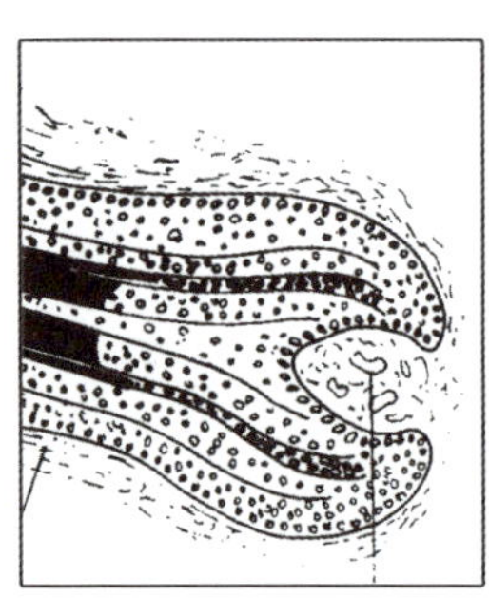

(A)

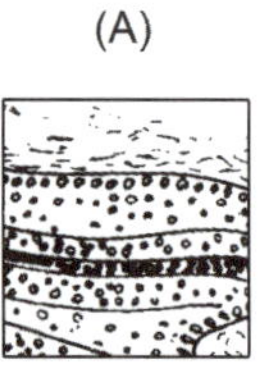

(B)

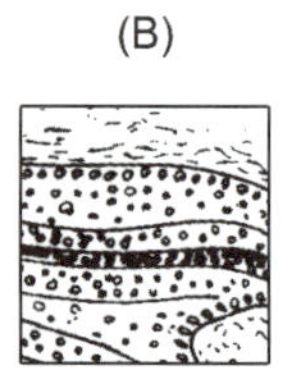

(C)

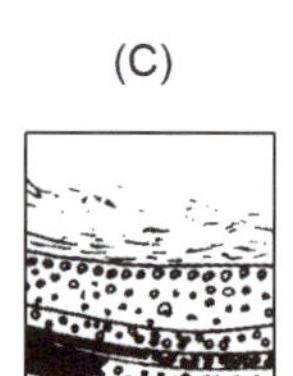

(D)

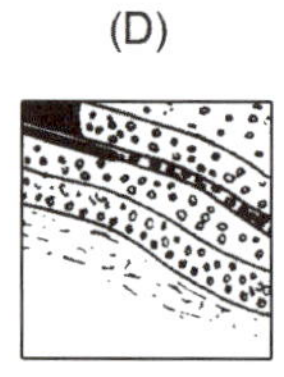

(E)

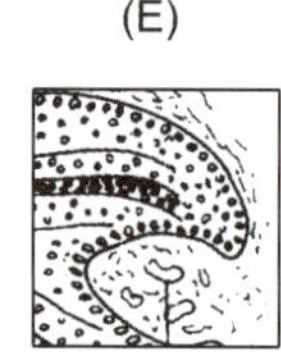

257.

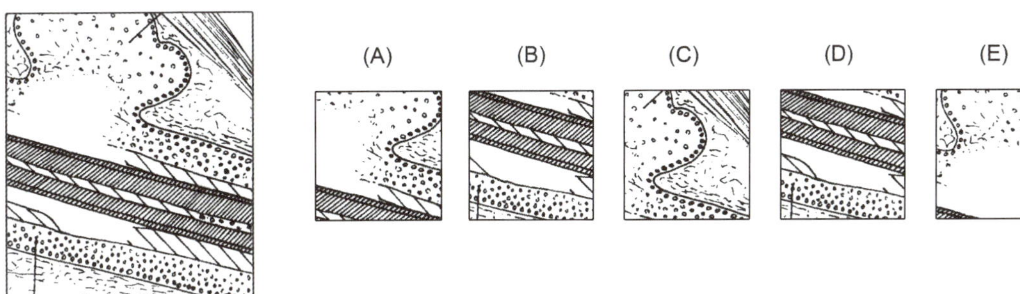

258.

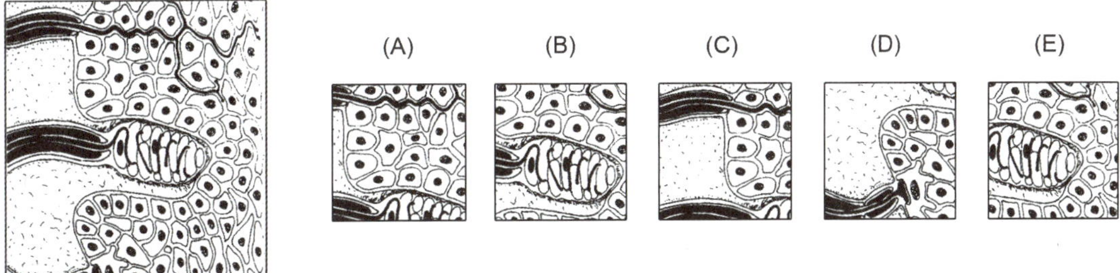

259.

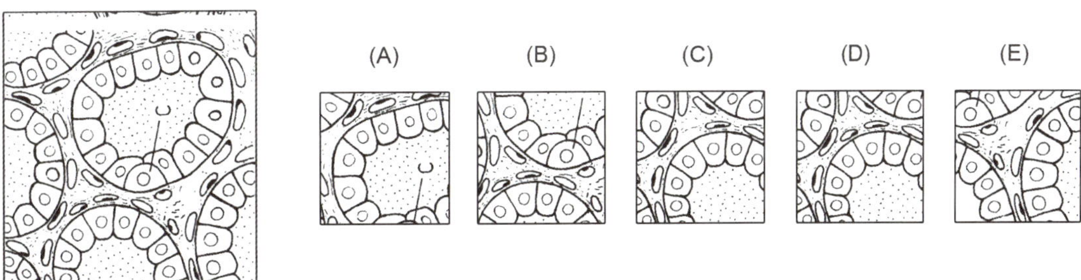

260.

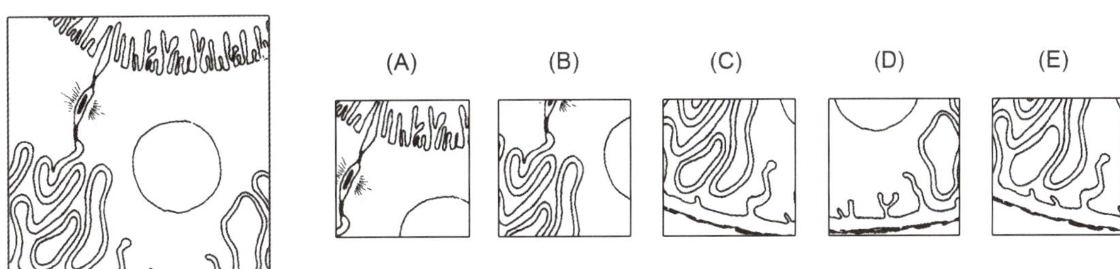

261.

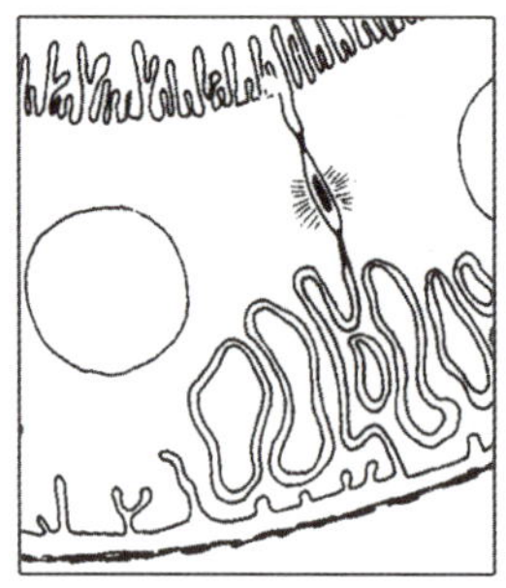

(A) 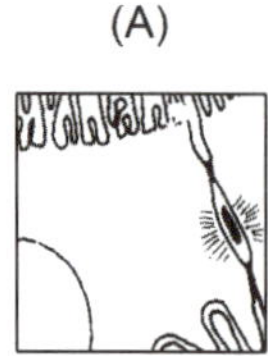 (B) 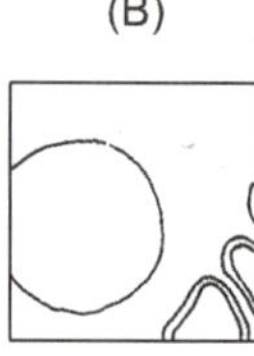 (C) 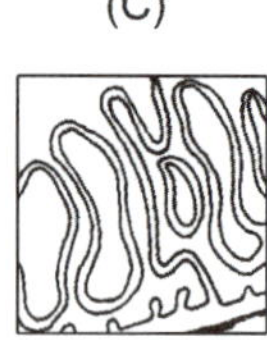 (D) 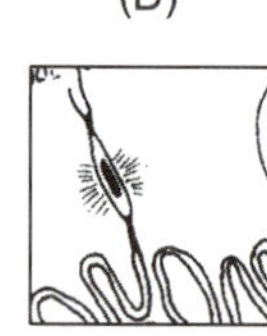 (E) 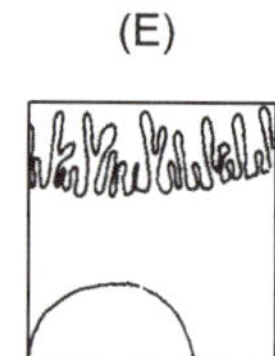

262.

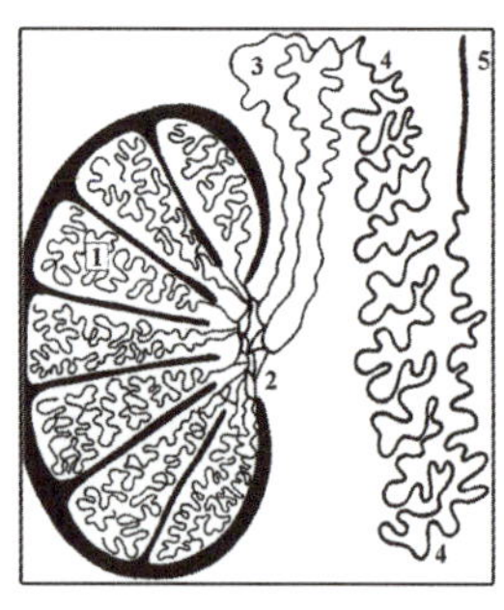

(A) 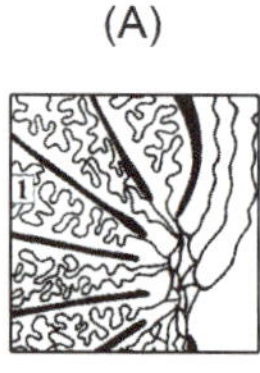 (B) 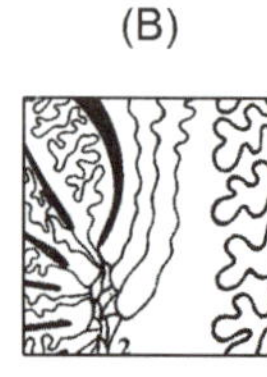 (C) 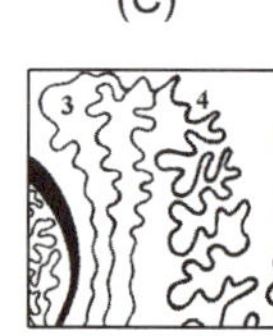 (D) 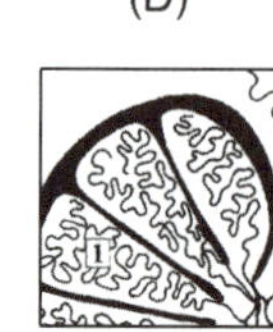 (E) 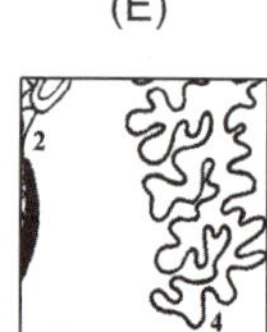

263.

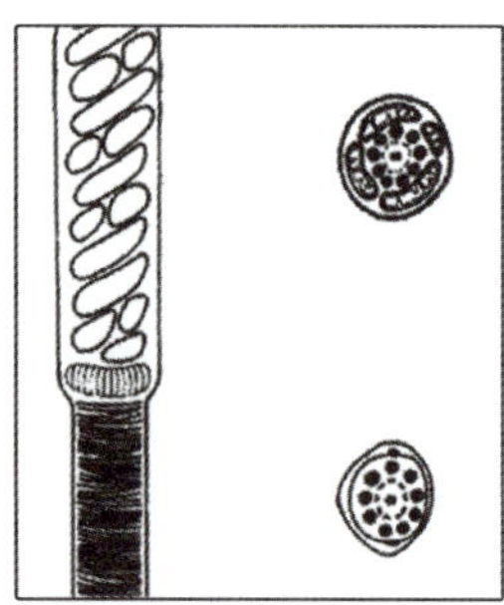

(A) 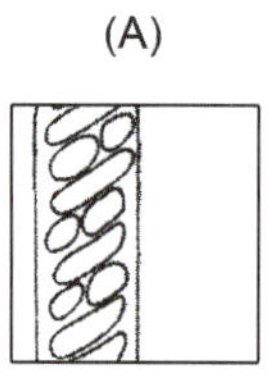 (B) 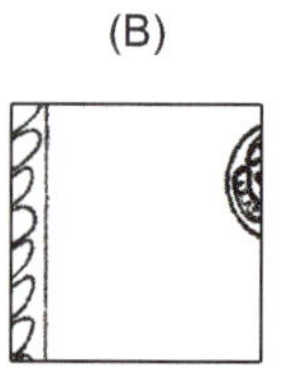 (C) 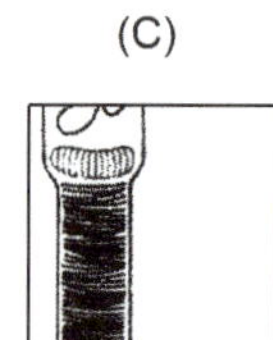 (D) 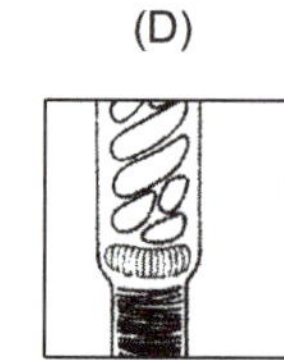 (E) 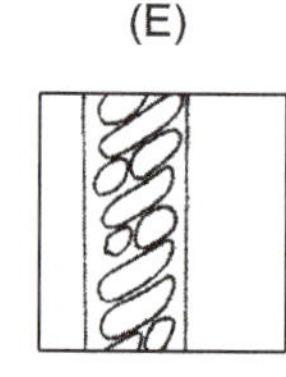

264.

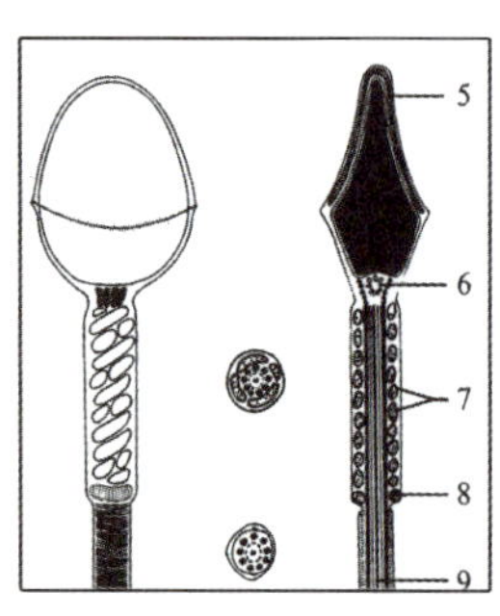

(A) 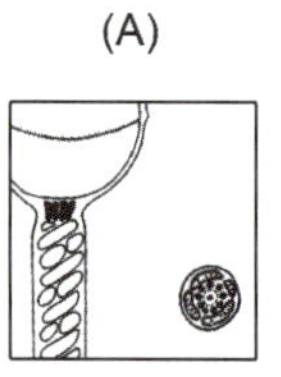 (B) 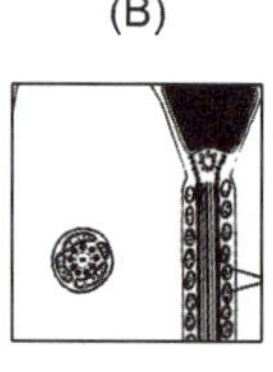 (C) 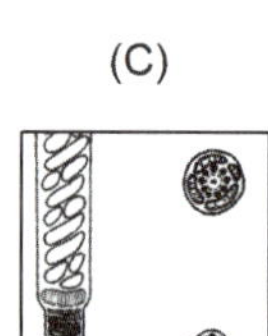 (D) 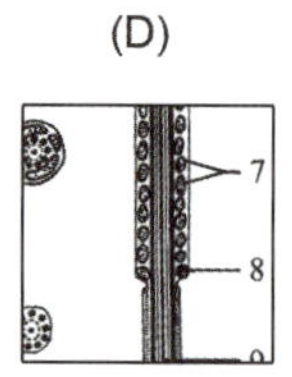 (E) 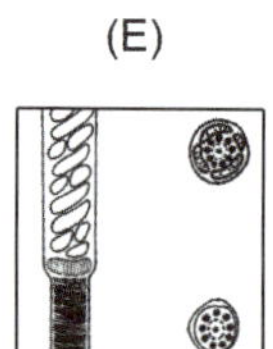

12. SIMULATION 12

Bearbeitungszeit: 22 Minuten

265.

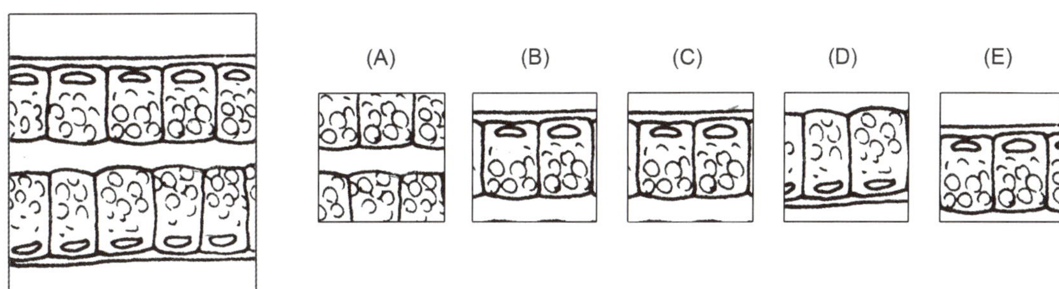

266.

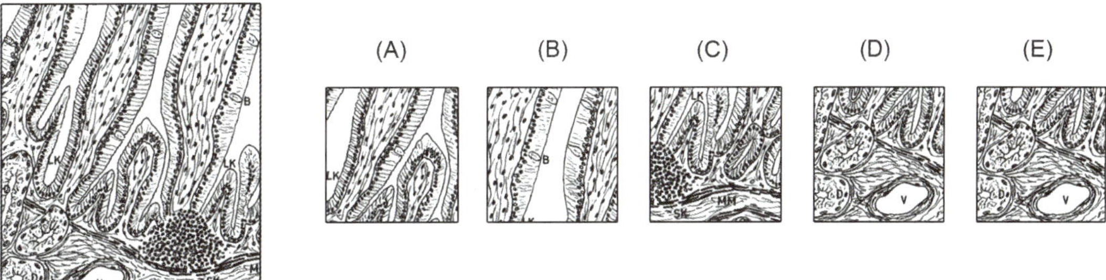

267.

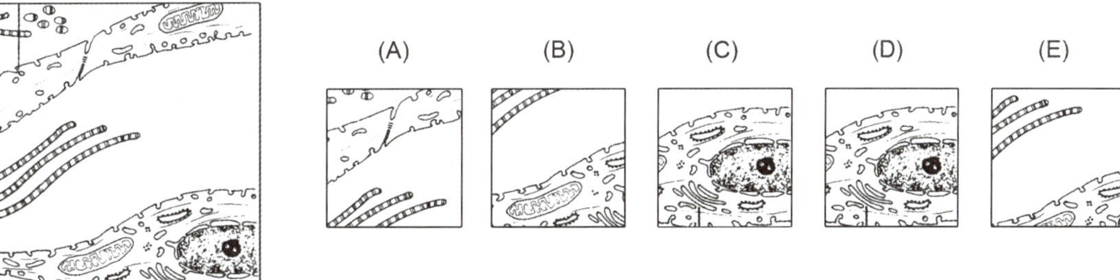

268.

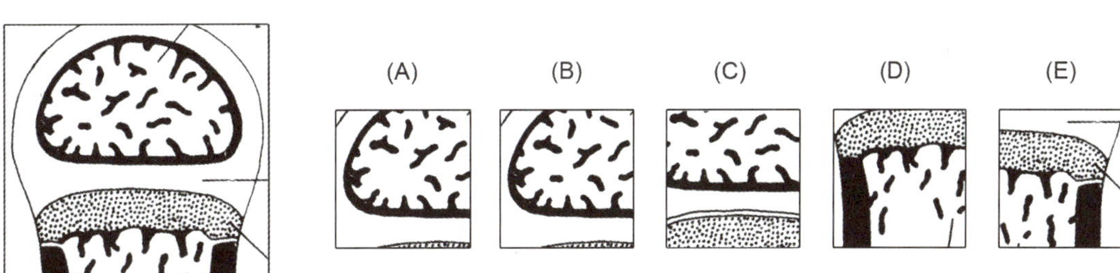

269.

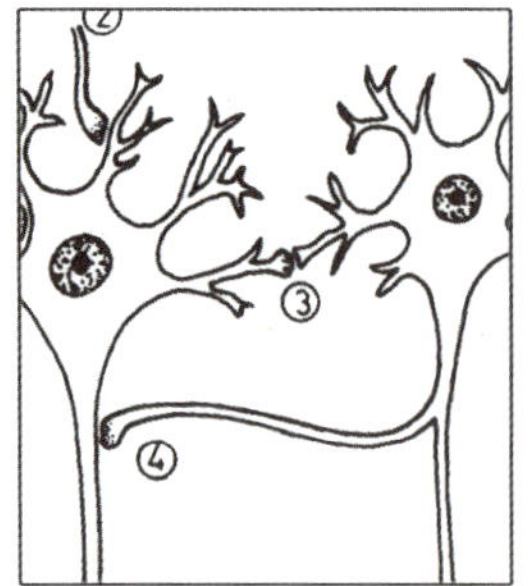

(A) 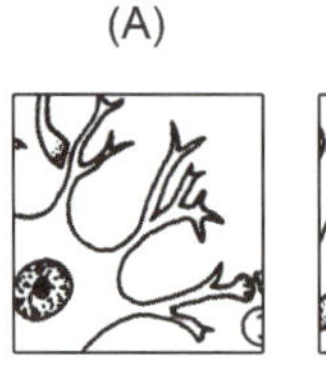
(B) 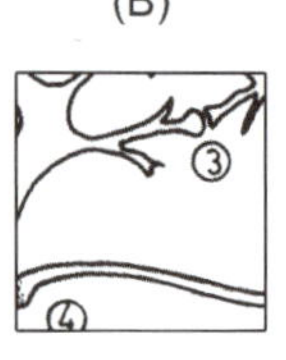
(C) 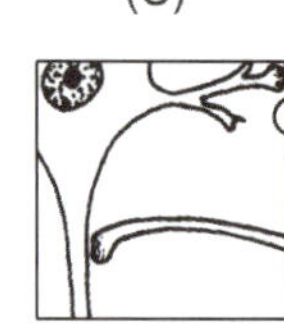
(D) 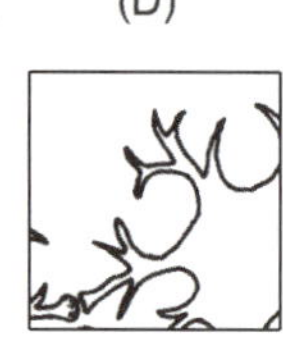
(E) 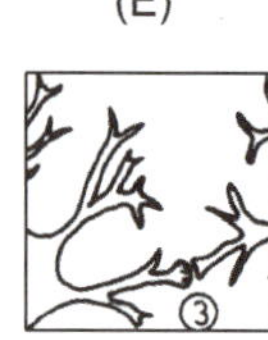

270.

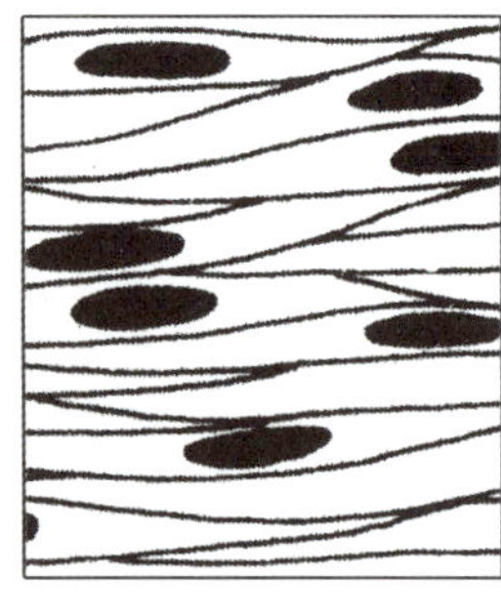

(A) 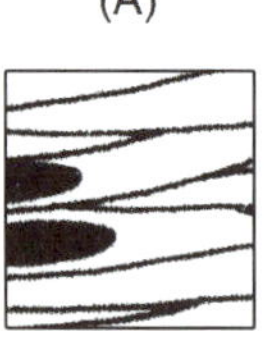
(B) 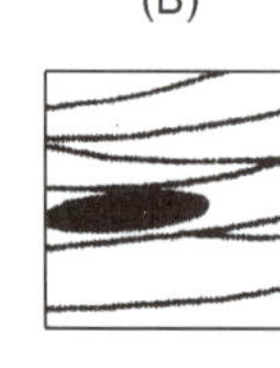
(C) 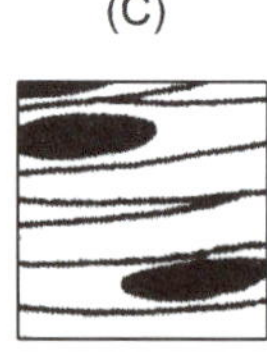
(D) 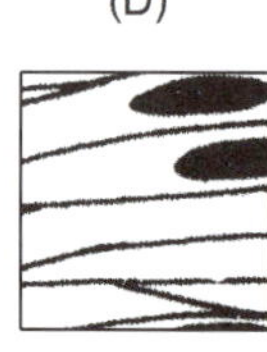
(E) 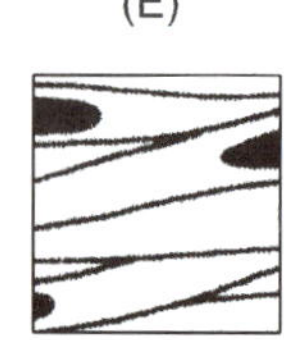

271.

(A) 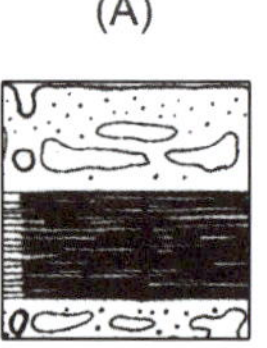
(B) 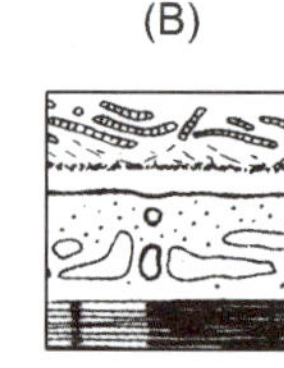
(C) 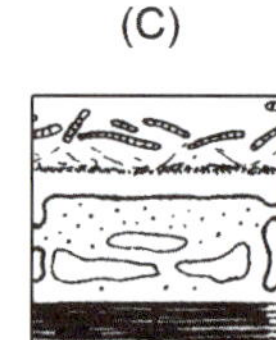
(D) 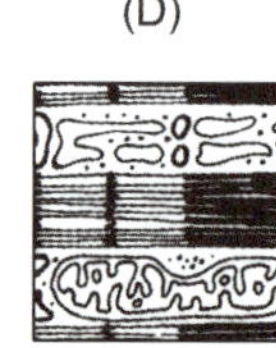
(E) 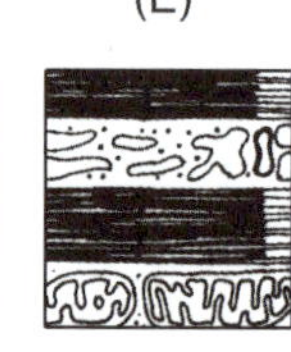

272.

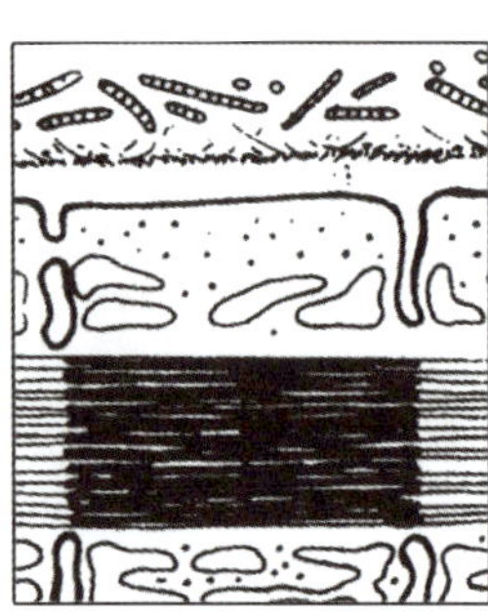

(A) 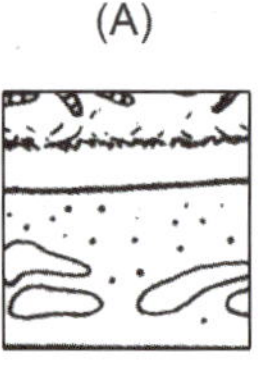
(B) 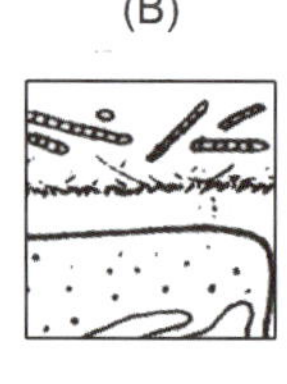
(C) 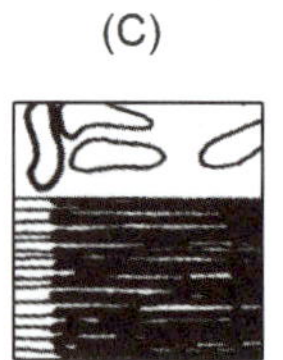
(D) 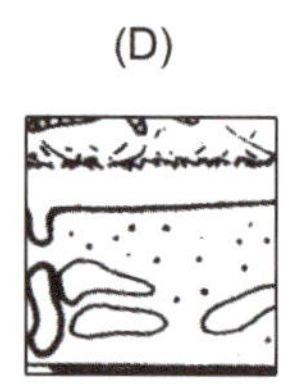
(E) 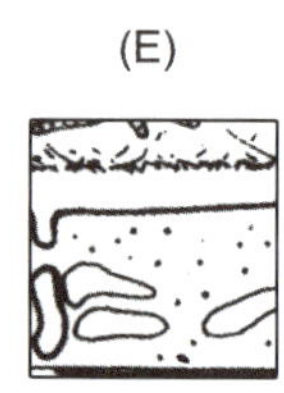

273.

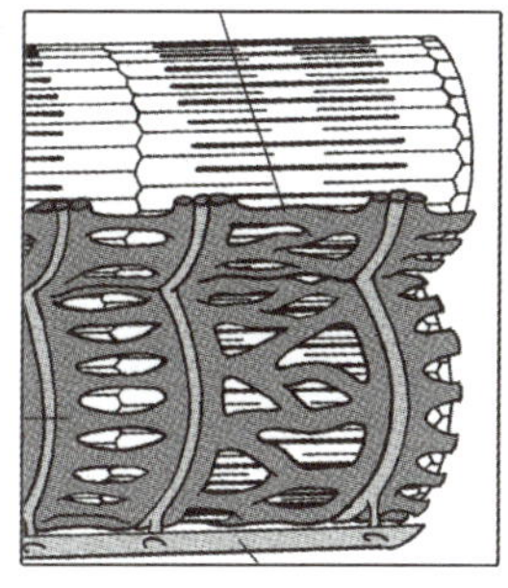

(A)
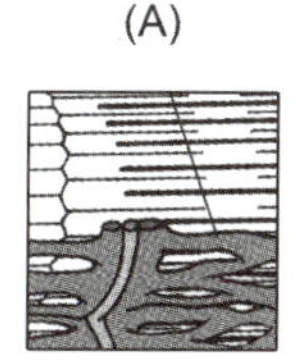
(B)
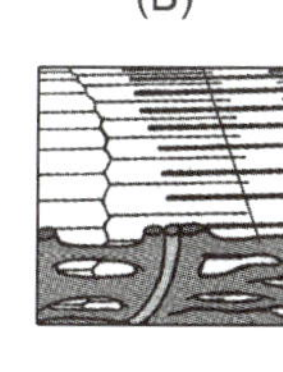
(C)
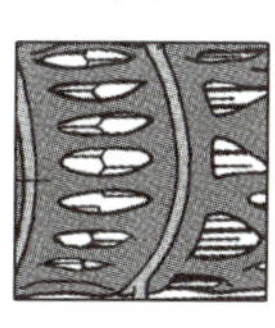
(D)
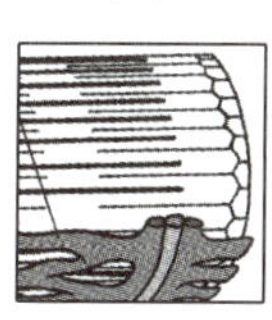
(E)
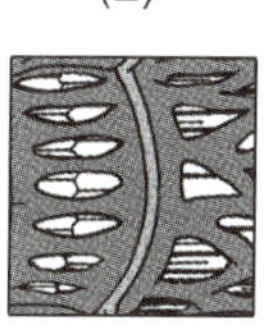

274.

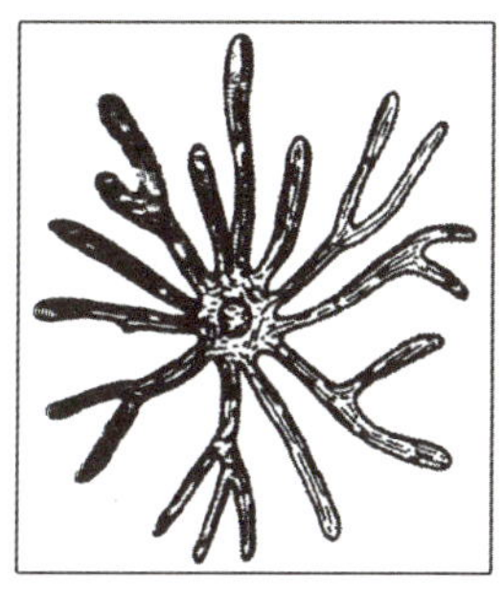

(A)
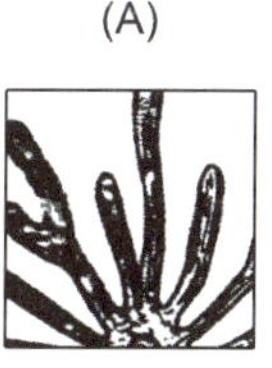
(B)
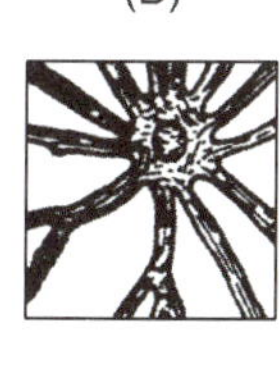
(C)
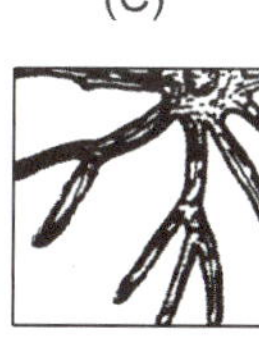
(D)
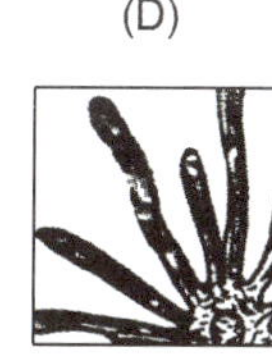
(E)
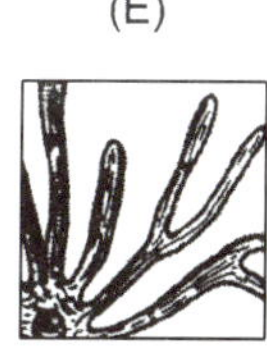

275.

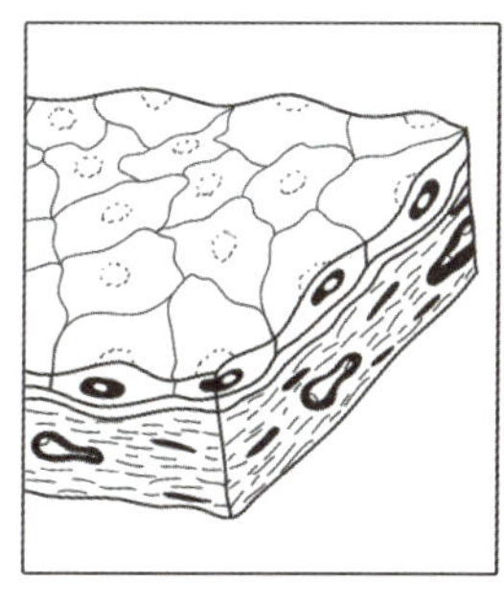

(A)
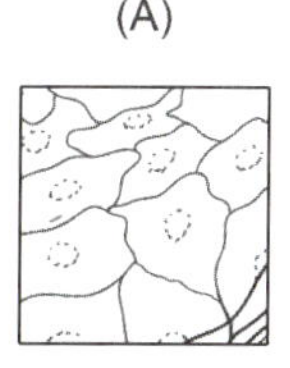
(B)
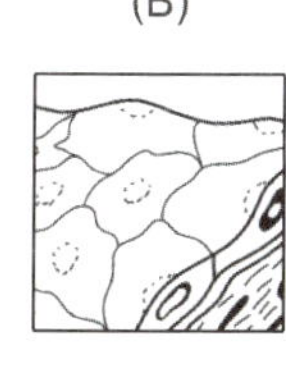
(C)
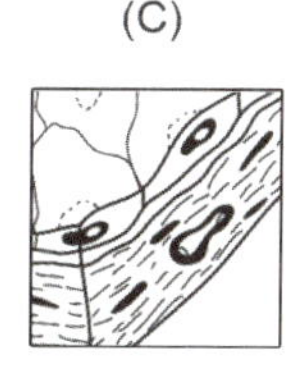
(D)
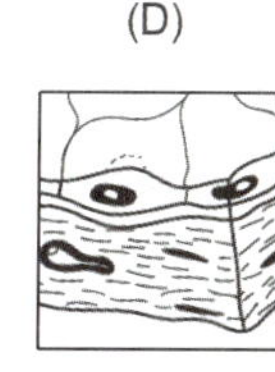
(E)
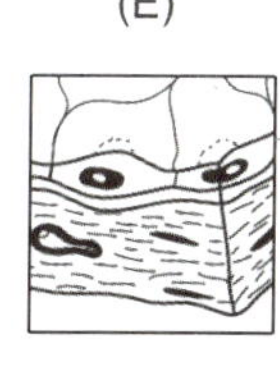

276.

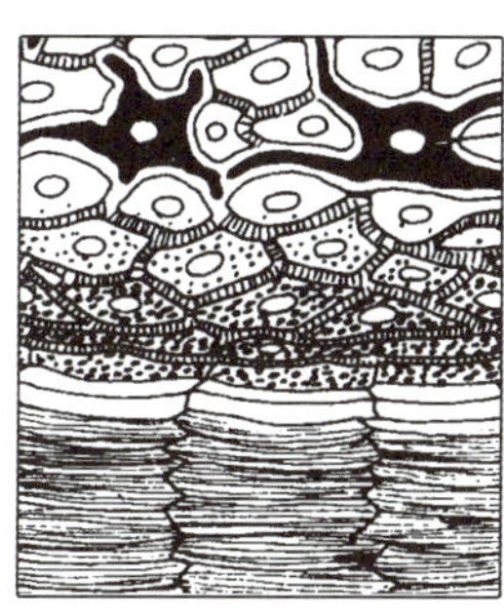

(A)
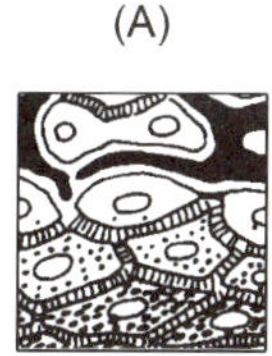
(B)
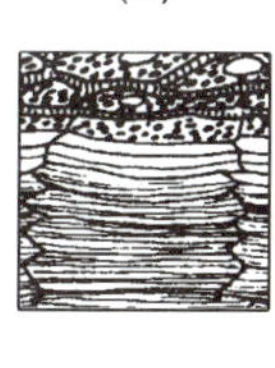
(C)
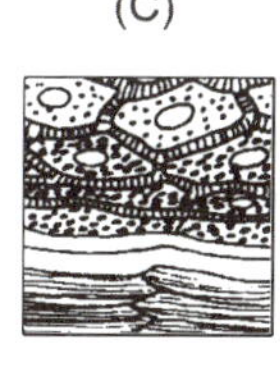
(D)
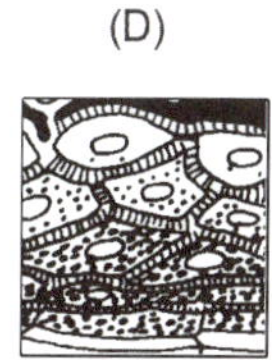
(E)
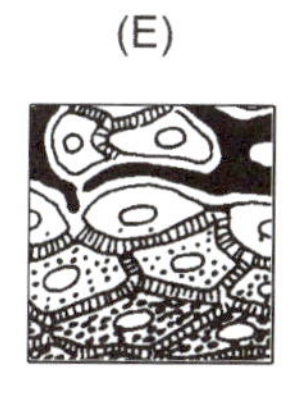

277.

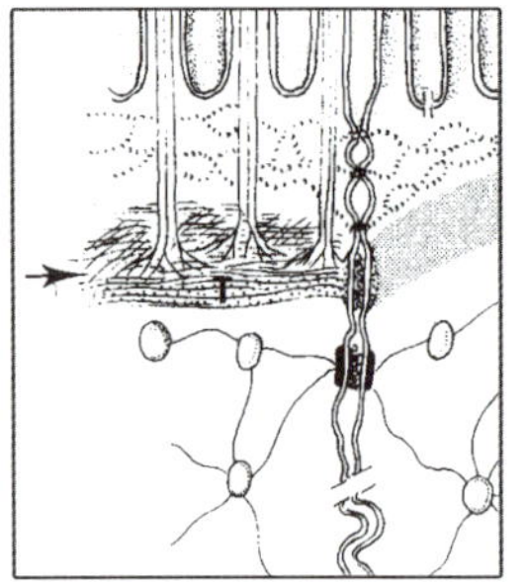

(A) 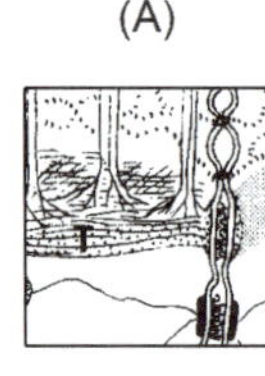 (B) 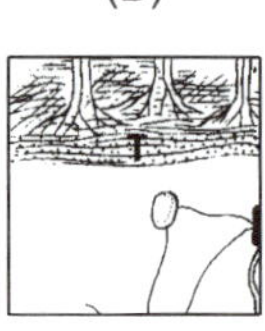 (C) 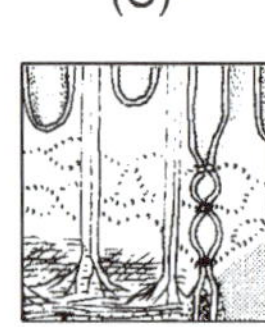 (D) 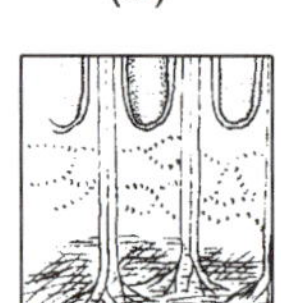 (E) 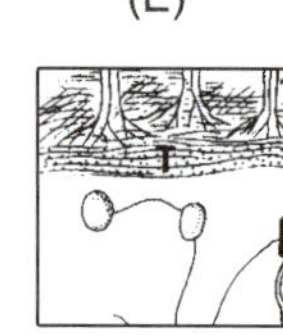

278.

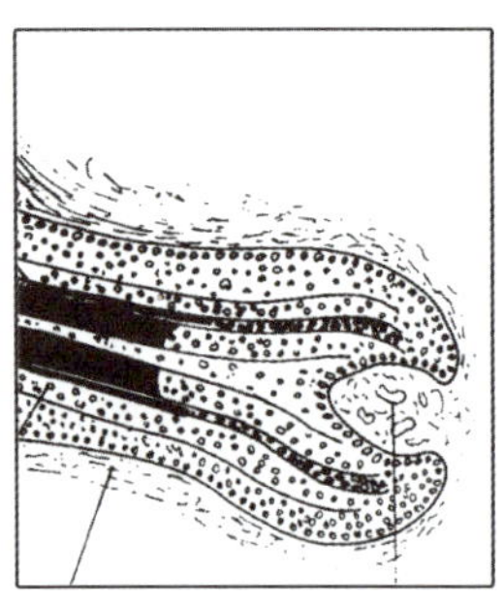

(A) 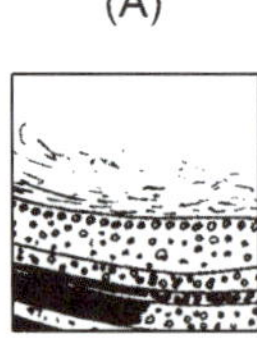 (B) 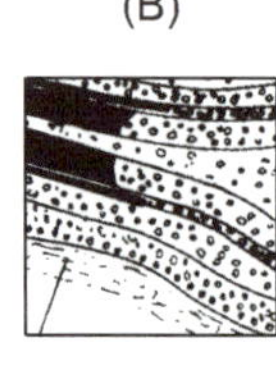 (C) 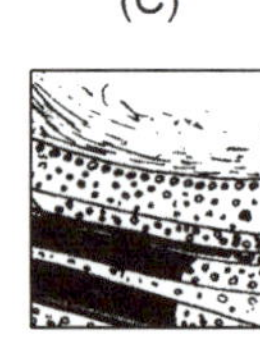 (D) 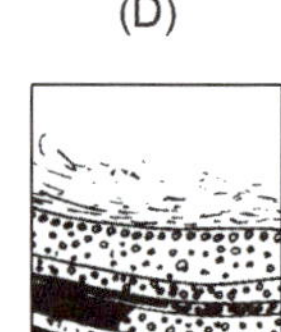 (E) 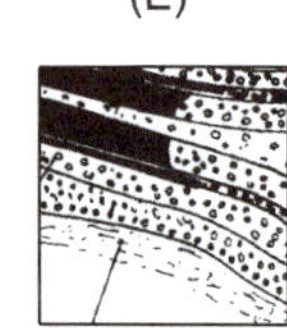

279.

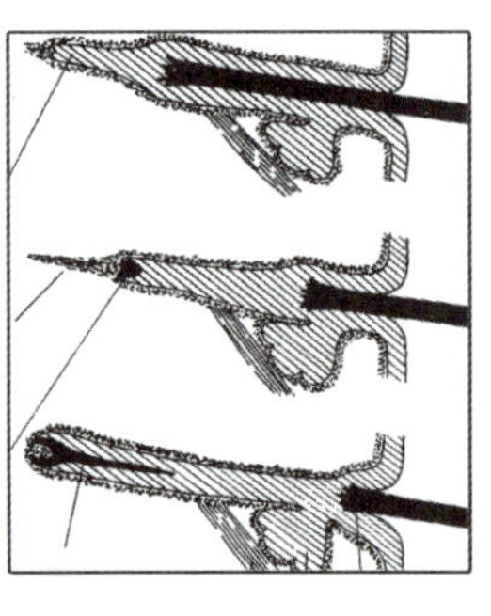

(A) 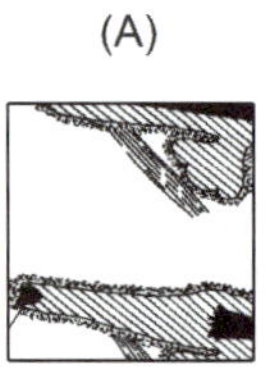 (B) 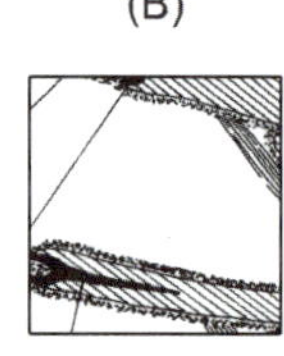 (C) 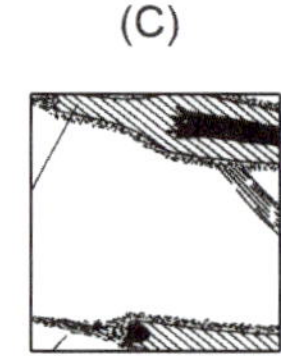 (D) 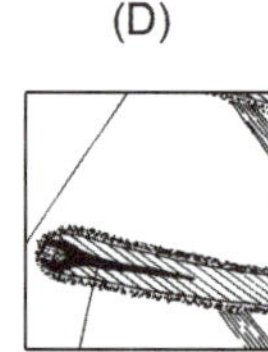 (E) 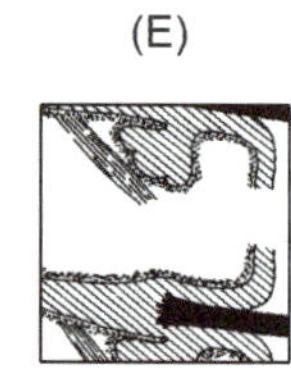

280.

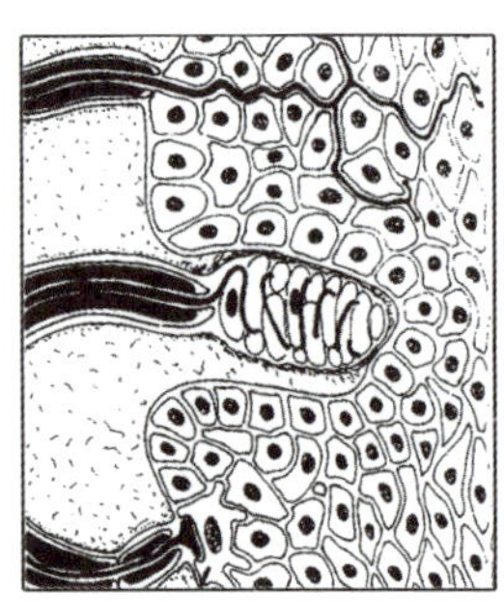

(A) 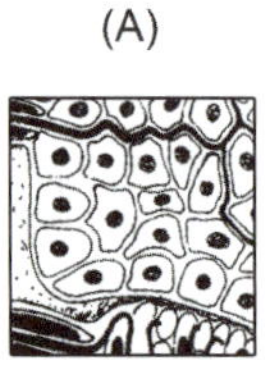 (B) 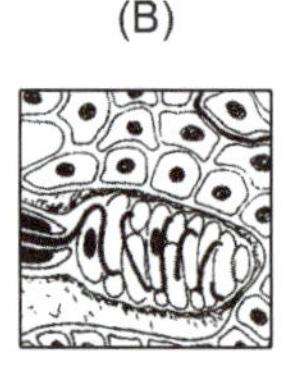 (C) 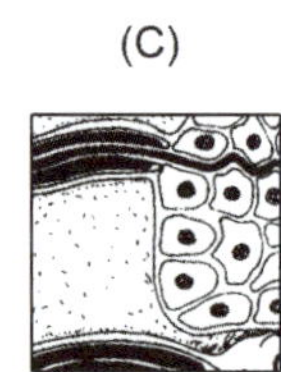 (D) 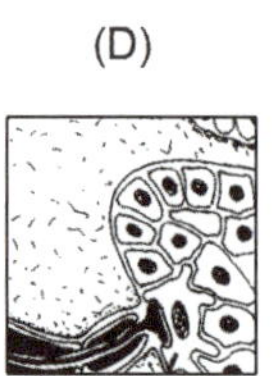 (E) 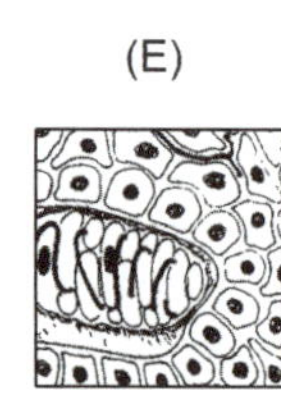

281.

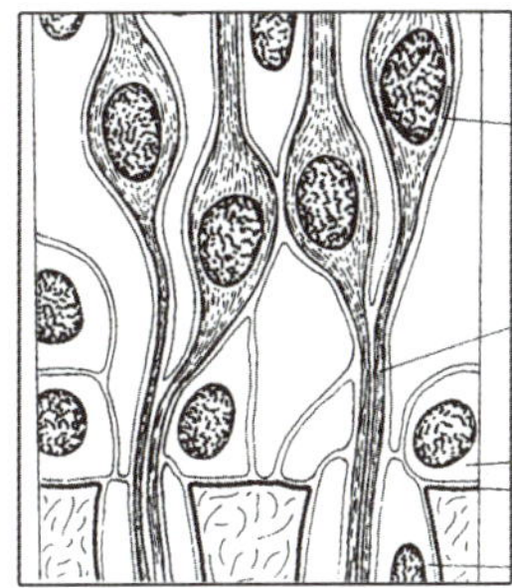

(A) 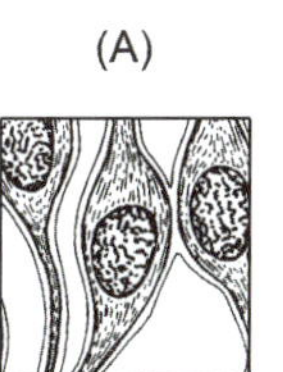 (B) 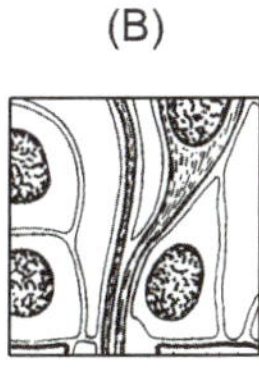 (C) 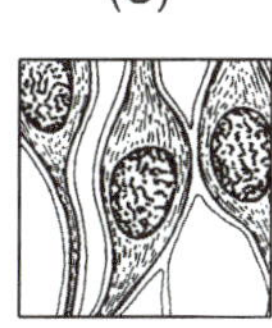 (D) 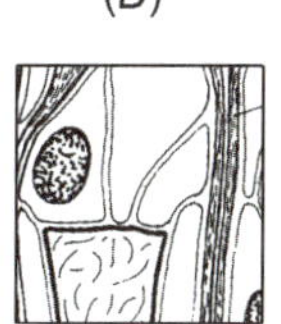 (E) 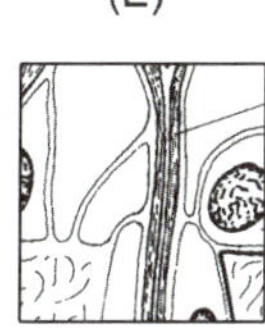

282.

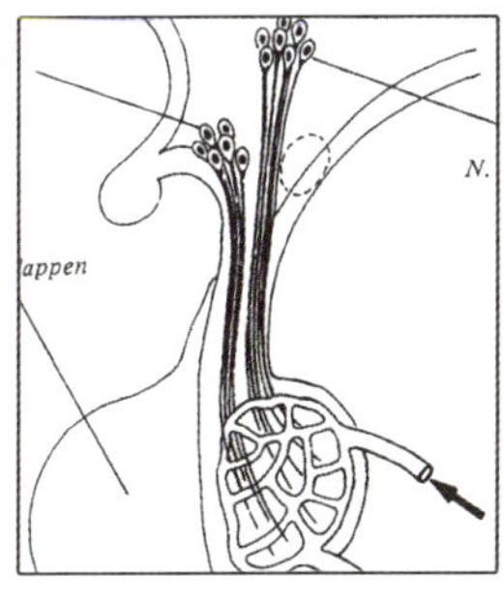

(A) 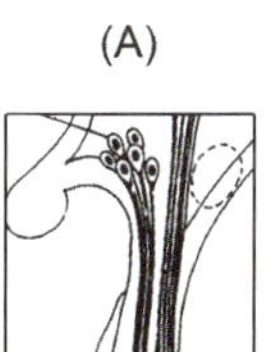 (B) 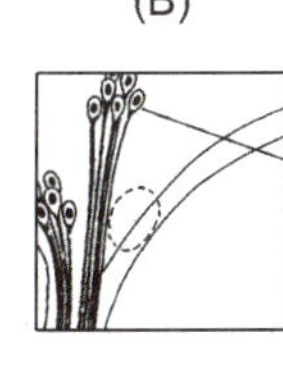 (C) 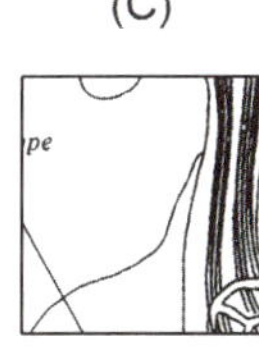

(D) 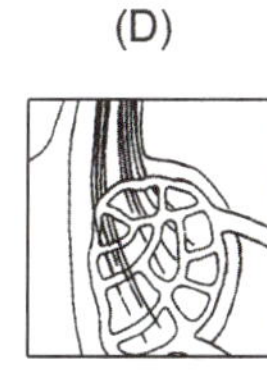 (E) 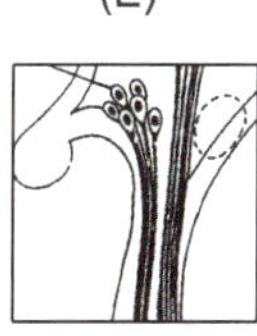

283.

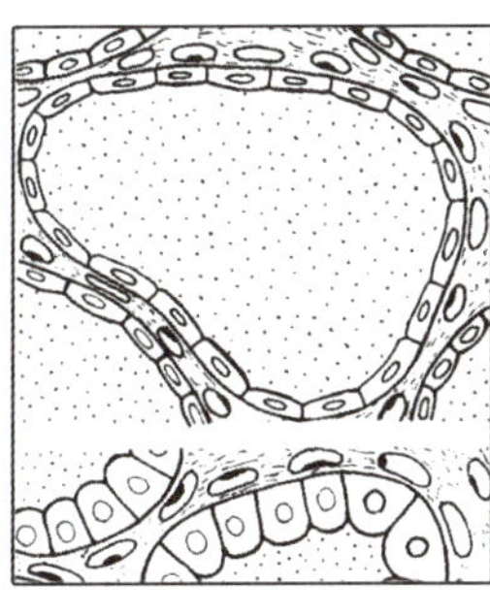

(A) 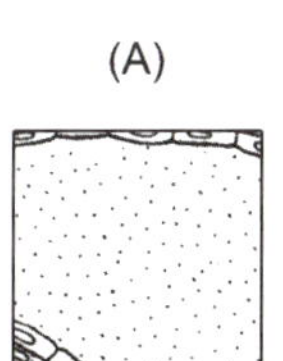 (B) 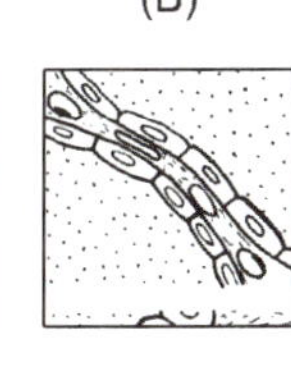 (C) 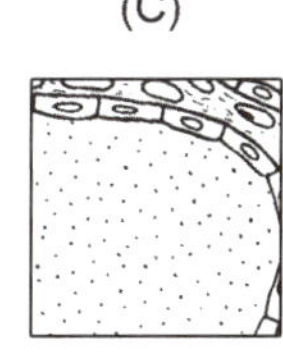 (D) 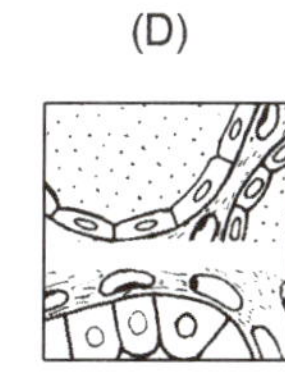 (E) 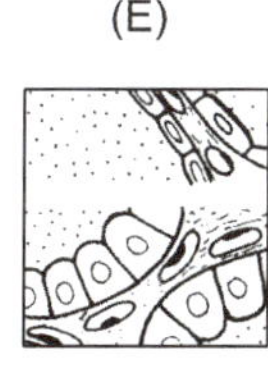

284.

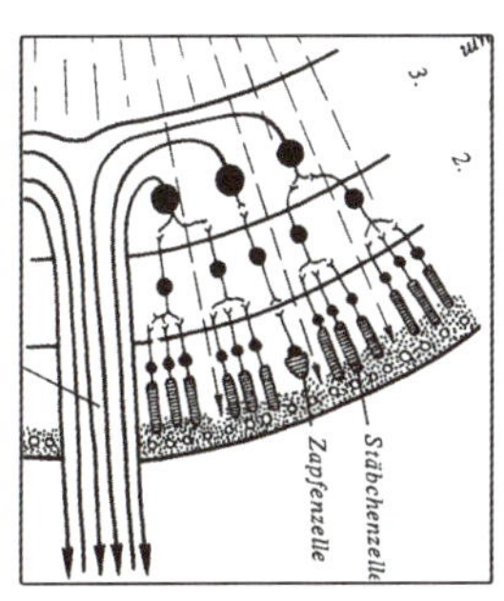

(A) 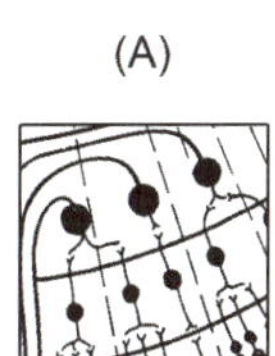 (B) 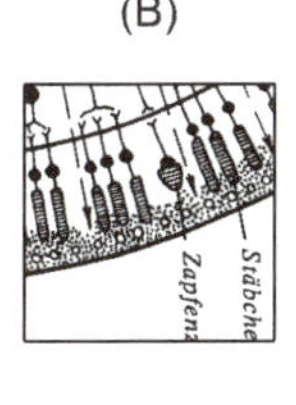

(C) 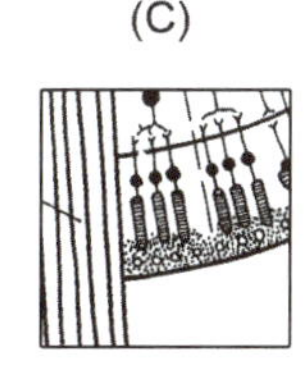 (D) 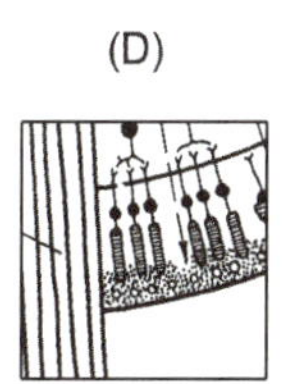 (E) 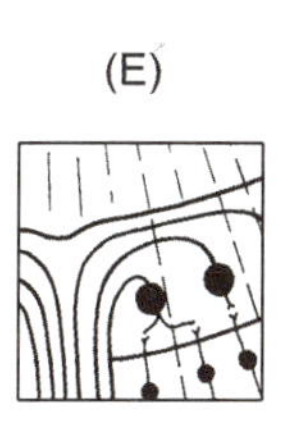

285.

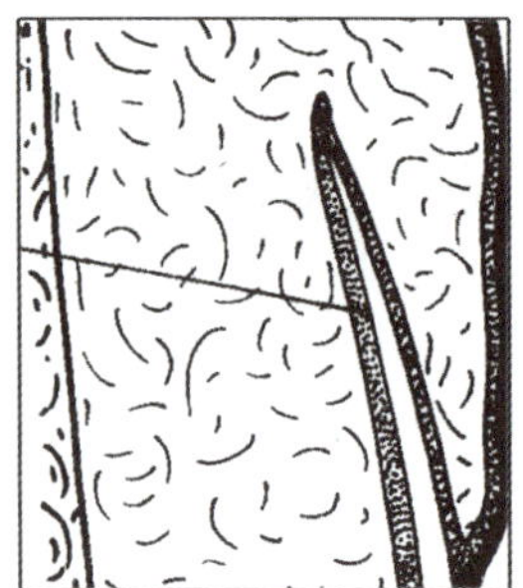

(A) 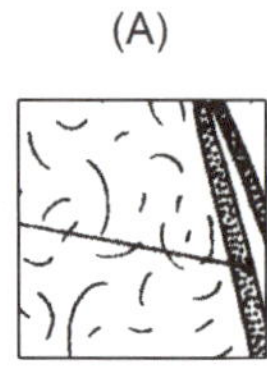 (B) 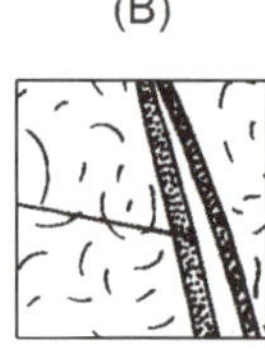 (C) 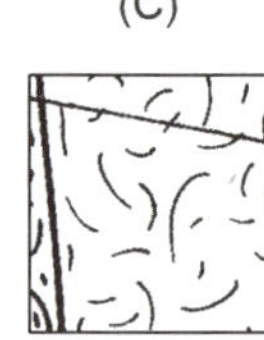 (D) 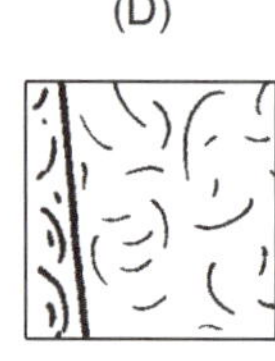 (E) 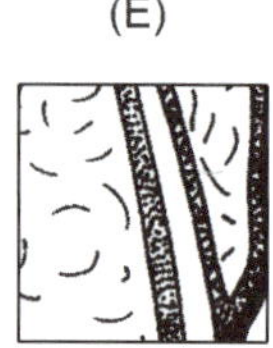

286.

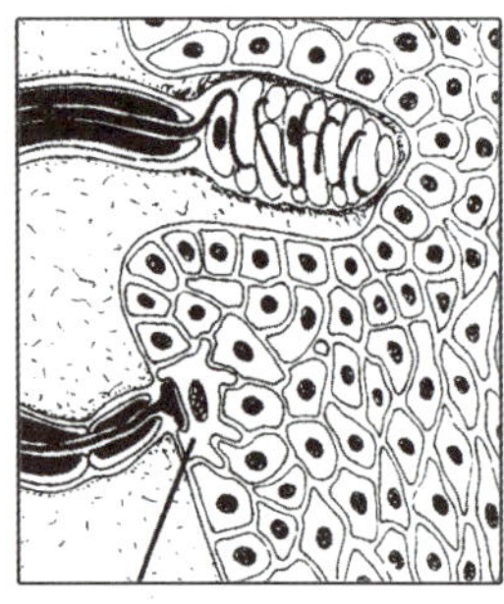

(A) 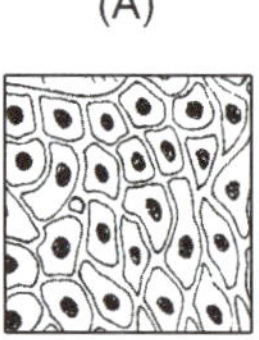 (B) 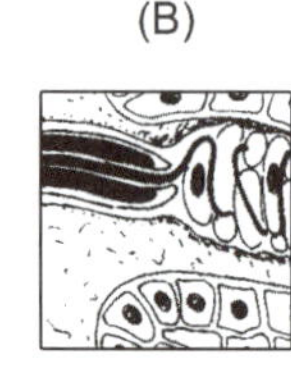 (C) 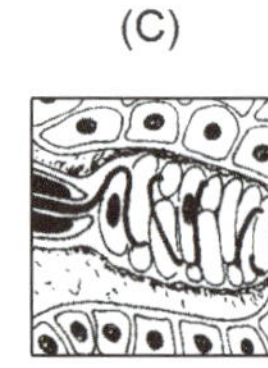 (D) 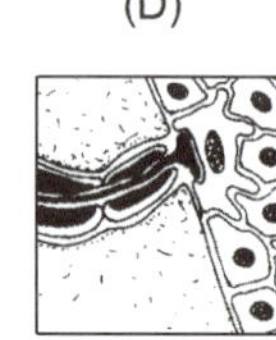 (E) 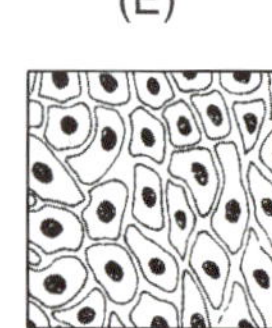

287.

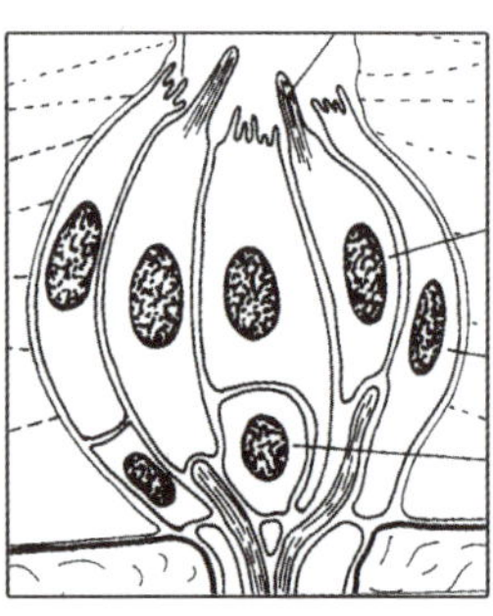

(A) 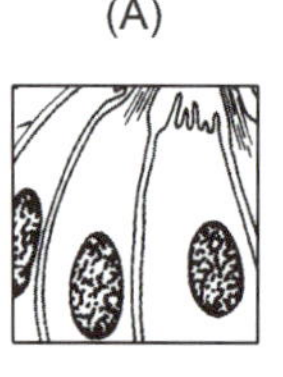 (B) 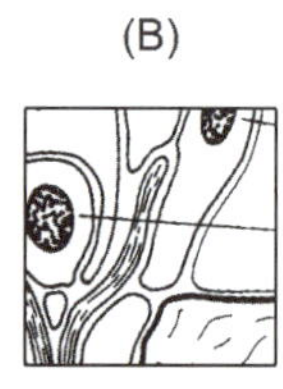 (C) 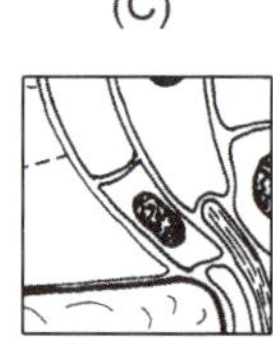 (D) 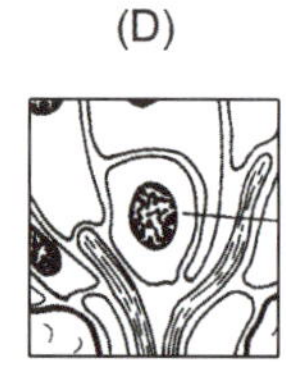 (E) 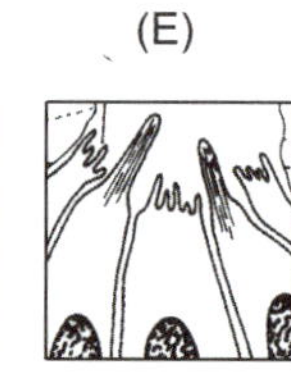

288.

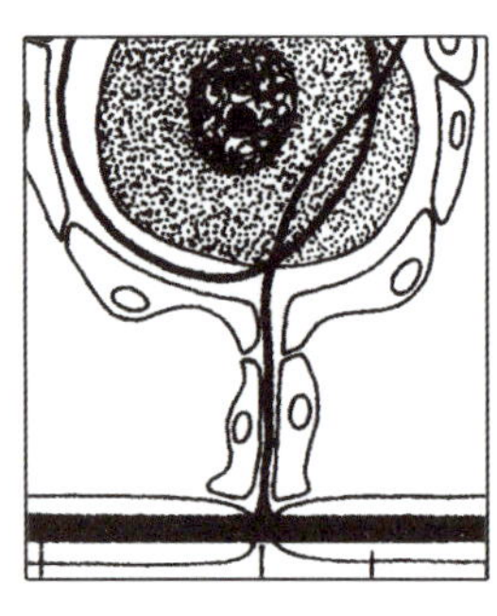

(A) 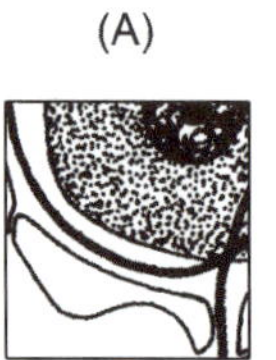 (B) 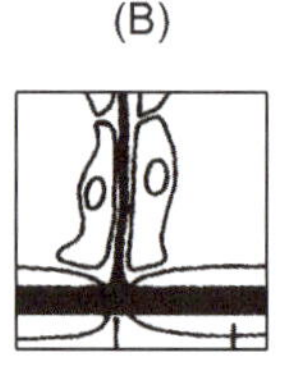 (C) 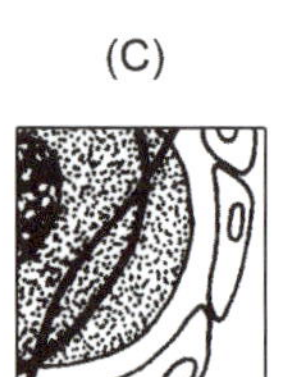 (D) 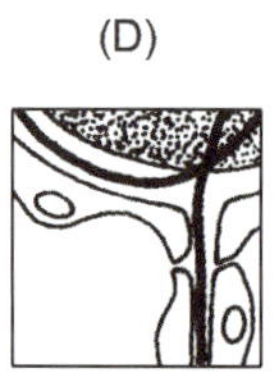 (E) 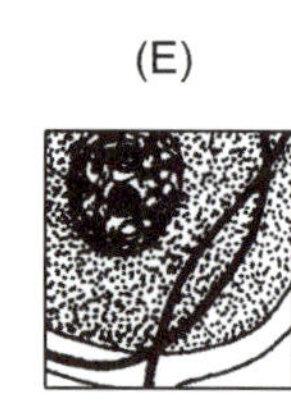

13. SIMULATION 13

Bearbeitungszeit: 22 Minuten

289.

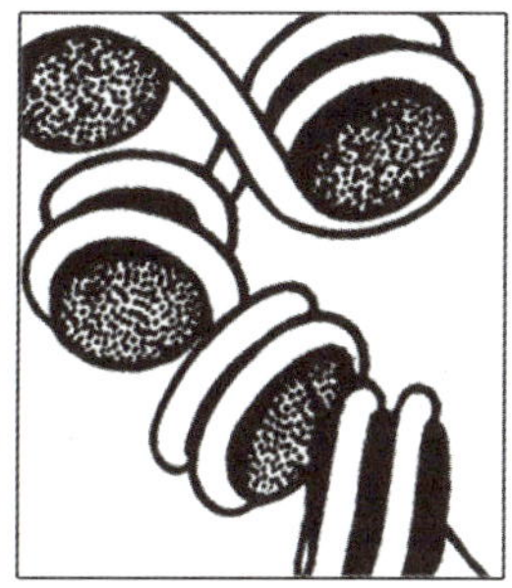

(A) 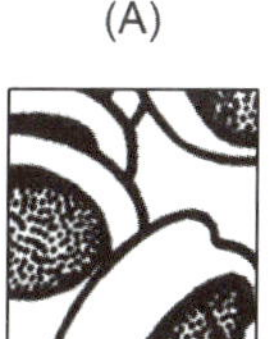
(B) 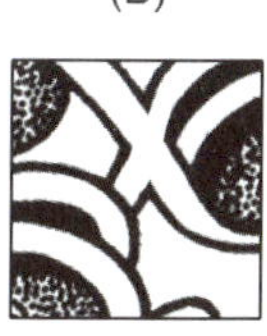
(C) 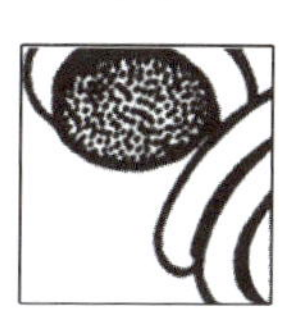
(D) 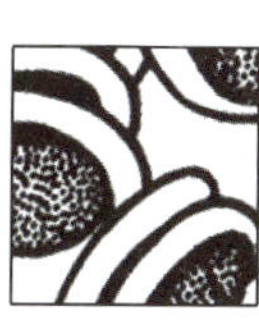
(E) 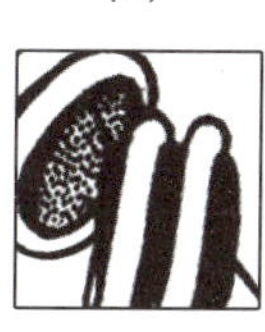

290.

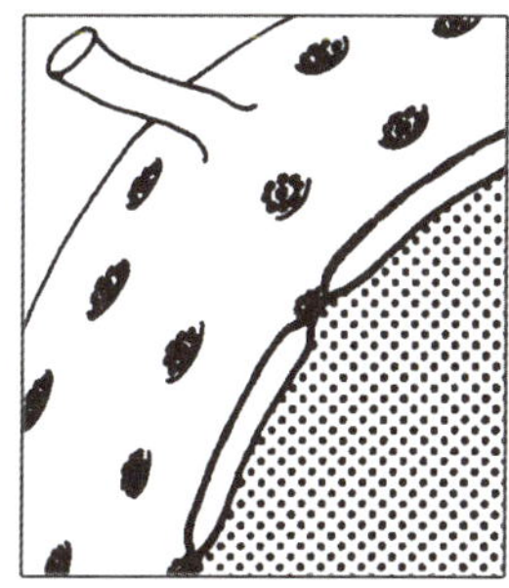

(A) 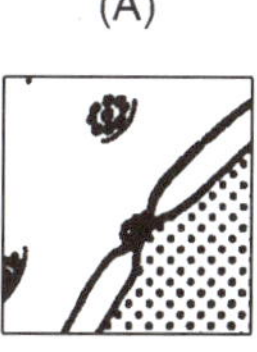
(B) 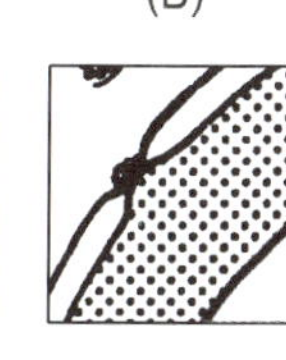
(C) 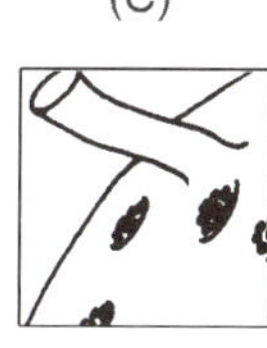
(D) 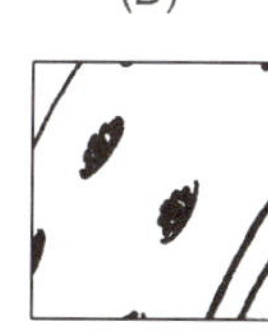
(E) 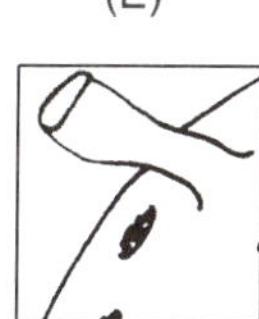

291.

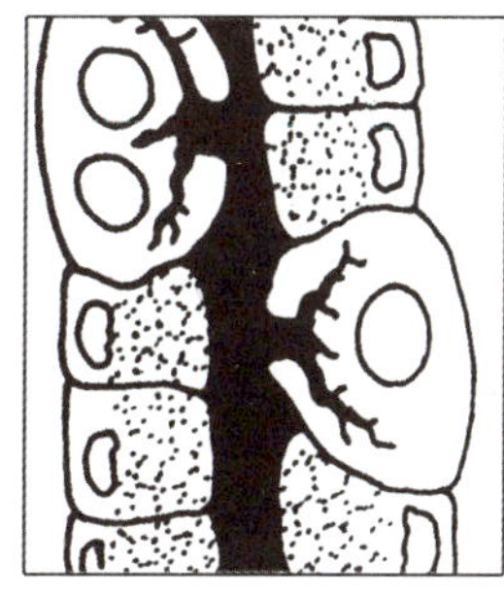

(A) 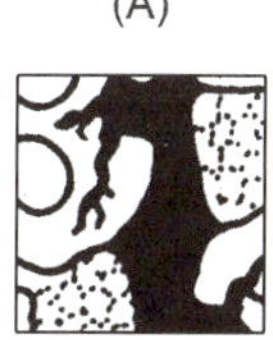
(B) 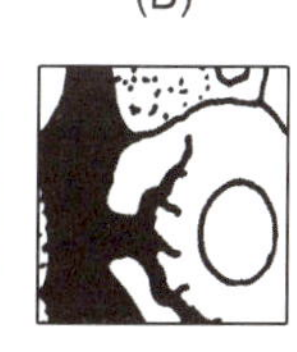
(C) 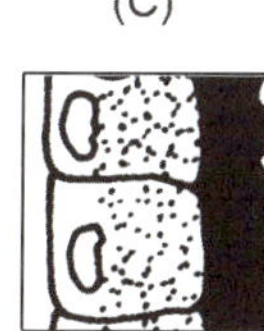
(D) 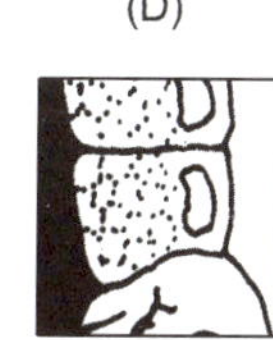
(E) 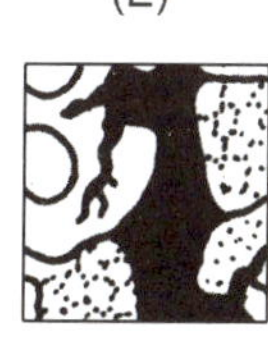

292.

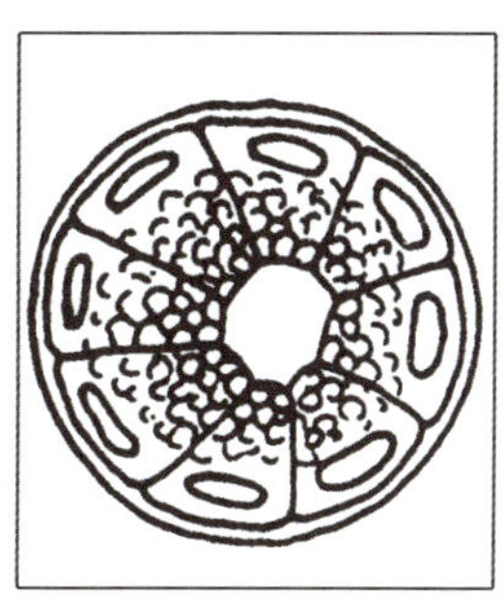

(A) 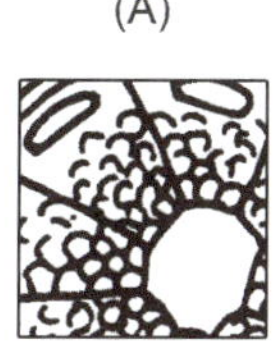
(B) 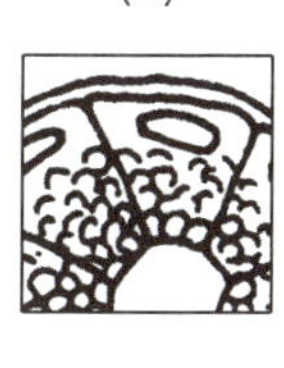
(C) 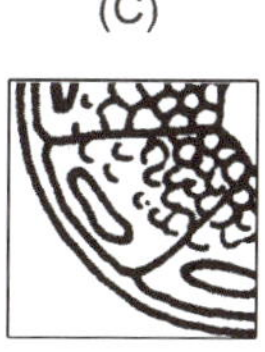
(D) 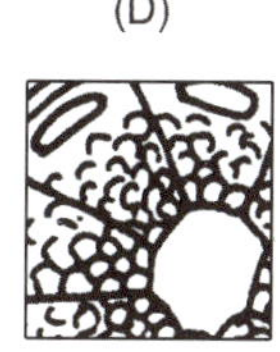
(E) 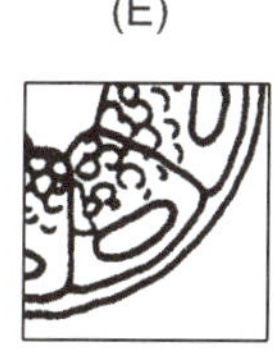

293.

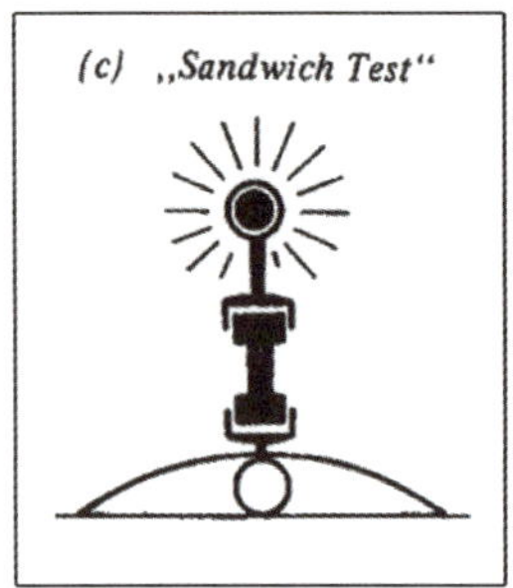

(A) 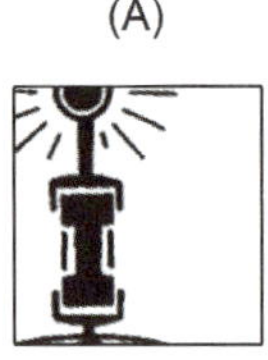 (B) 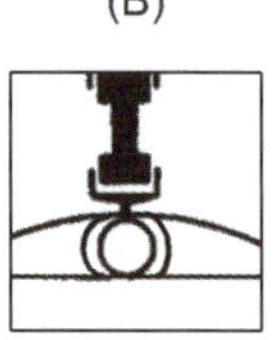 (C)  (D) 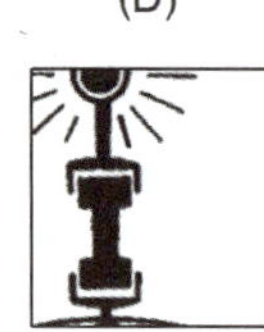 (E) 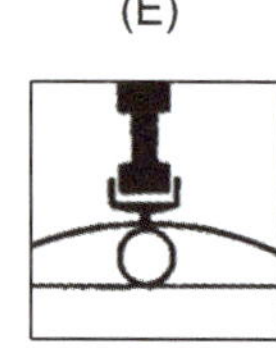

294.

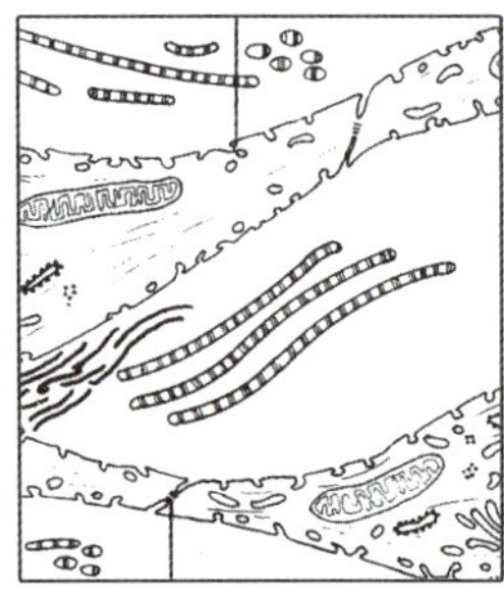

(A) 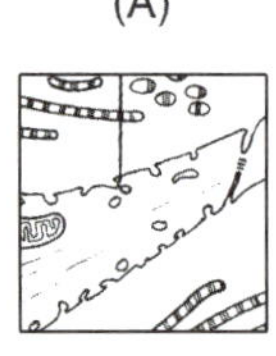 (B) 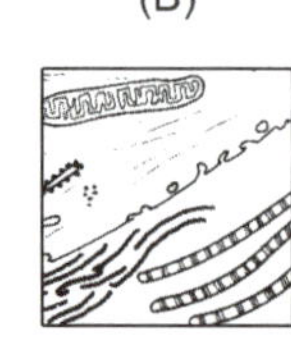 (C) 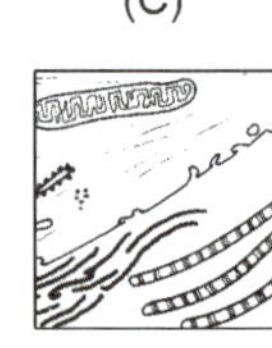 (D) 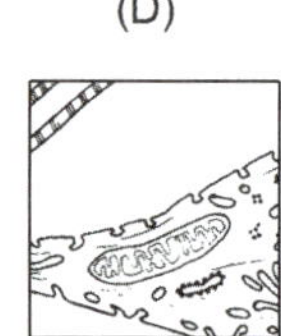 (E) 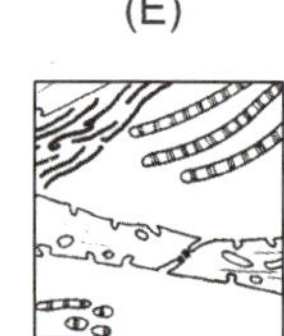

295.

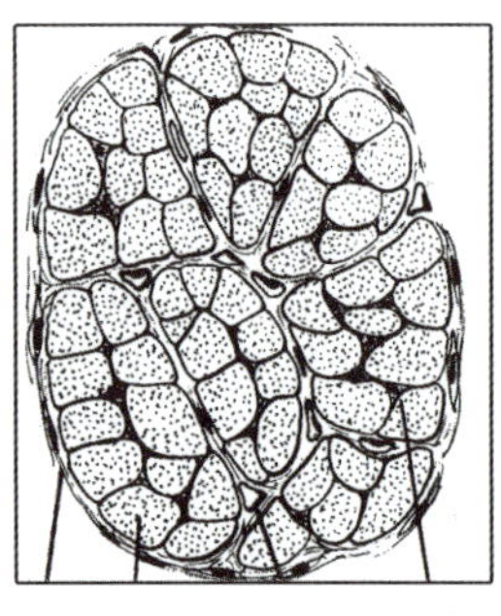

(A) 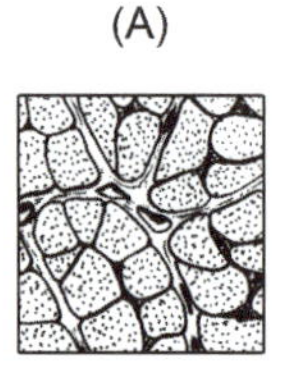 (B) 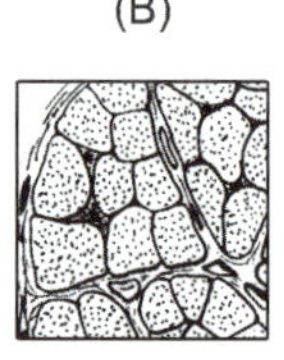 (C) 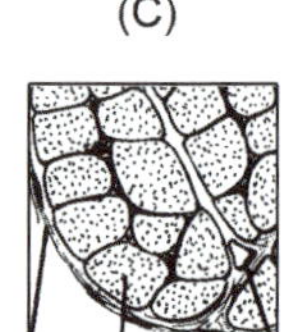 (D) 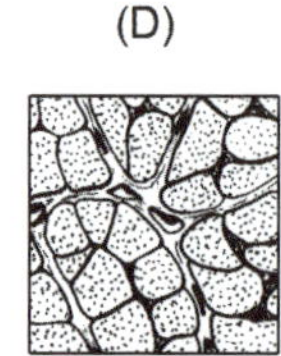 (E) 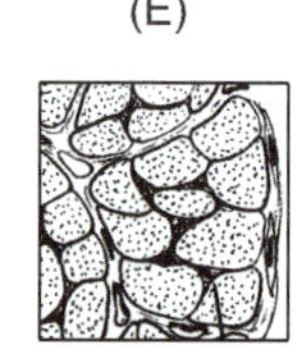

296.

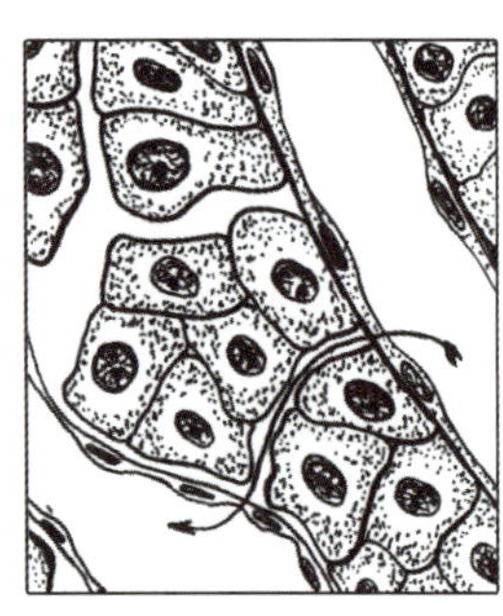

(A) 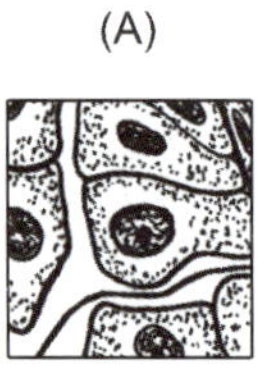 (B) 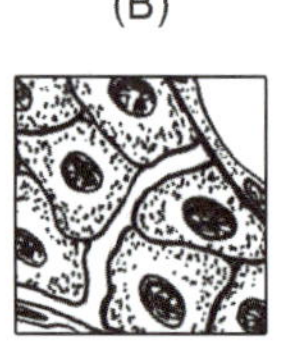 (C) 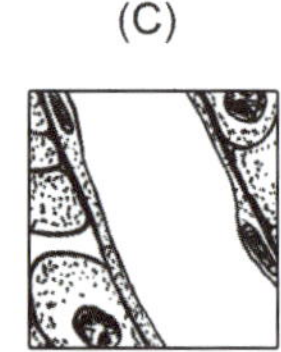 (D) 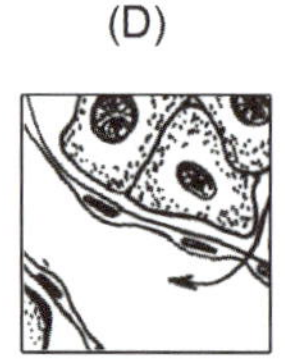 (E) 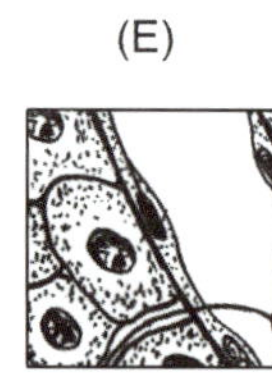

297.

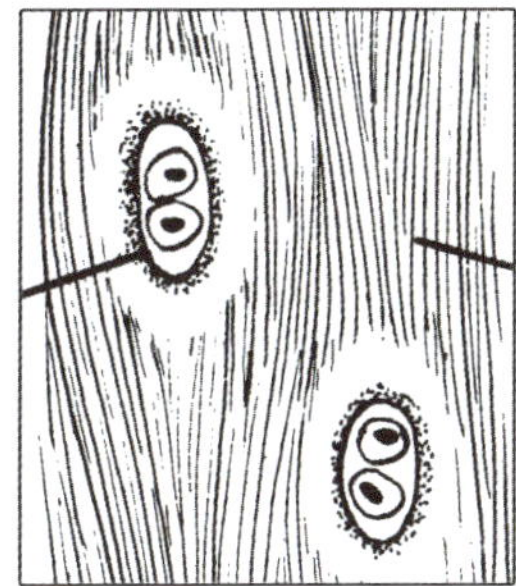

(A)
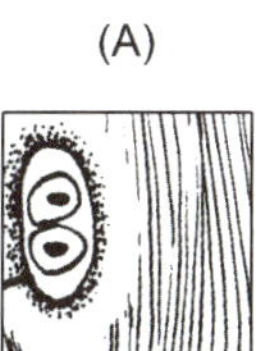
(B)
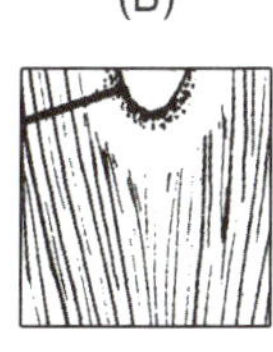
(C)
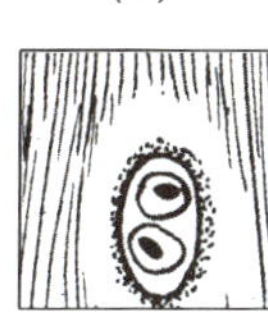
(D)
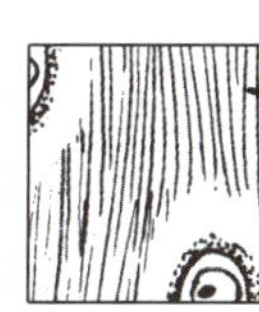
(E)
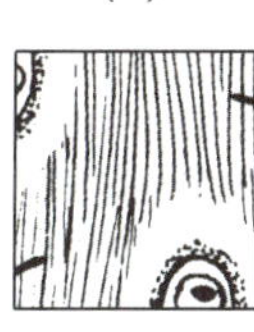

298.

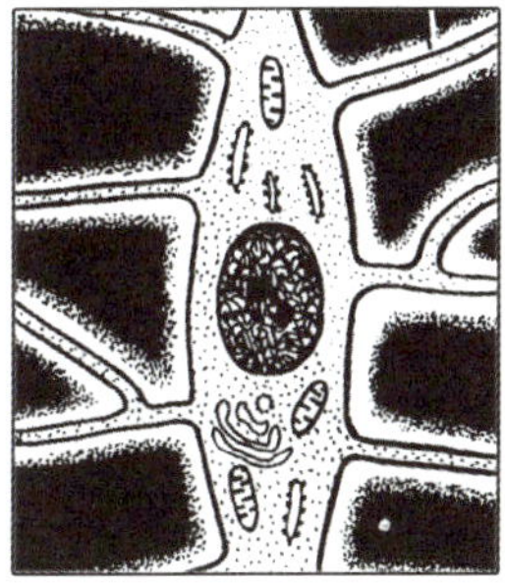

(A)
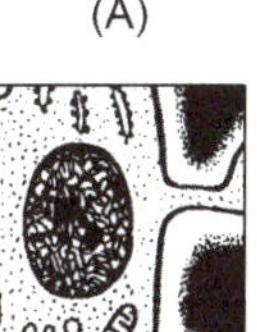
(B)
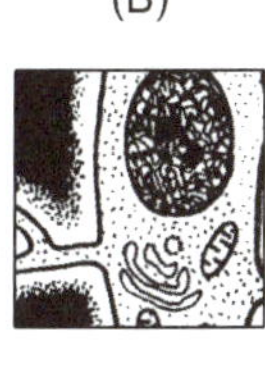
(C)
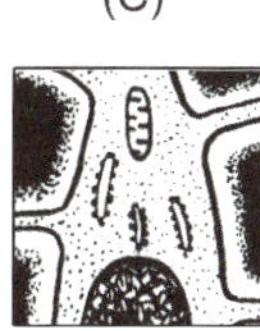
(D)
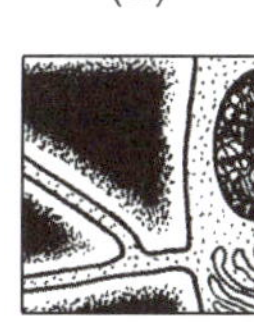
(E)
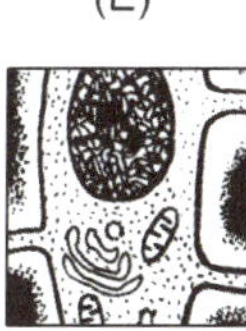

299.

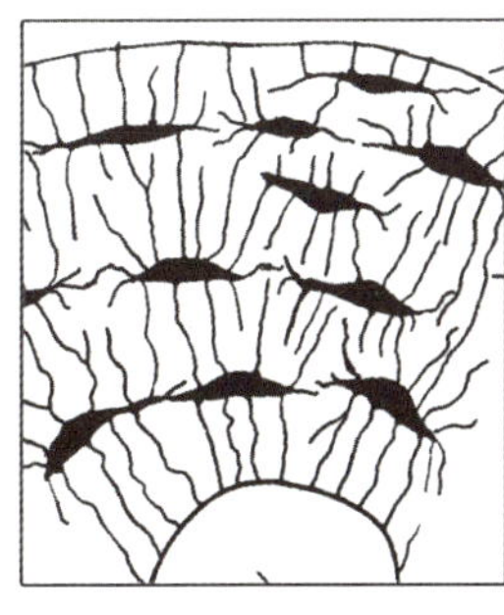

(A)
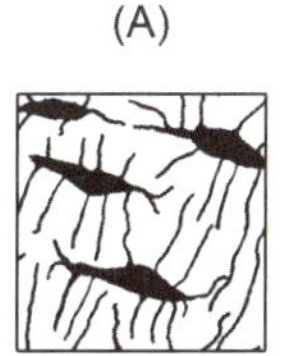
(B)
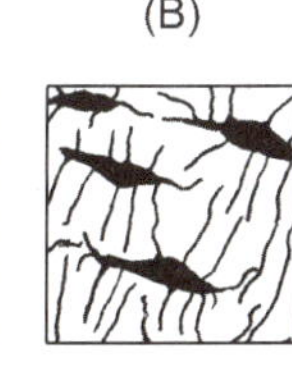
(C)
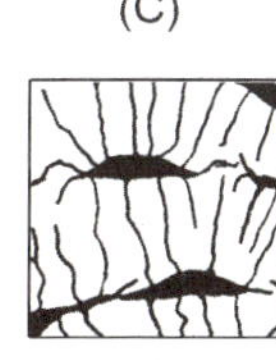
(D)
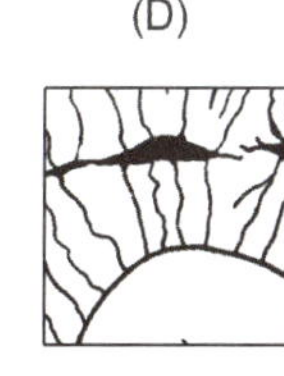
(E)
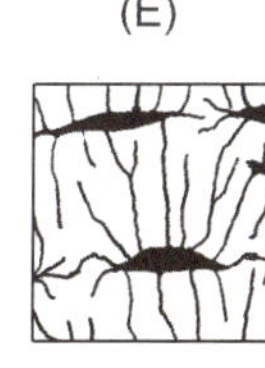

300.

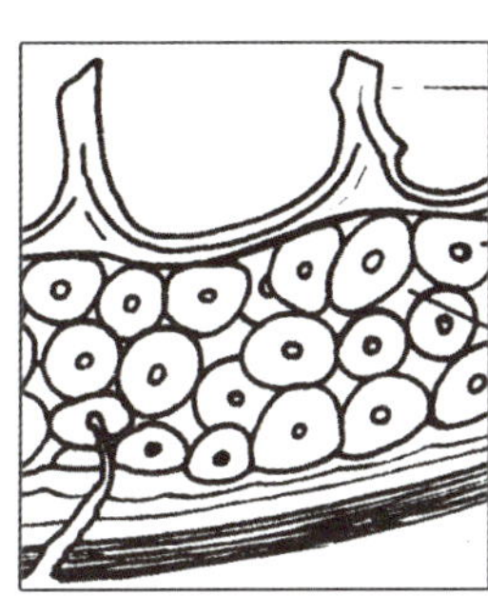

(A)
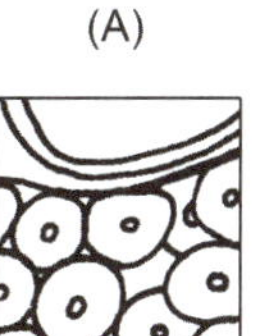
(B)
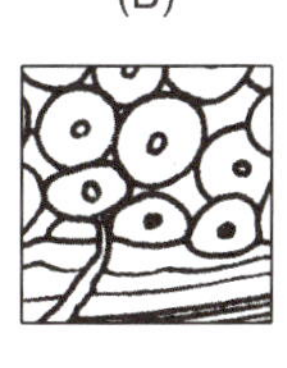
(C)
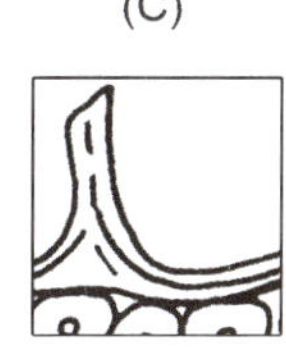
(D)
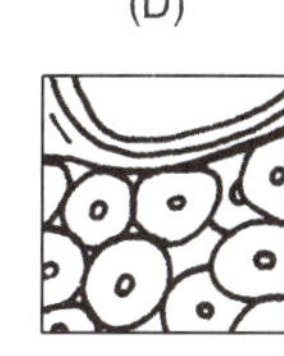
(E)
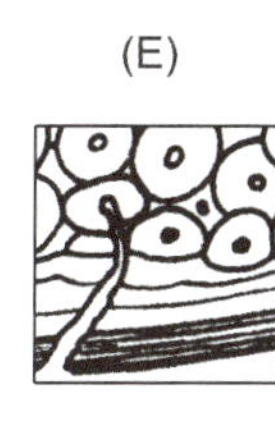

301.

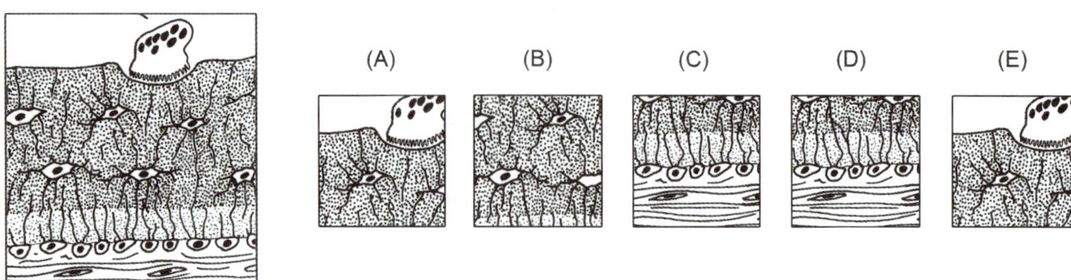

302.

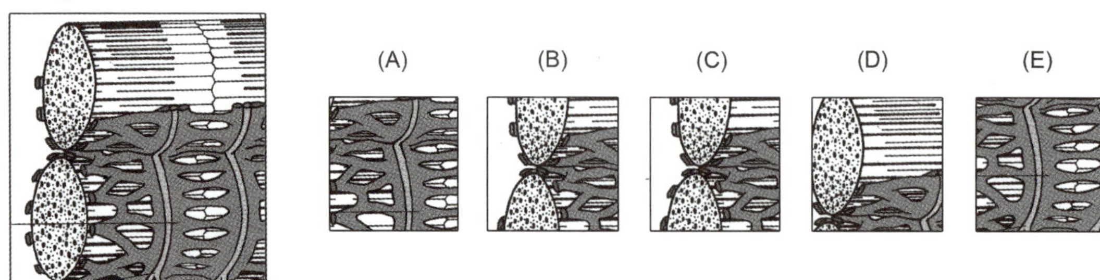

303.

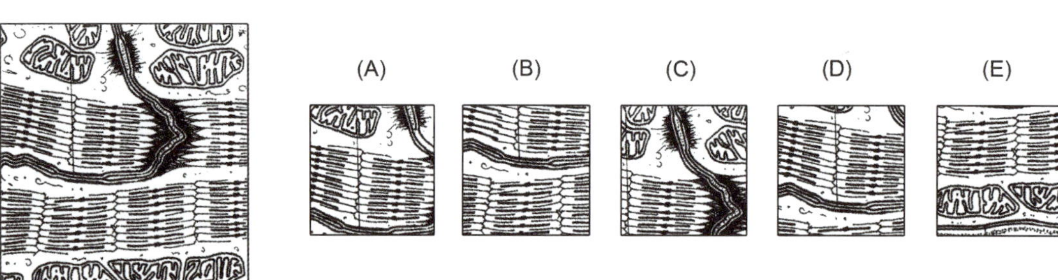

304.

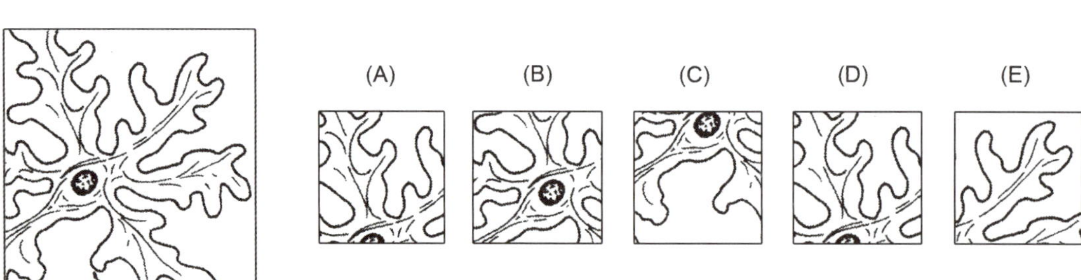

305.

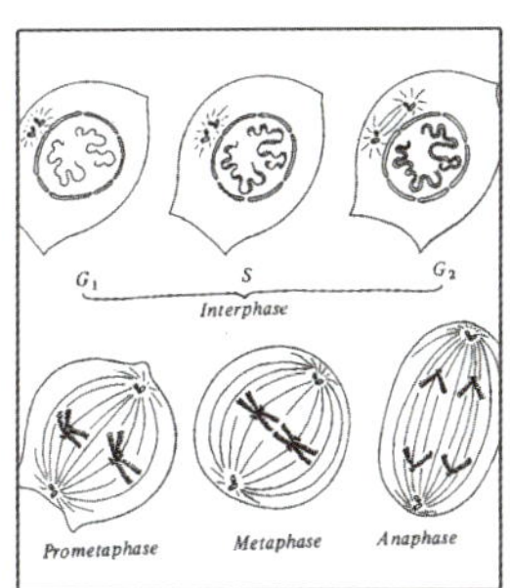

(A) 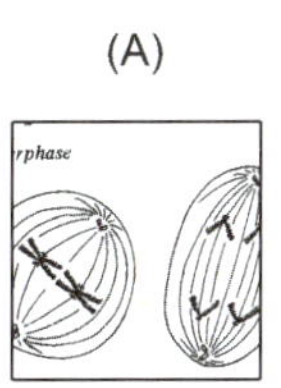
(B) 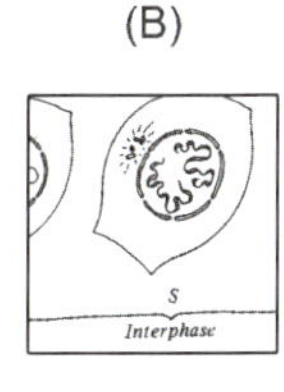

(C) 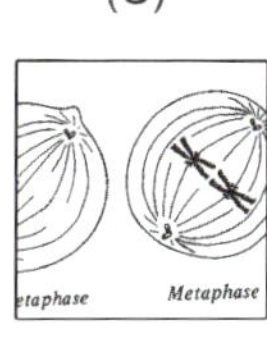

(D) 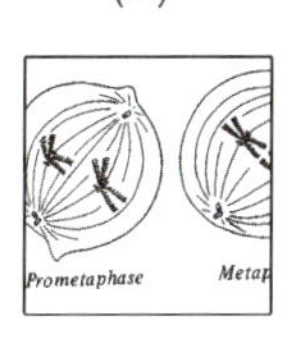

(E) 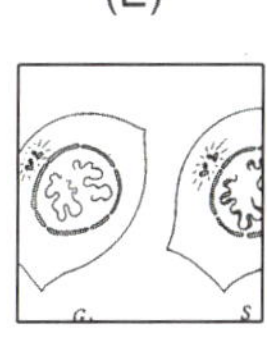

306.

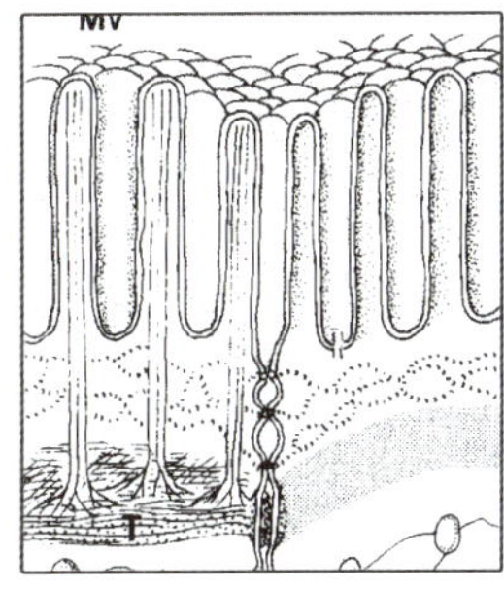

(A) 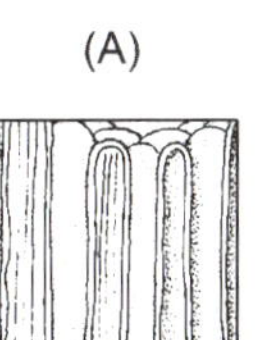
(B) 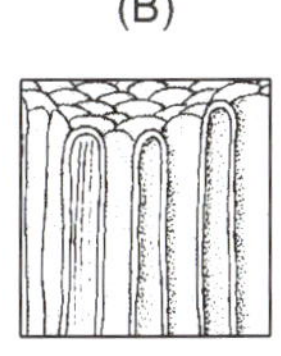
(C) 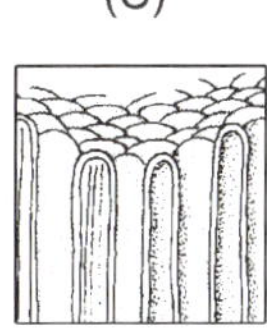
(D) 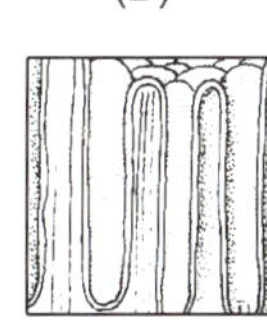
(E) 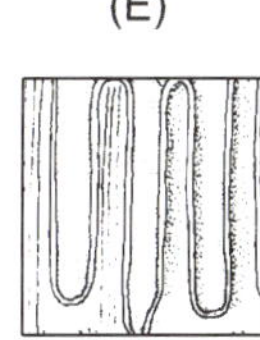

307.

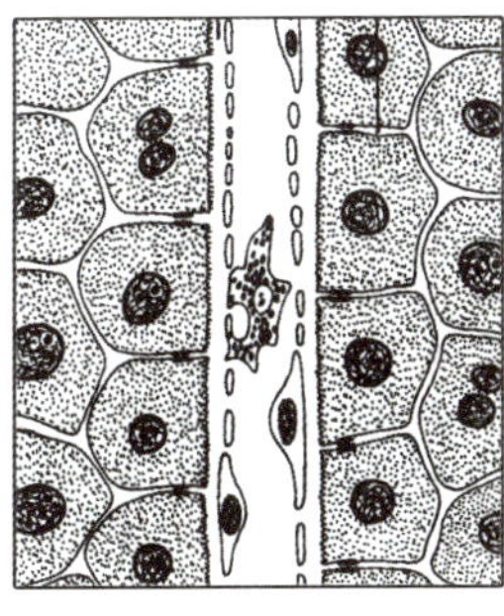

(A) 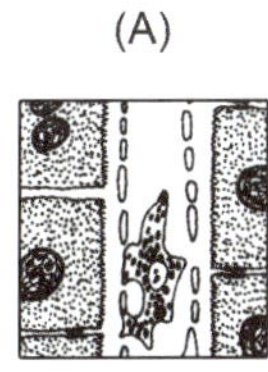
(B) 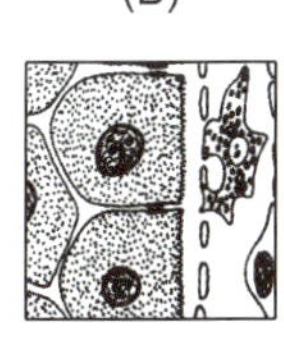
(C) 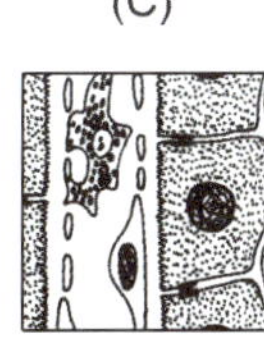
(D) 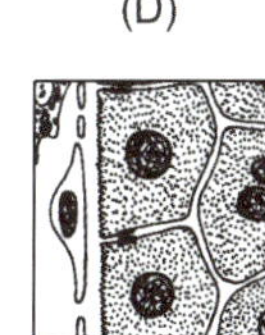
(E) 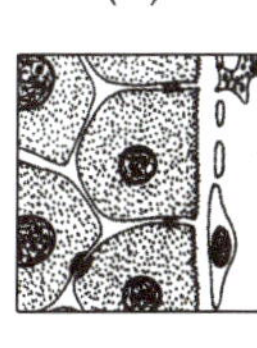

308.

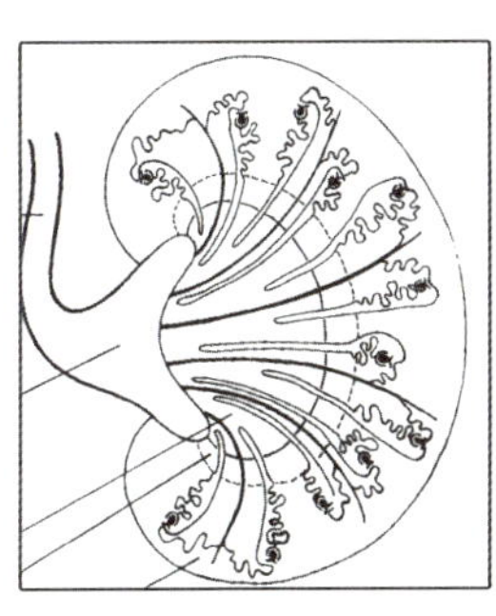

(A) 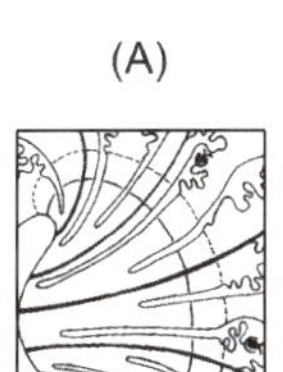
(B) 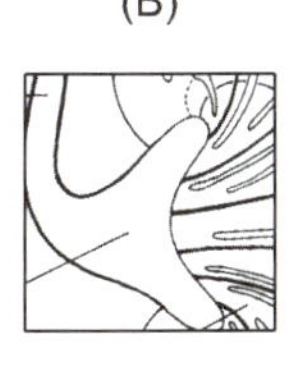
(C) 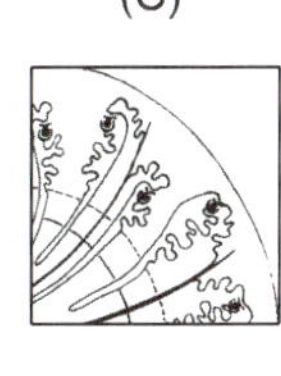
(D) 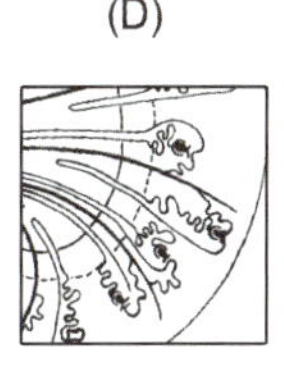
(E) 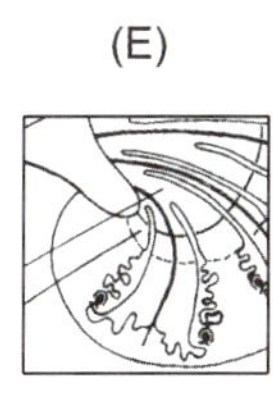

309.

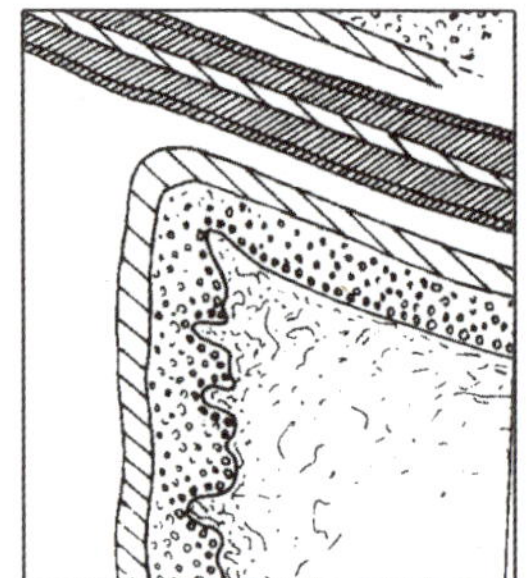

(A) 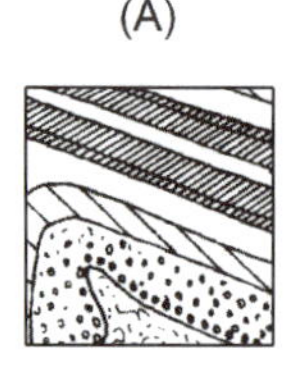 (B) 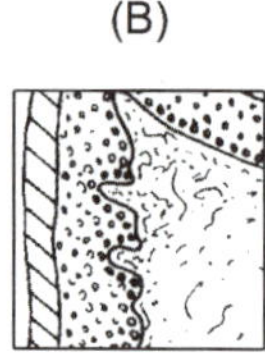 (C) 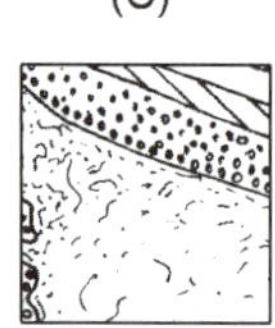 (D) 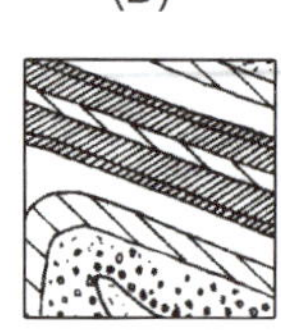 (E) 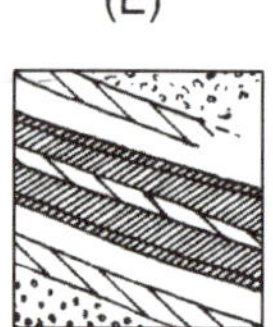

310.

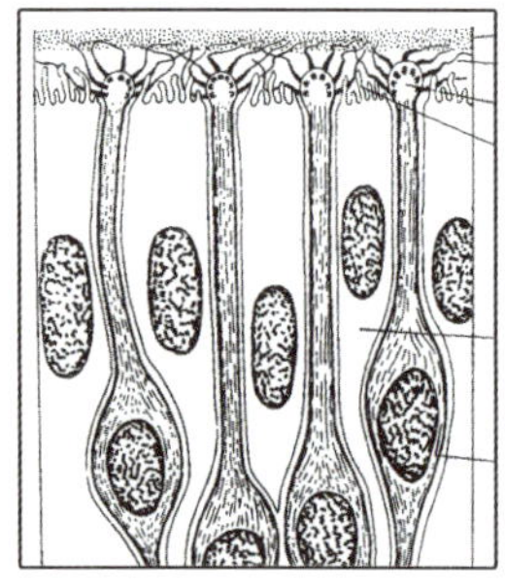

(A) 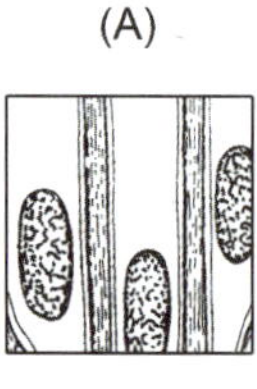 (B) 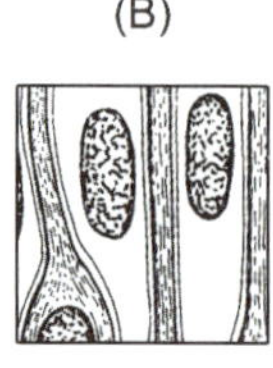 (C) 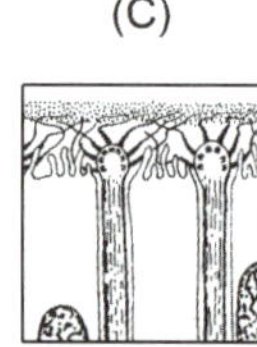 (D) 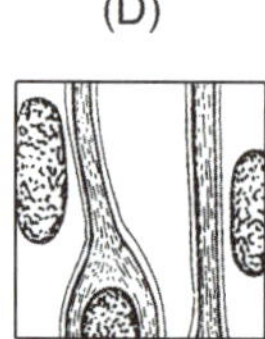 (E) 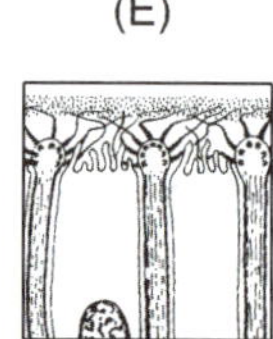

311.

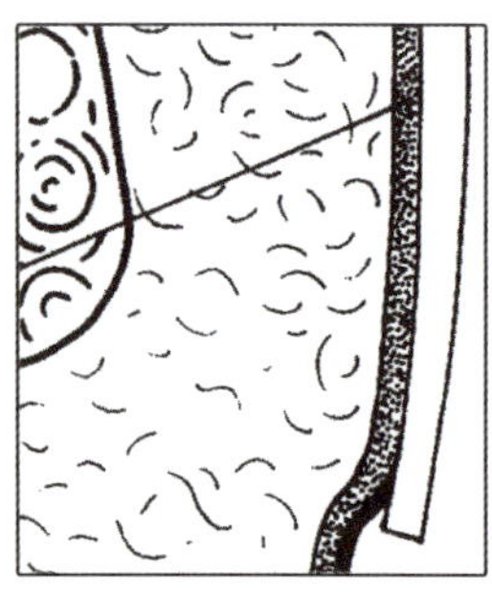

(A) 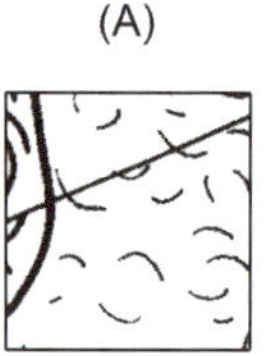 (B) 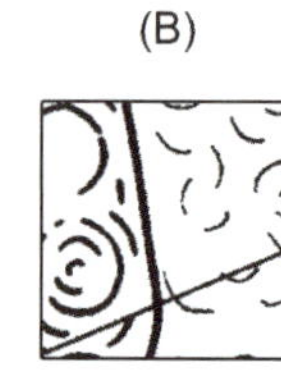 (C) 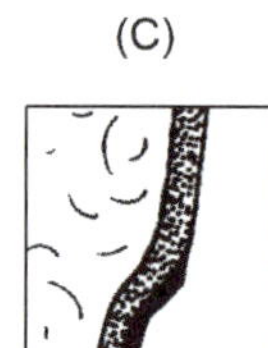 (D) 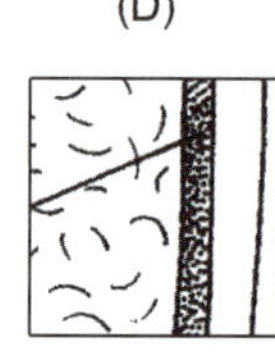 (E) 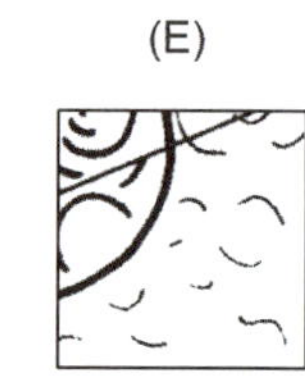

312.

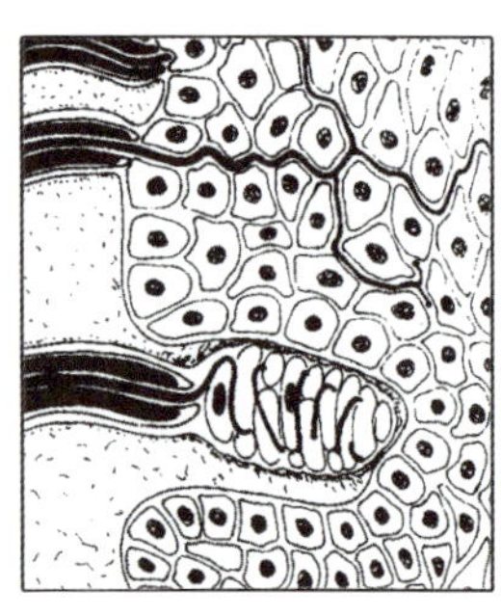

(A) 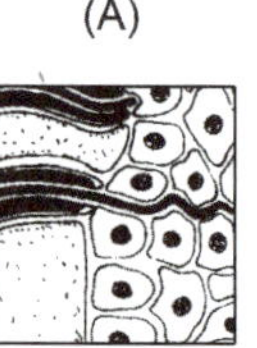 (B) 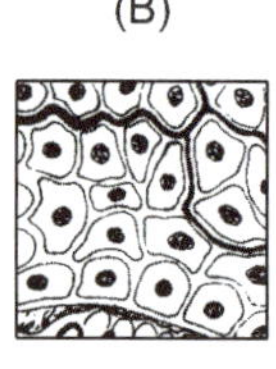 (C) 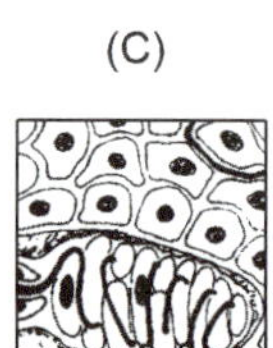 (D) 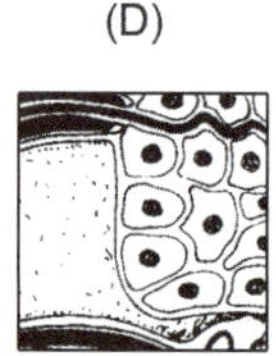 (E) 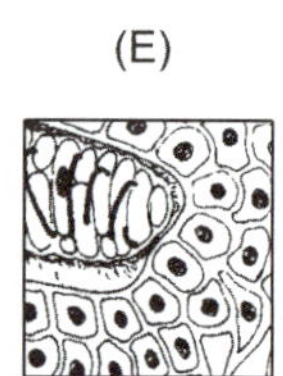

14. SIMULATION 14

Bearbeitungszeit: 22 Minuten

313.

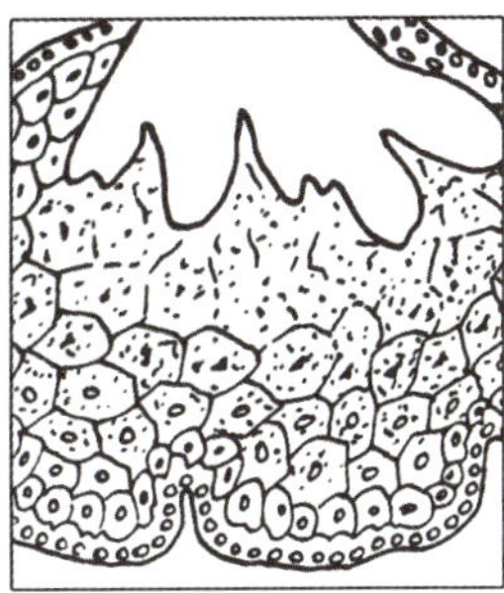

(A) 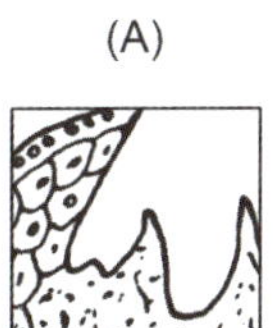
(B) 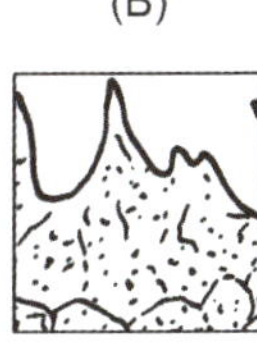
(C) 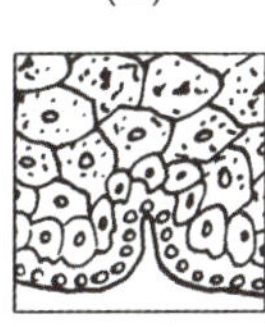
(D) 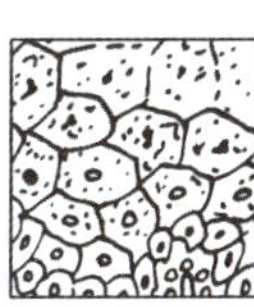
(E) 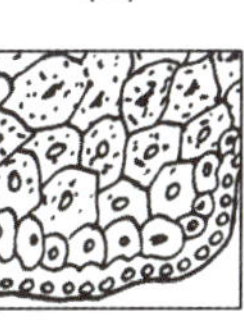

314.

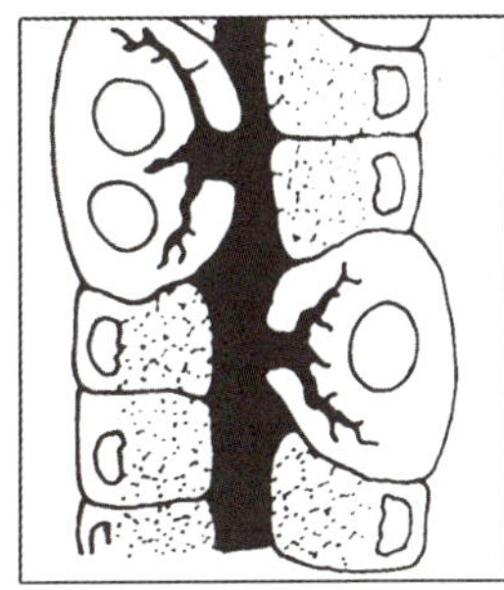

(A) 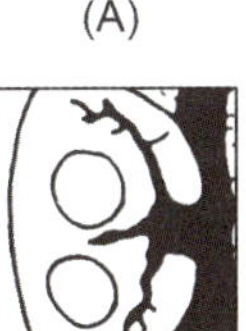
(B) 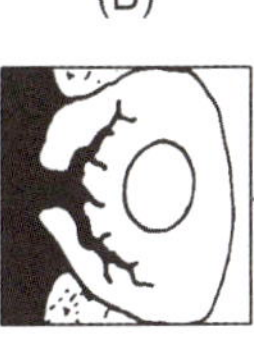
(C) 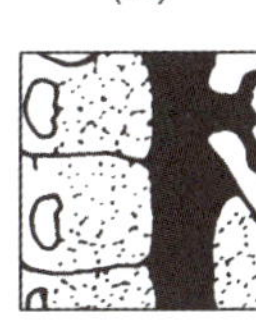
(D) 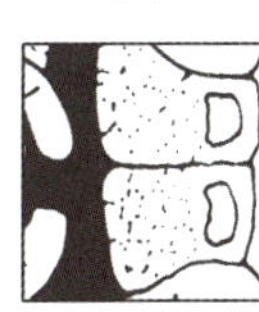
(E) 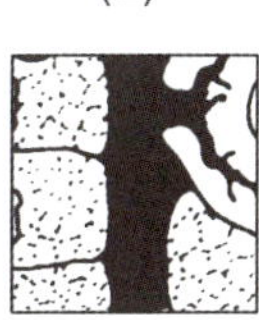

315.

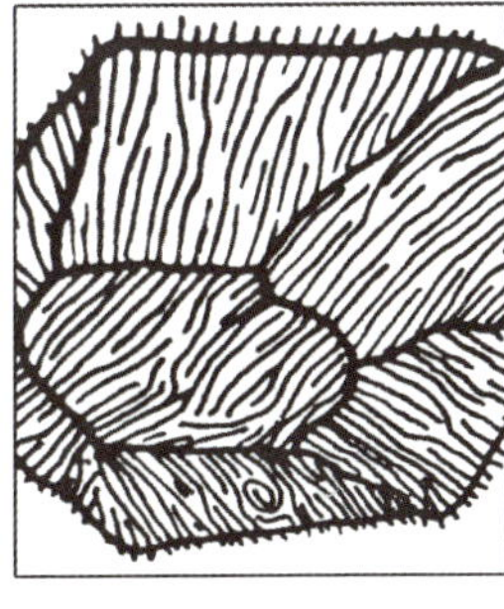

(A) 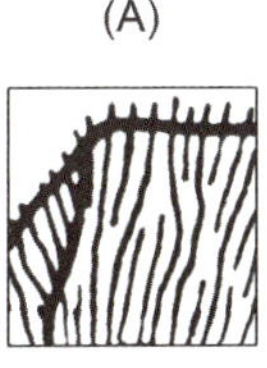
(B) 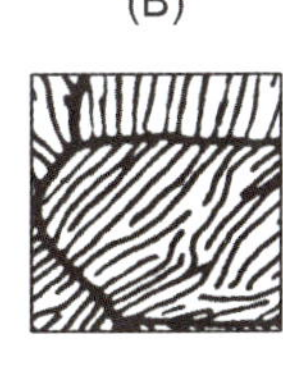
(C) 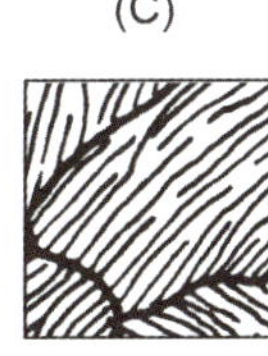
(D) 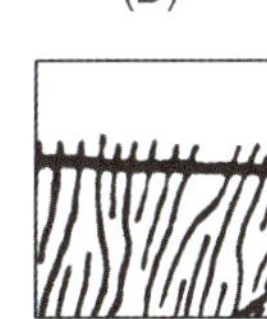
(E) 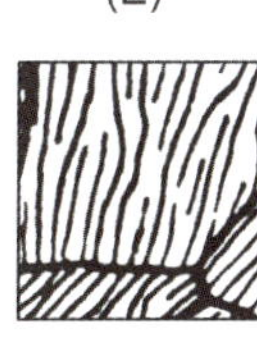

316.

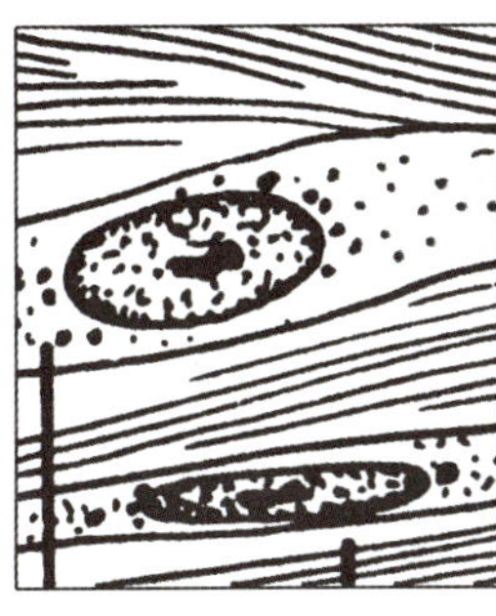

(A) 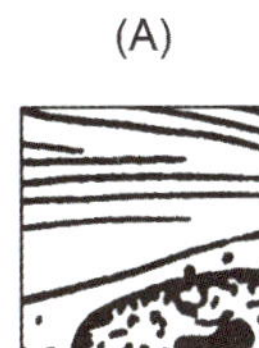
(B) 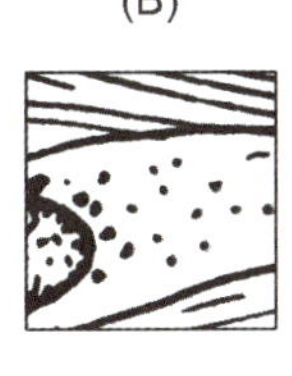
(C) 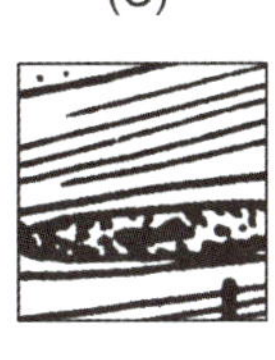
(D) 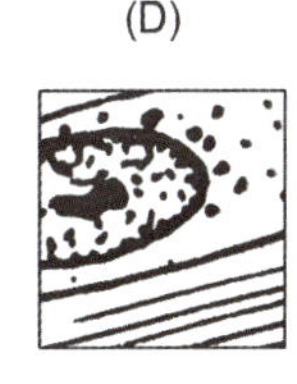
(E) 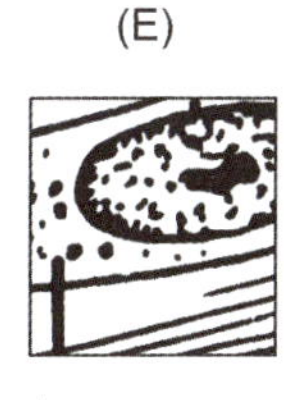

317.

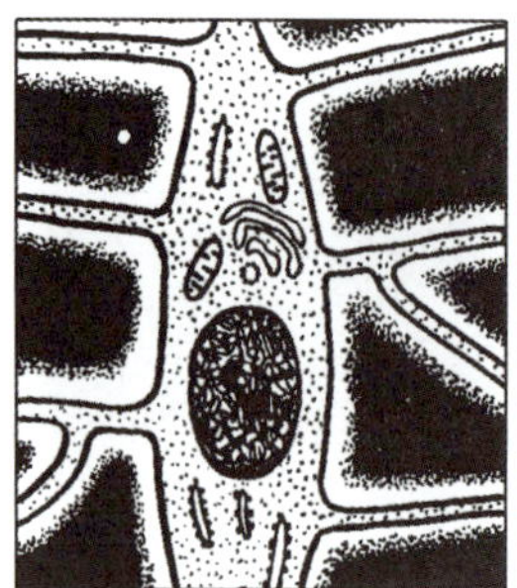

(A)
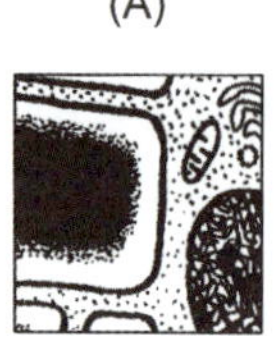
(B)
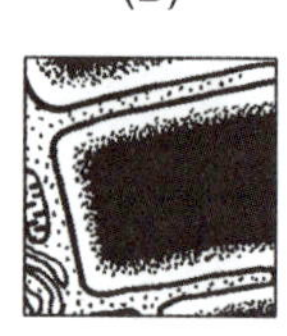
(C)
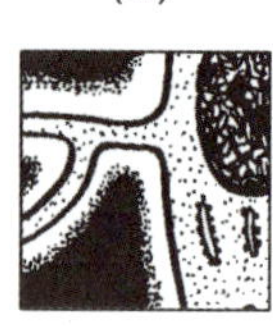
(D)
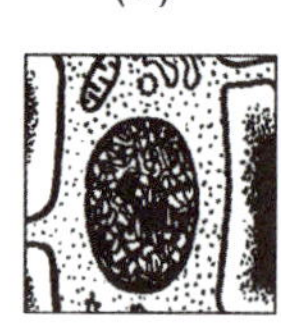
(E)
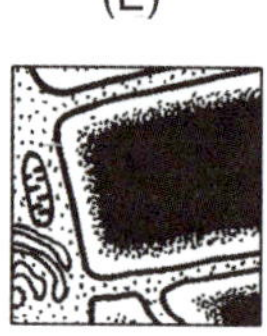

318.

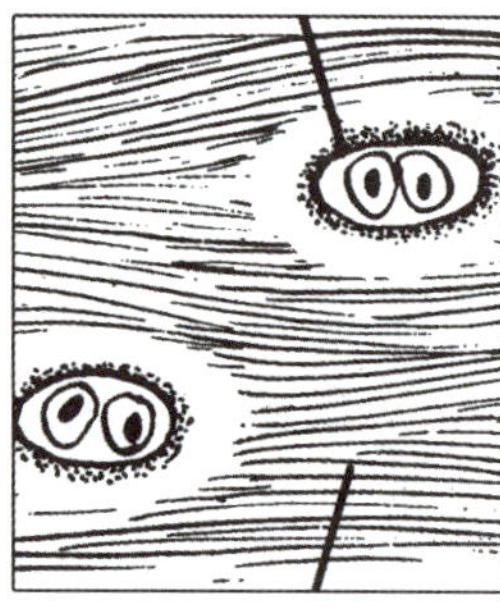

(A)
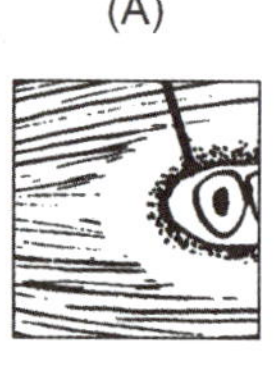
(B)
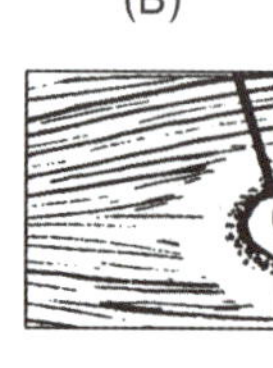
(C)
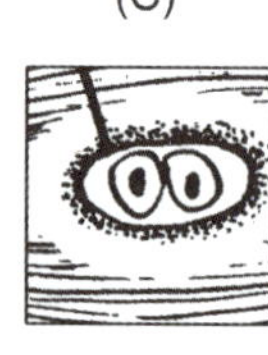
(D)
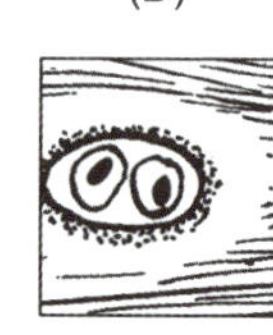
(E)
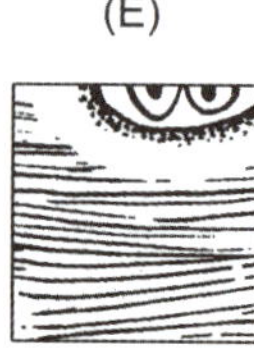

319.

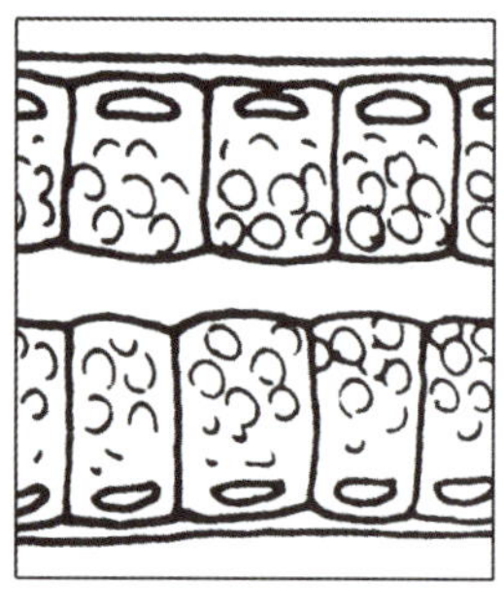

(A)
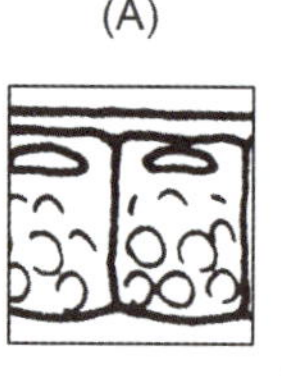
(B)
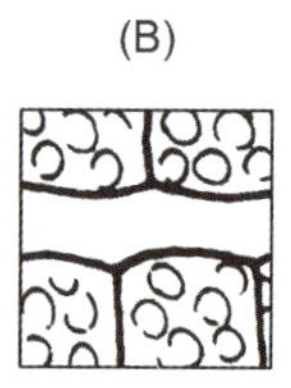
(C)
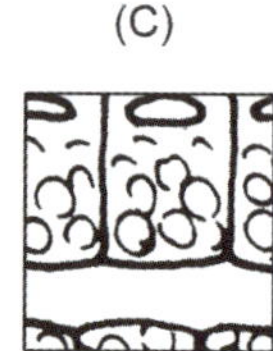
(D)
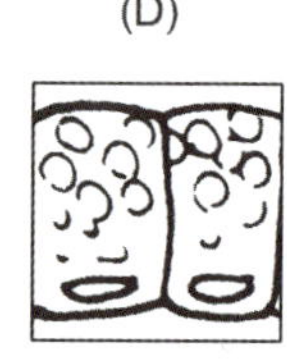
(E)
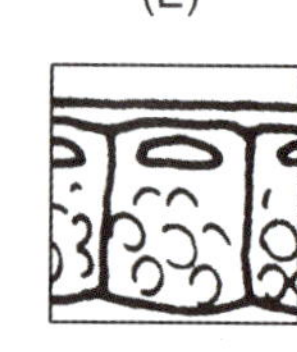

320.

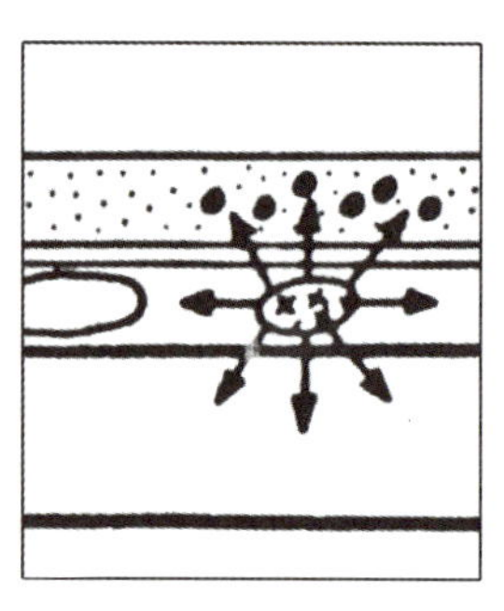

(A)
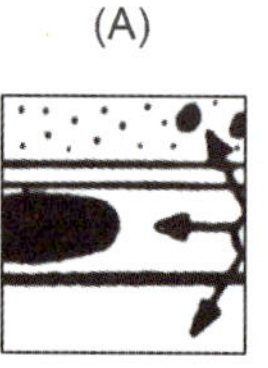
(B)
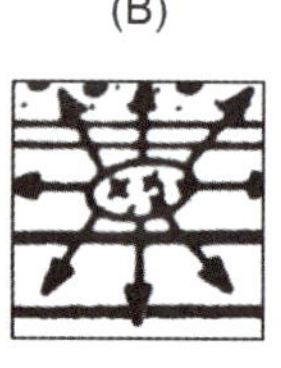
(C)
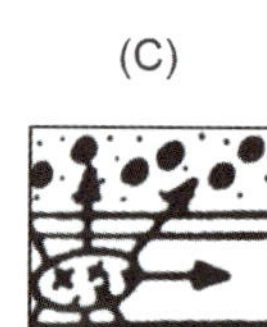
(D)
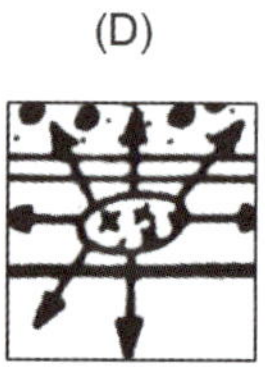
(E)
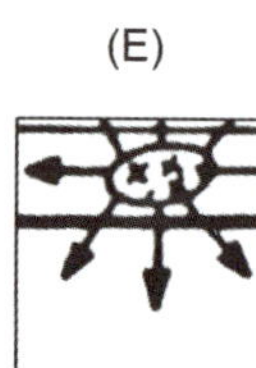

321.

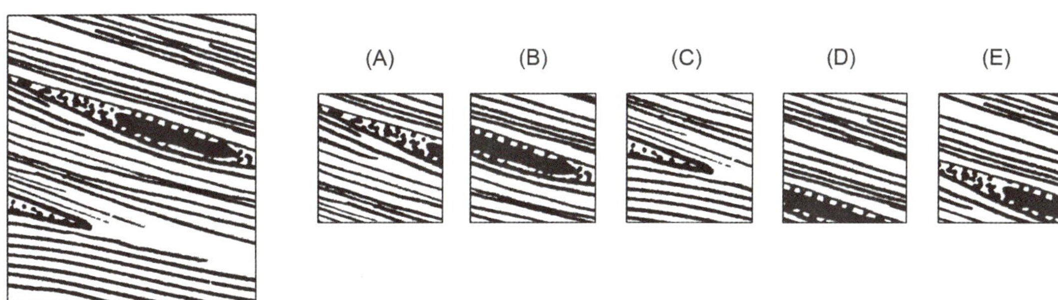

322.

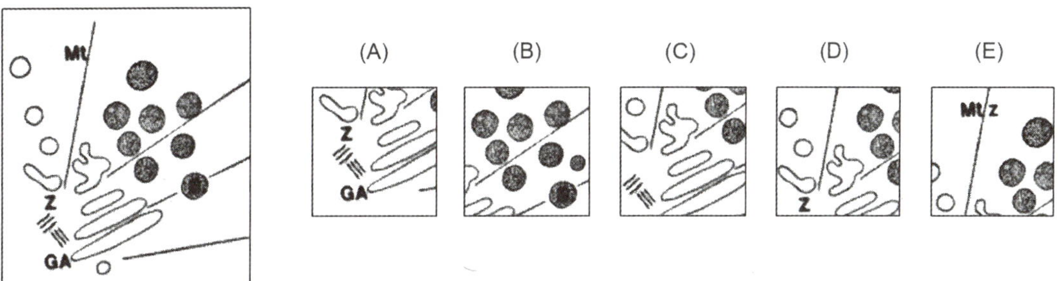

323.

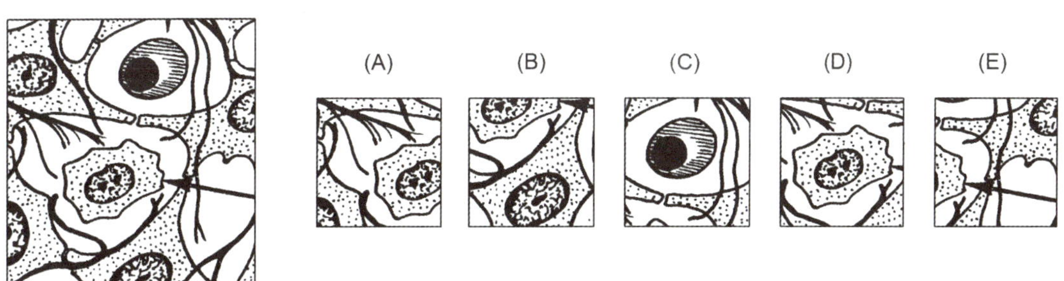

324.

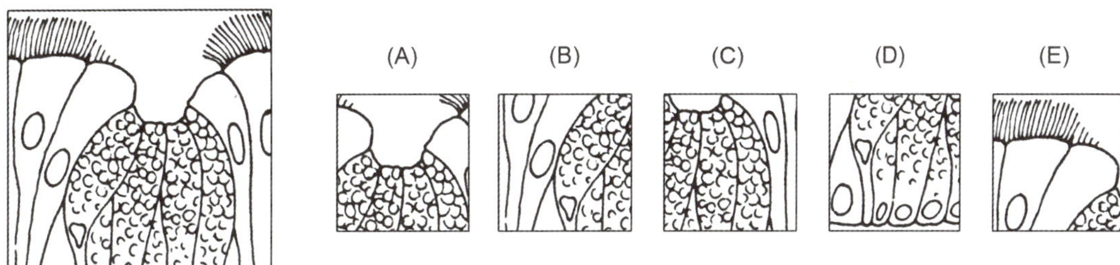

325.

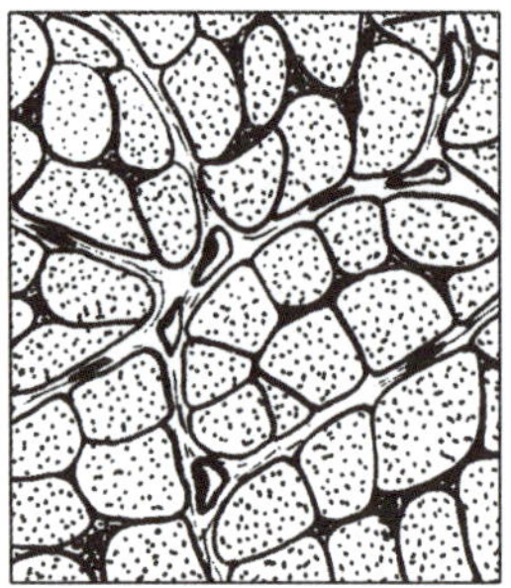

(A)
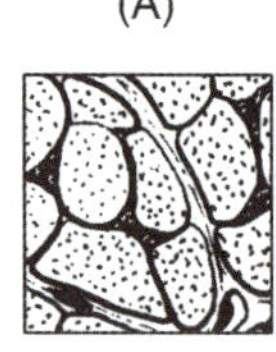
(B)
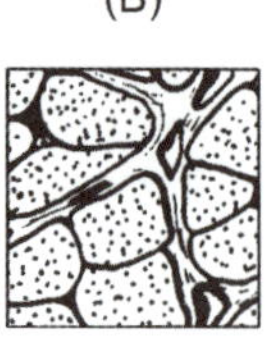
(C)
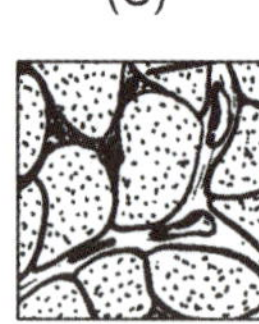
(D)
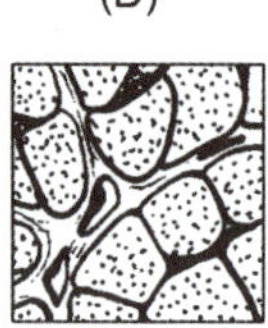
(E)
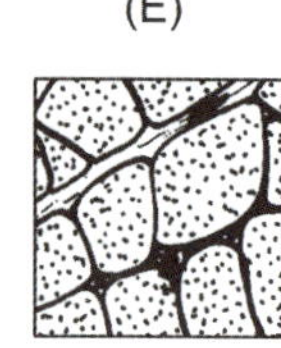

326.

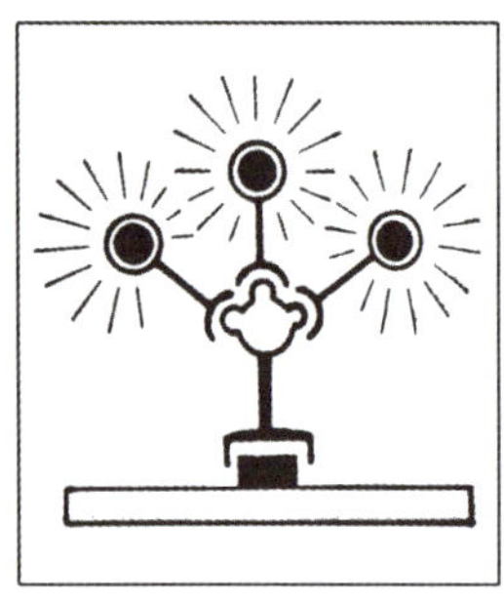

(A)
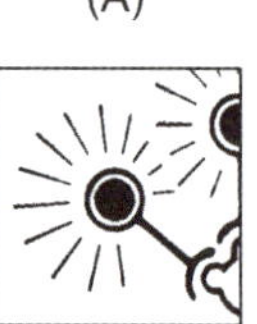
(B)
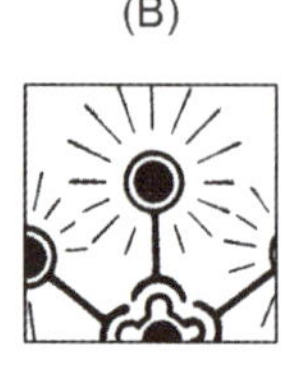
(C)
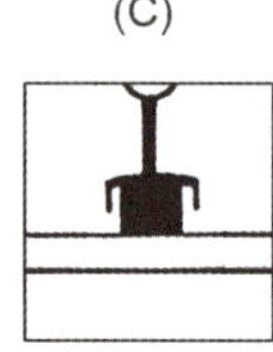
(D)
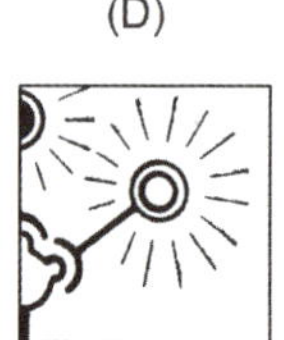
(E)
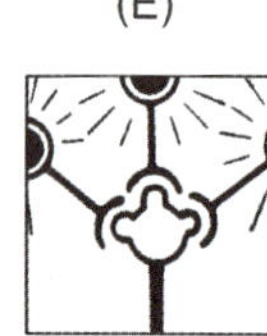

327.

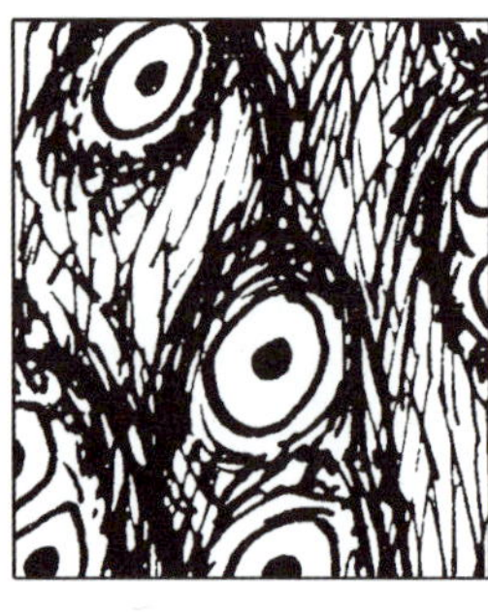

(A)
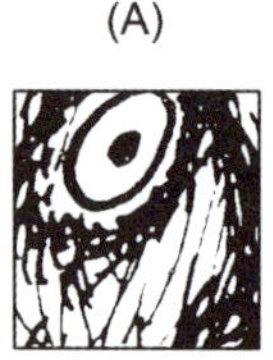
(B)
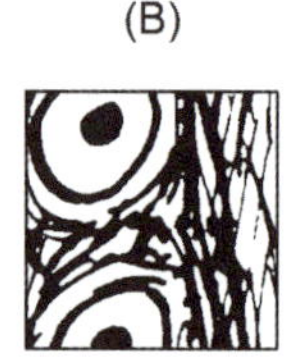
(C)
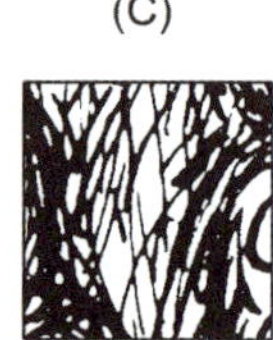
(D)
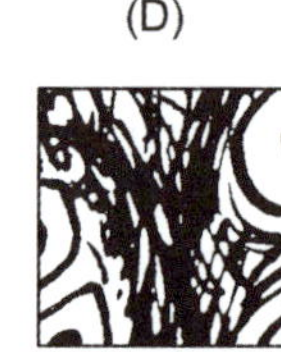
(E)
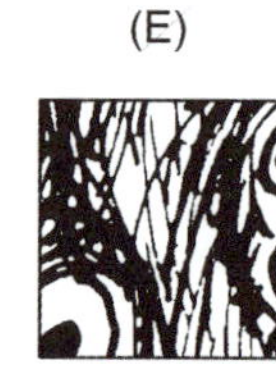

328.

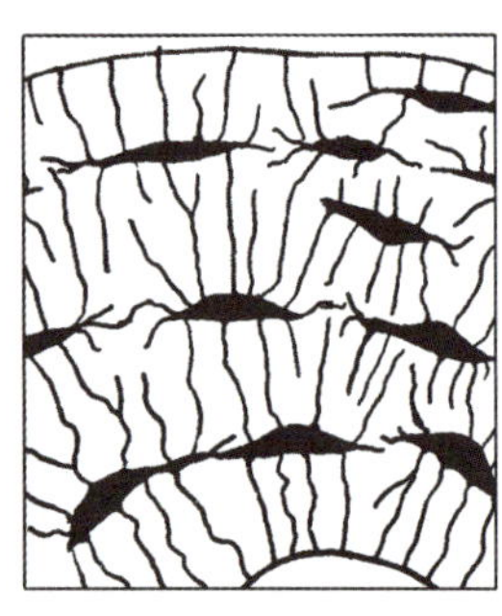

(A)
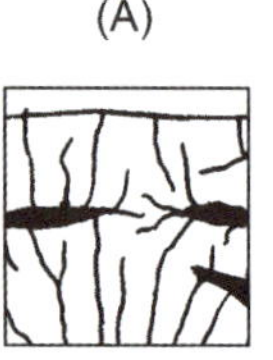
(B)
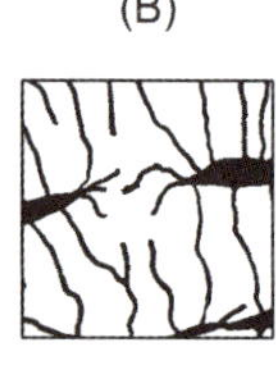
(C)
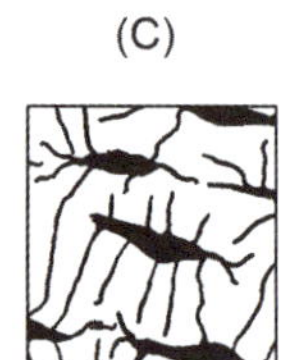
(D)
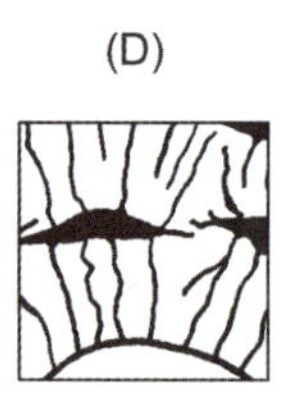
(E)
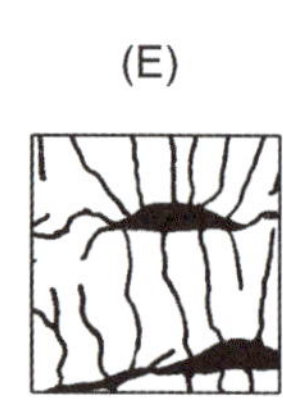

329.

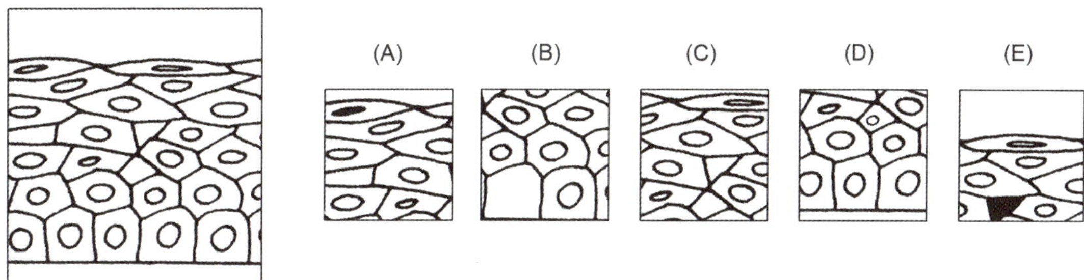

330.

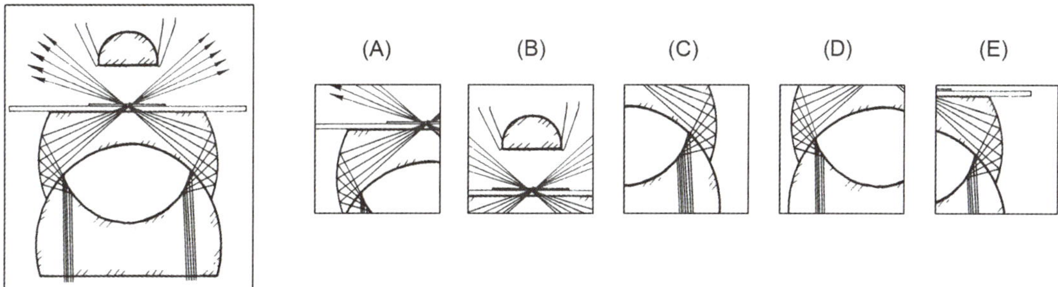

331.

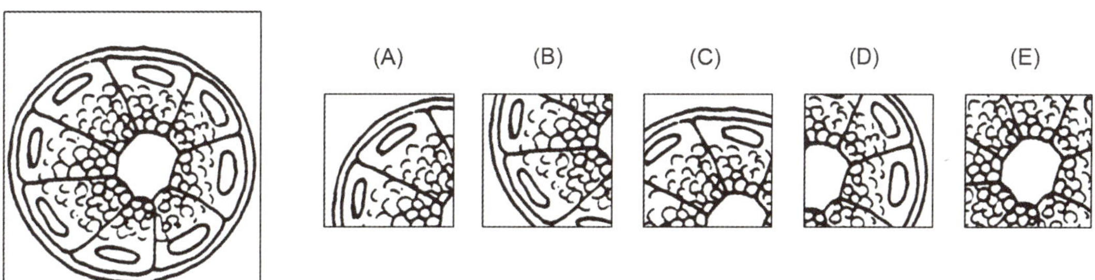

332.

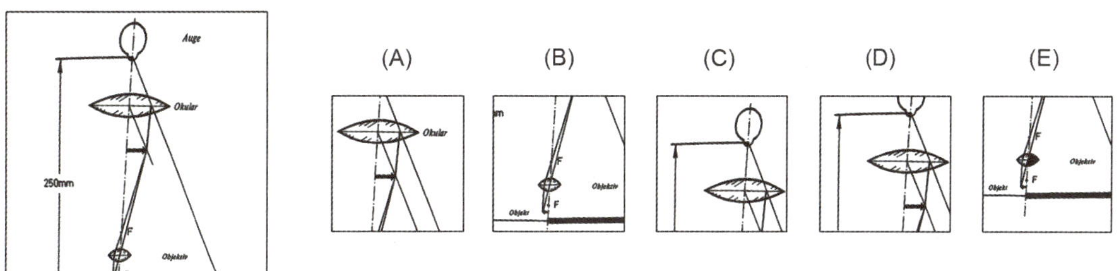

333.

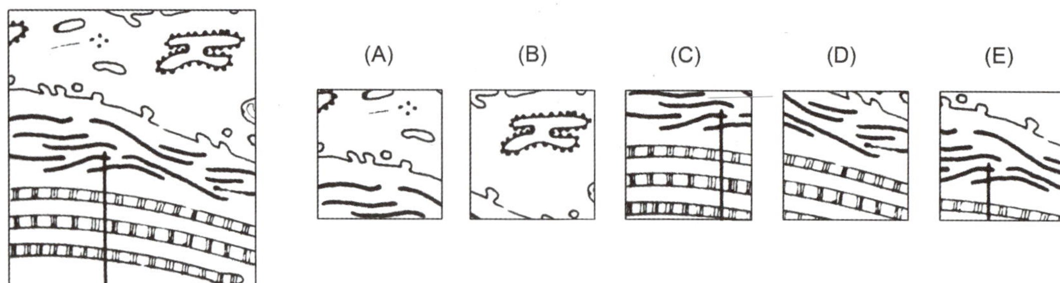

334.

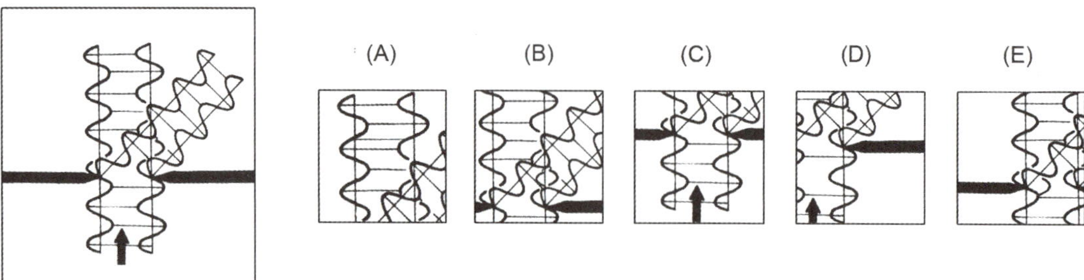

335.

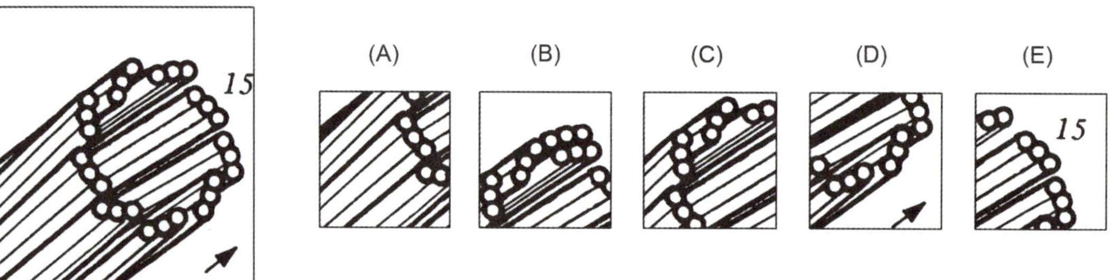

336.

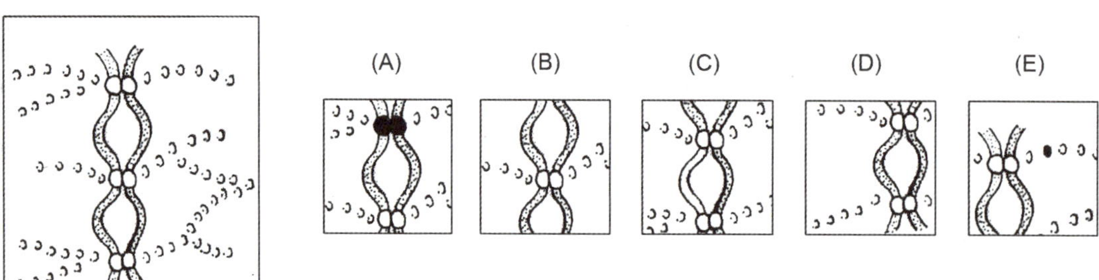

15. SIMULATION 15

Bearbeitungszeit: 22 Minuten

337.

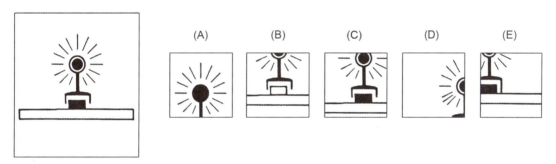

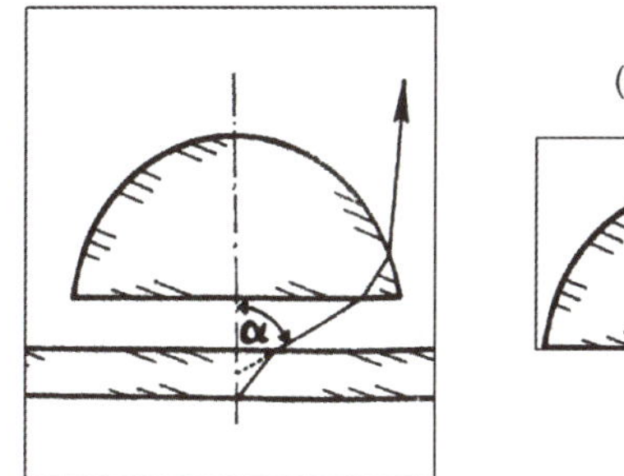

(A) 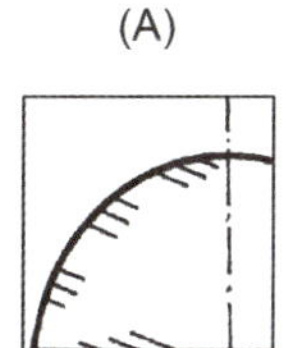

(B) 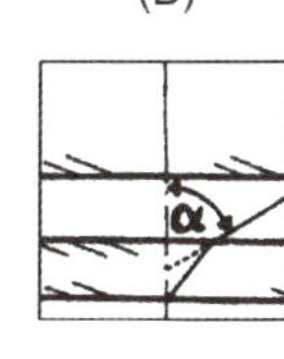

(C) 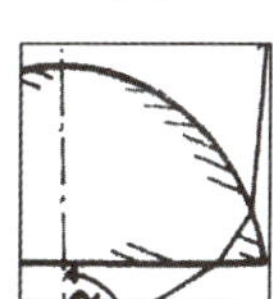

(D) 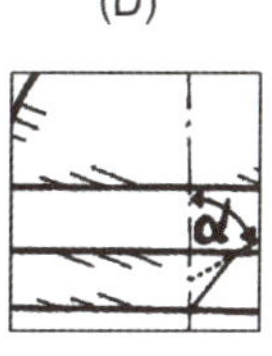

(E) 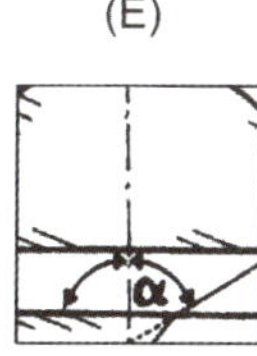

338.

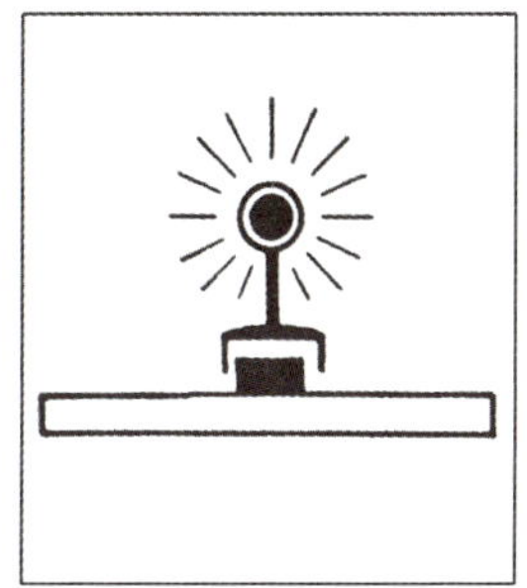

(A) 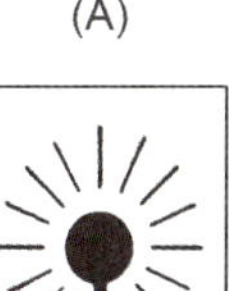

(B) 

(C) 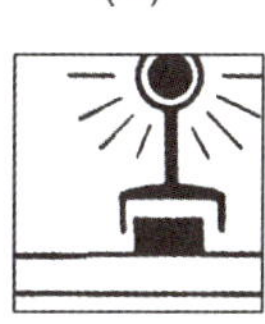

(D) 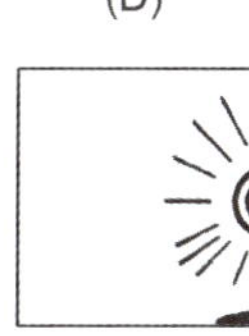

(E) 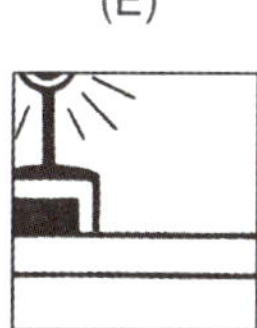

339.

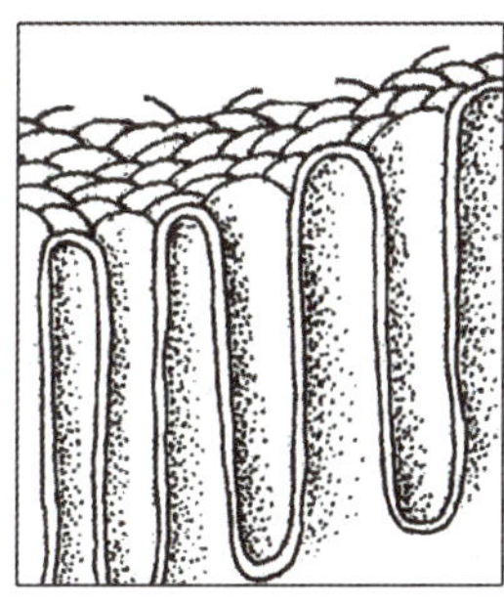

(A) 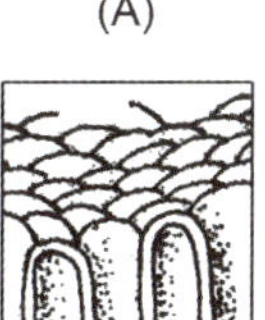

(B) 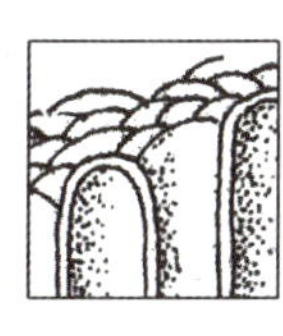

(C) 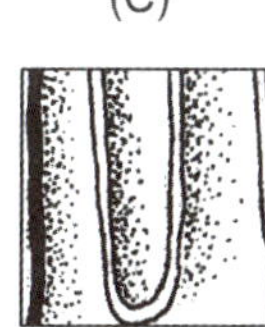

(D) 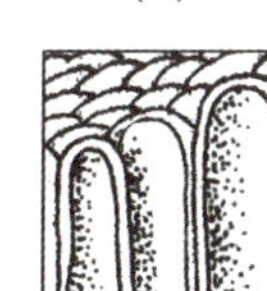

(E) 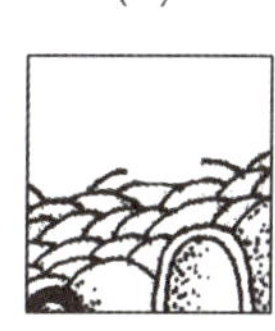

340.

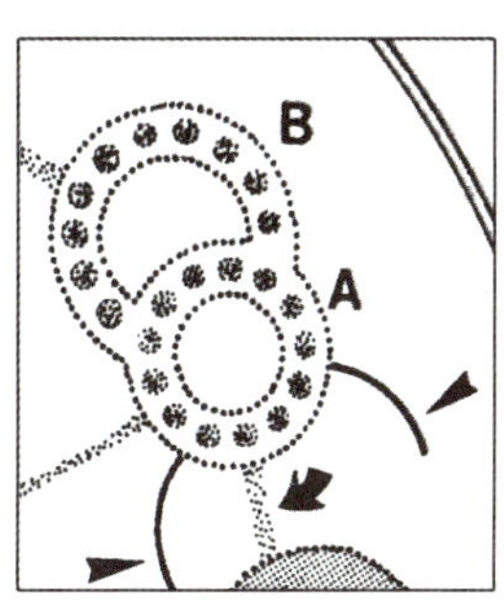

(A) 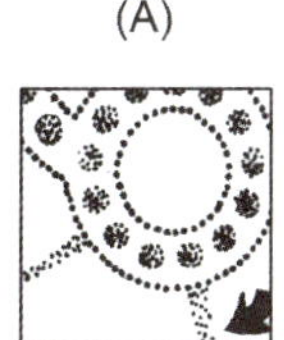

(B) 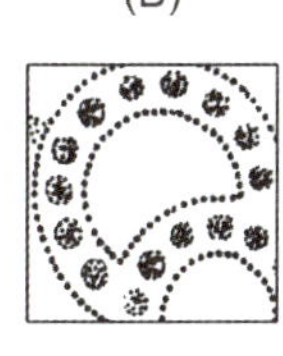

(C) 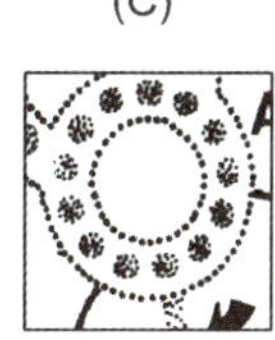

(D) 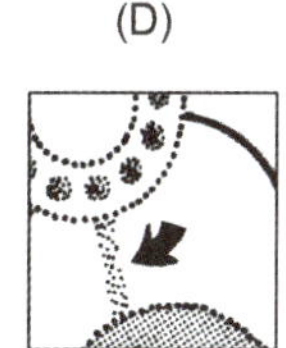

(E) 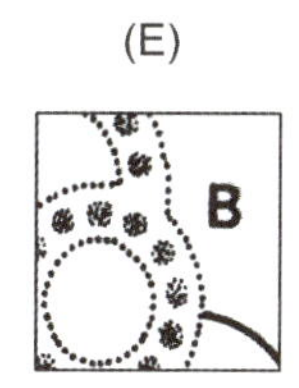

341.

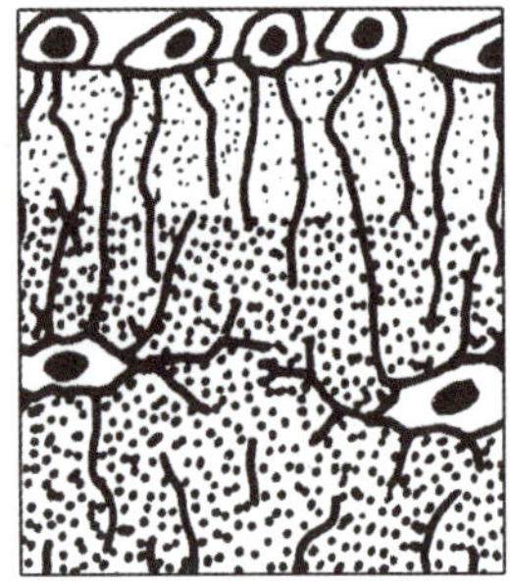

(A) 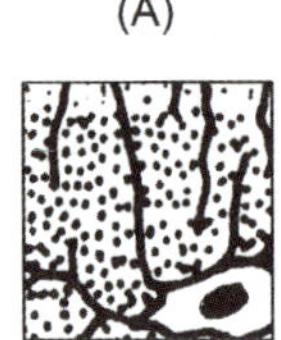
(B) 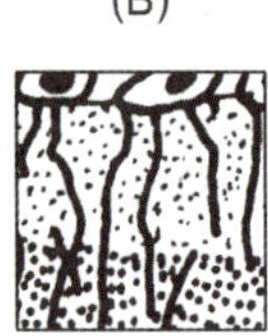
(C) 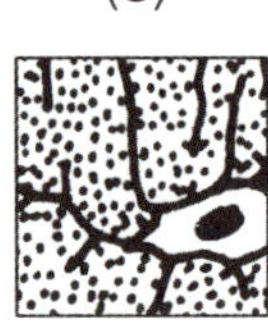
(D) 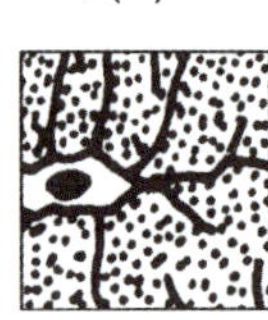
(E) 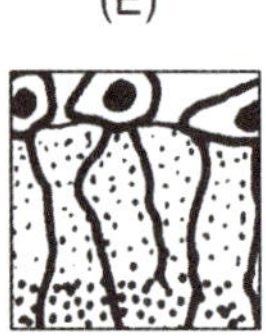

342.

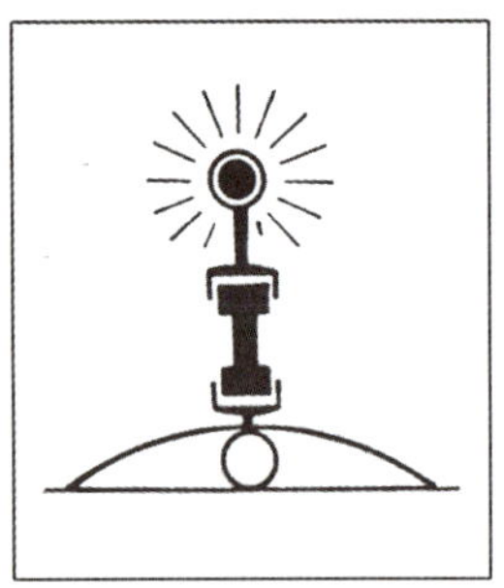

(A) 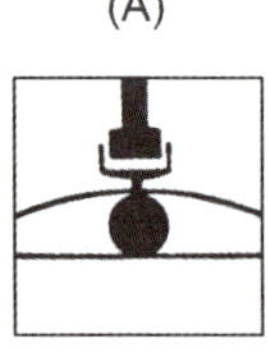
(B) 
(C) 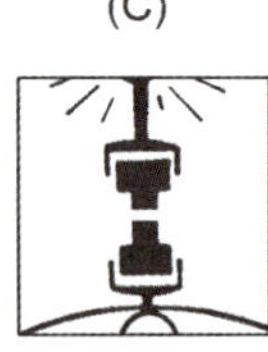
(D) 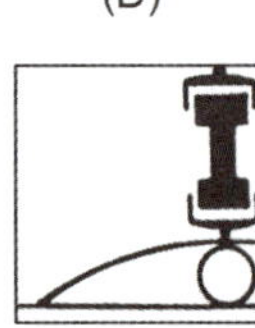
(E) 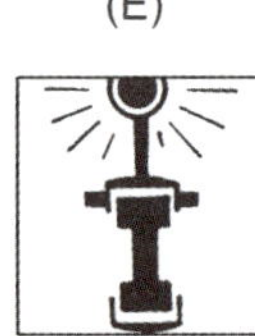

343.

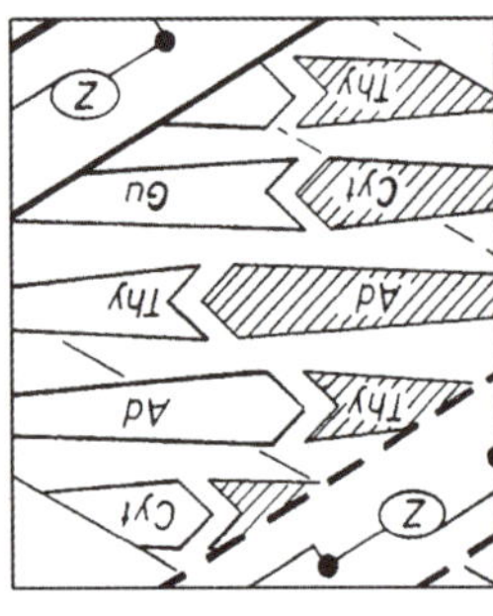

(A) 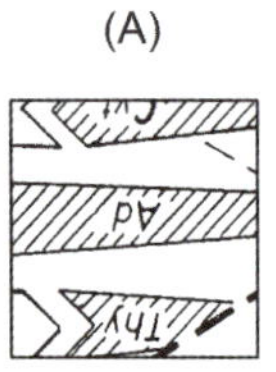
(B) 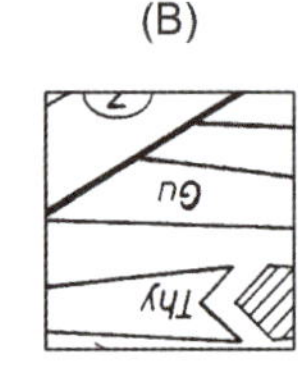
(C) 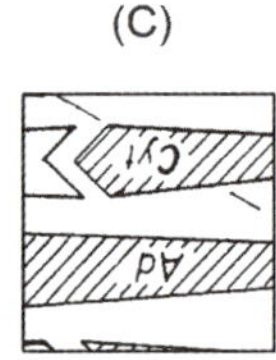
(D) 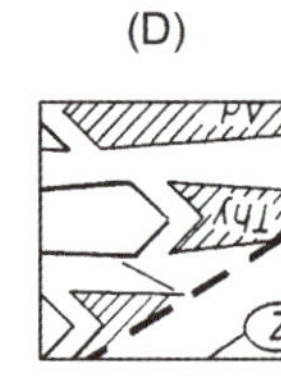
(E) 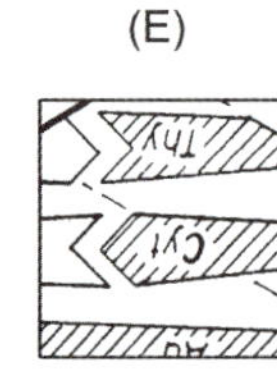

344.

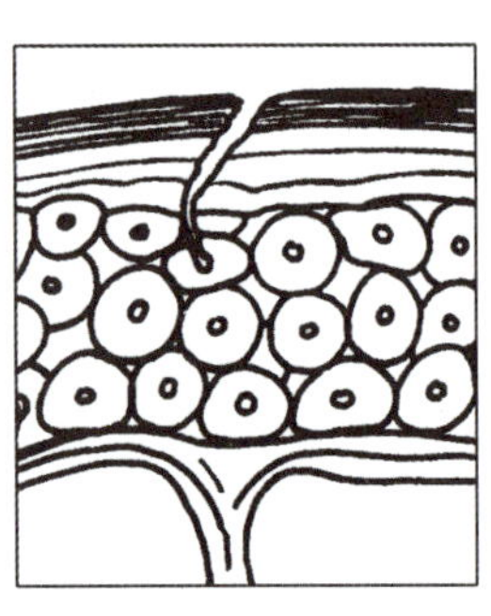

(A) 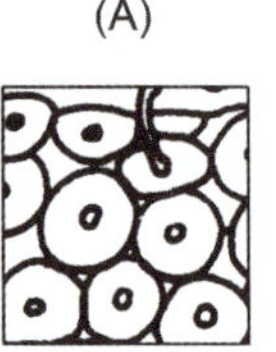
(B) 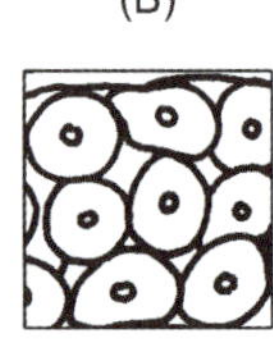
(C) 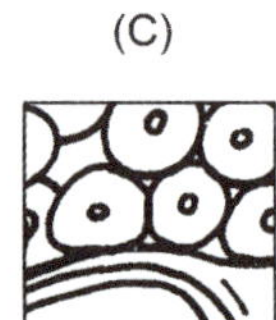
(D) 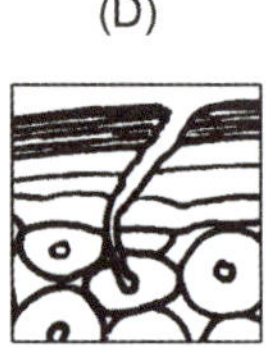
(E) 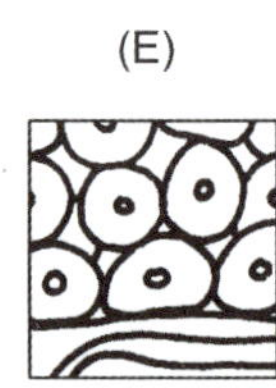

345.

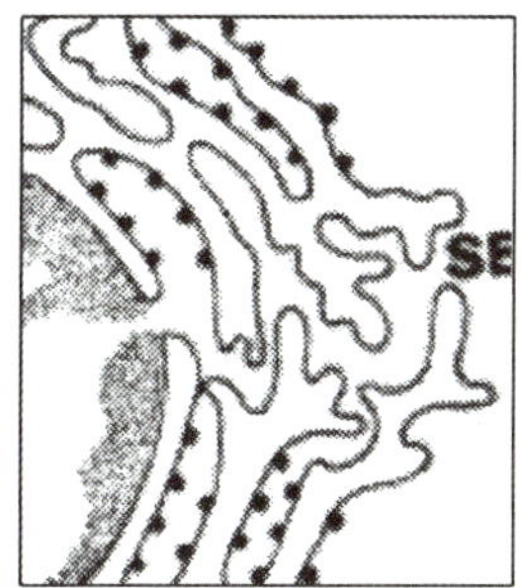

(A) 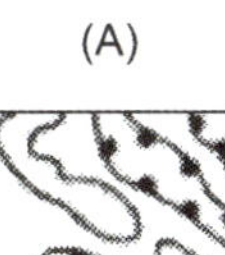
(B) 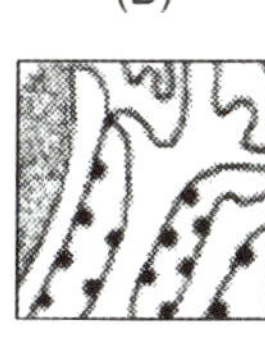
(C) 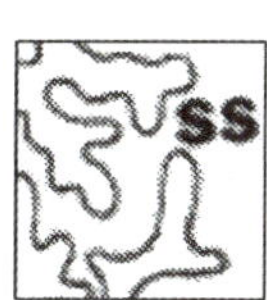

(D) 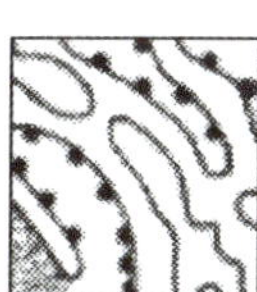
(E) 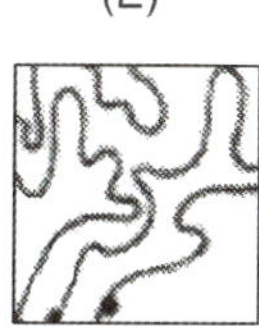

346.

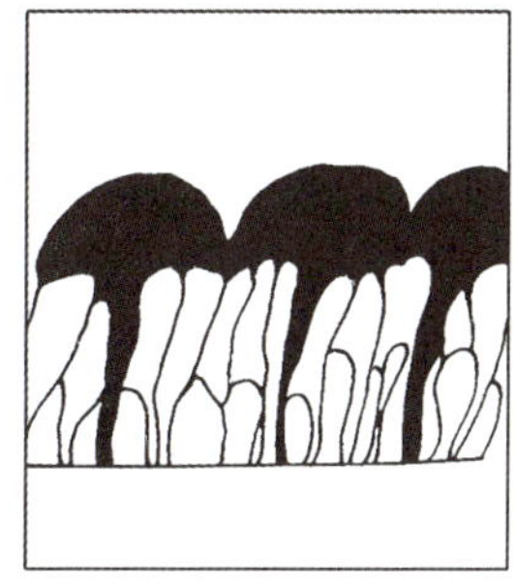

(A) 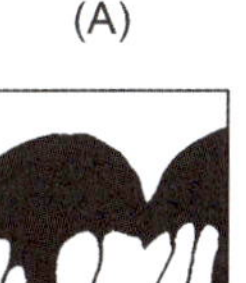
(B) 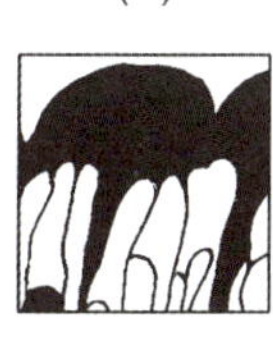
(C) 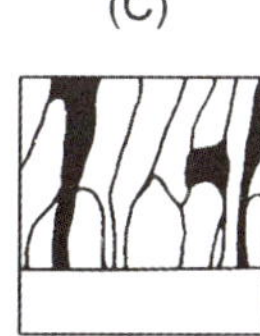
(D) 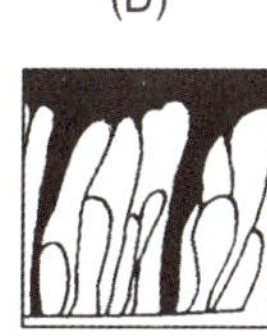
(E) 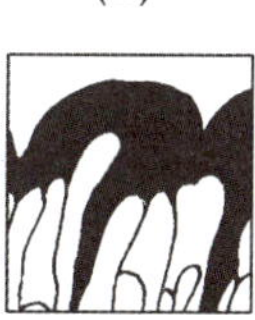

347.

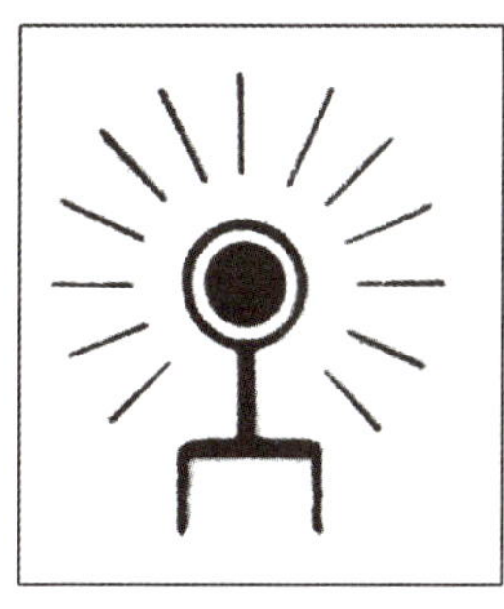

(A) 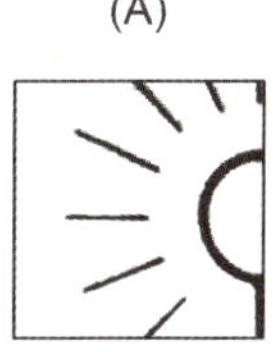
(B) 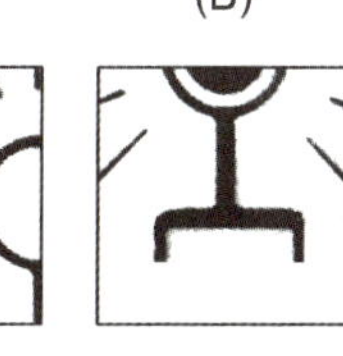
(C) 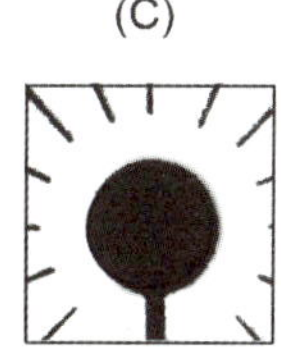
(D) 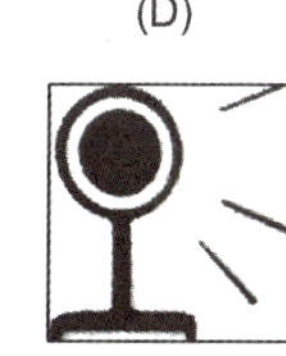
(E) 

348.

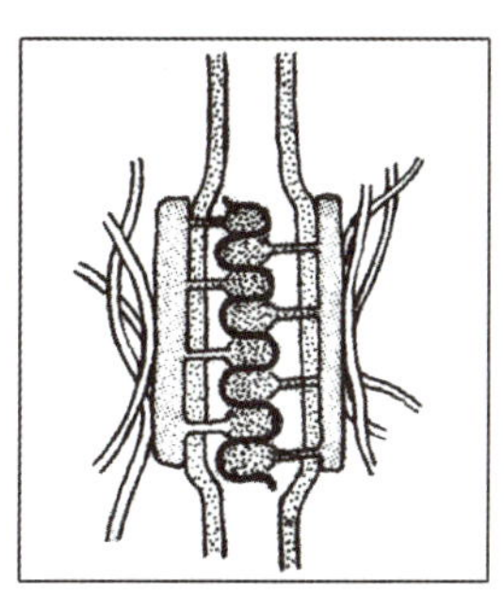

(A) 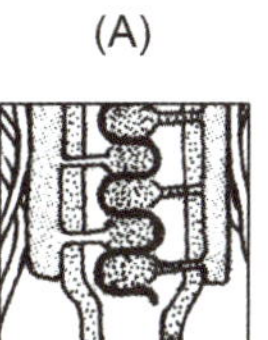
(B) 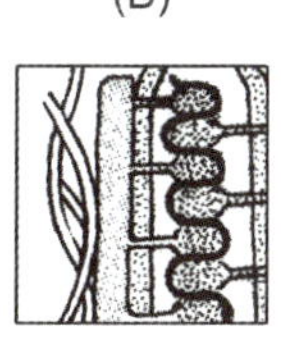
(C) 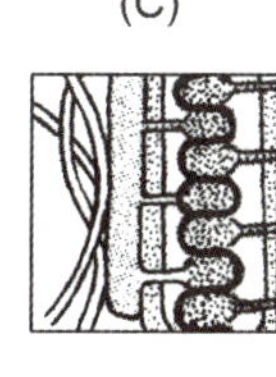
(D) 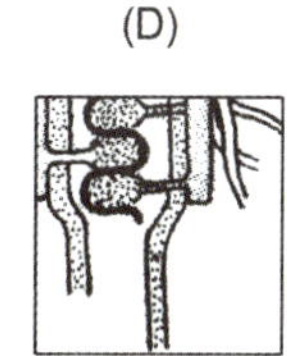
(E) 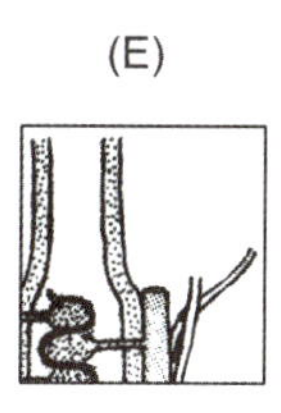

349.

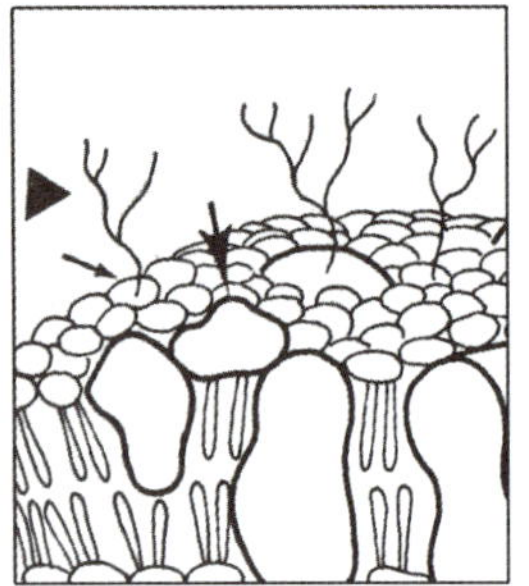

(A) 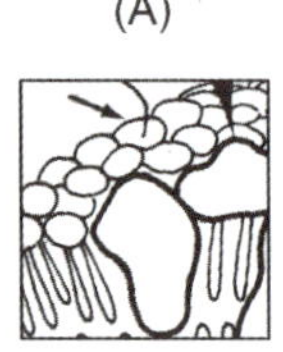 (B) 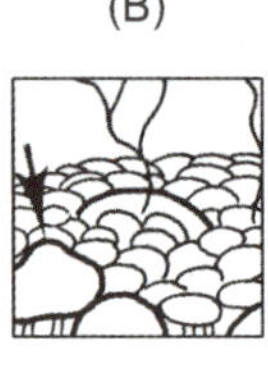 (C) 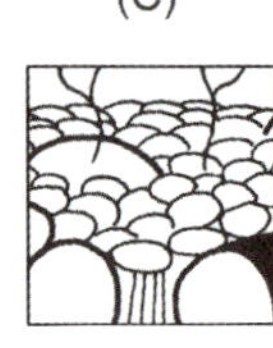 (D) 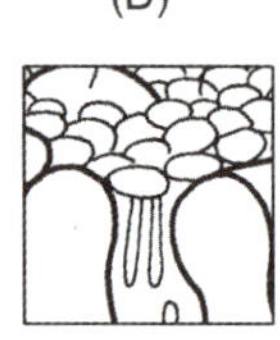 (E) 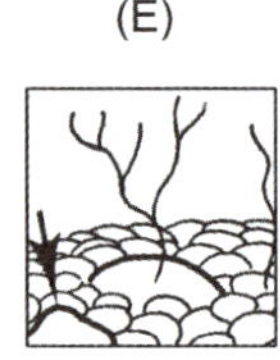

350.

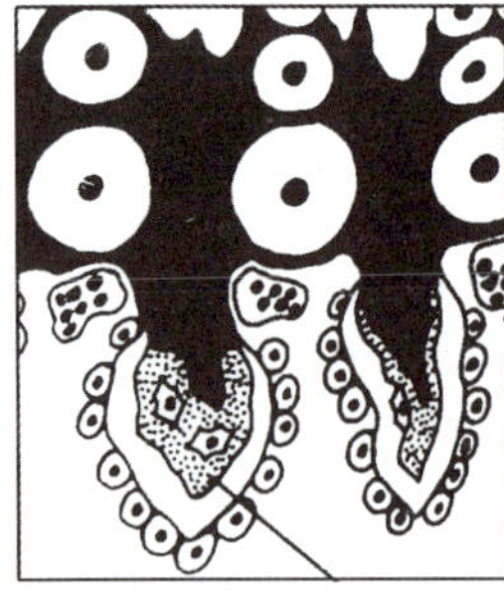

(A) 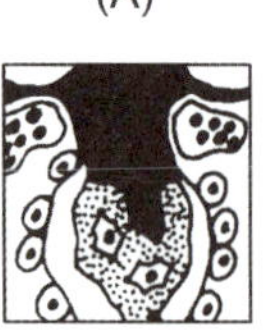 (B) 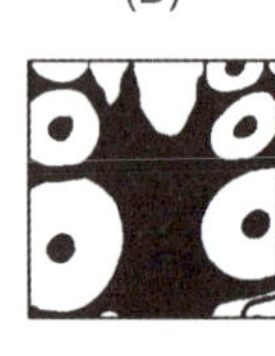 (C) 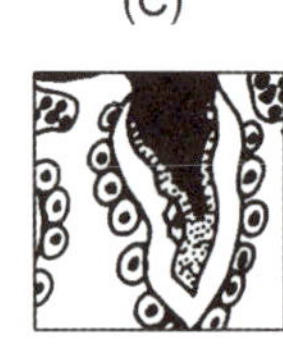 (D) 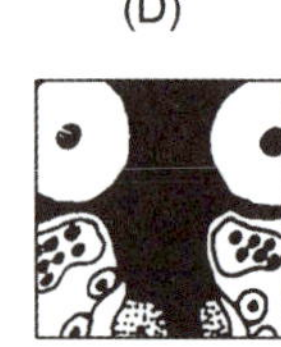 (E) 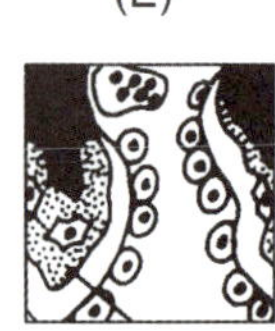

351.

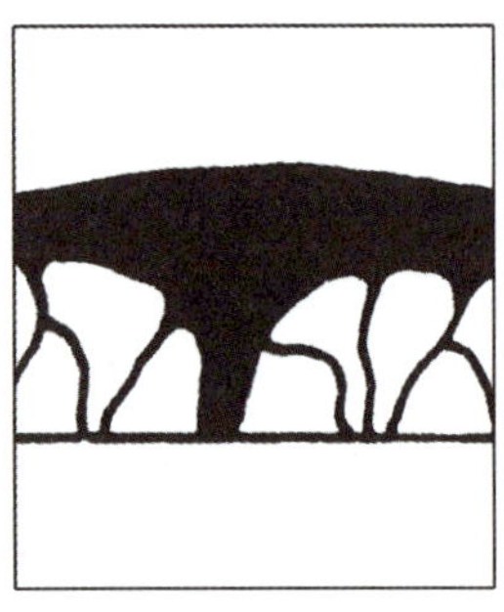

(A) 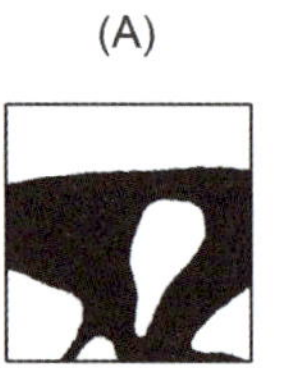 (B) 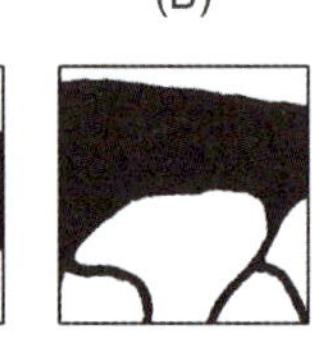 (C) 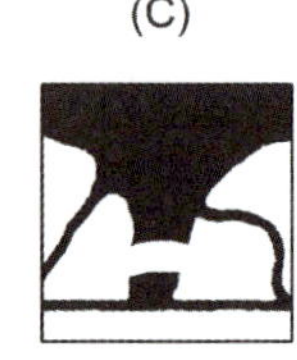 (D) 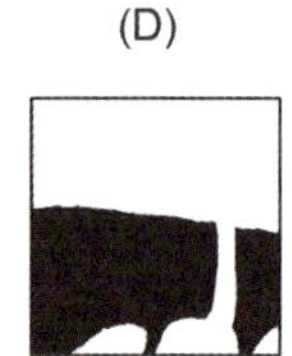 (E) 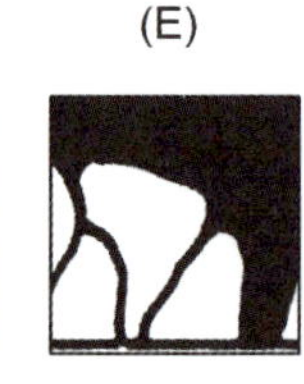

352.

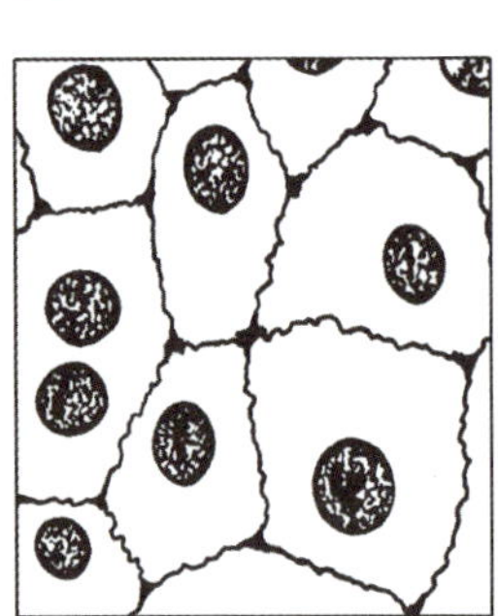

(A) 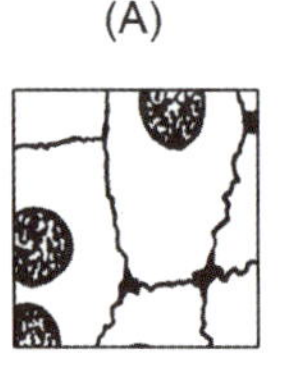 (B) 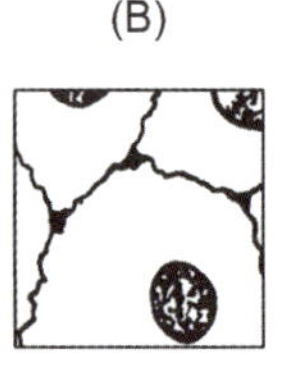 (C) 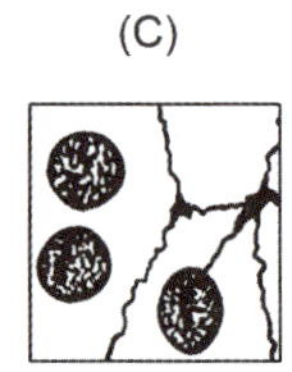 (D) 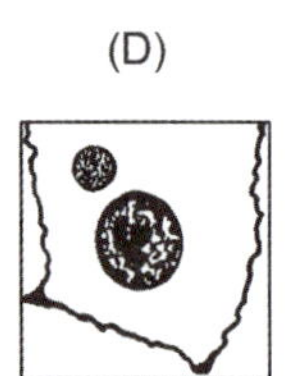 (E) 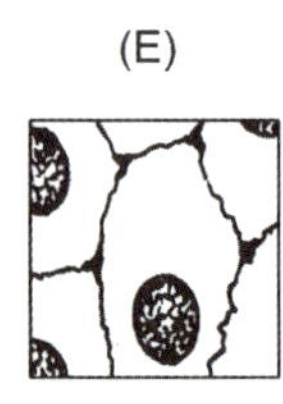

353.

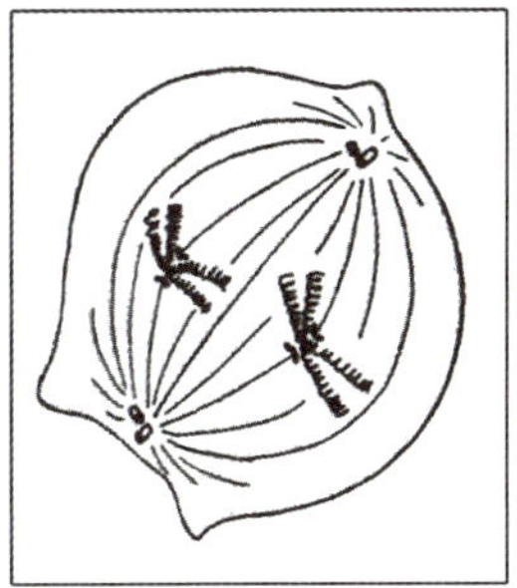

(A) (B) (C) (D) (E)

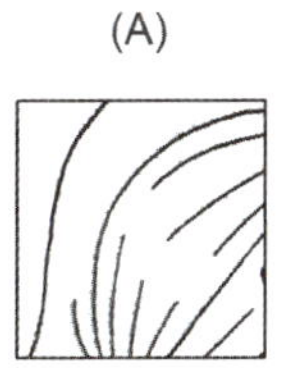
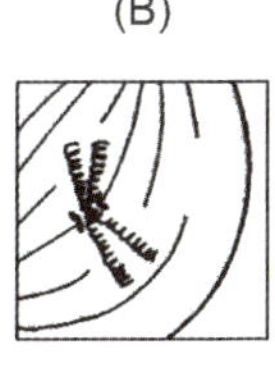
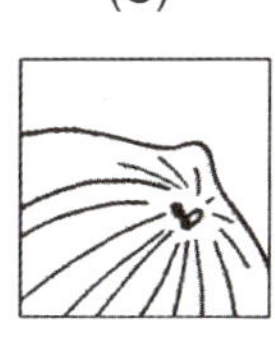
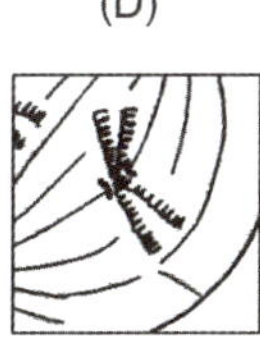
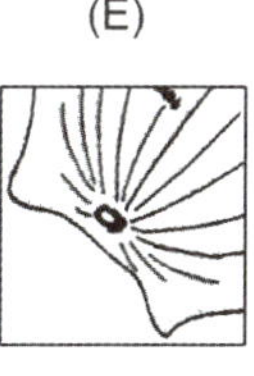

354.

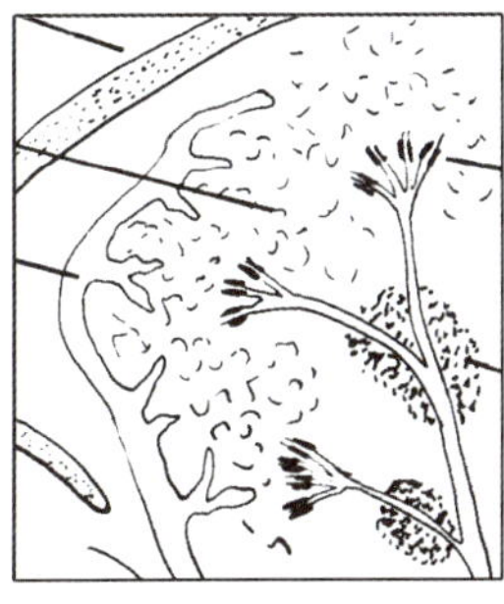

(A) (B) (C) (D) (E)

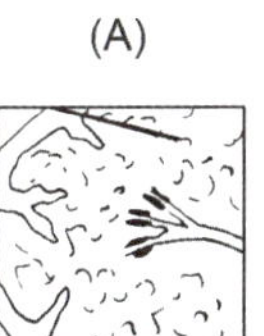
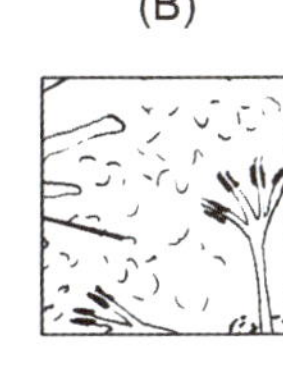
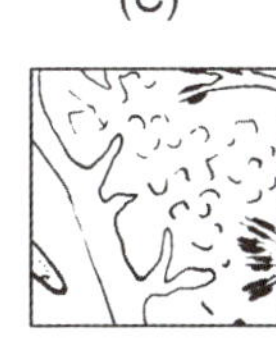
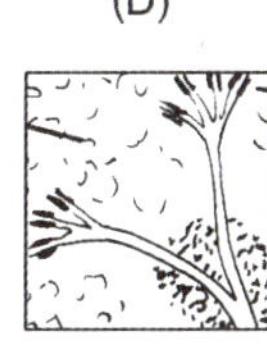
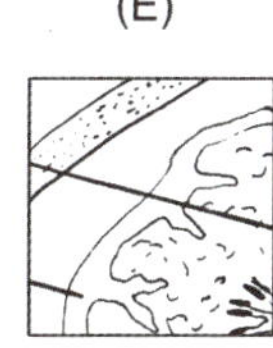

355.

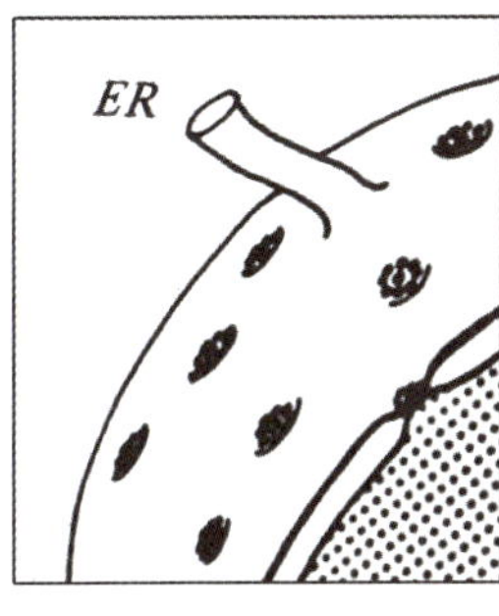

(A) (B) (C) (D) (E)

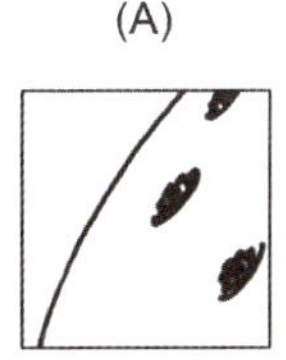
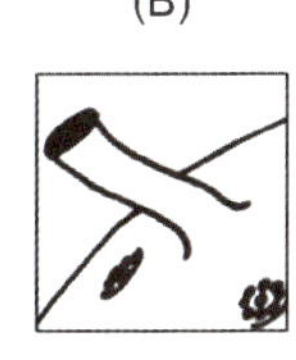
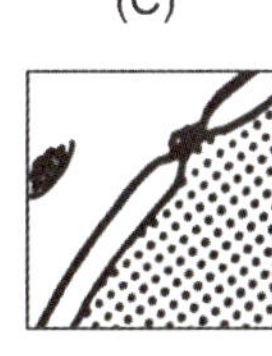
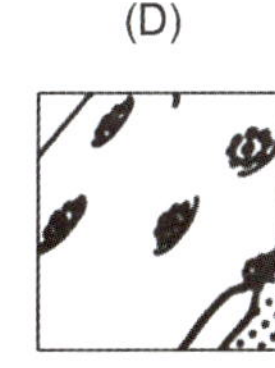
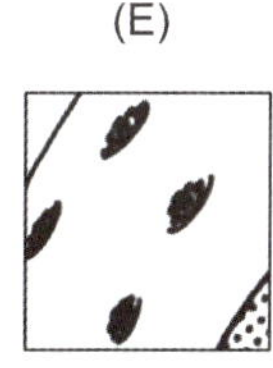

356.

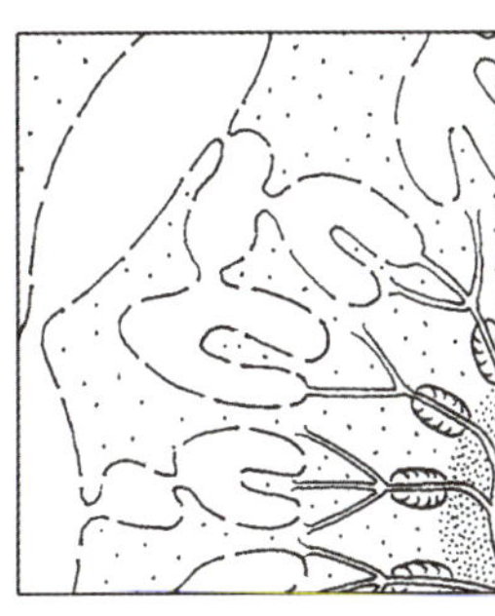

(A) (B) (C) (D) (E)

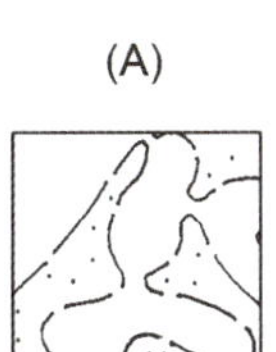
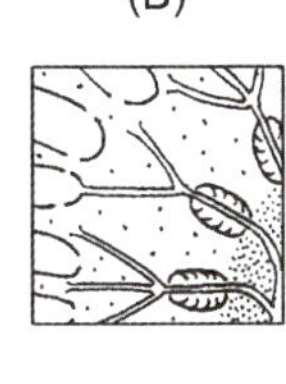
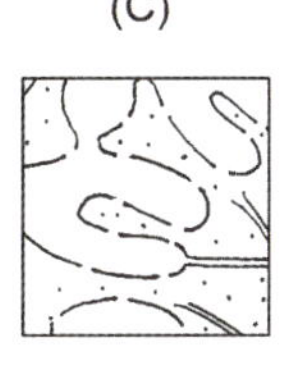
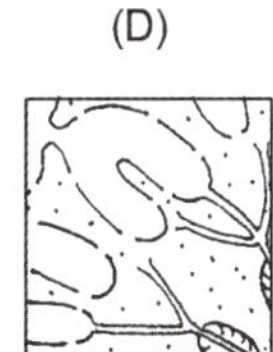
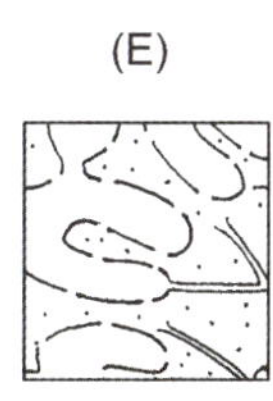

357.

(A) 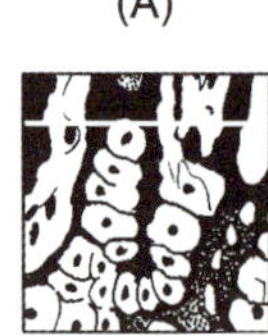 (B) 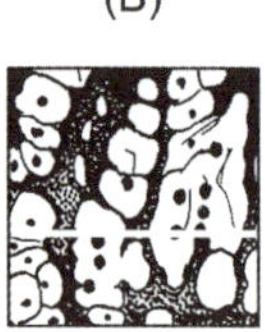 (C) 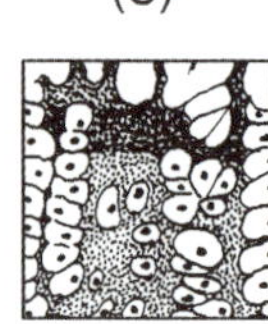 (D) 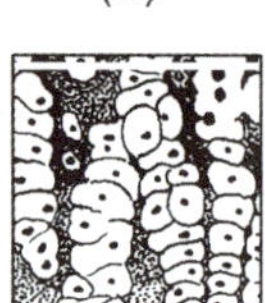 (E) 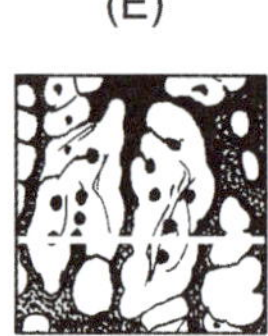

358.

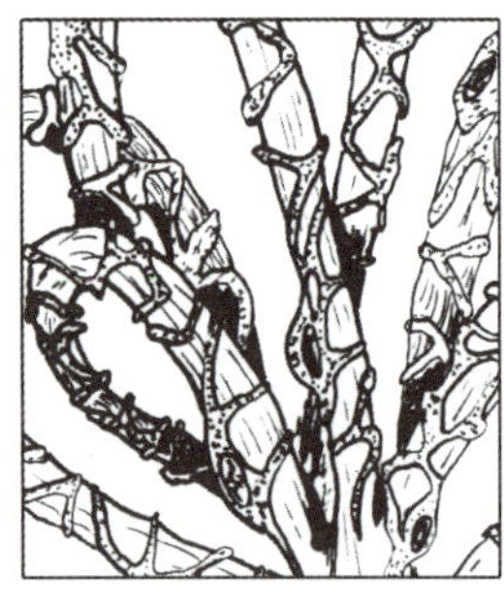

(A) 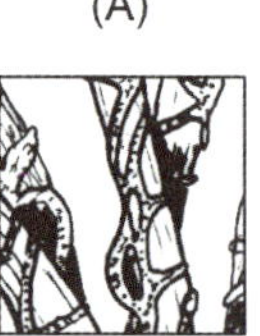 (B) 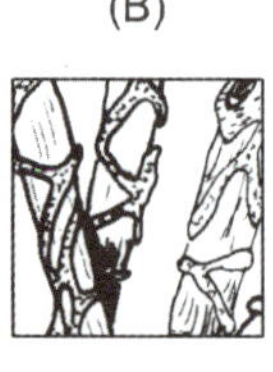 (C) 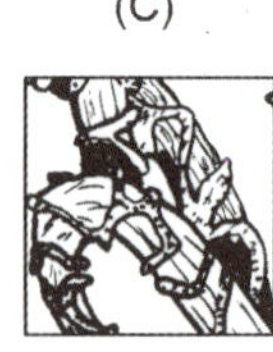 (D) 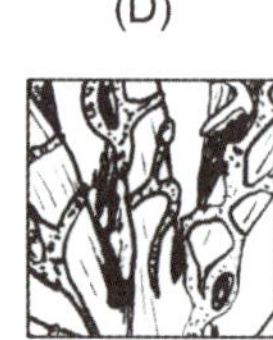 (E) 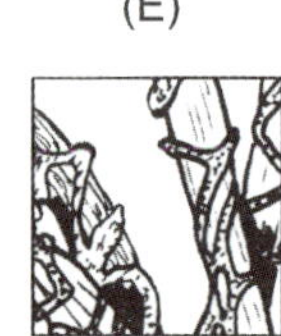 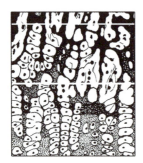

359.

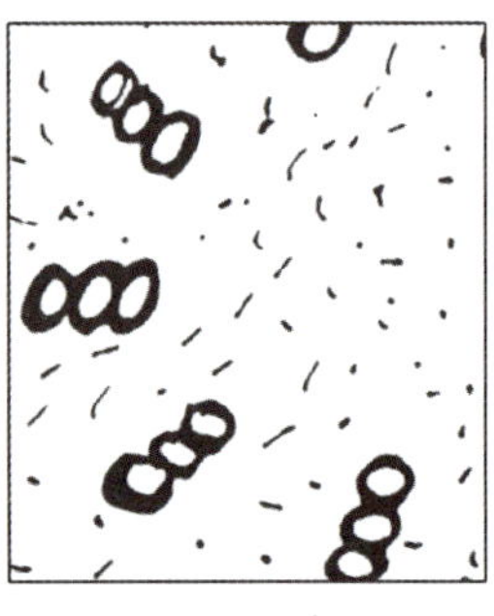

(A) 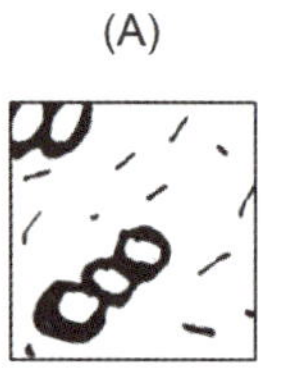 (B) 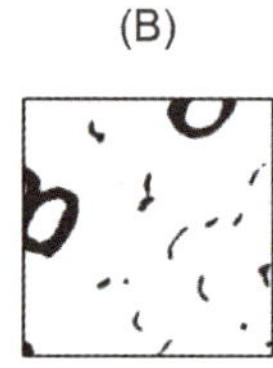 (C) 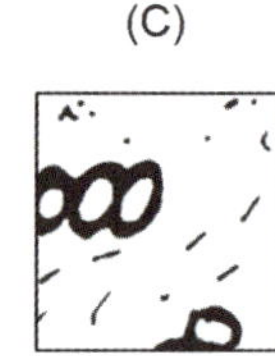 (D) 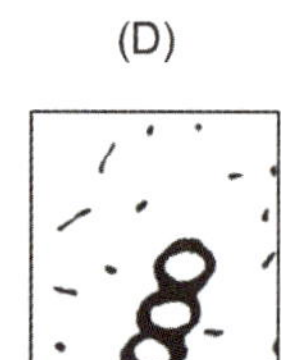 (E) 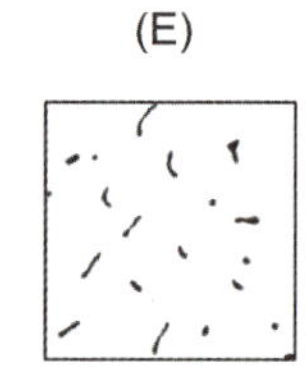

360.

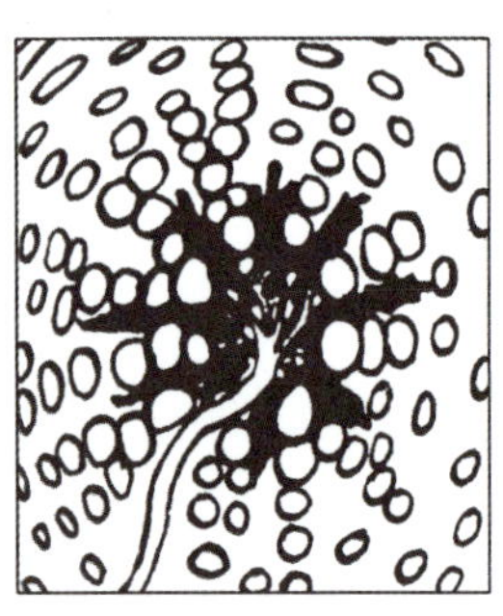

(A) 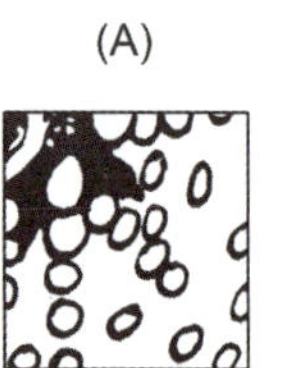 (B) 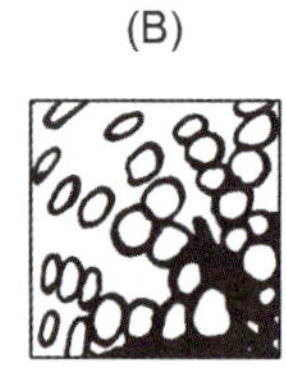 (C) 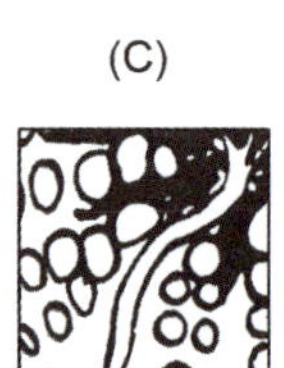 (D) 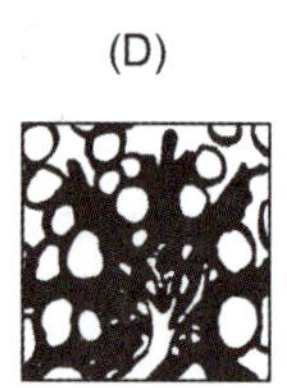 (E) 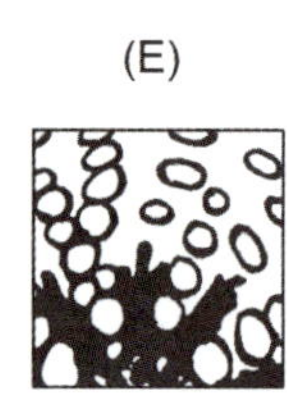

16. SIMULATION 16

Bearbeitungszeit: 22 Minuten

361.

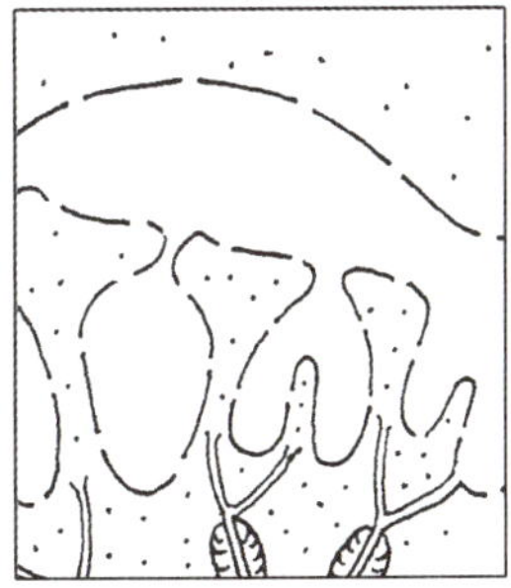

(A) (B) (C) (D) (E)

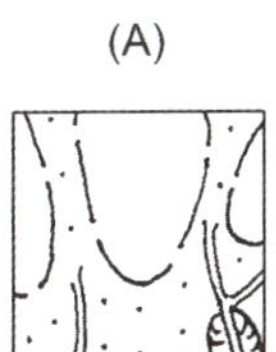
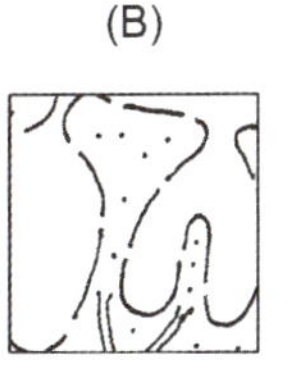
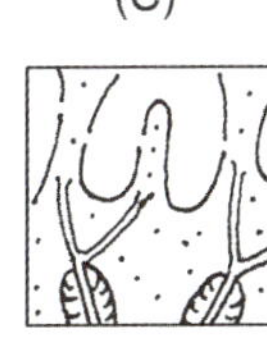
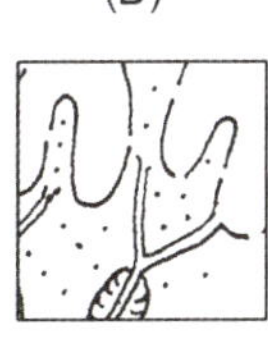
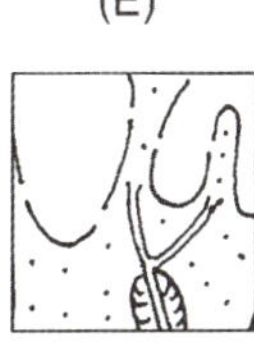

362.

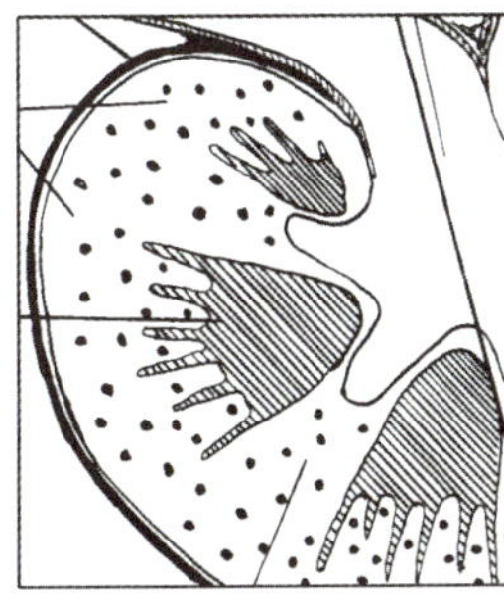

(A) (B) (C) (D) (E)

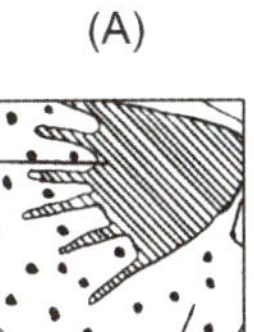
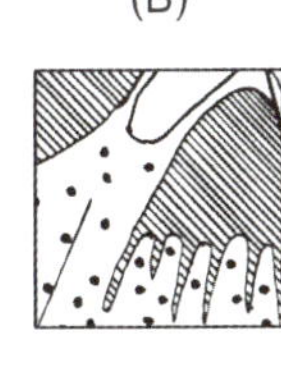
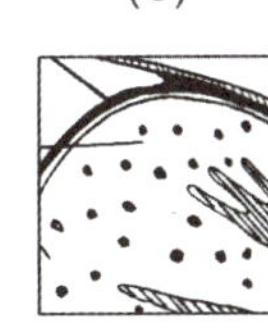
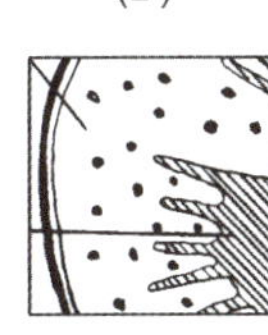
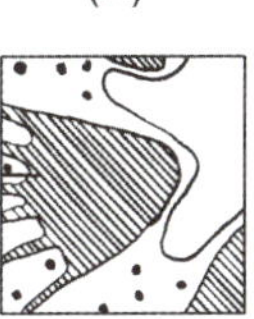

363.

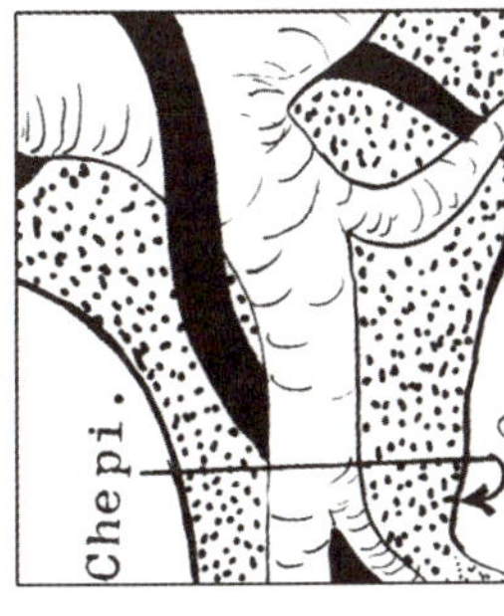

(A) (B) (C) (D) (E)

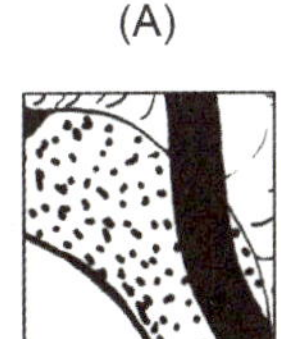
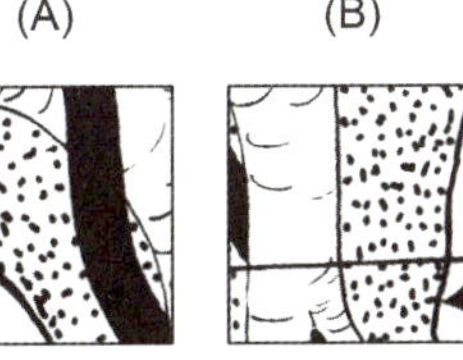
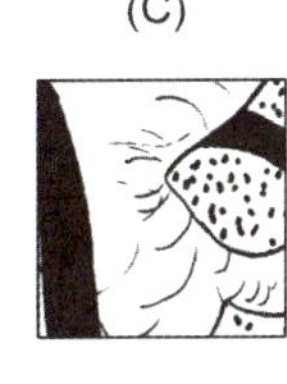
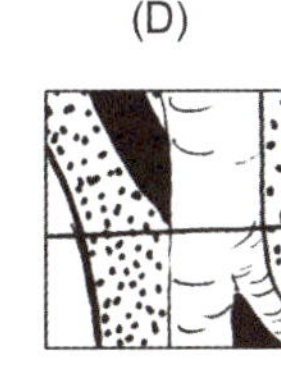
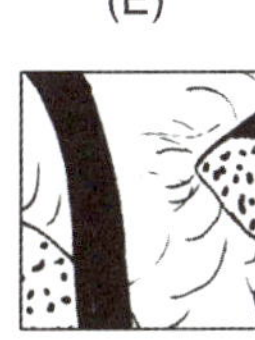

364.

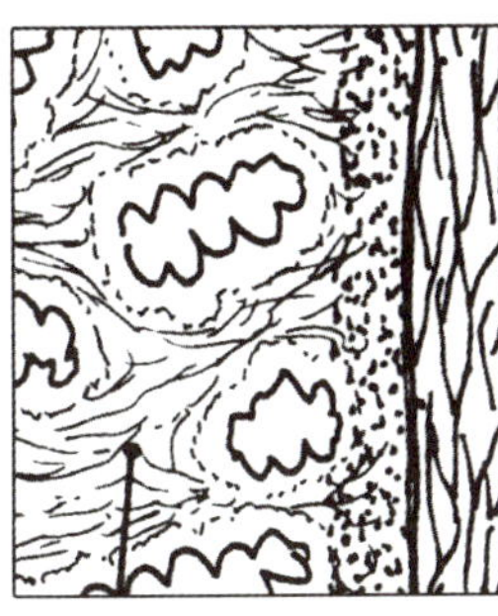

(A) (B) (C) (D) (E)

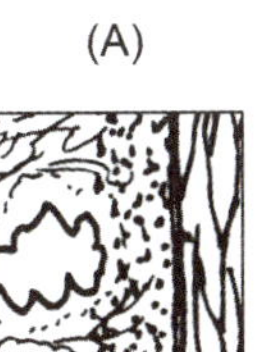
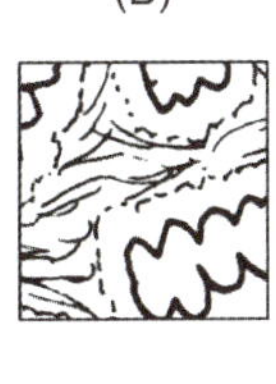
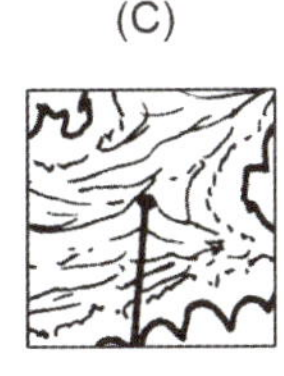
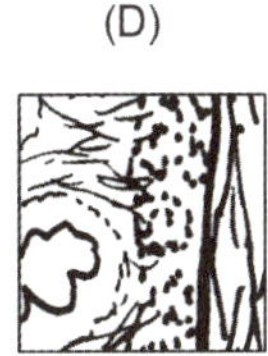
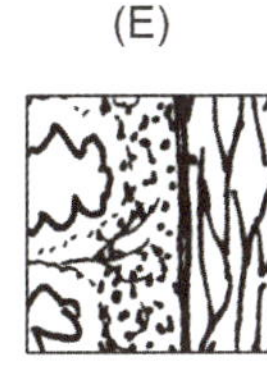

365.

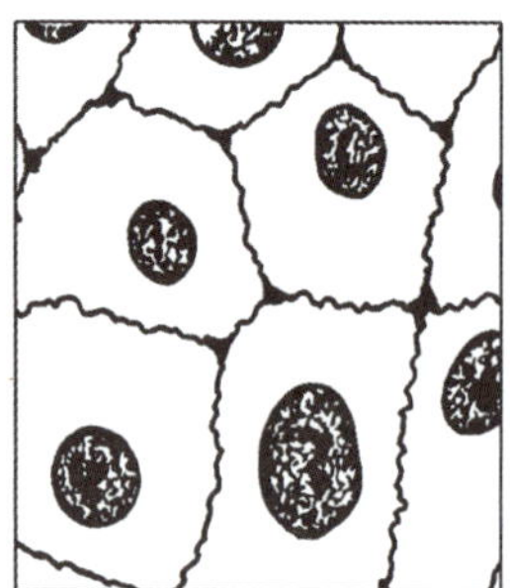

(A) 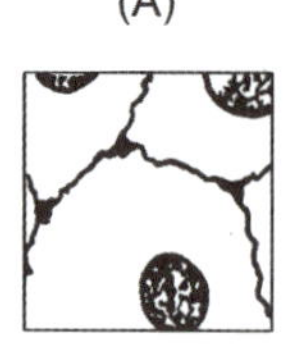 (B) 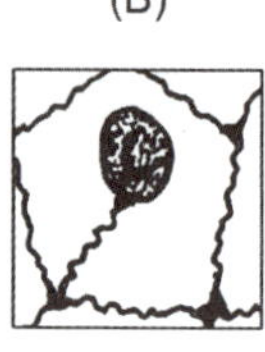 (C) 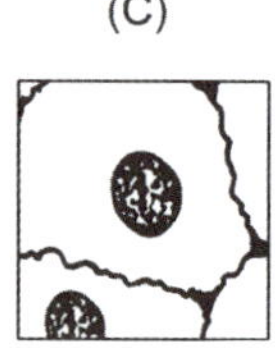 (D) 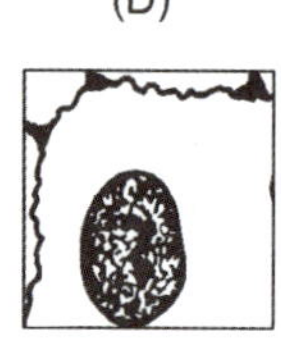 (E) 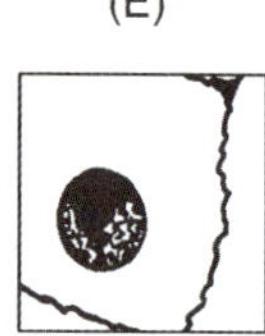

366.

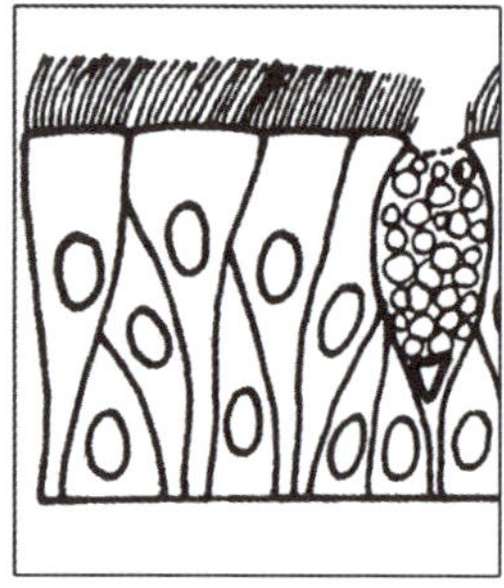

(A) 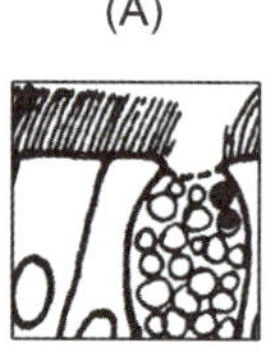 (B) 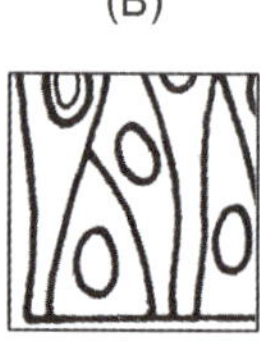 (C) 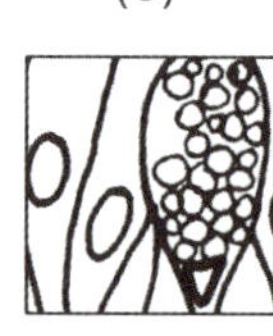 (D) 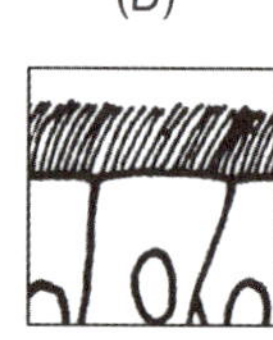 (E) 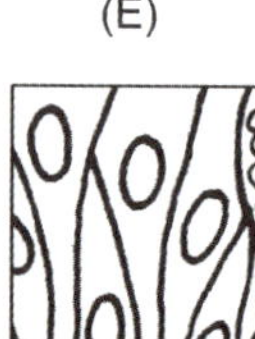

367.

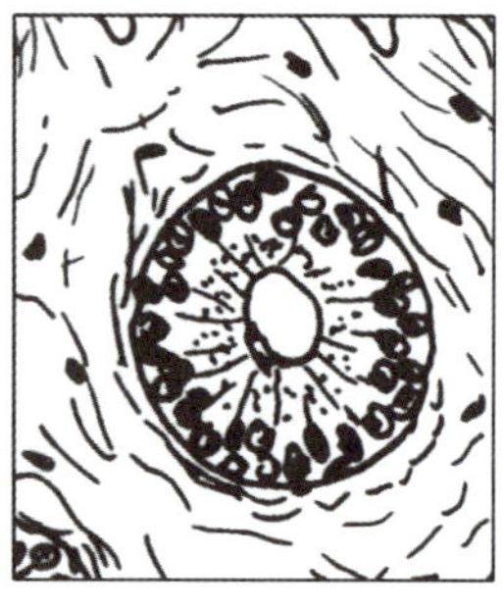

(A) 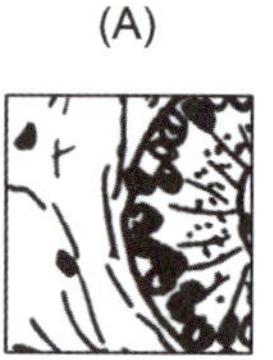 (B) 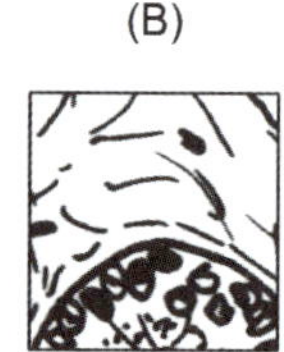 (C) 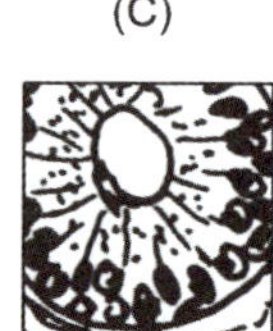 (D) 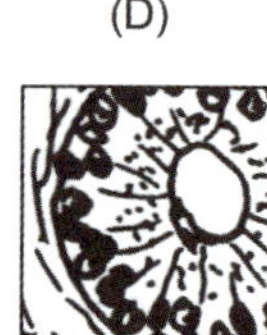 (E) 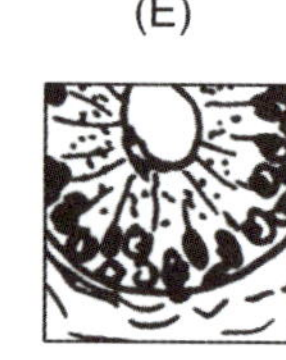

368.

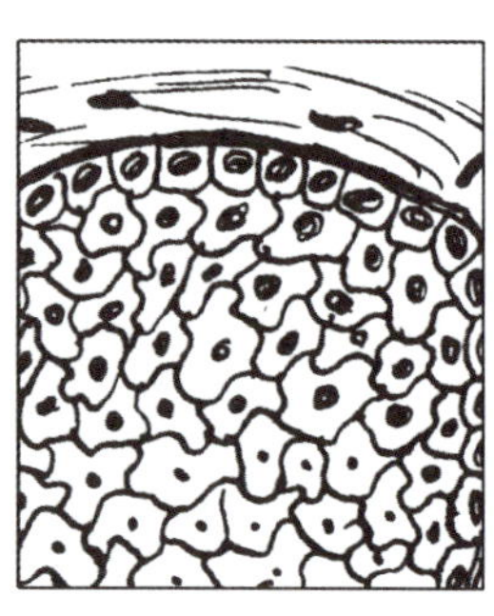

(A) 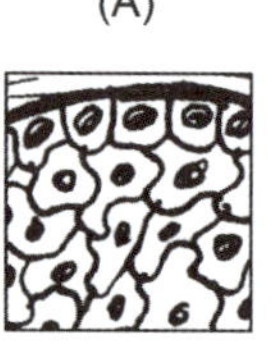 (B) 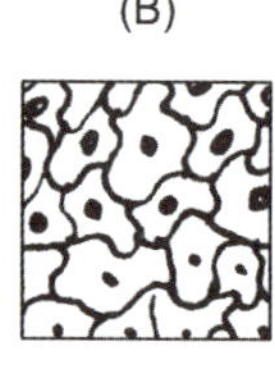 (C) 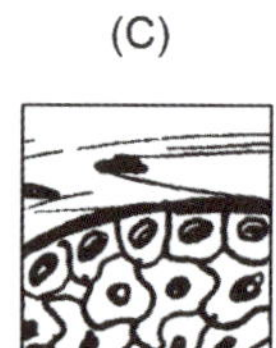 (D) 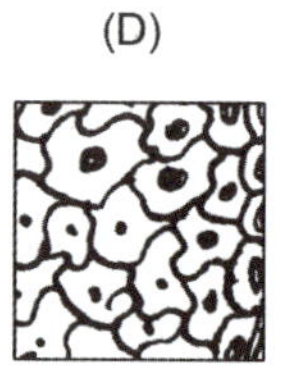 (E) 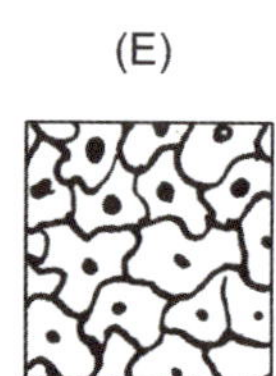

369.

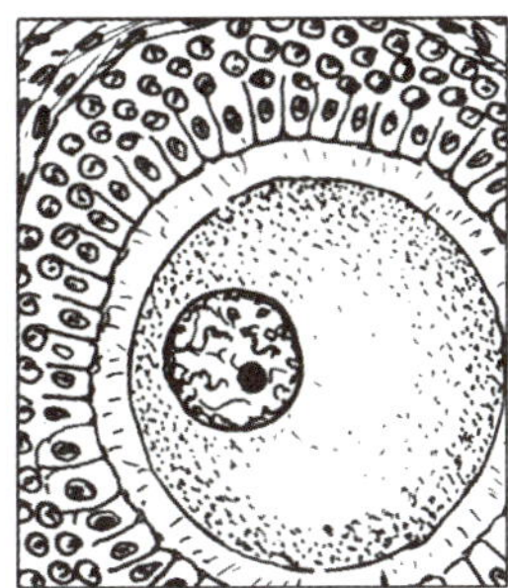

(A)
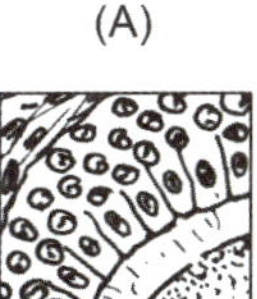
(B)
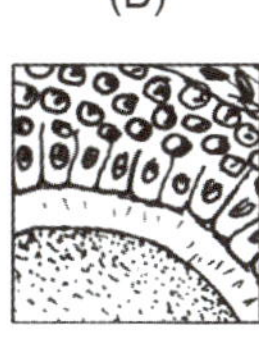
(C)
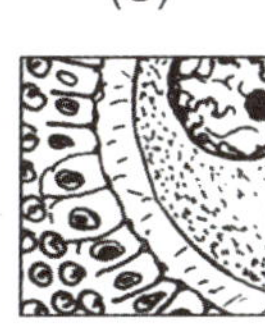
(D)
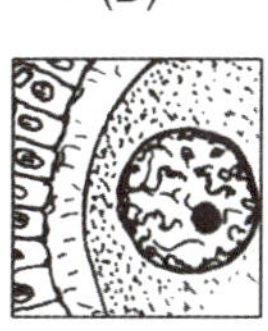
(E)
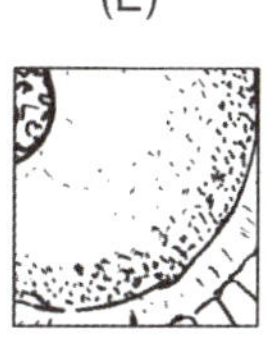

370.

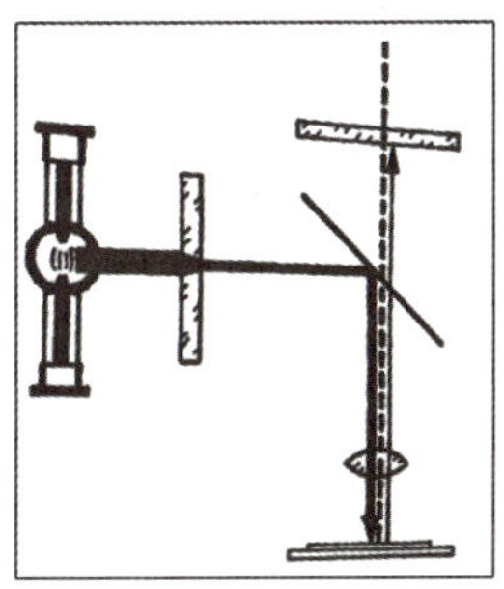

(A)
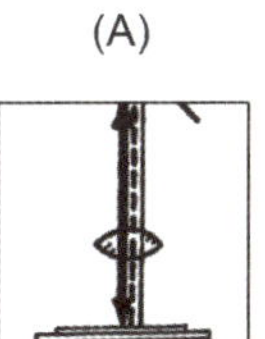
(B)
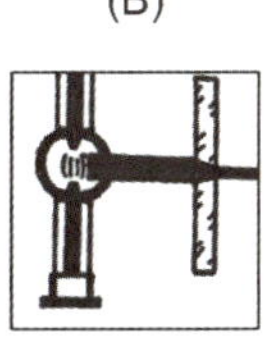
(C)
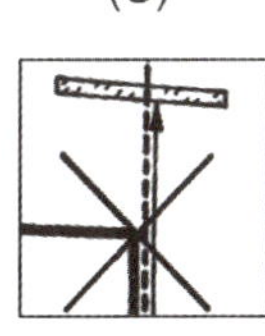
(D)
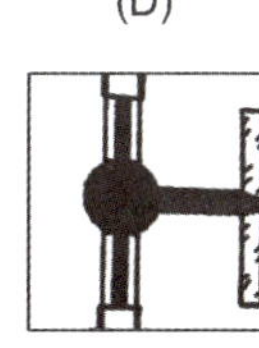
(E)
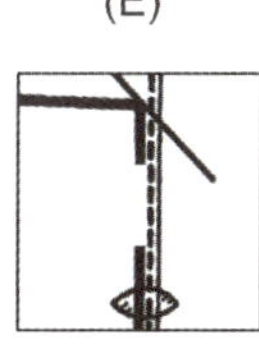

371.

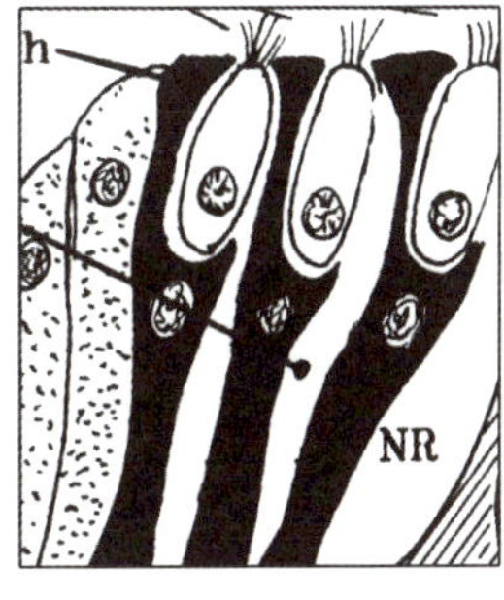

(A)
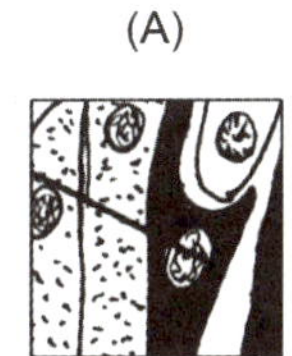
(B)
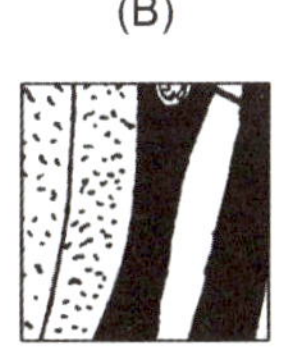
(C)
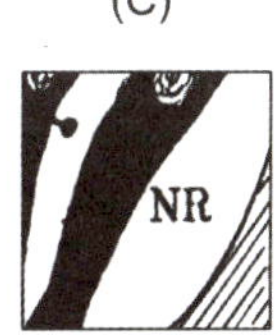

(D)
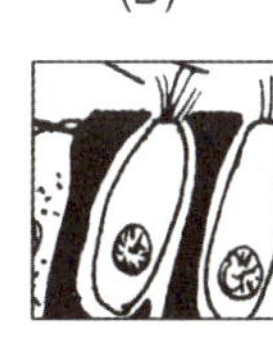
(E)
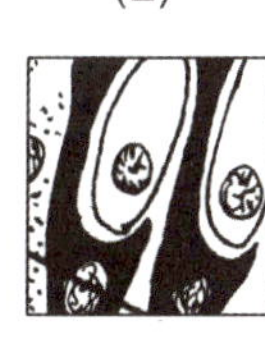

372.

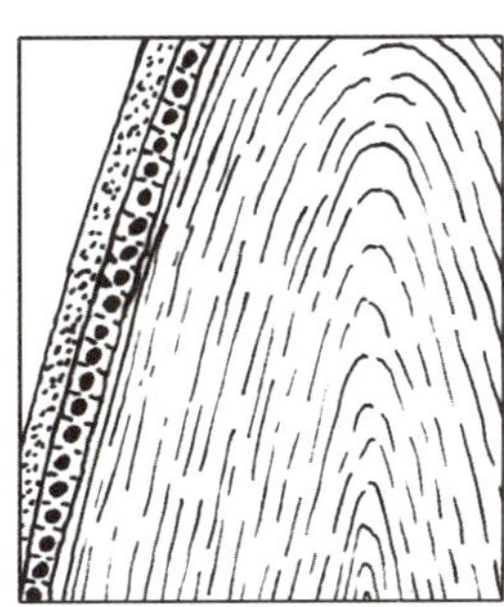

(A)
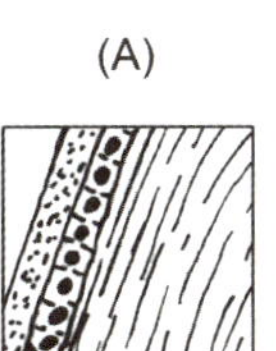
(B)
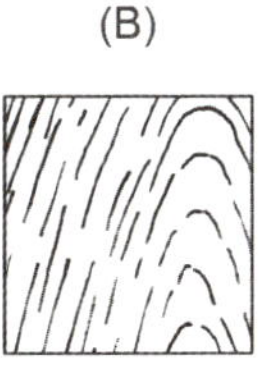
(C)
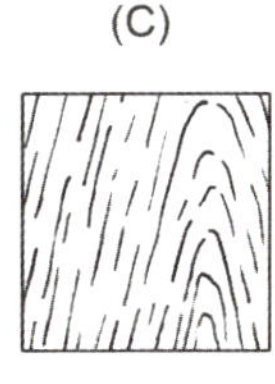
(D)
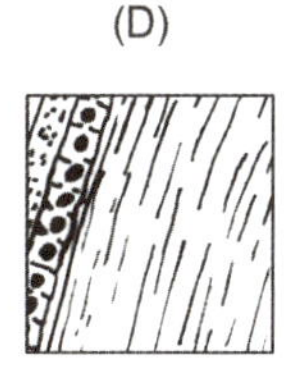
(E)
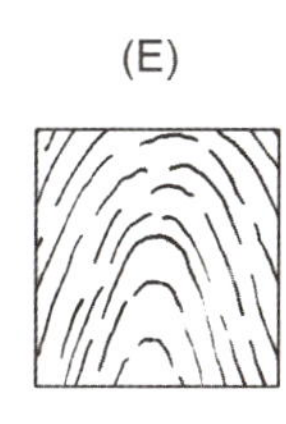

373.

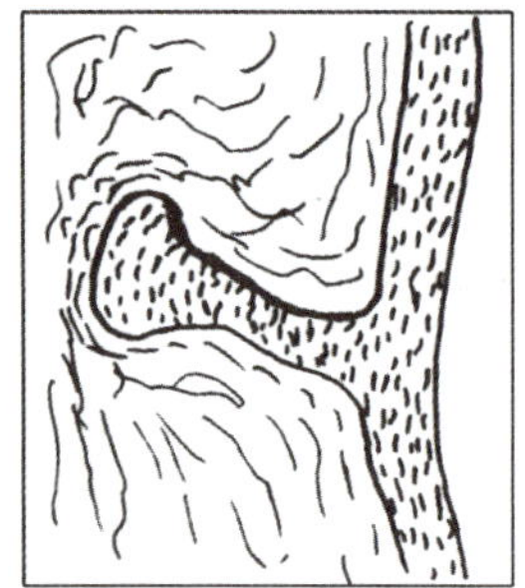

(A) 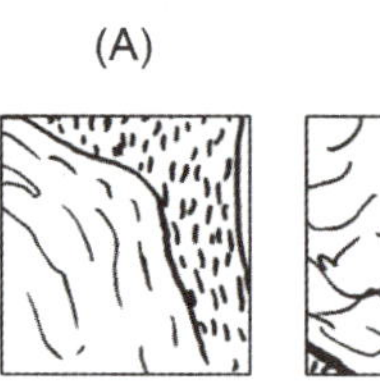
(B) 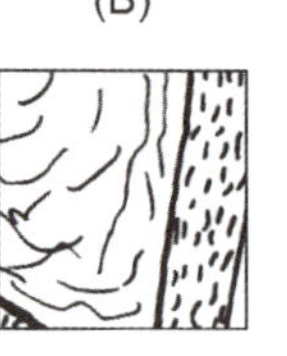
(C) 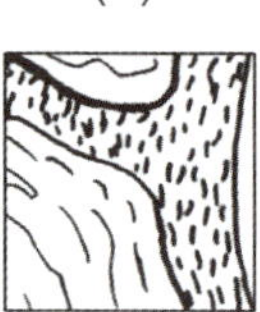
(D) 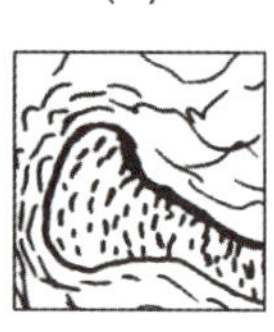
(E) 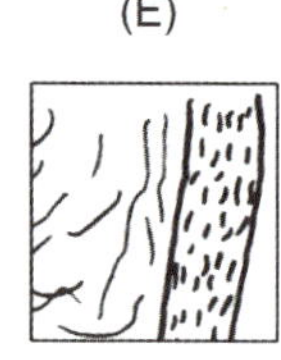

374.

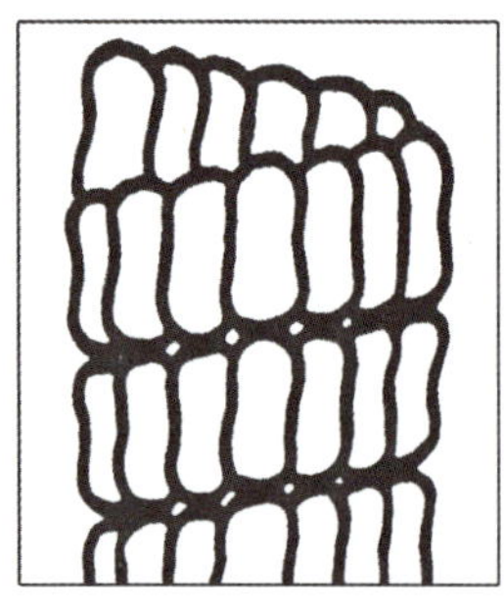

(A) 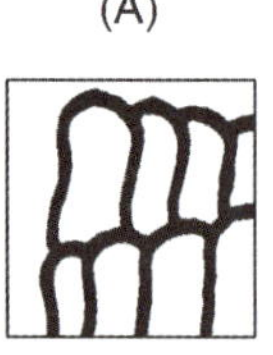
(B) 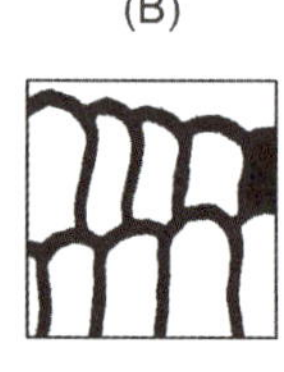
(C) 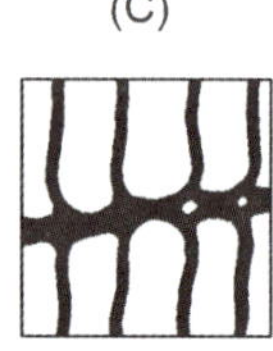
(D) 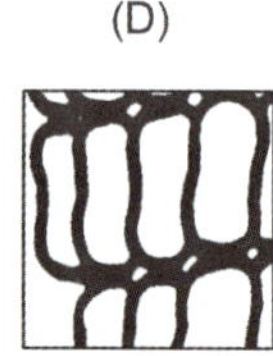
(E) 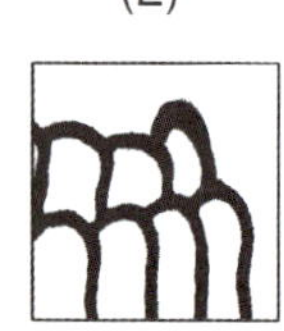

375.

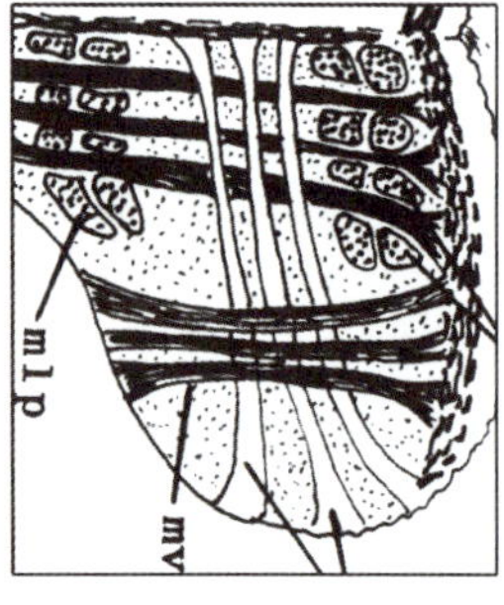

(A) 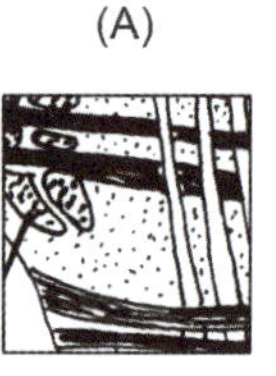
(B) 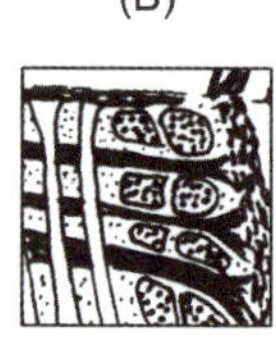
(C) 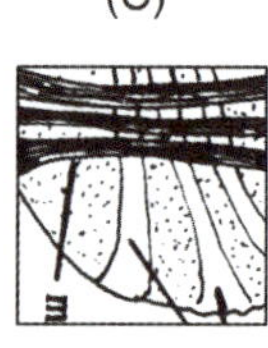

(D) 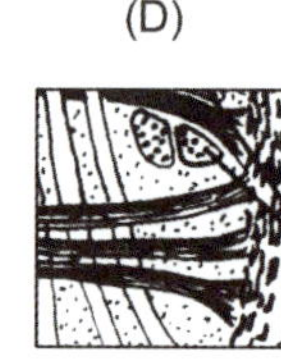
(E) 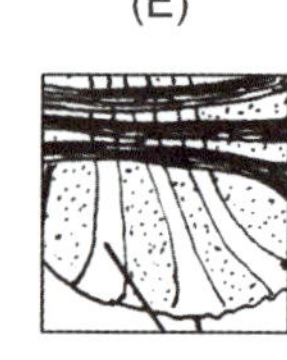

376.

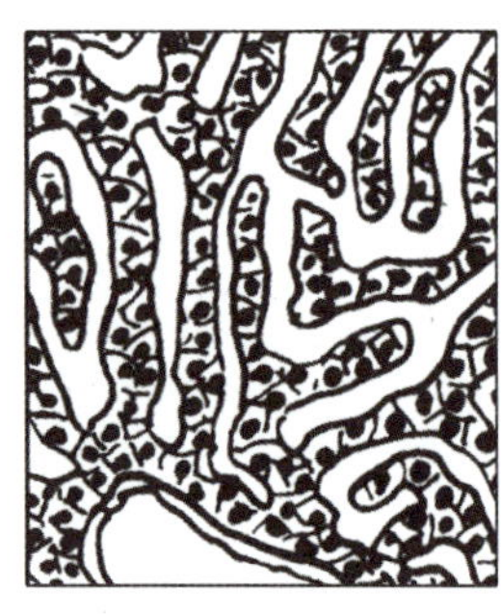

(A) 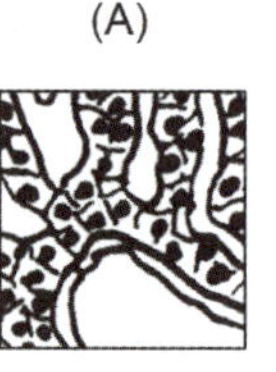
(B) 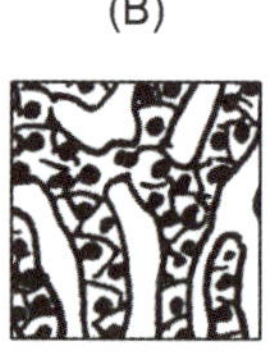
(C) 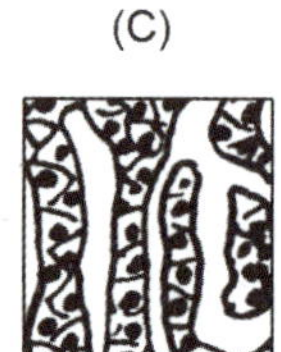
(D) 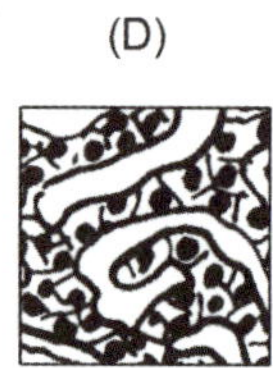
(E) 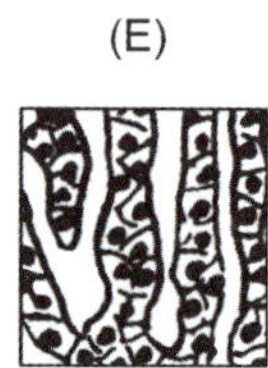

377.

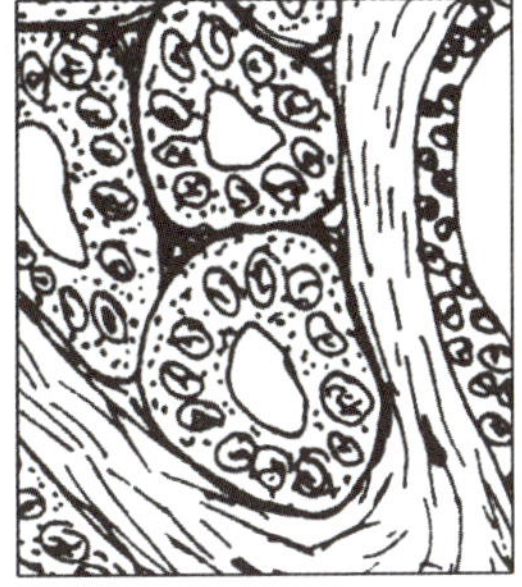

(A) 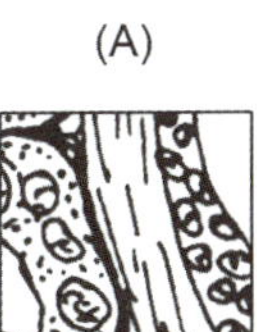
(B) 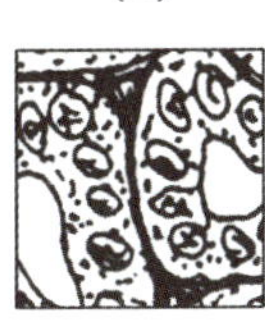
(C) 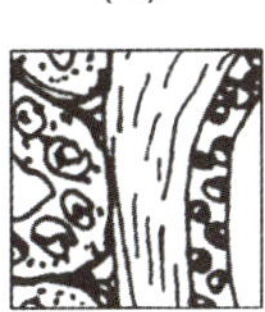
(D) 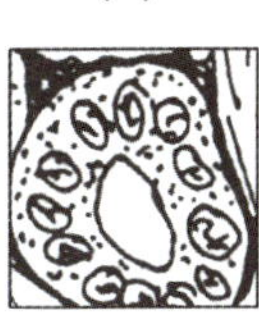
(E) 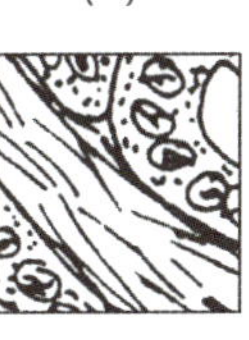

378.

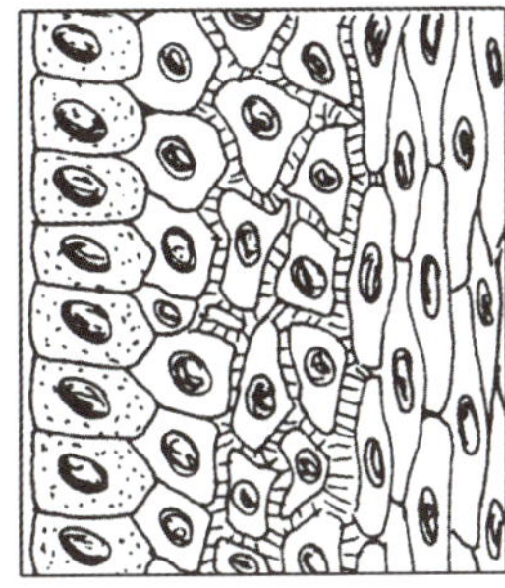

(A) 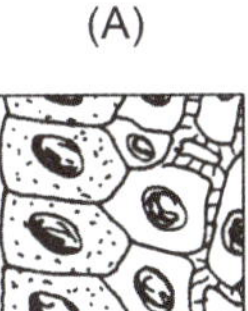
(B) 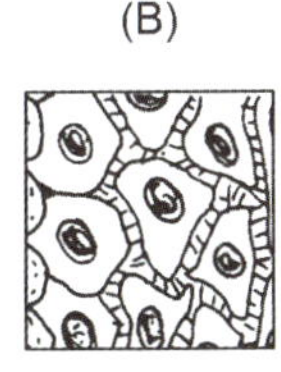
(C) 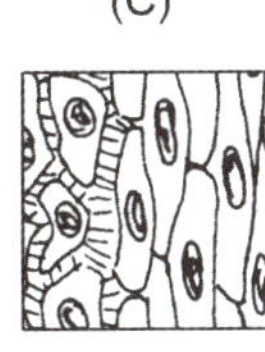
(D) 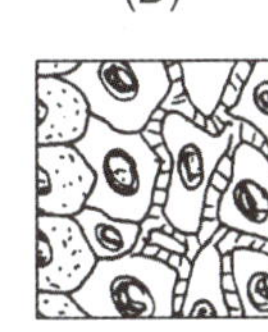
(E) 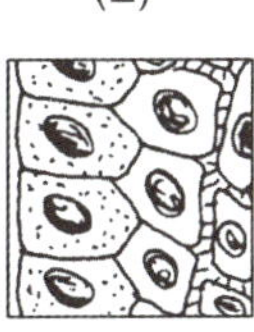

379.

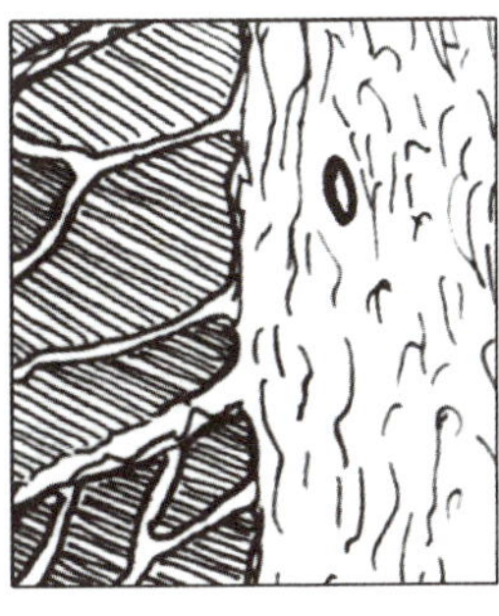

(A) 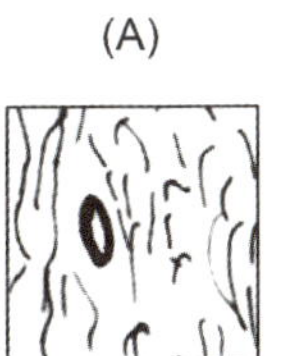
(B) 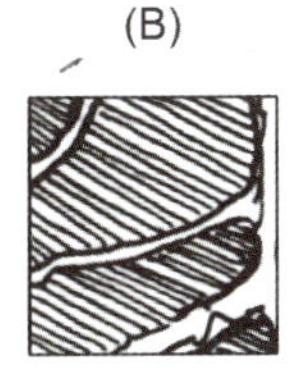
(C) 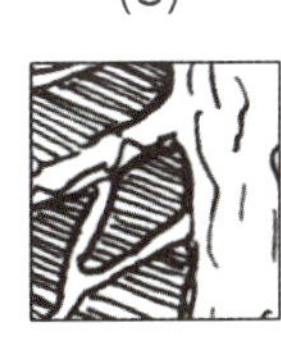
(D) 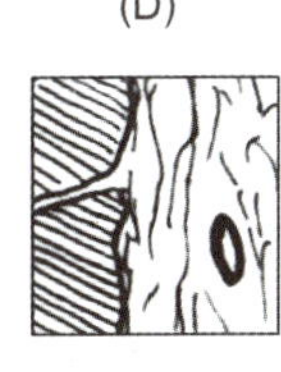
(E) 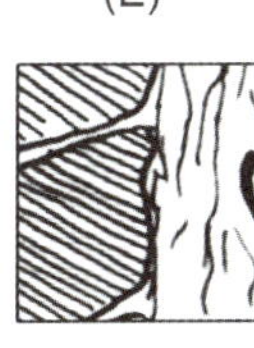

380.

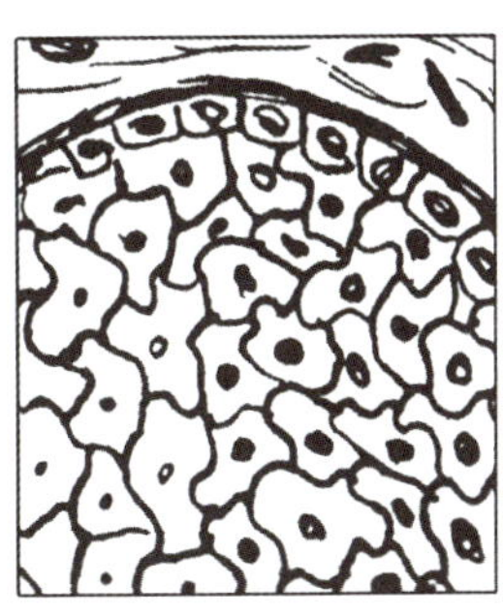

(A) 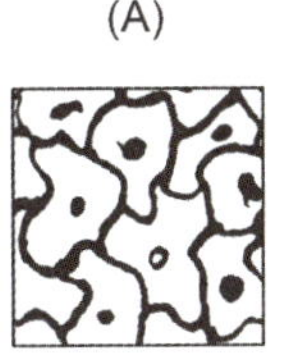
(B) 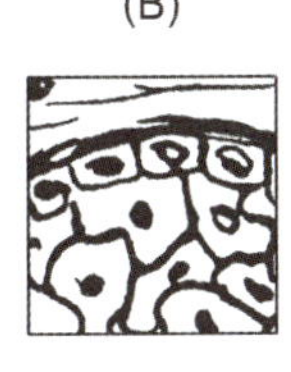
(C) 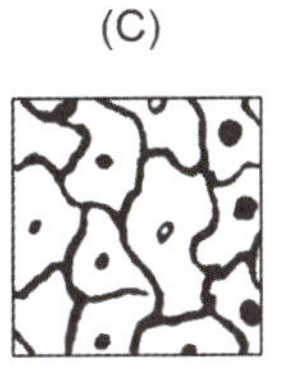
(D) 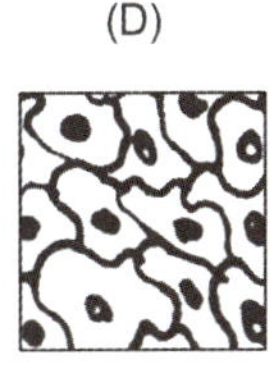
(E) 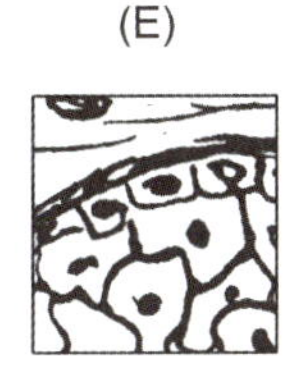

381.

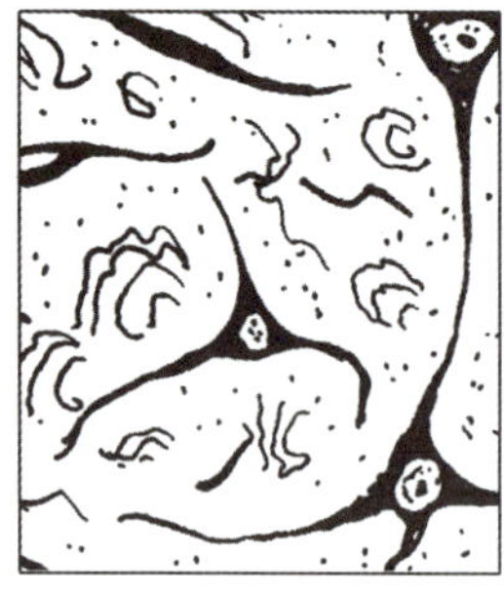

(A) 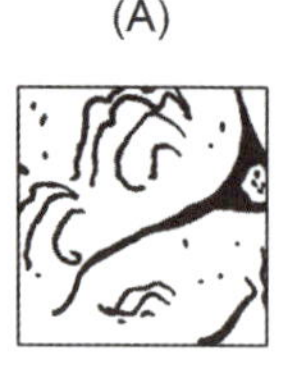 (B) 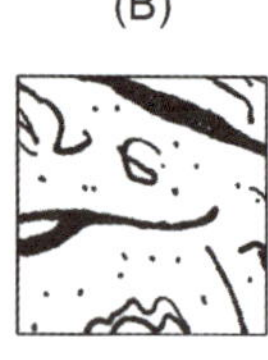 (C) 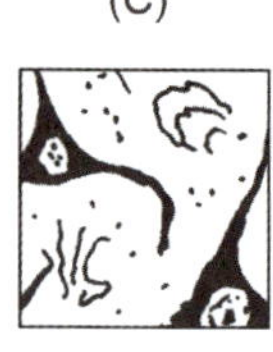 (D) 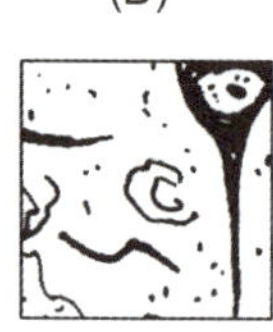 (E) 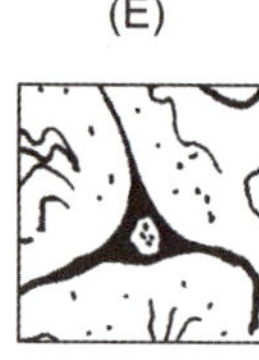

382.

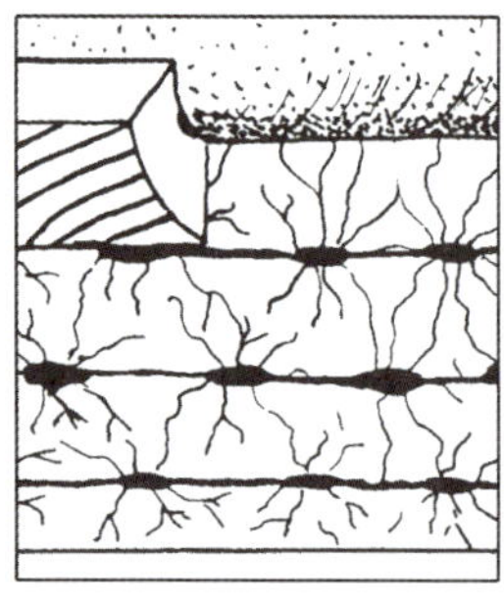

(A) 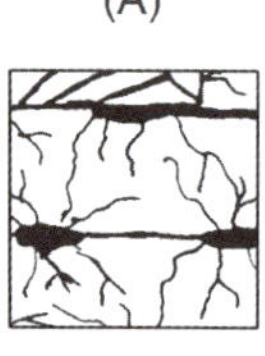 (B) 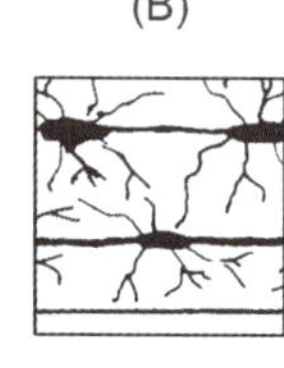 (C) 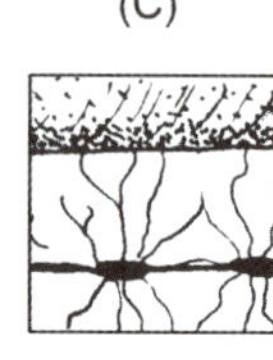 (D) 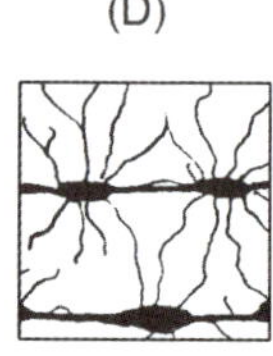 (E) 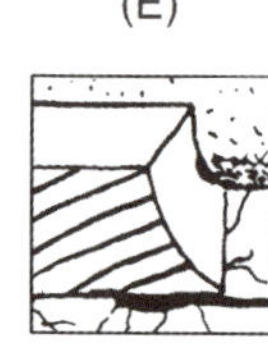

383.

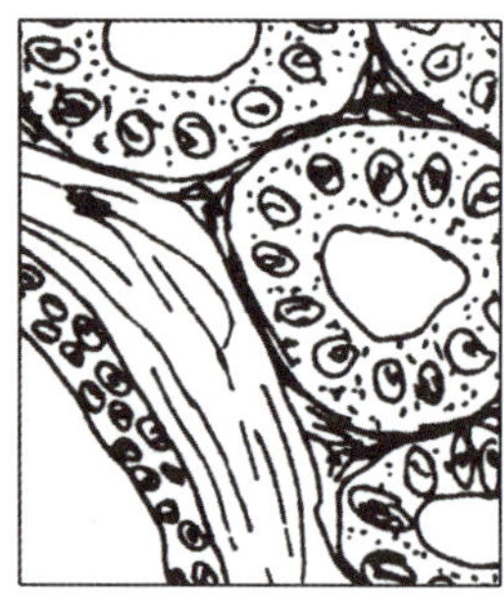

(A) 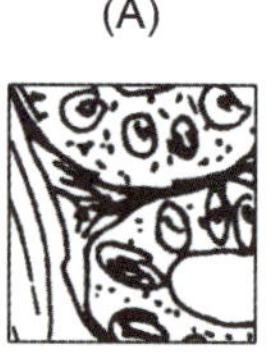 (B) 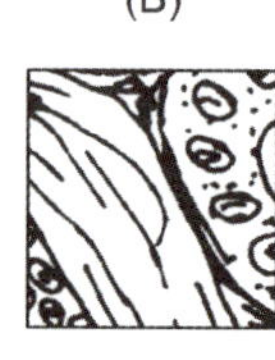 (C) 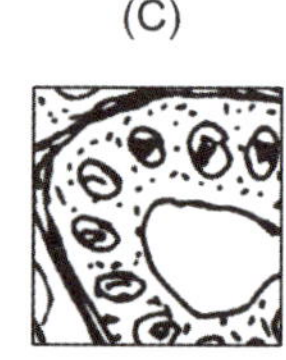 (D) 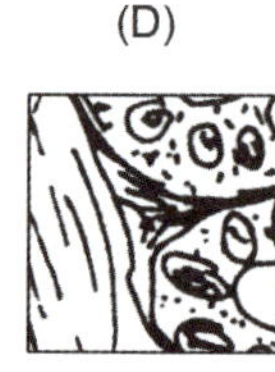 (E) 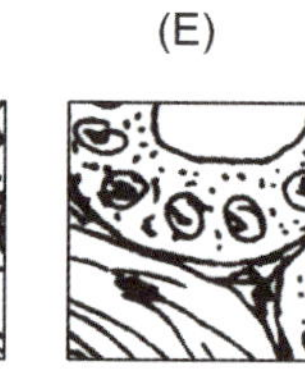

384.

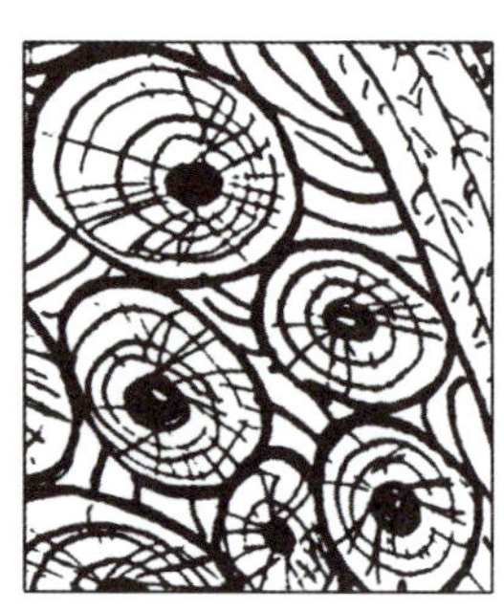

(A) 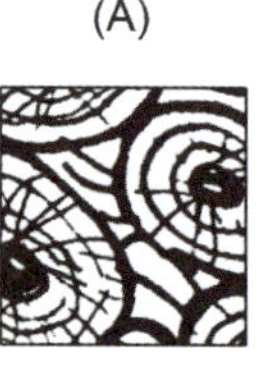 (B) 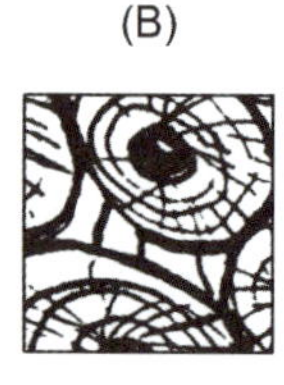 (C) 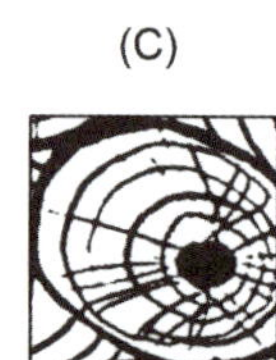 (D) 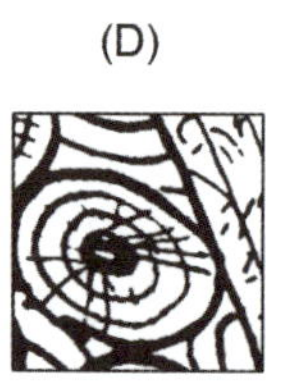 (E) 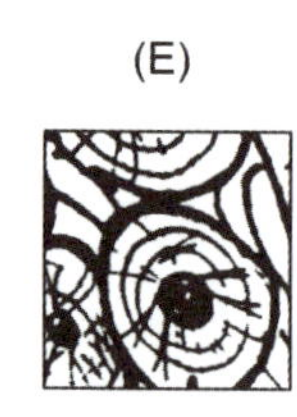

LÖSUNGEN

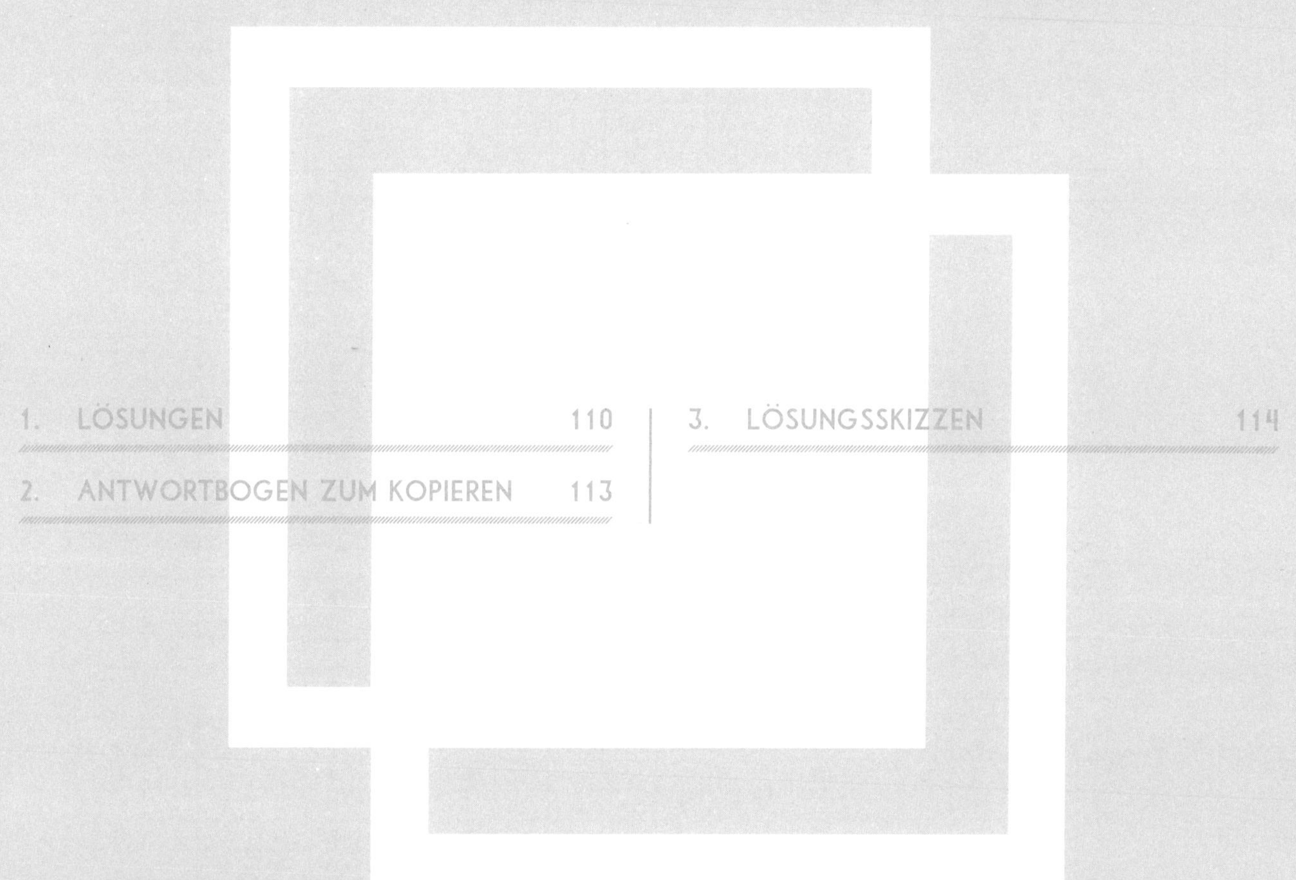

1. LÖSUNGEN

SIMULATION 1	(A)	(B)	(C)	(D)	(E)
1	□	□	■	□	□
2	□	□	□	□	■
3	□	□	□	□	■
4	□	□	□	□	■
5	□	□	□	□	■
6	□	□	□	■	□
7	□	□	□	□	■
8	□	□	■	□	□
9	■	□	□	□	□
10	□	■	□	□	□
11	□	□	□	■	□
12	□	□	■	□	□
13	■	□	□	□	□
14	■	□	□	□	□
15	□	□	□	□	■
16	□	□	■	□	□
17	□	■	□	□	□
18	■	□	□	□	□
19	□	□	□	■	□
20	■	□	□	□	□
21	□	■	□	□	□
22	□	□	□	■	□
23	□	□	■	□	□
24	□	□	□	□	■

SIMULATION 3	(A)	(B)	(C)	(D)	(E)
49	■	□	□	□	□
50	□	□	□	■	□
51	■	□	□	□	□
52	□	□	■	□	□
53	□	□	□	□	■
54	□	■	□	□	□
55	□	□	□	■	□
56	□	□	□	■	□
57	□	□	□	■	□
58	□	□	■	□	□
59	□	□	□	■	□
60	■	□	□	□	□
61	□	■	□	□	□
62	□	■	□	□	□
63	□	■	□	□	□
64	□	□	□	■	□
65	□	□	■	□	□
66	□	□	■	□	□
67	□	□	□	■	□
68	■	□	□	□	□
69	□	■	□	□	□
70	■	□	□	□	□
71	□	■	□	□	□
72	■	□	□	□	□

SIMULATION 5	(A)	(B)	(C)	(D)	(E)
97	□	□	□	□	■
98	□	■	□	□	□
99	□	■	□	□	□
100	□	□	■	□	□
101	□	□	□	■	□
102	□	□	□	□	■
103	□	□	■	□	□
104	□	□	□	■	□
105	□	■	□	□	□
106	□	□	□	■	□
107	□	□	■	□	□
108	□	■	□	□	□
109	□	■	□	□	□
110	□	□	□	□	■
111	■	□	□	□	□
112	■	□	□	□	□
113	□	□	□	■	□
114	□	■	□	□	□
115	□	□	■	□	□
116	□	□	□	□	■
117	■	□	□	□	□
118	□	■	□	□	□
119	□	□	□	■	□
120	□	□	□	■	□

SIMULATION 2	(A)	(B)	(C)	(D)	(E)
25	□	■	□	□	□
26	□	□	□	■	□
27	□	□	□	□	■
28	□	□	□	■	□
29	■	□	□	□	□
30	□	■	□	□	□
31	□	□	□	□	■
32	□	■	□	□	□
33	□	□	■	□	□
34	■	□	□	□	□
35	□	□	■	□	□
36	□	□	□	■	□
37	□	□	□	■	□
38	□	■	□	□	□
39	□	□	□	■	□
40	□	□	■	□	□
41	□	■	□	□	□
42	□	□	■	□	□
43	□	□	□	□	■
44	□	□	□	□	■
45	□	■	□	□	□
46	■	□	□	□	□
47	■	□	□	□	□
48	□	■	□	□	□

SIMULATION 4	(A)	(B)	(C)	(D)	(E)
73	□	□	■	□	□
74	□	□	□	■	□
75	□	□	■	□	□
76	□	■	□	□	□
77	□	■	□	□	□
78	□	□	□	■	□
79	□	□	□	□	■
80	■	□	□	□	□
81	□	□	□	□	■
82	□	□	□	■	□
83	□	□	□	□	■
84	□	□	□	□	■
85	■	□	□	□	□
86	□	□	■	□	□
87	□	□	□	□	■
88	□	□	□	□	■
89	□	□	■	□	□
90	□	□	□	■	□
91	□	■	□	□	□
92	□	□	□	■	□
93	□	□	□	□	■
94	□	□	□	□	■
95	□	□	■	□	□
96	□	□	□	□	■

SIMULATION 6	(A)	(B)	(C)	(D)	(E)
121	■	□	□	□	□
122	□	□	■	□	□
123	□	□	□	■	□
124	■	□	□	□	□
125	□	■	□	□	□
126	□	□	□	□	■
127	■	□	□	□	□
128	□	□	■	□	□
129	■	□	□	□	□
130	□	■	□	□	□
131	□	□	□	■	□
132	□	□	□	□	■
133	■	□	□	□	□
134	□	■	□	□	□
135	■	□	□	□	□
136	■	□	□	□	□
137	□	■	□	□	□
138	□	□	■	□	□
139	□	□	□	■	□
140	■	□	□	□	□
141	□	□	■	□	□
142	■	□	□	□	□
143	□	□	□	□	■
144	■	□	□	□	□

SIMULATION 7

	(A)	(B)	(C)	(D)	(E)
145	□	□	□	□	■
146	□	□	■	□	□
147	□	□	■	□	□
148	□	□	□	■	□
149	□	□	□	□	■
150	□	■	□	□	□
151	□	□	■	□	□
152	□	□	□	□	■
153	□	■	□	□	□
154	□	□	□	□	■
155	□	□	■	□	□
156	□	□	□	□	■
157	□	□	■	□	□
158	□	□	□	■	□
159	■	□	□	□	□
160	□	□	■	□	□
161	■	□	□	□	□
162	□	□	■	□	□
163	□	□	□	□	■
164	■	□	□	□	□
165	□	□	□	■	□
166	□	■	□	□	□
167	□	□	■	□	□
168	□	□	□	□	■

SIMULATION 8

	(A)	(B)	(C)	(D)	(E)
169	□	□	□	■	□
170	□	■	□	□	□
171	□	□	□	■	□
172	□	□	■	□	□
173	□	□	■	□	□
174	□	□	□	■	□
175	□	□	□	□	■
176	■	□	□	□	□
177	□	■	□	□	□
178	□	□	■	□	□
179	□	□	□	■	□
180	■	□	□	□	□
181	□	■	□	□	□
182	□	□	■	□	□
183	■	□	□	□	□
184	■	□	□	□	□
185	□	■	□	□	□
186	□	□	■	□	□
187	□	□	□	■	□
188	□	□	□	□	■
189	■	□	□	□	□
190	□	□	□	□	■
191	□	□	□	■	□
192	□	□	□	□	■

SIMULATION 9

	(A)	(B)	(C)	(D)	(E)
193	□	□	□	□	■
194	■	□	□	□	□
195	□	■	□	□	□
196	□	□	■	□	□
197	■	□	□	□	□
198	□	■	□	□	□
199	□	□	□	■	□
200	■	□	□	□	□
201	□	■	□	□	□
202	□	□	□	■	□
203	■	□	□	□	□
204	□	■	□	□	□
205	□	■	□	□	□
206	□	□	□	■	□
207	□	□	□	□	■
208	□	■	□	□	□
209	□	□	□	■	□
210	■	□	□	□	□
211	■	□	□	□	□
212	□	□	■	□	□
213	□	□	□	■	□
214	■	□	□	□	□
215	■	□	□	□	□
216	■	□	□	□	□

SIMULATION 10

	(A)	(B)	(C)	(D)	(E)
217	□	□	□	□	■
218	□	■	□	□	□
219	□	□	■	□	□
220	■	□	□	□	□
221	□	■	□	□	□
222	■	□	□	□	□
223	□	■	□	□	□
224	□	□	■	□	□
225	□	□	□	■	□
226	□	■	□	□	□
227	□	□	□	□	■
228	□	□	□	□	■
229	□	□	■	□	□
230	□	□	□	□	■
231	□	□	■	□	□
232	□	□	□	■	□
233	□	□	□	□	■
234	■	□	□	□	□
235	□	□	■	□	□
236	□	□	□	□	■
237	□	■	□	□	□
238	□	□	□	□	■
239	□	■	□	□	□
240	□	■	□	□	□

SIMULATION 11

	(A)	(B)	(C)	(D)	(E)
241	■	□	□	□	□
242	□	■	□	□	□
243	□	□	■	□	□
244	■	□	□	□	□
245	□	□	□	□	■
246	□	■	□	□	□
247	□	□	■	□	□
248	□	□	□	■	□
249	□	■	□	□	□
250	■	□	□	□	□
251	□	■	□	□	□
252	■	□	□	□	□
253	□	□	□	□	■
254	□	□	□	■	□
255	□	■	□	□	□
256	□	□	■	□	□
257	□	□	□	■	□
258	□	□	□	□	■
259	□	□	□	■	□
260	■	□	□	□	□
261	□	□	□	□	■
262	□	□	□	■	□
263	□	■	□	□	□
264	□	□	■	□	□

SIMULATION 12

	(A)	(B)	(C)	(D)	(E)
265	□	□	□	□	■
266	□	□	□	□	■
267	□	□	■	□	□
268	□	□	□	□	■
269	□	□	□	□	■
270	■	□	□	□	□
271	□	□	■	□	□
272	□	□	□	■	□
273	■	□	□	□	□
274	□	■	□	□	□
275	□	□	■	□	□
276	□	□	□	□	■
277	□	□	□	■	□
278	□	■	□	□	□
279	□	■	□	□	□
280	■	□	□	□	□
281	□	□	□	■	□
282	■	□	□	□	□
283	■	□	□	□	□
284	□	■	□	□	□
285	□	□	■	□	□
286	■	□	□	□	□
287	□	□	■	□	□
288	□	■	□	□	□

SIMULATION 13

	(A)	(B)	(C)	(D)	(E)
289	□	□	□	■	□
290	■	□	□	□	□
291	□	□	■	□	□
292	□	□	□	■	□
293	□	□	■	□	□
294	□	■	□	□	□
295	□	□	□	■	□
296	□	□	□	■	□
297	■	□	□	□	□
298	□	■	□	□	□
299	□	□	■	□	□
300	□	□	□	■	□
301	□	□	□	□	■
302	□	□	□	□	■
303	□	□	■	□	□
304	■	□	□	□	□
305	□	■	□	□	□
306	□	□	■	□	□
307	□	□	■	□	□
308	□	□	■	□	□
309	□	□	□	□	■
310	□	□	□	□	■
311	□	□	□	■	□
312	□	■	□	□	□

SIMULATION 14

	(A)	(B)	(C)	(D)	(E)
313	□	■	□	□	□
314	□	□	□	■	□
315	■	□	□	□	□
316	□	□	■	□	□
317	□	□	□	■	□
318	□	□	■	□	□
319	■	□	□	□	□
320	□	□	□	□	■
321	□	□	□	■	□
322	□	□	□	■	□
323	□	■	□	□	□
324	□	□	■	□	□
325	■	□	□	□	□
326	■	□	□	□	□
327	□	■	□	□	□
328	□	□	□	□	■
329	□	□	■	□	□
330	■	□	□	□	□
331	□	□	□	□	■
332	□	■	□	□	□
333	□	□	□	□	■
334	□	□	■	□	□
335	□	□	■	□	□
336	□	■	□	□	□

SIMULATION 15

	(A)	(B)	(C)	(D)	(E)
337	■	□	□	□	□
338	□	□	■	□	□
339	■	□	□	□	□
340	□	□	□	■	□
341	□	■	□	□	□
342	□	□	□	■	□
343	□	□	□	□	■
344	■	□	□	□	□
345	□	■	□	□	□
346	□	□	□	■	□
347	□	□	□	□	■
348	■	□	□	□	□
349	□	□	□	□	■
350	□	□	□	■	□
351	□	□	□	□	■
352	□	■	□	□	□
353	□	□	■	□	□
354	□	□	■	□	□
355	□	□	■	□	□
356	□	■	□	□	□
357	■	□	□	□	□
358	□	□	□	■	□
359	□	□	□	□	■
360	□	□	■	□	□

SIMULATION 16

	(A)	(B)	(C)	(D)	(E)
361	□	□	□	□	■
362	□	■	□	□	□
363	□	□	□	□	■
364	□	□	□	■	□
365	■	□	□	□	□
366	□	□	□	□	■
367	□	□	□	□	■
368	■	□	□	□	□
369	□	□	■	□	□
370	□	■	□	□	□
371	□	■	□	□	□
372	■	□	□	□	□
373	□	□	□	■	□
374	■	□	□	□	□
375	□	□	■	□	□
376	■	□	□	□	□
377	□	□	□	□	■
378	□	□	■	□	□
379	□	■	□	□	□
380	□	□	□	■	□
381	□	■	□	□	□
382	□	□	■	□	□
383	■	□	□	□	□
384	□	□	□	■	□

2. ANTWORTBOGEN ZUM KOPIEREN

Name:

Vorname:

SIMULATION ___

	(A)	(B)	(C)	(D)	(E)
1	☐	☐	☐	☐	☐
2	☐	☐	☐	☐	☐
3	☐	☐	☐	☐	☐
4	☐	☐	☐	☐	☐
5	☐	☐	☐	☐	☐
6	☐	☐	☐	☐	☐
7	☐	☐	☐	☐	☐
8	☐	☐	☐	☐	☐
9	☐	☐	☐	☐	☐
10	☐	☐	☐	☐	☐
11	☐	☐	☐	☐	☐
12	☐	☐	☐	☐	☐
13	☐	☐	☐	☐	☐
14	☐	☐	☐	☐	☐
15	☐	☐	☐	☐	☐
16	☐	☐	☐	☐	☐
17	☐	☐	☐	☐	☐
18	☐	☐	☐	☐	☐
19	☐	☐	☐	☐	☐
20	☐	☐	☐	☐	☐
21	☐	☐	☐	☐	☐
22	☐	☐	☐	☐	☐
23	☐	☐	☐	☐	☐
24	☐	☐	☐	☐	☐

SIMULATION ___

	(A)	(B)	(C)	(D)	(E)
25	☐	☐	☐	☐	☐
26	☐	☐	☐	☐	☐
27	☐	☐	☐	☐	☐
28	☐	☐	☐	☐	☐
29	☐	☐	☐	☐	☐
30	☐	☐	☐	☐	☐
31	☐	☐	☐	☐	☐
32	☐	☐	☐	☐	☐
33	☐	☐	☐	☐	☐
34	☐	☐	☐	☐	☐
35	☐	☐	☐	☐	☐
36	☐	☐	☐	☐	☐
37	☐	☐	☐	☐	☐
38	☐	☐	☐	☐	☐
39	☐	☐	☐	☐	☐
40	☐	☐	☐	☐	☐
41	☐	☐	☐	☐	☐
42	☐	☐	☐	☐	☐
43	☐	☐	☐	☐	☐
44	☐	☐	☐	☐	☐
45	☐	☐	☐	☐	☐
46	☐	☐	☐	☐	☐
47	☐	☐	☐	☐	☐
48	☐	☐	☐	☐	☐

SIMULATION ___

	(A)	(B)	(C)	(D)	(E)
49	☐	☐	☐	☐	☐
50	☐	☐	☐	☐	☐
51	☐	☐	☐	☐	☐
52	☐	☐	☐	☐	☐
53	☐	☐	☐	☐	☐
54	☐	☐	☐	☐	☐
55	☐	☐	☐	☐	☐
56	☐	☐	☐	☐	☐
57	☐	☐	☐	☐	☐
58	☐	☐	☐	☐	☐
59	☐	☐	☐	☐	☐
60	☐	☐	☐	☐	☐
61	☐	☐	☐	☐	☐
62	☐	☐	☐	☐	☐
63	☐	☐	☐	☐	☐
64	☐	☐	☐	☐	☐
65	☐	☐	☐	☐	☐
66	☐	☐	☐	☐	☐
67	☐	☐	☐	☐	☐
68	☐	☐	☐	☐	☐
69	☐	☐	☐	☐	☐
70	☐	☐	☐	☐	☐
71	☐	☐	☐	☐	☐
72	☐	☐	☐	☐	☐

SIMULATION ___

	(A)	(B)	(C)	(D)	(E)
73	☐	☐	☐	☐	☐
74	☐	☐	☐	☐	☐
75	☐	☐	☐	☐	☐
76	☐	☐	☐	☐	☐
77	☐	☐	☐	☐	☐
78	☐	☐	☐	☐	☐
79	☐	☐	☐	☐	☐
80	☐	☐	☐	☐	☐
81	☐	☐	☐	☐	☐
82	☐	☐	☐	☐	☐
83	☐	☐	☐	☐	☐
84	☐	☐	☐	☐	☐
85	☐	☐	☐	☐	☐
86	☐	☐	☐	☐	☐
87	☐	☐	☐	☐	☐
88	☐	☐	☐	☐	☐
89	☐	☐	☐	☐	☐
90	☐	☐	☐	☐	☐
91	☐	☐	☐	☐	☐
92	☐	☐	☐	☐	☐
93	☐	☐	☐	☐	☐
94	☐	☐	☐	☐	☐
95	☐	☐	☐	☐	☐
96	☐	☐	☐	☐	☐

LÖSUNGEN

3. LÖSUNGSSKIZZEN

SIMULATION 1

1.

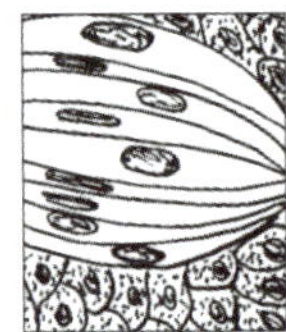
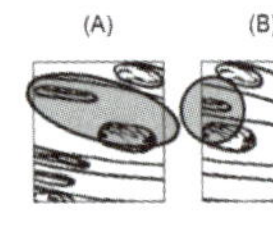
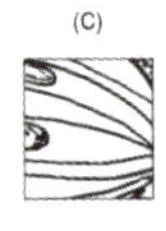
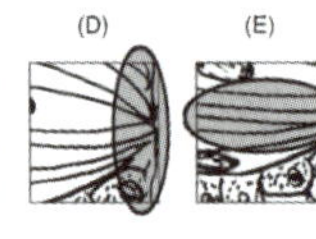
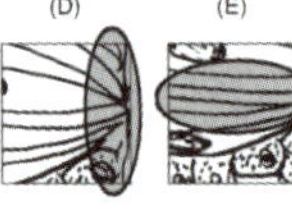

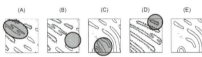

2.

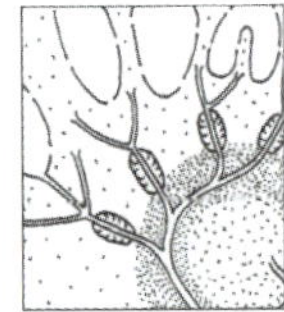
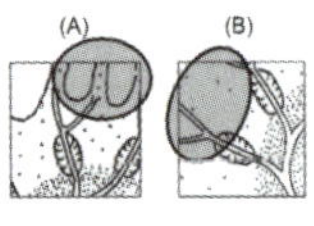
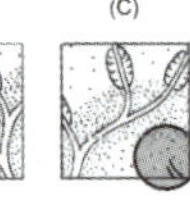
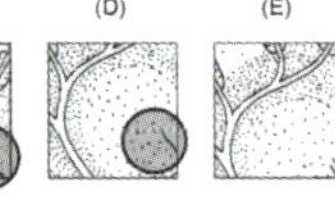

3.

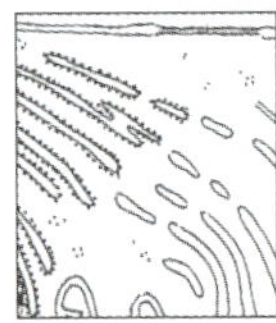
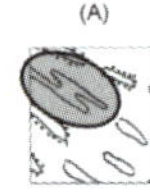
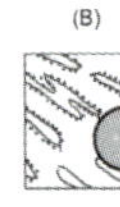
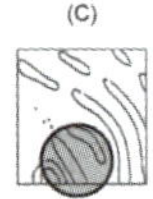
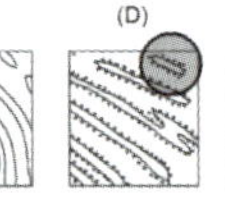
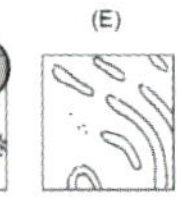

4.

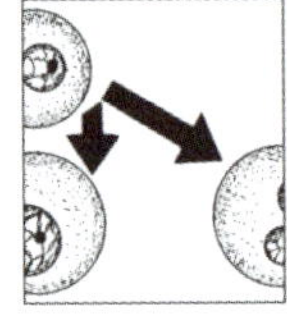
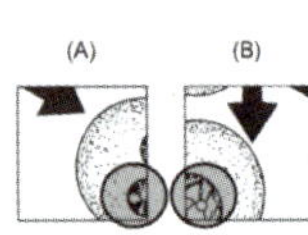
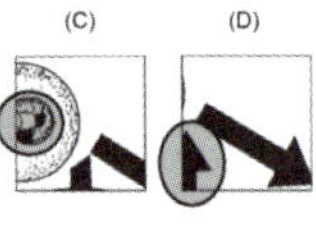
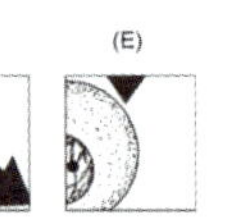

5.

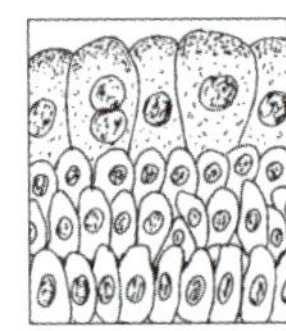
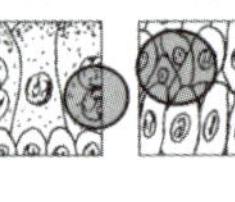
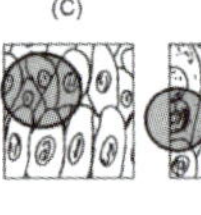
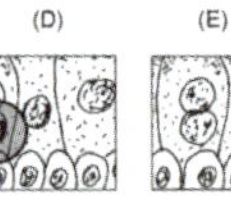

6.

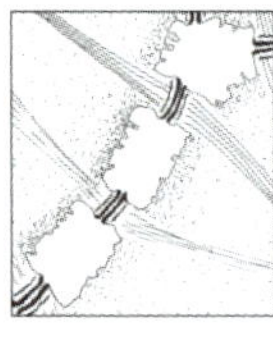
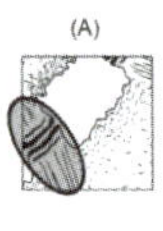
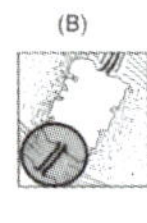
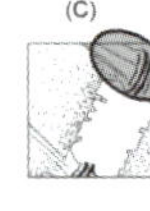
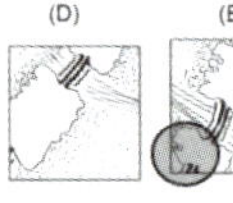
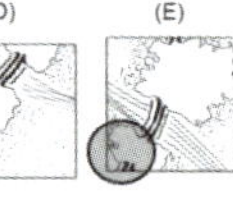

7.

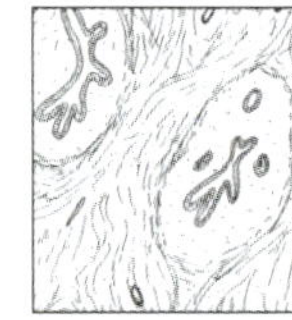
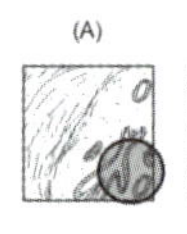
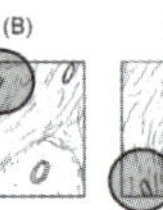
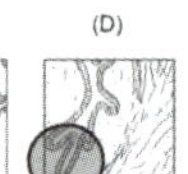
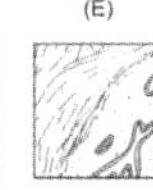

8.

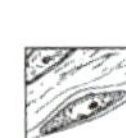
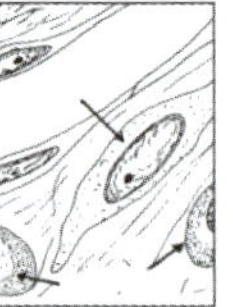
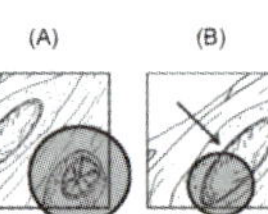
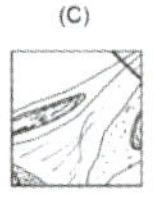
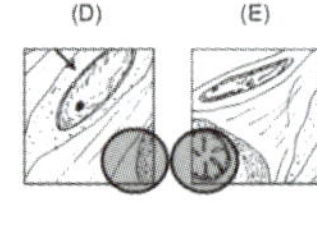

9.

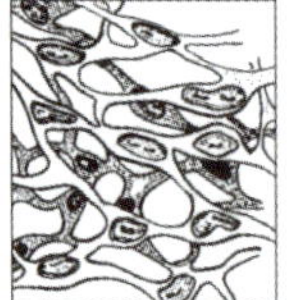
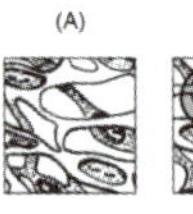
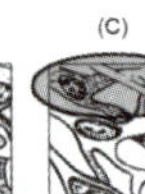
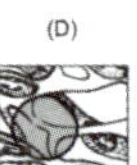

10.

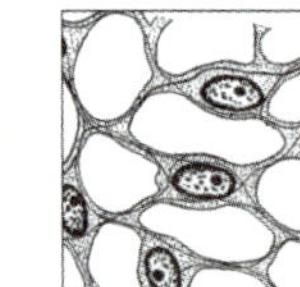
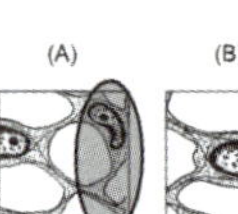
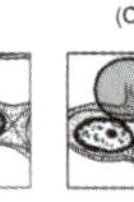
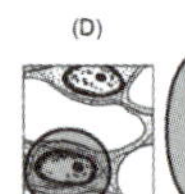
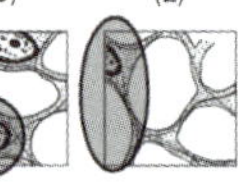

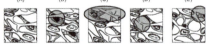

11.

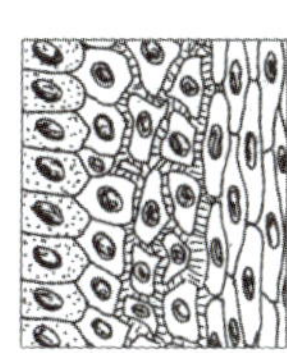

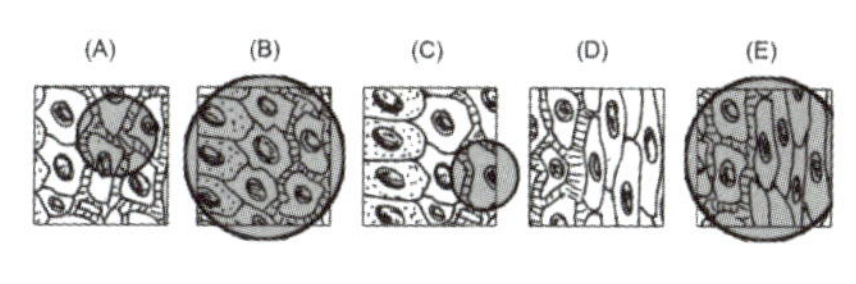

12.

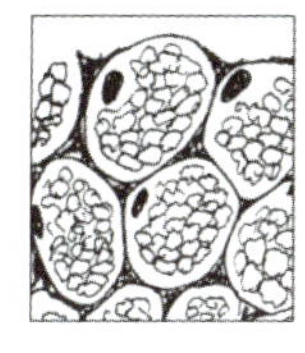

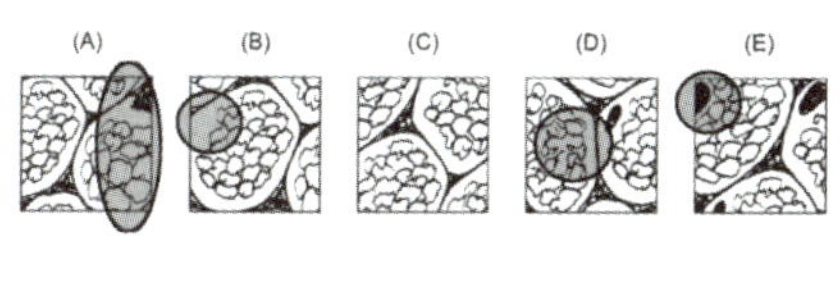

13.

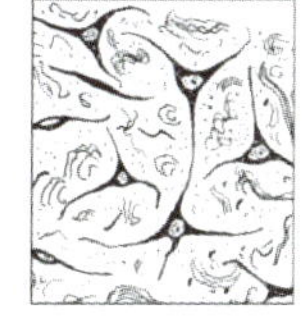

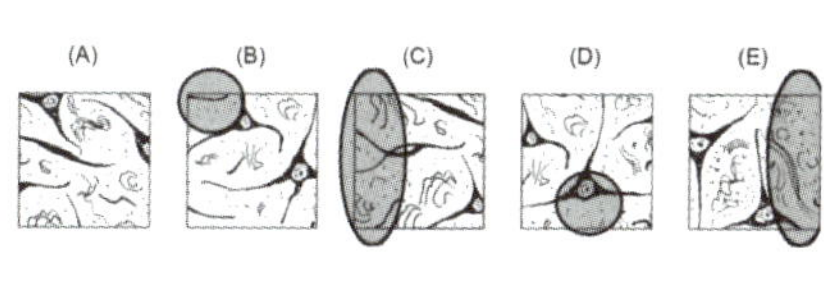

14.

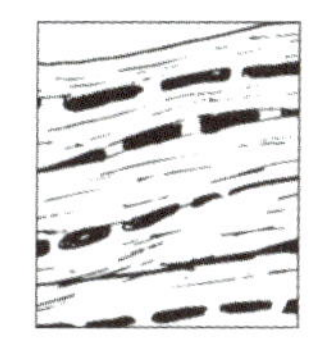

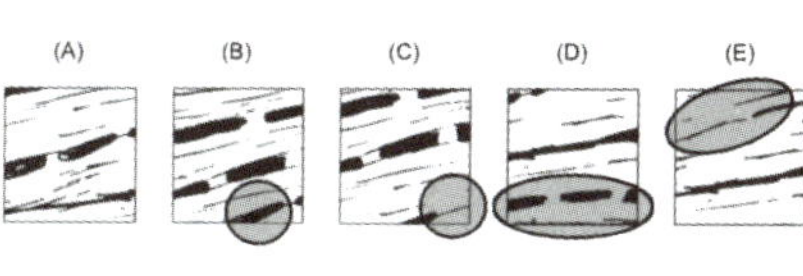

15.

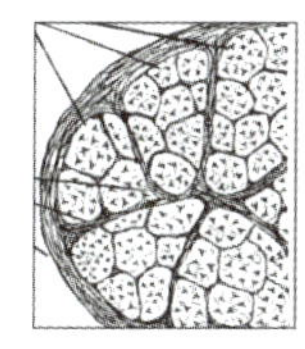

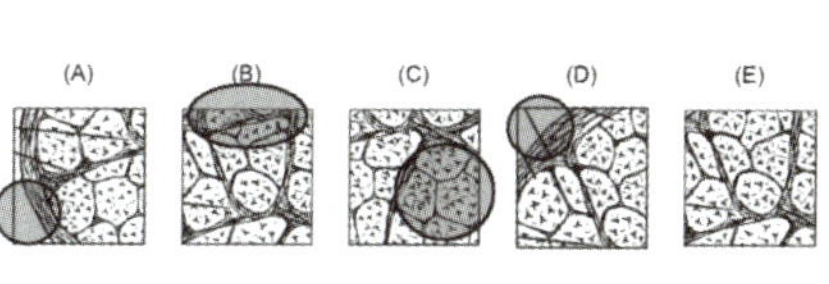

16.

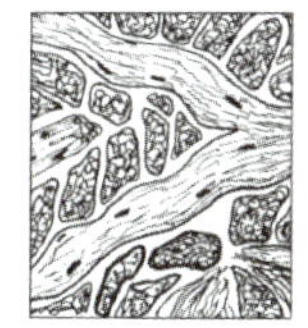

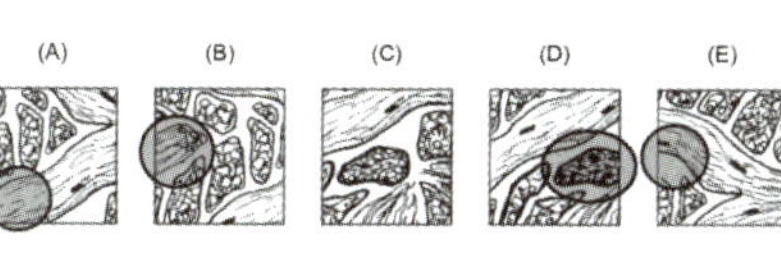

17.

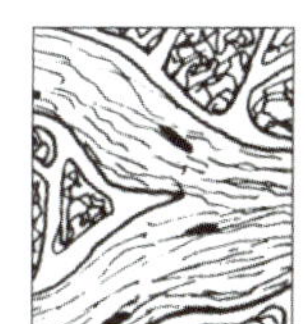

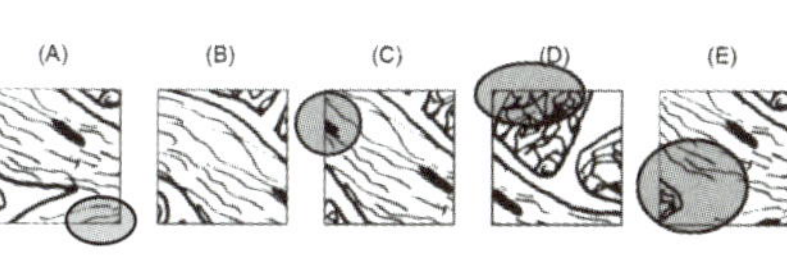

18.

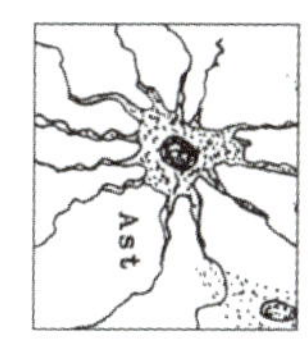

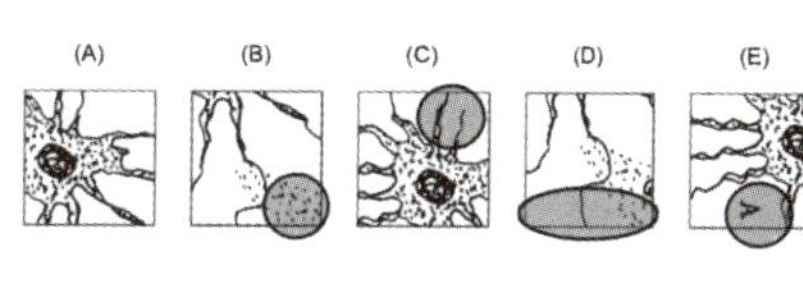

19.

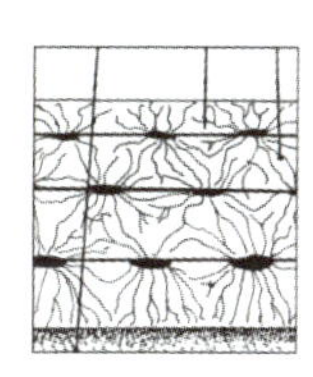

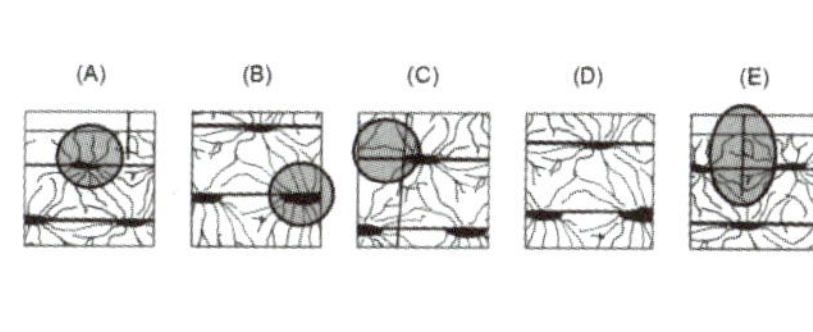

20.

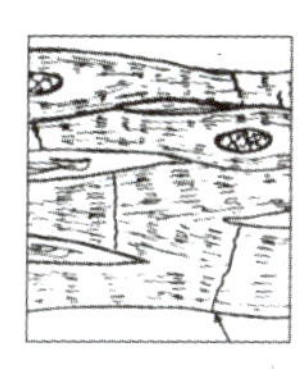

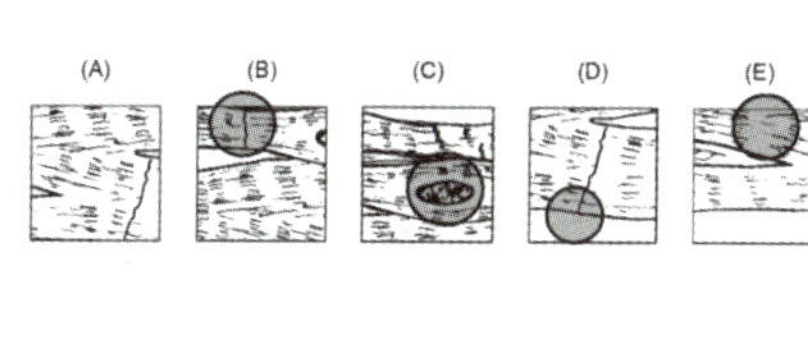

21.

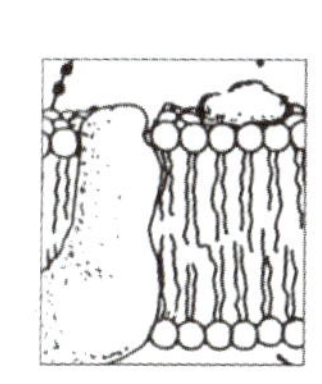

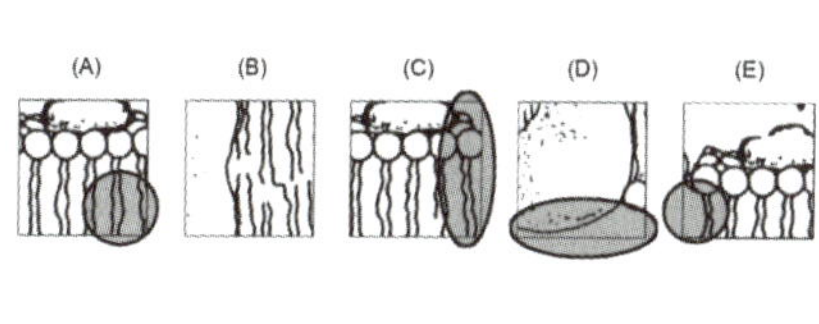

22.

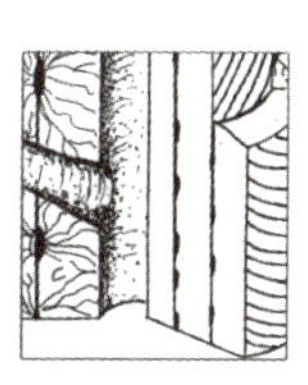

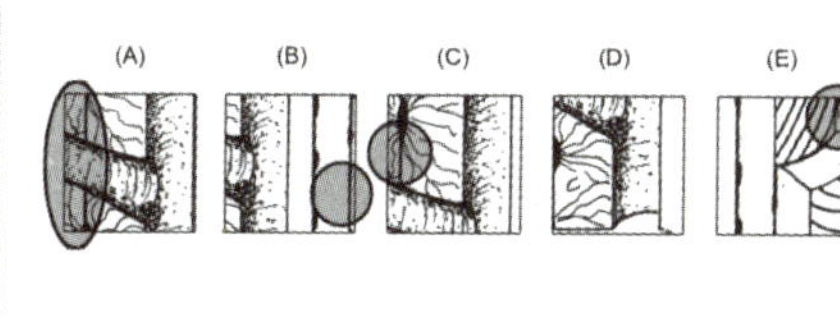

23.

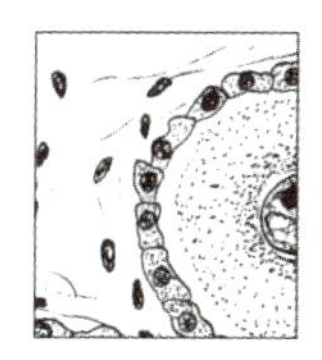

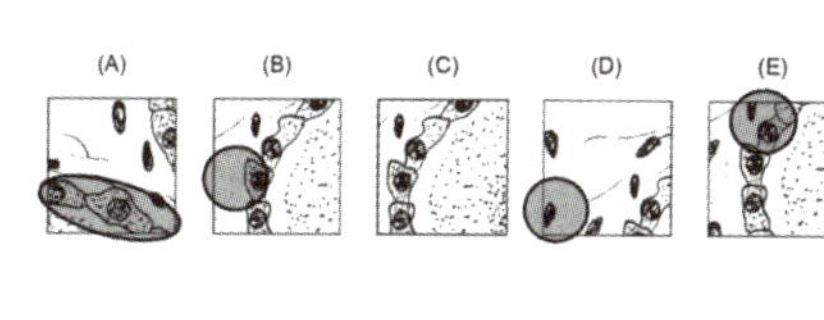

24.

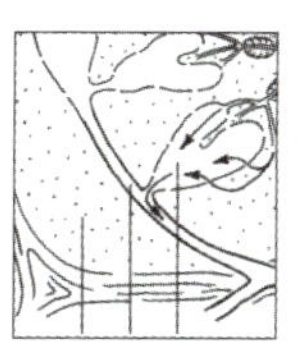

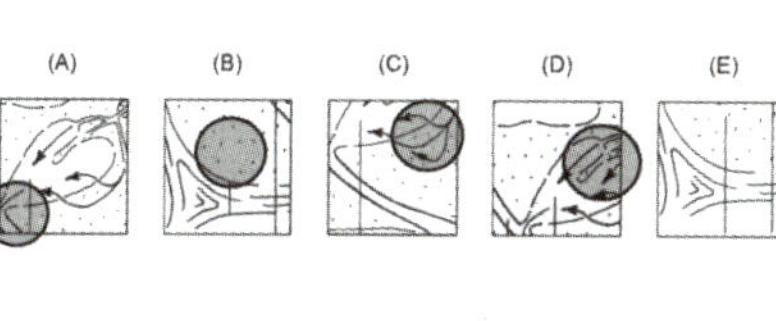

SIMULATION 2

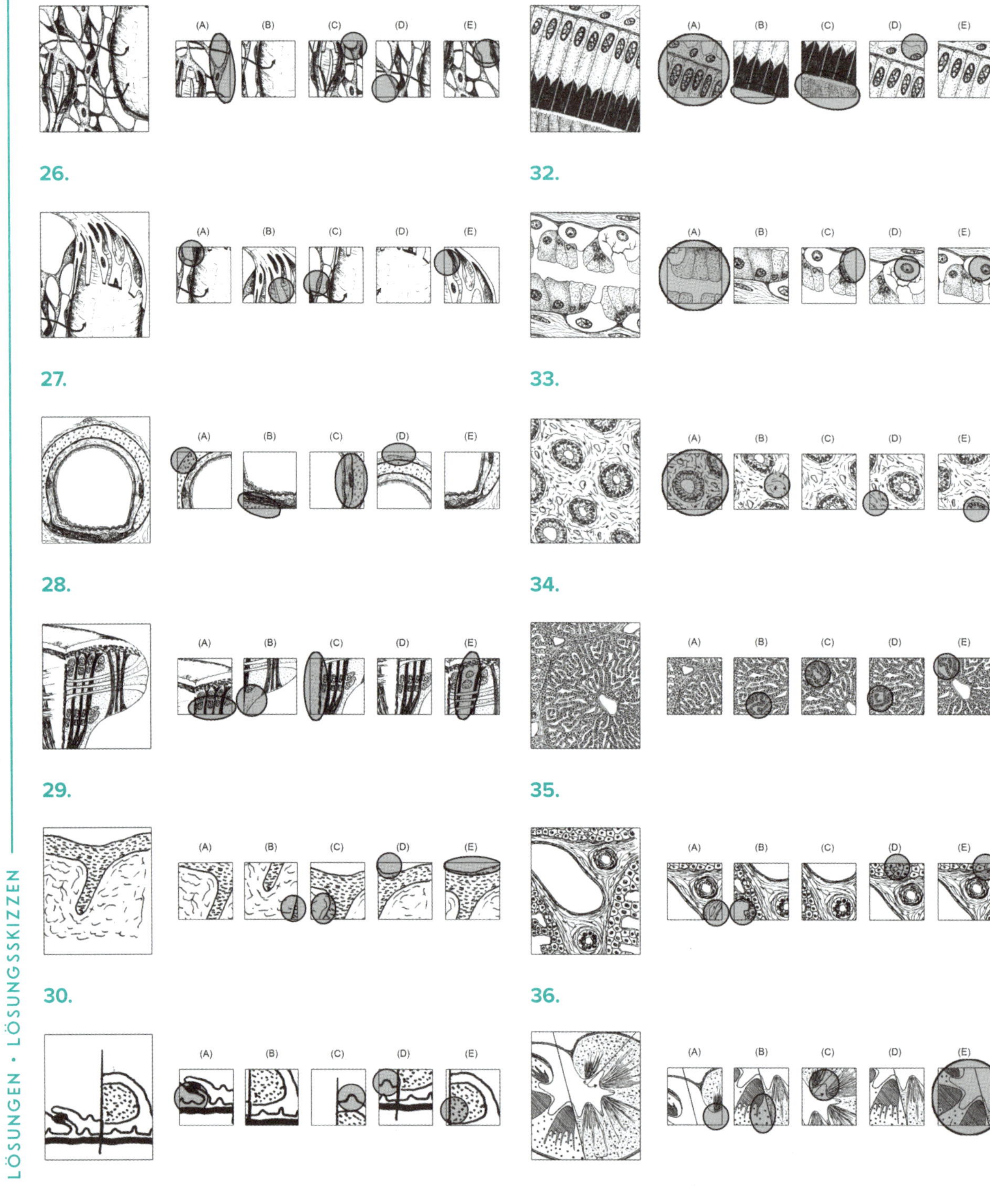

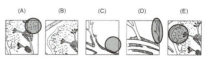

37.

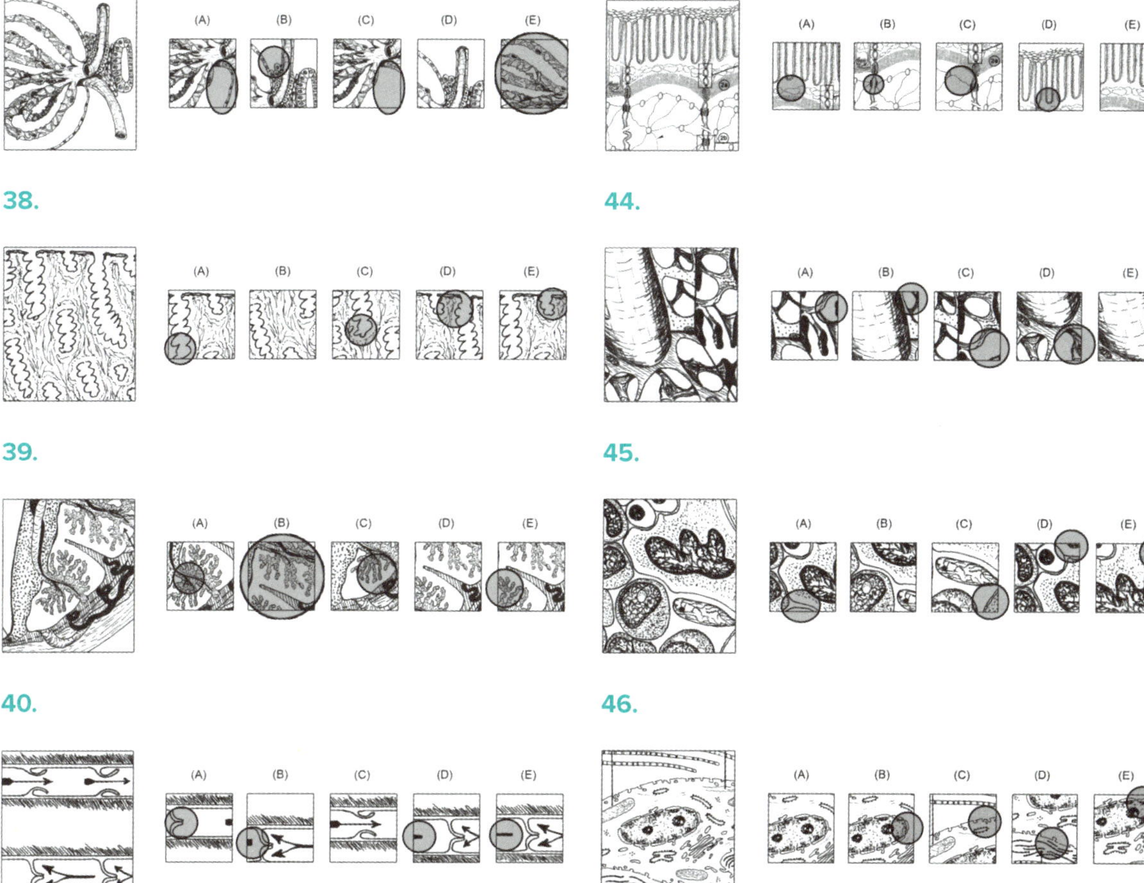

38.

39.

40.

41.

(A) (B) (C) (D) (E)

42.

(A) (B) (C) (D) (E)

43.

44.

45.

46.

47.

(A) (B) (C) (D) (E)

48.

(A) (B) (C) (D) (E)

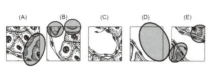

SIMULATION 3

49.

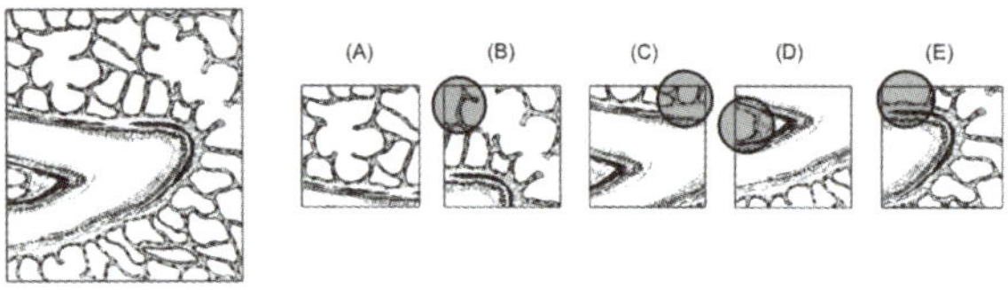

(A) (B) (C) (D) (E)

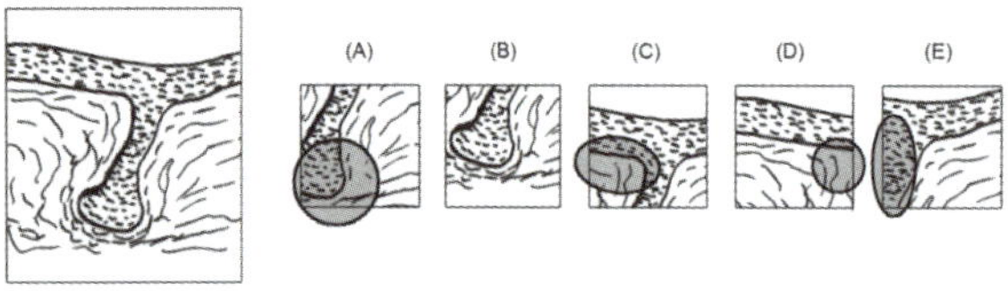

55.

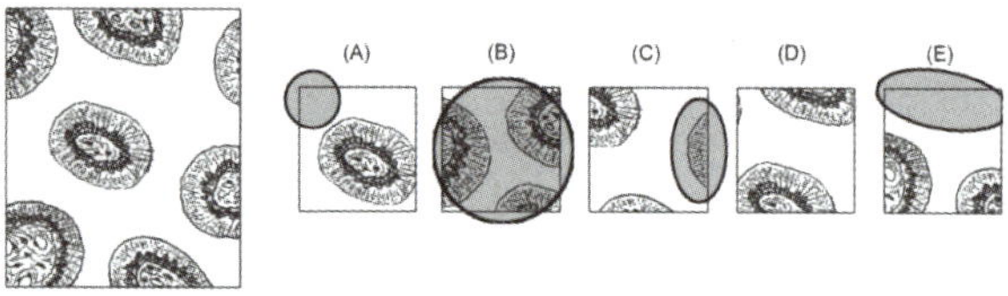

(A) (B) (C) (D) (E)

50.

(A) (B) (C) (D) (E)

56.

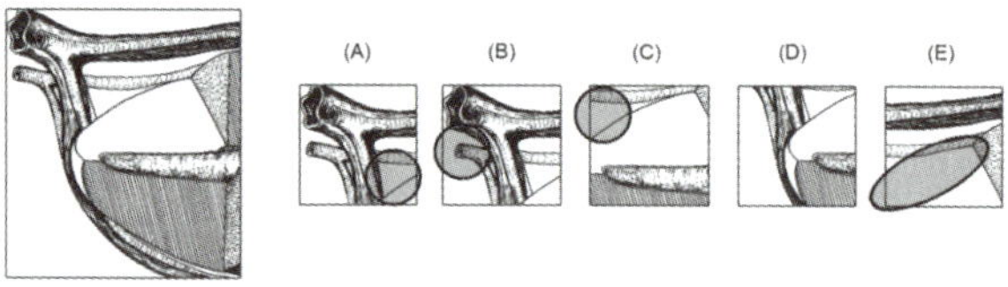

(A) (B) (C) (D) (E)

51.

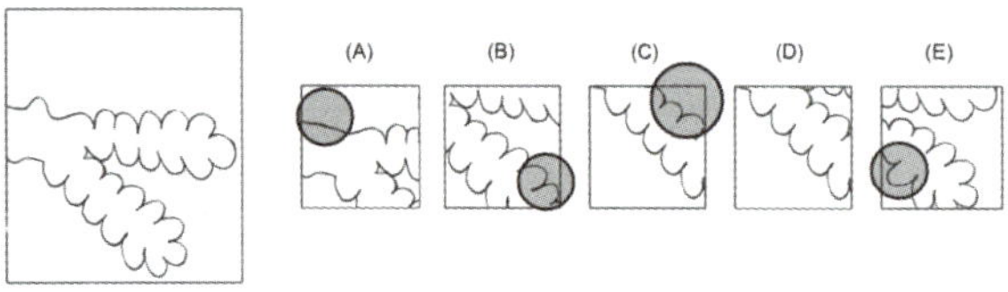

(A) (B) (C) (D) (E)

57.

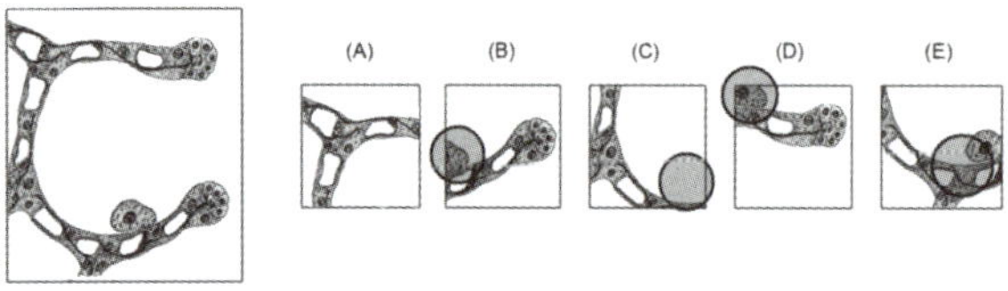

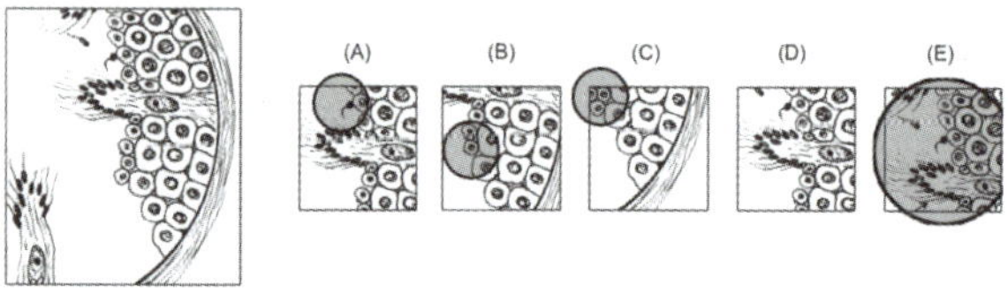

(A) (B) (C) (D) (E)

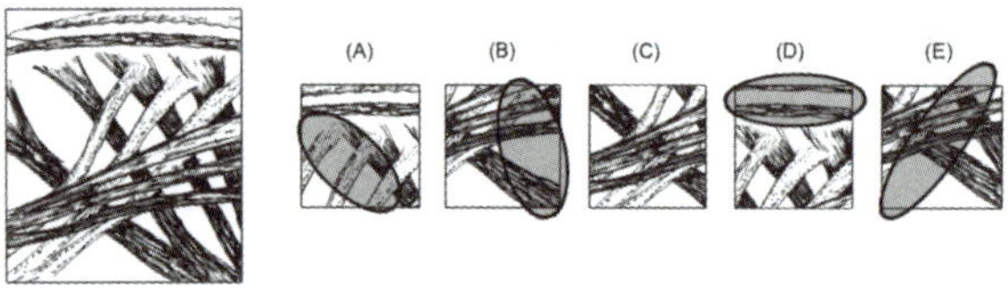

52.

(A) (B) (C) (D) (E)

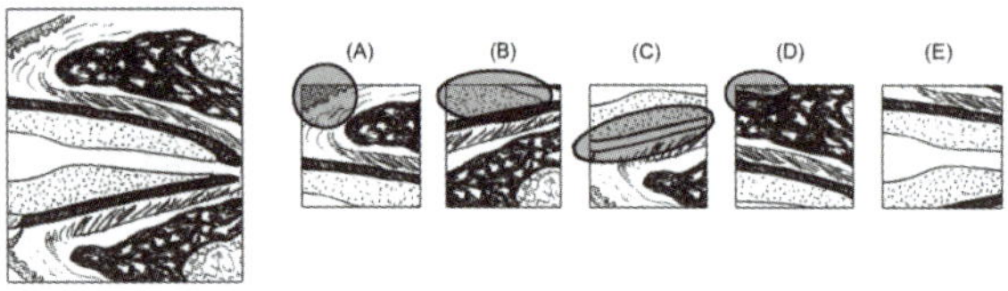

58.

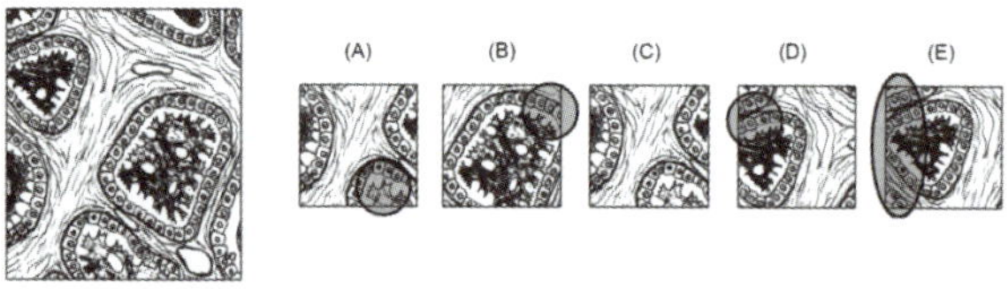

(A) (B) (C) (D) (E)

53.

(A) (B) (C) (D) (E)

59.

(A) (B) (C) (D) (E)

54.

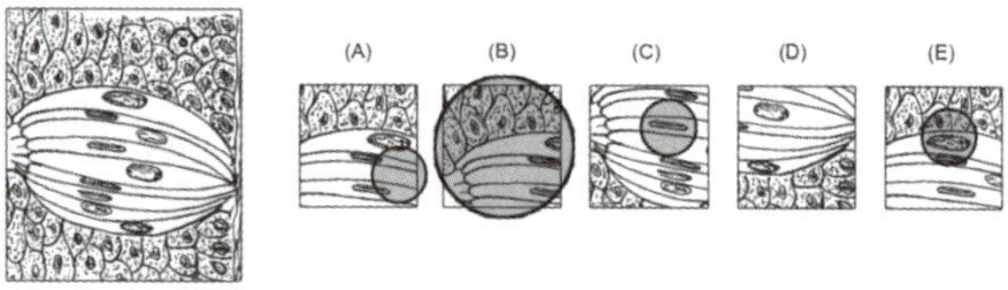

(A) (B) (C) (D) (E)

60.

(A) (B) (C) (D) (E)

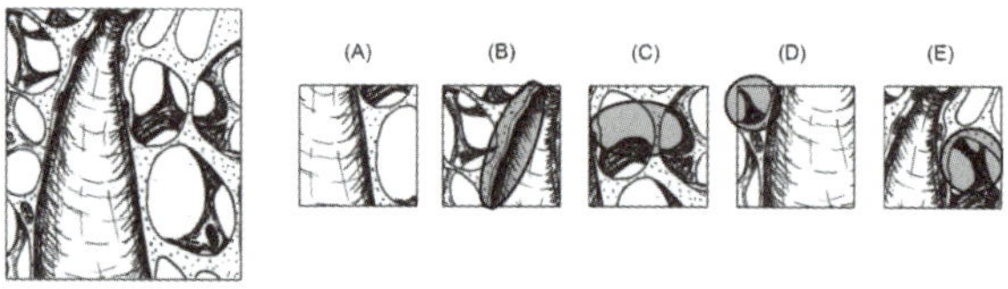

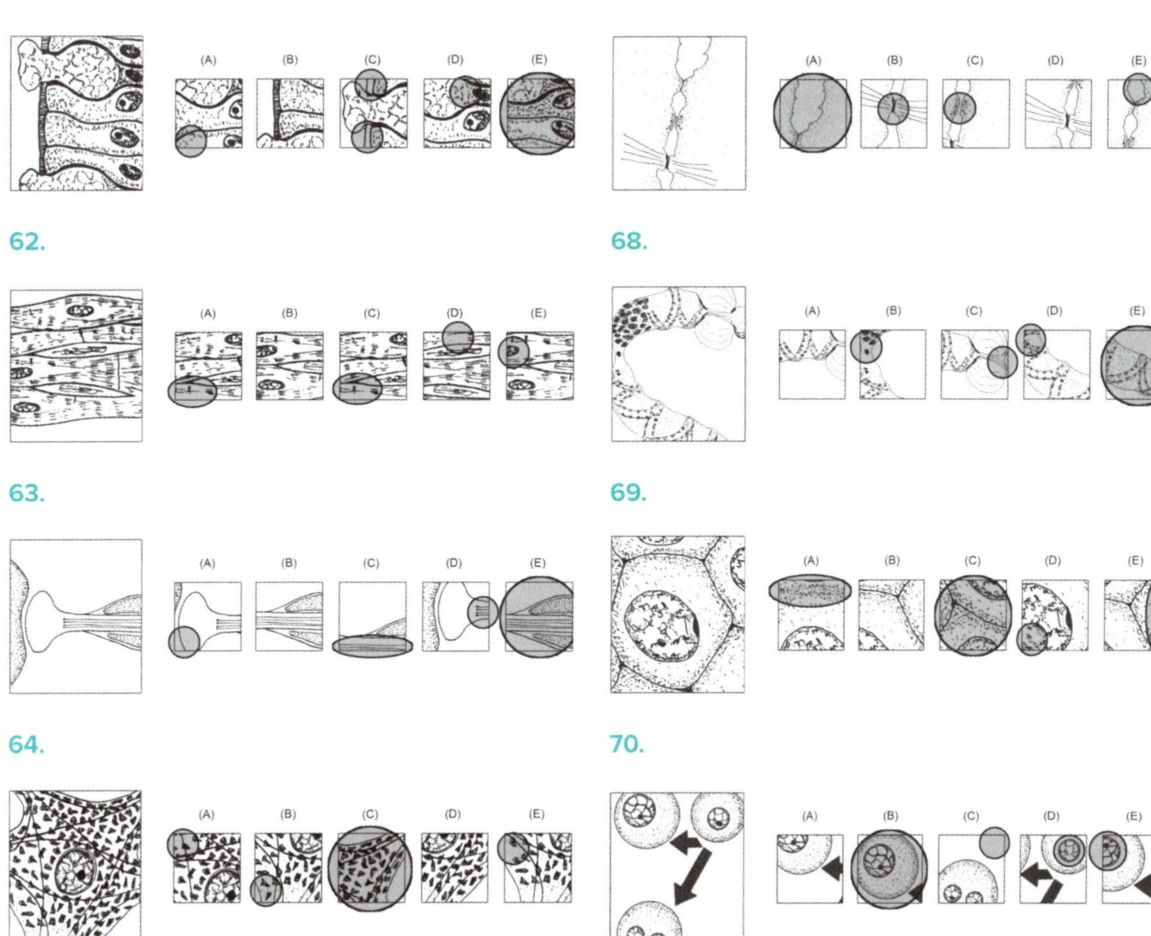

61.

62.

63.

64.

65.

(A) (B) (C) (D) (E)

66.

(A) (B) (C) (D) (E)

67.

68.

69.

70.

71.

(A) (B) (C) (D) (E)

72.

(A) (B) (C) (D) (E)

SIMULATION 4

73.

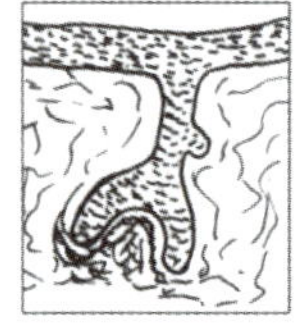

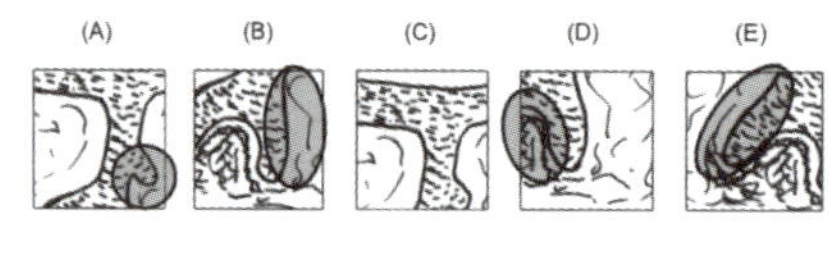

74.

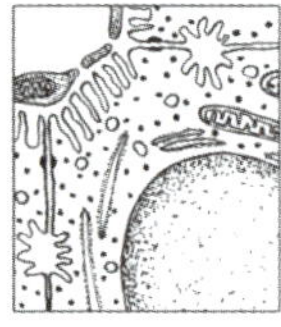

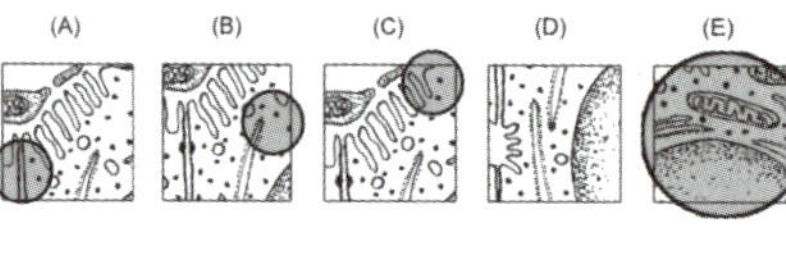

75.

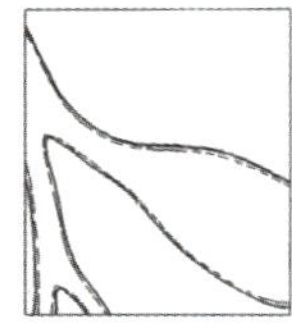

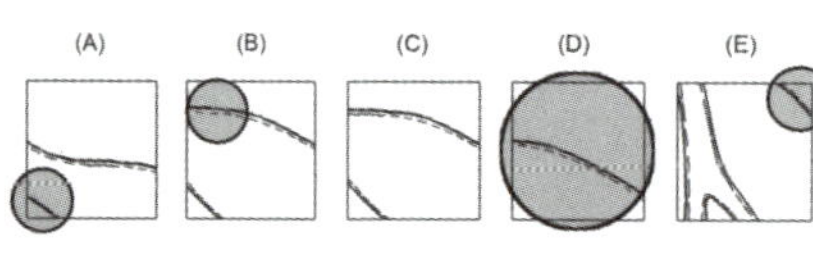

76.

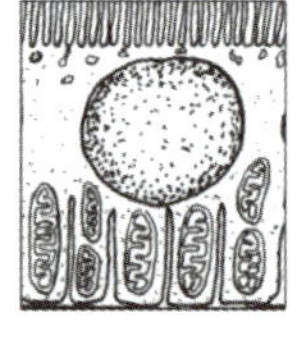

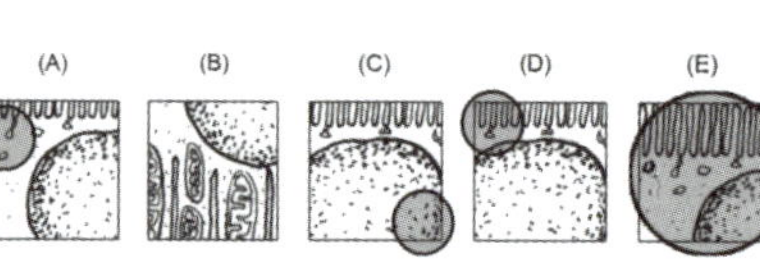

77.

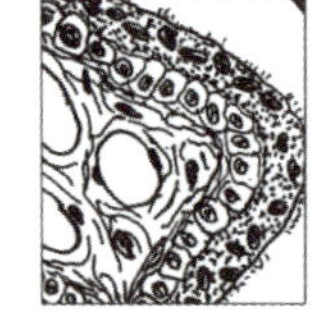

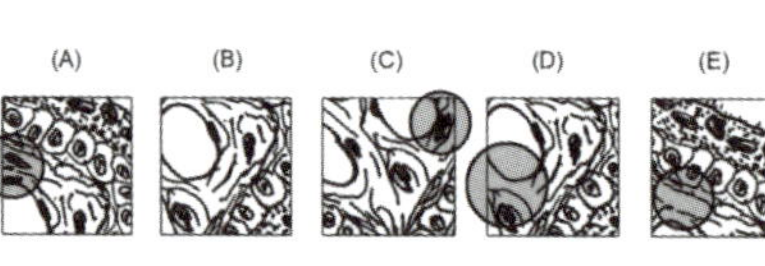

78.

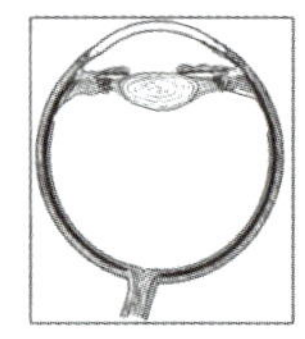

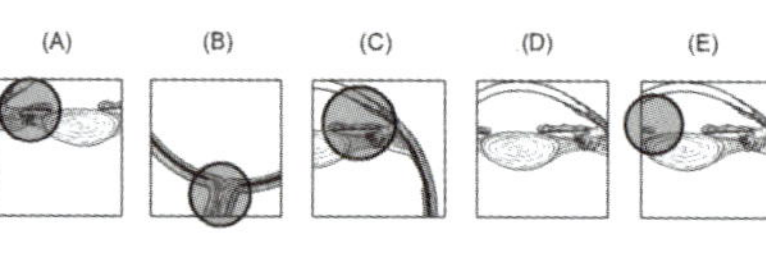

79.

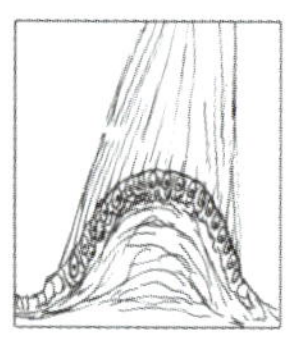

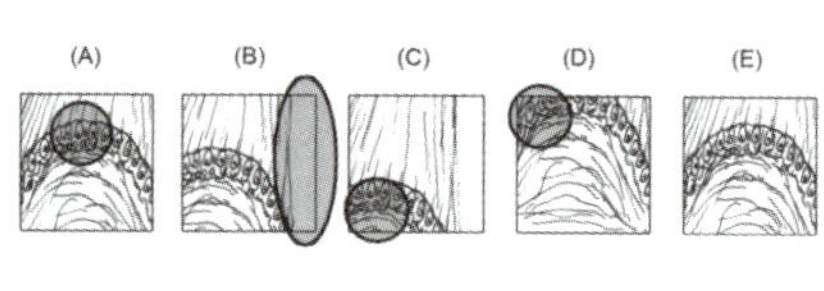

80.

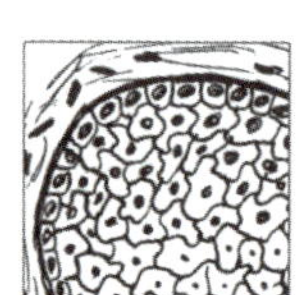

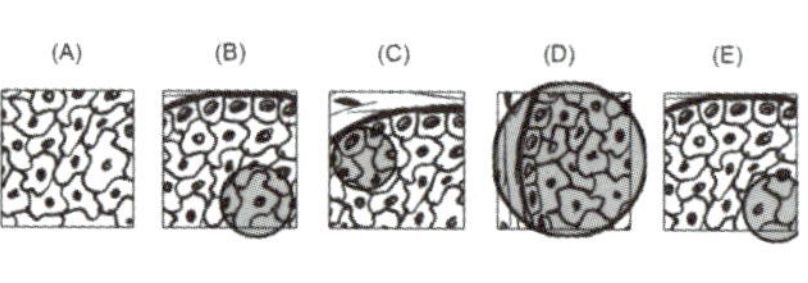

81.

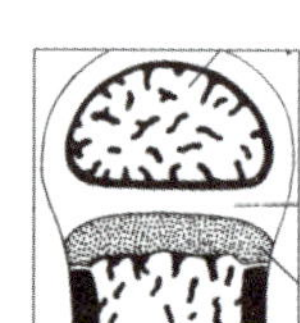

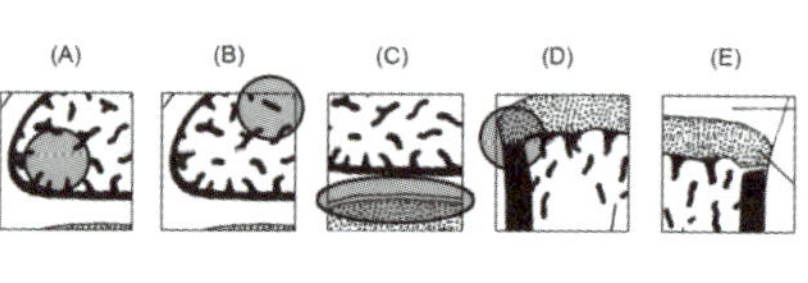

82.

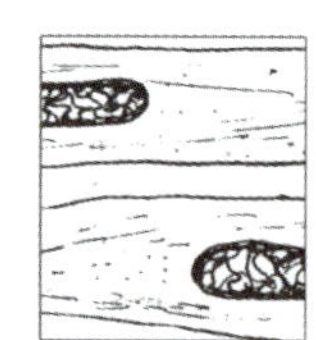

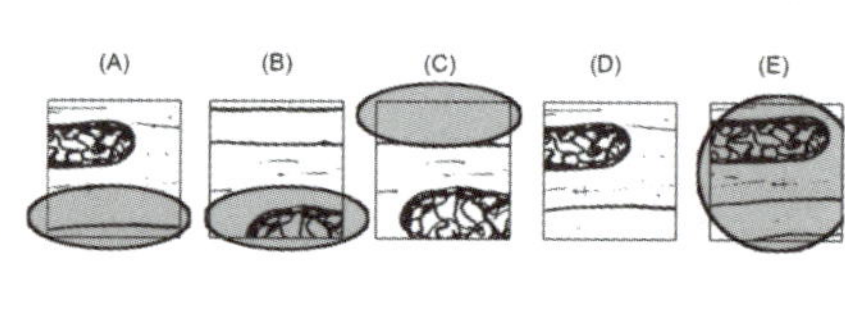

83.

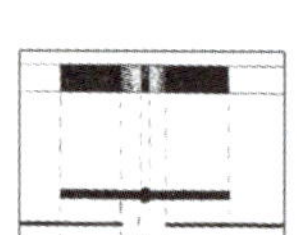

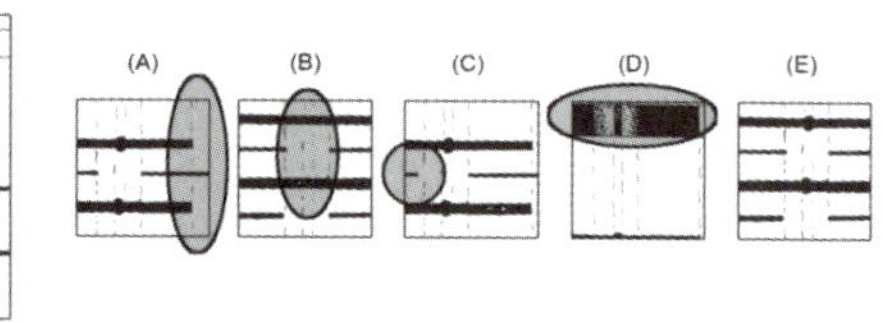

84.

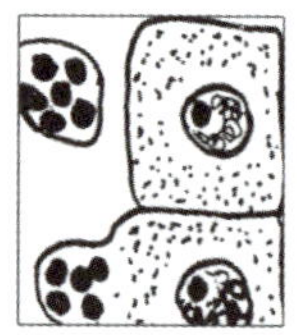

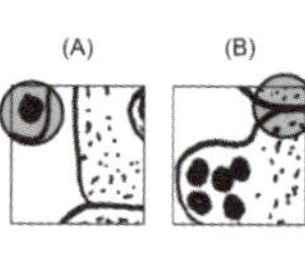

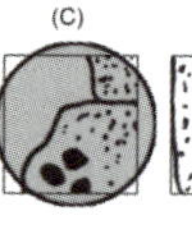

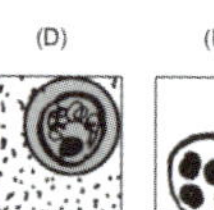

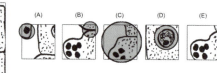

85. **91.**

86. **92.**

87. **93.**

88. **94.**

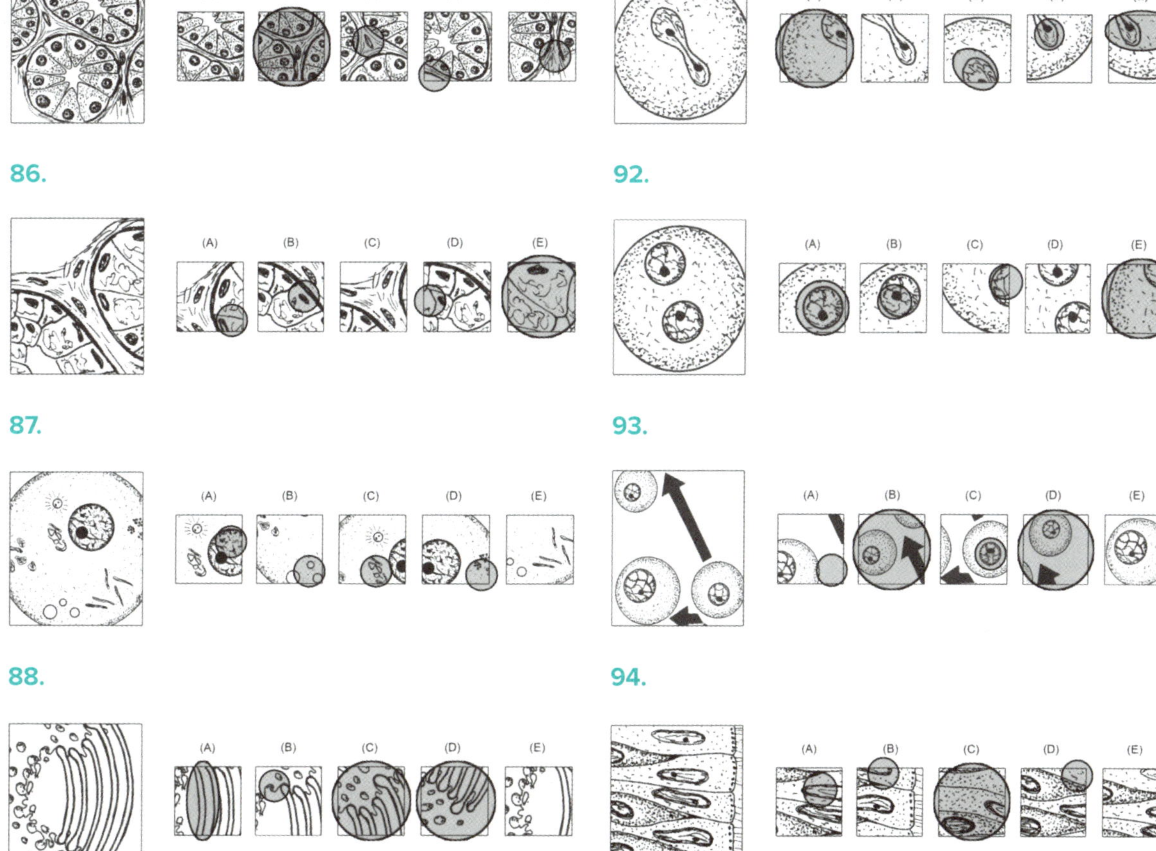

89. **95.**

90. **96.**

SIMULATION 5

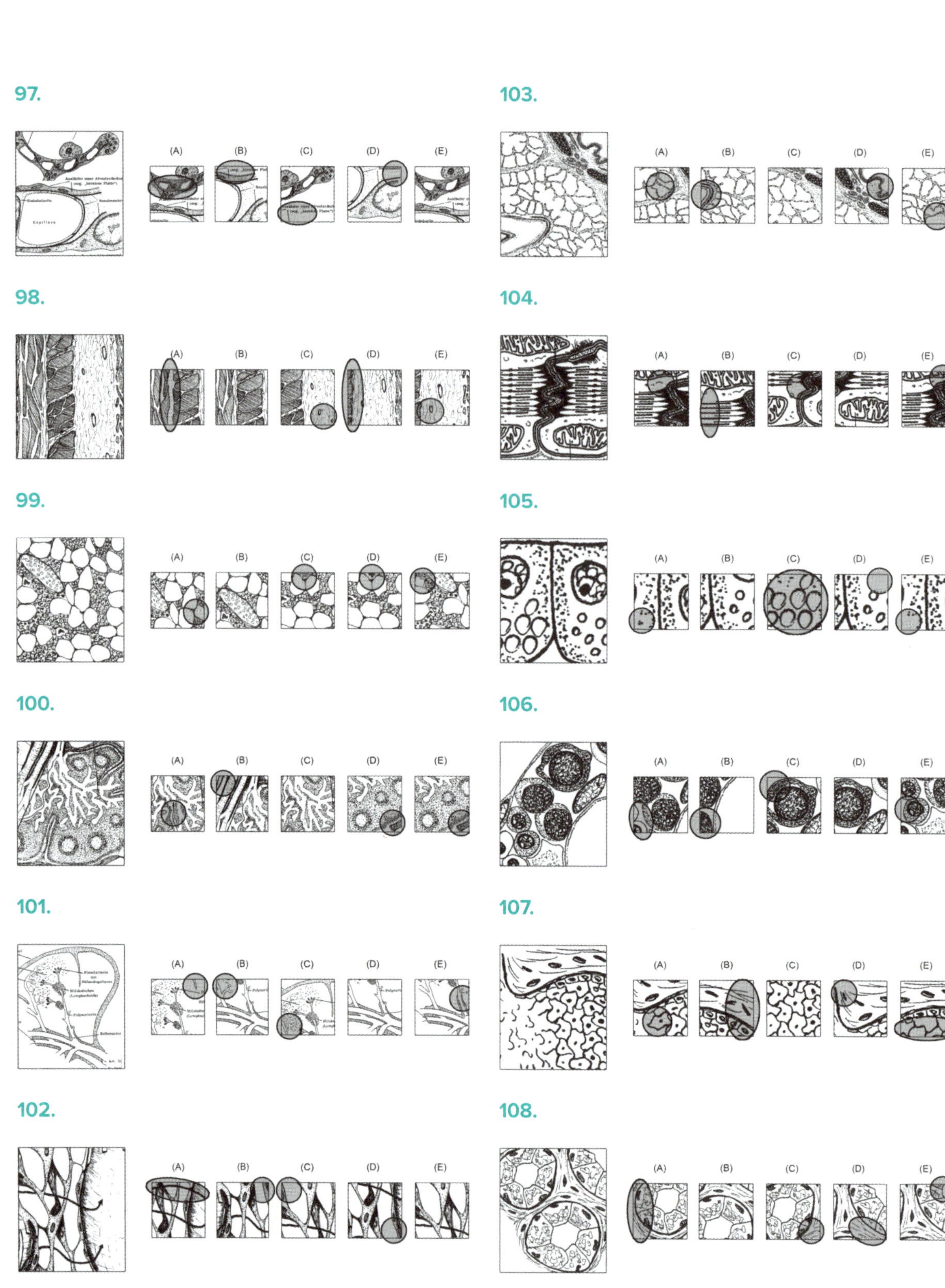

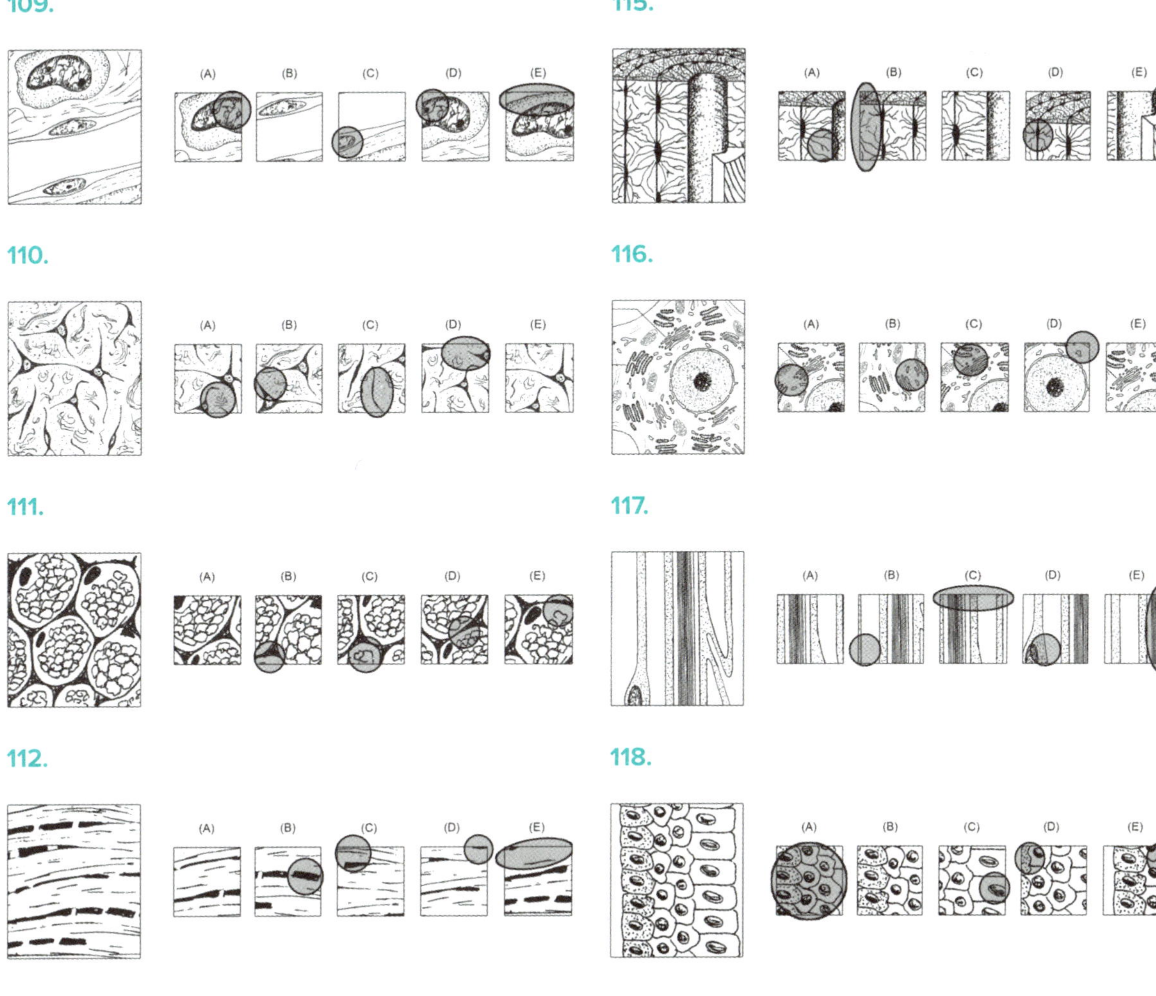
109.
(A)
(B)
(C)
(D)
(E)
110.
111.
112.
113.
114.
115.
116.
117.
118.
119.
120.

SIMULATION 6

121.

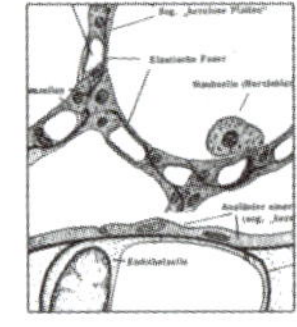

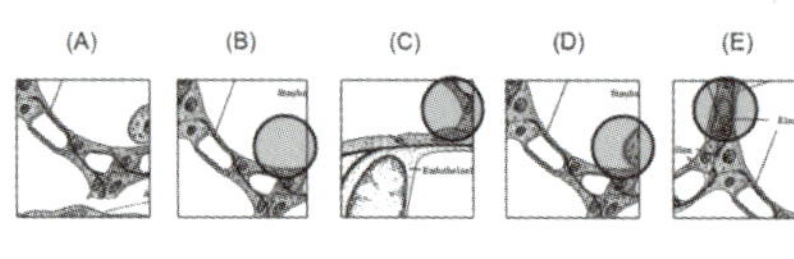

127.

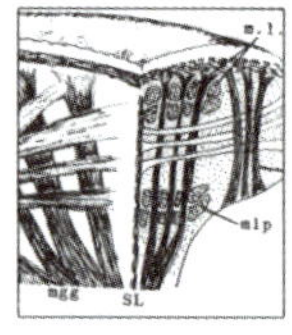

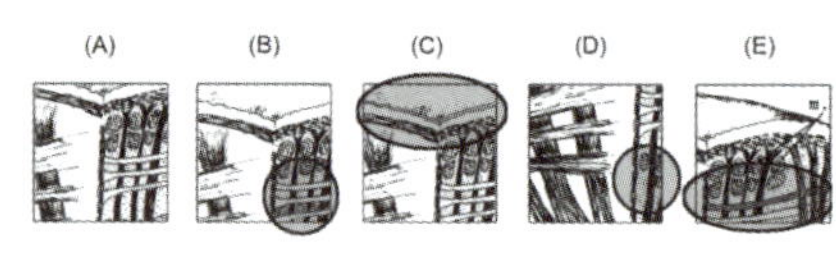

122.

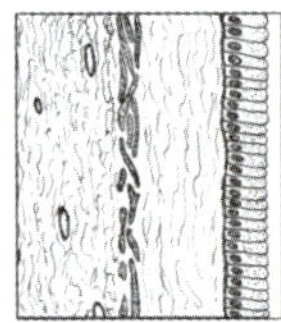

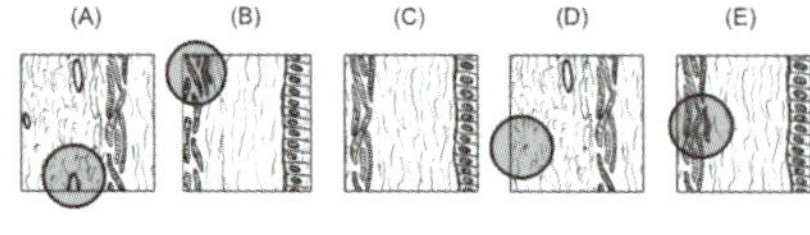

128.

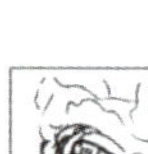

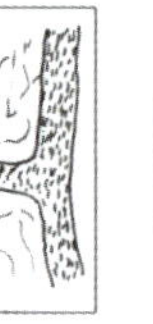

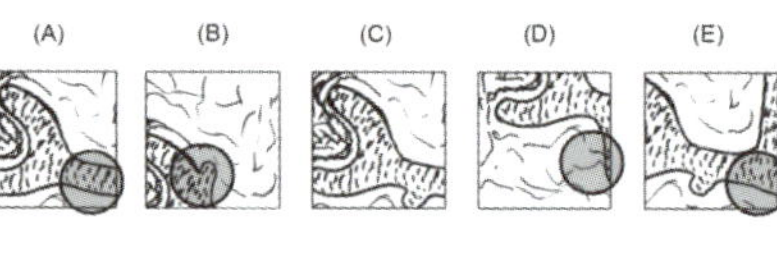

123.

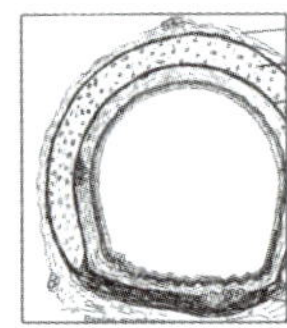

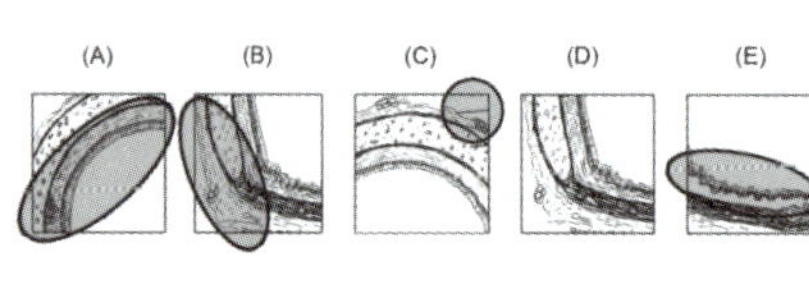

129.

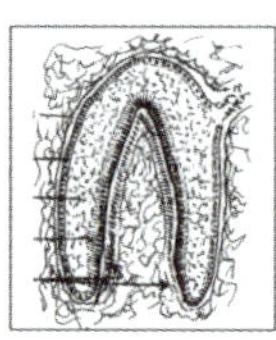

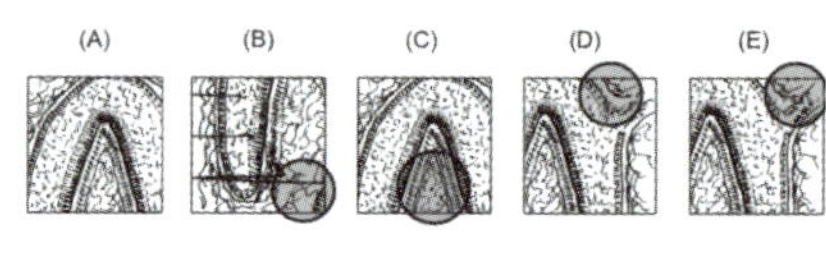

124.

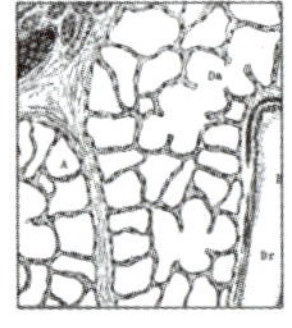

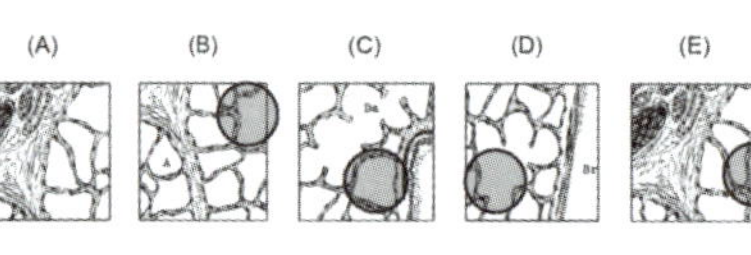

130.

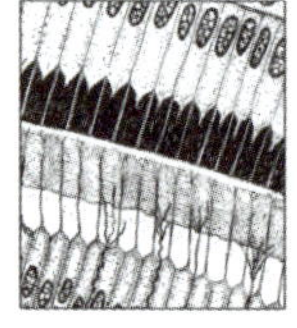

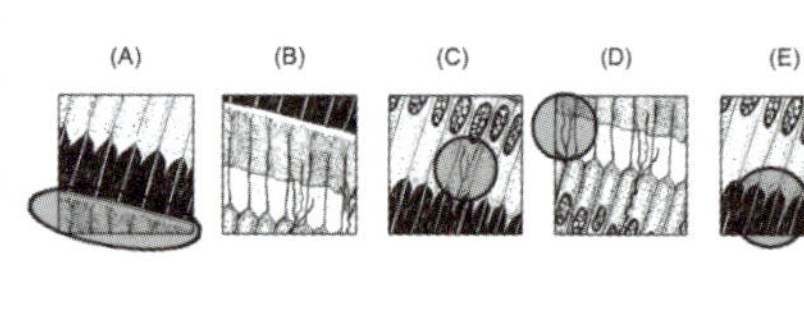

125.

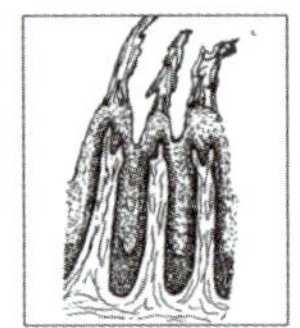

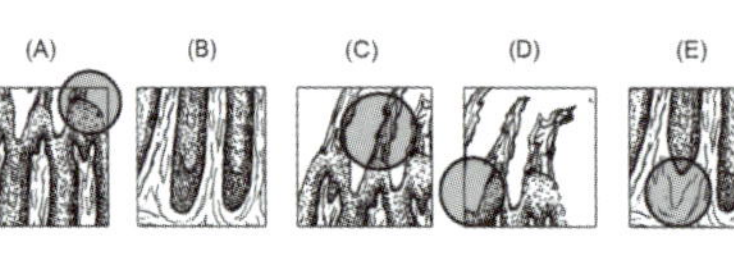

131.

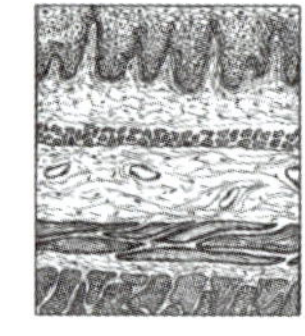

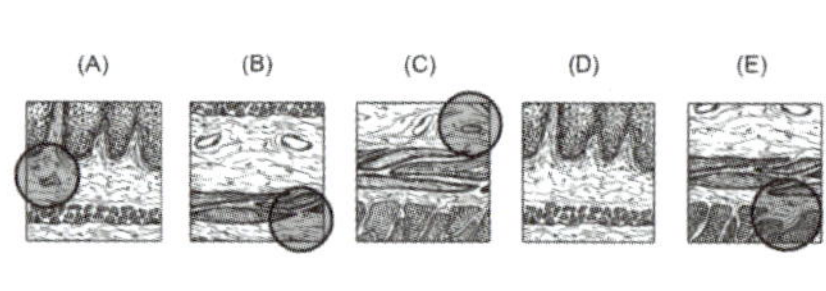

126.

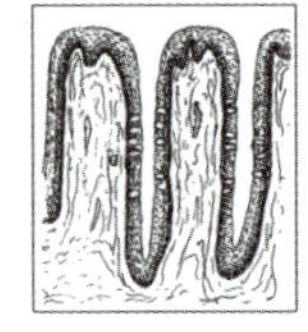

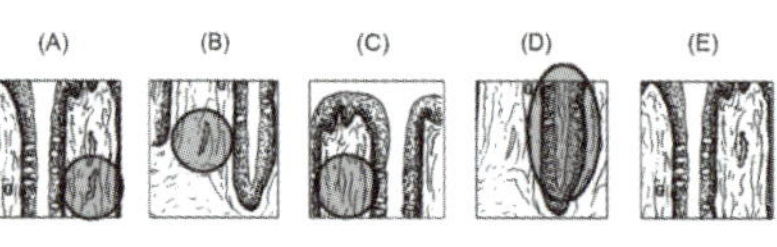

132.

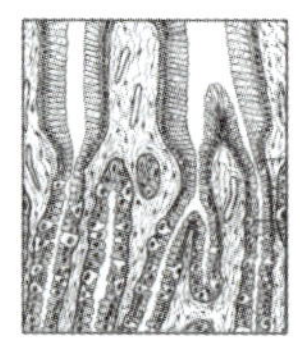

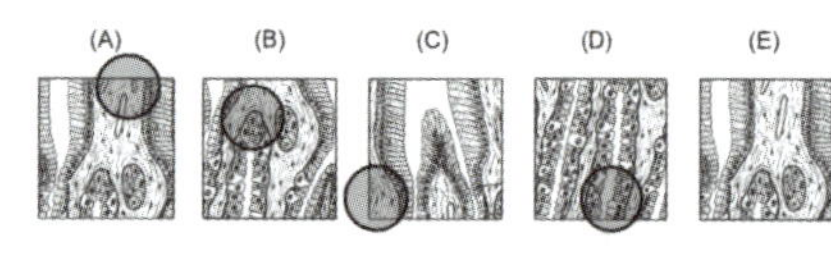

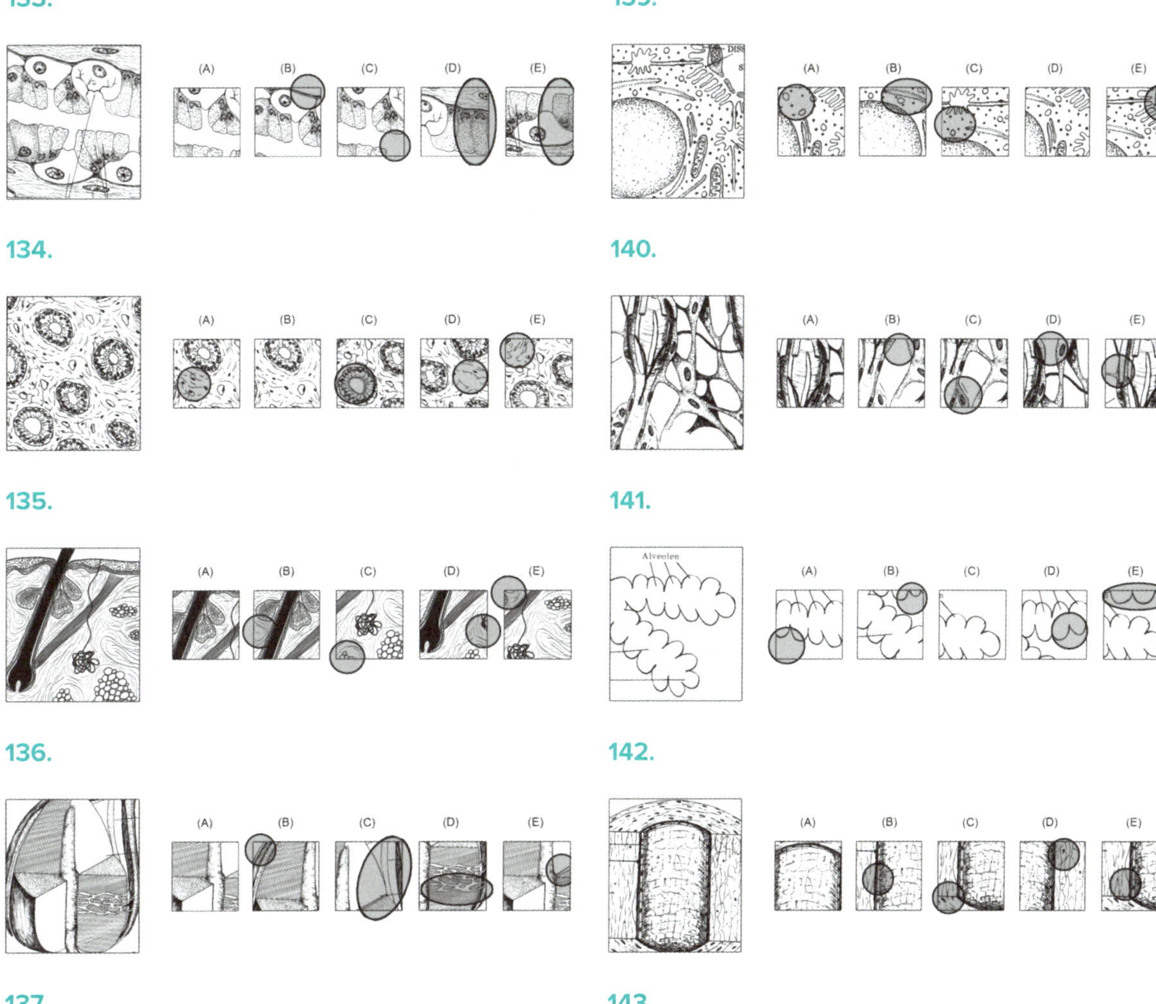

143.

(A) (B) (C) (D) (E)

138.

(A) (B) (C) (D) (E)

144.

(A) (B) (C) (D) (E)

SIMULATION 7

145.

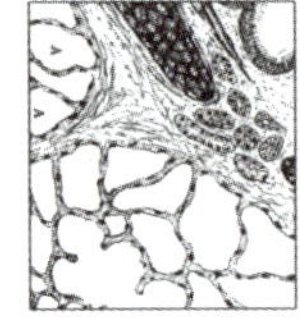
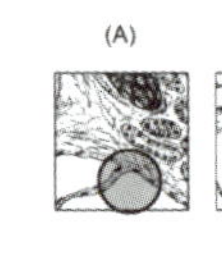
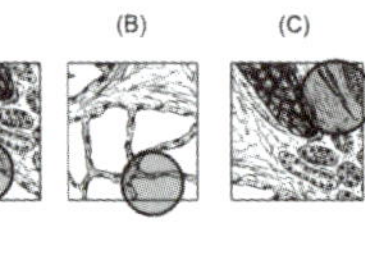
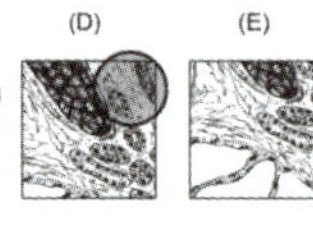

146.

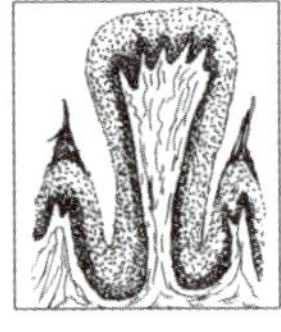
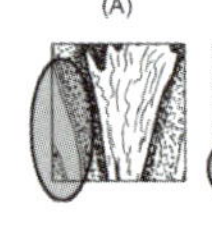
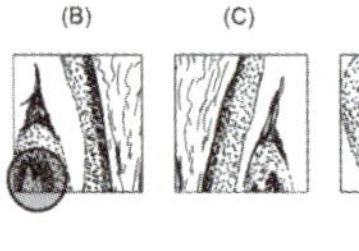
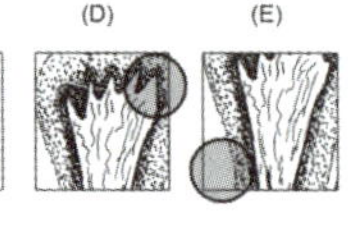

147.

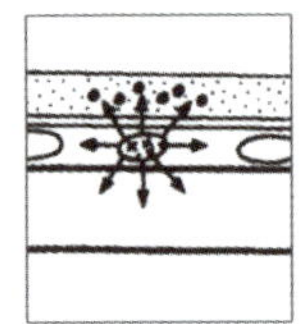
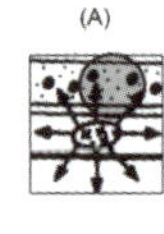
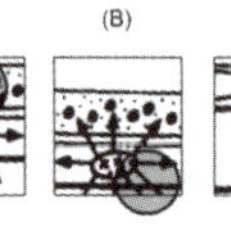
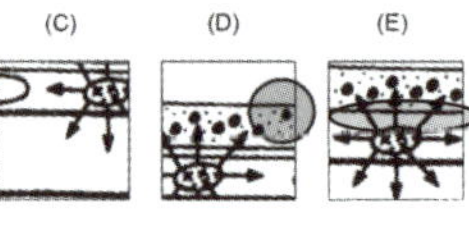

148.

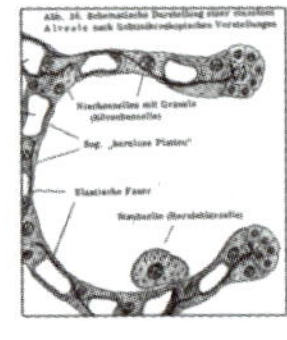
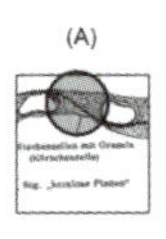
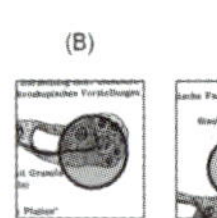
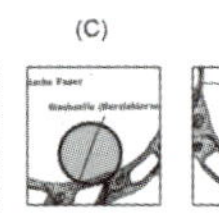
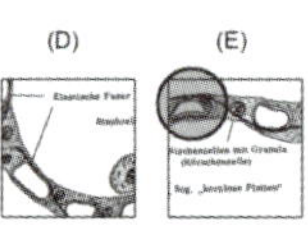

149.

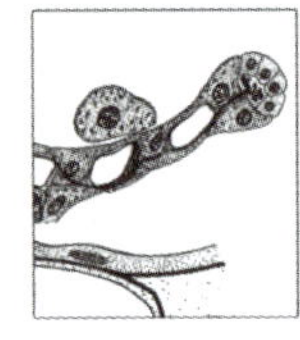
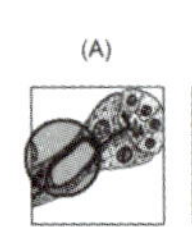
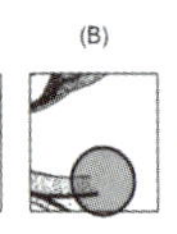
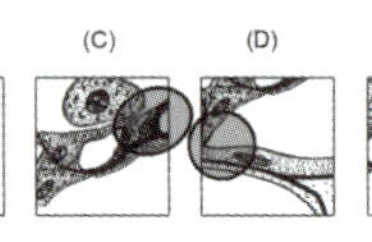
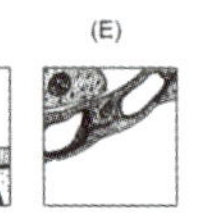

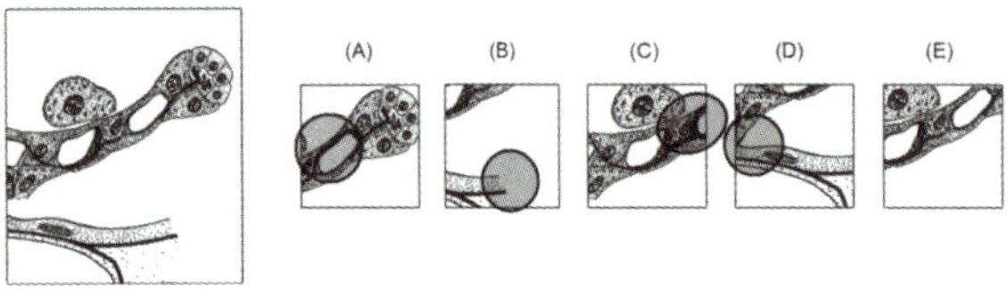

150.

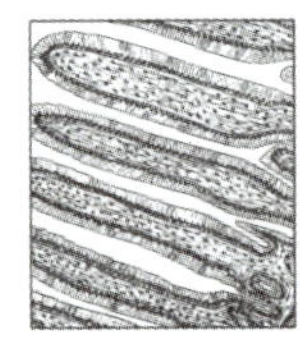
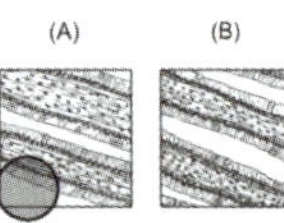
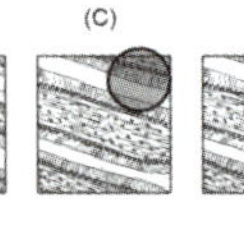
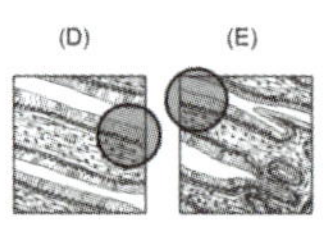

151.

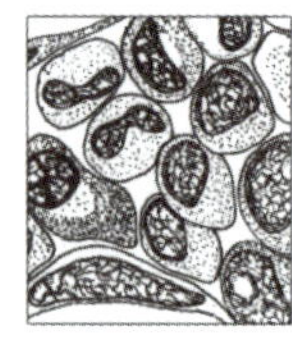
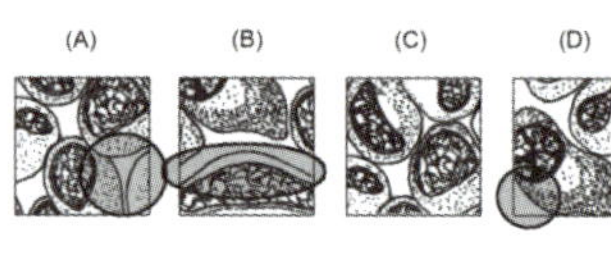
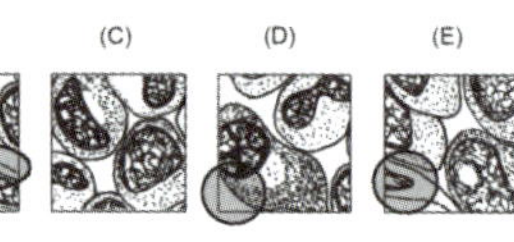

152.

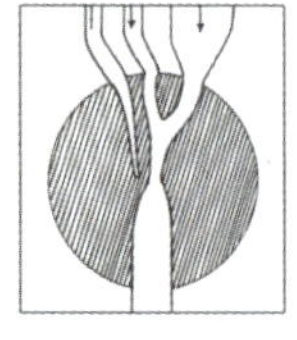
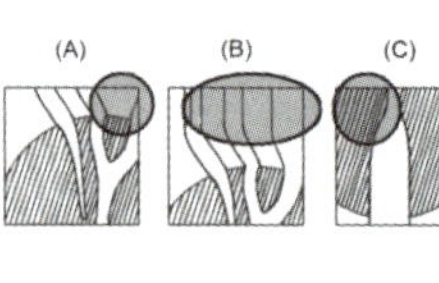
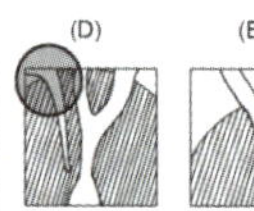

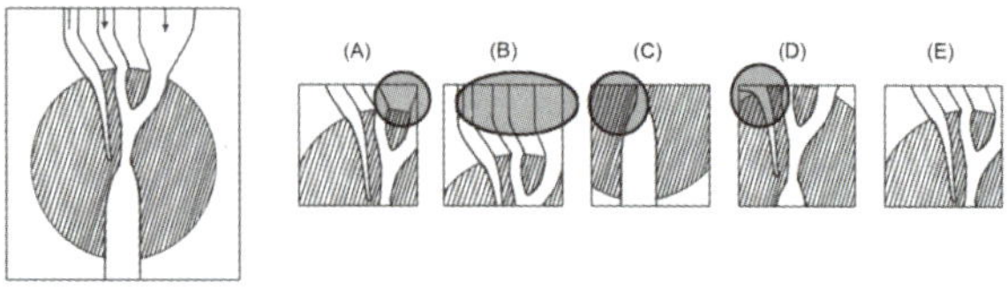

153.

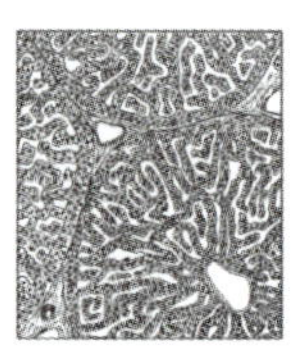
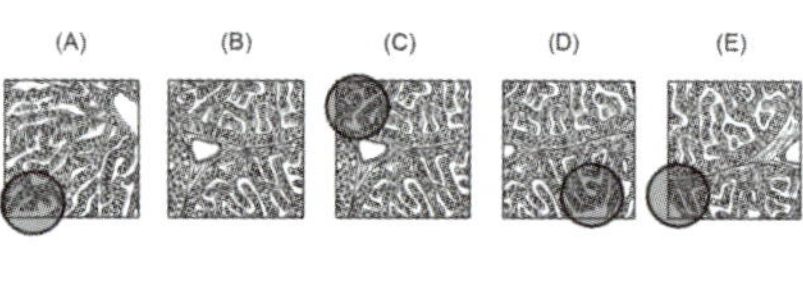

154.

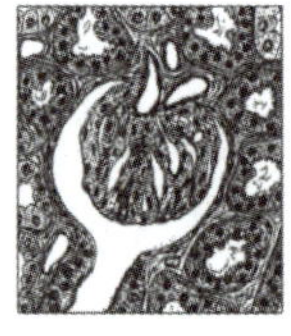
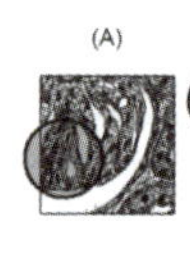
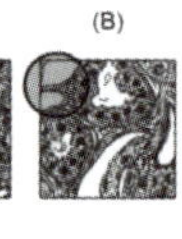
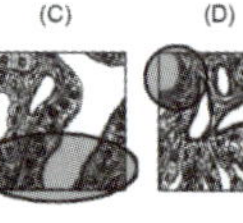
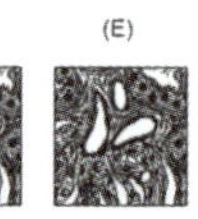

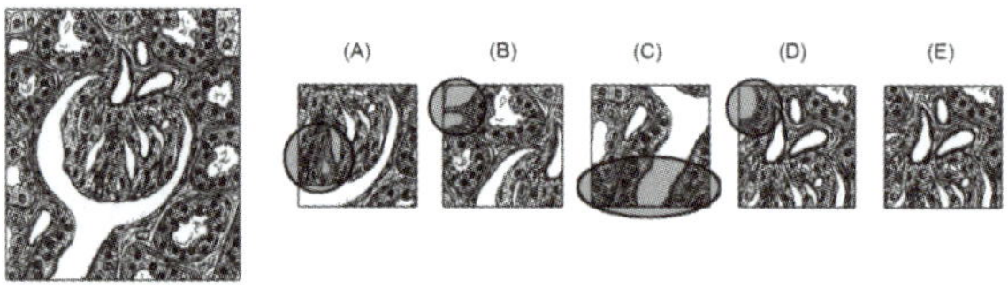

155.

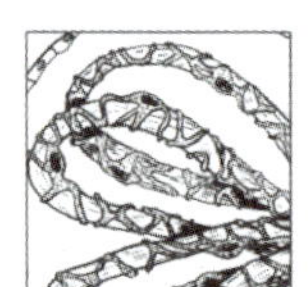
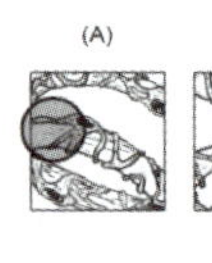
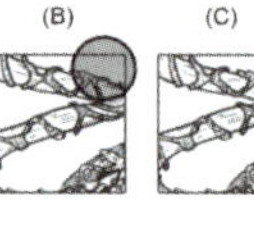
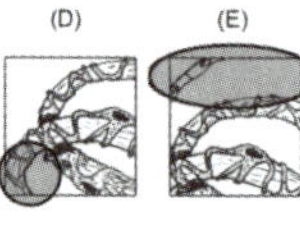

156.

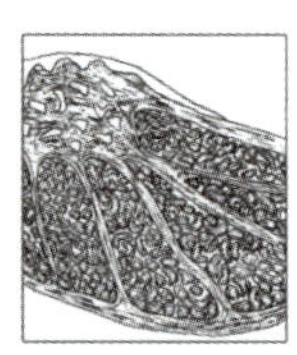
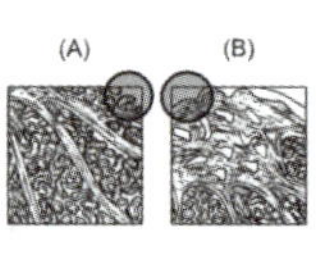
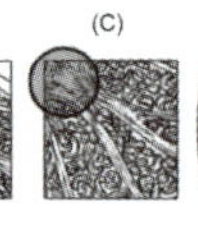
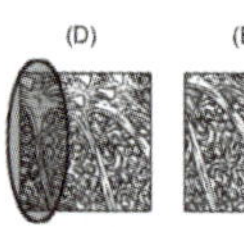

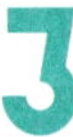

157.

(A) (B) (C) (D) (E)

158.

(A) (B) (C) (D) (E)

159.

(A) (B) (C) (D) (E)

160.

(A) (B) (C) (D) (E)

161.

(A) (B) (C) (D) (E)

162.

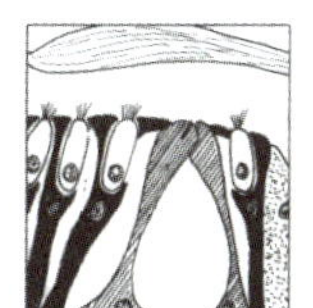

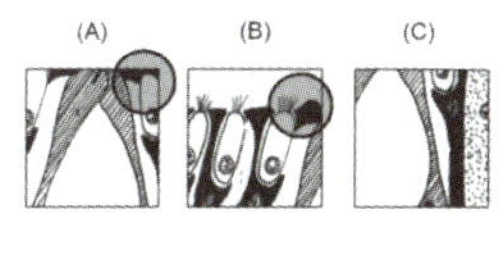

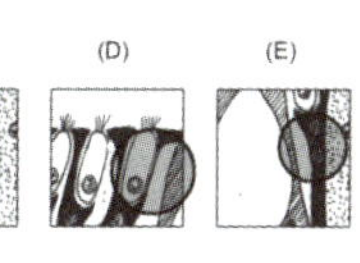

163.

(A) (B) (C) (D) (E)

164.

(A) (B) (C) (D) (E)

165.

(A) (B) (C) (D) (E)

166.

(A) (B) (C) (D) (E)

167.

(A) (B) (C) (D) (E)

168.

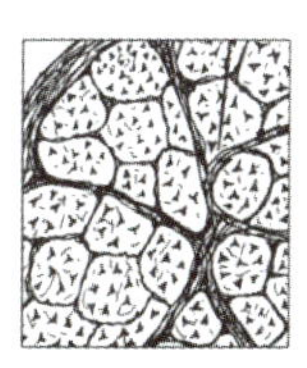

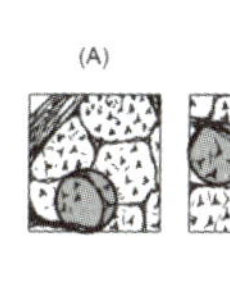

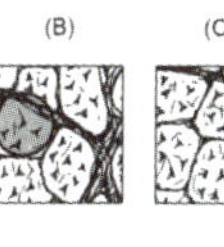

(C)

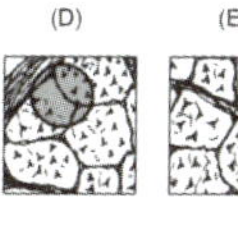

SIMULATION 8

169.

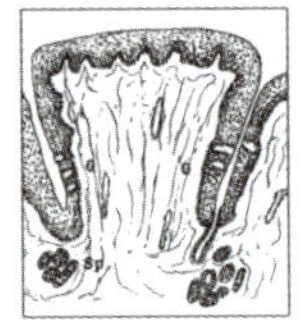

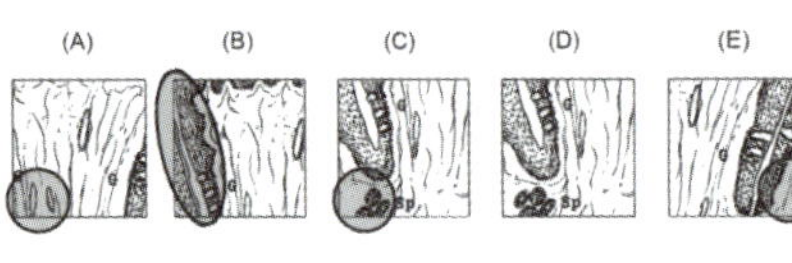

170.

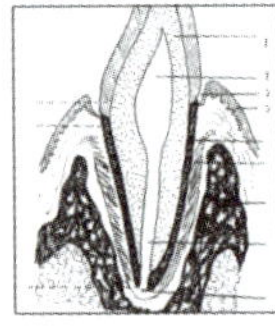

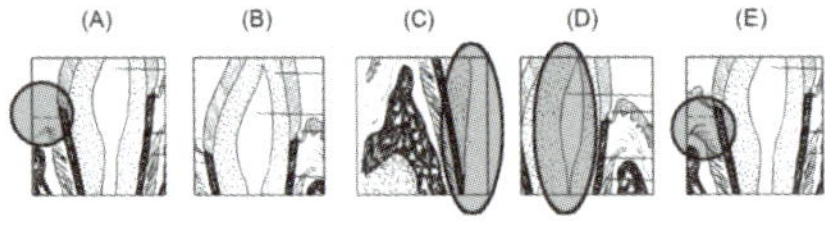

171.

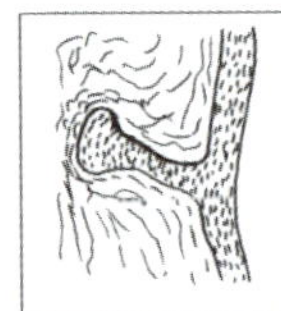

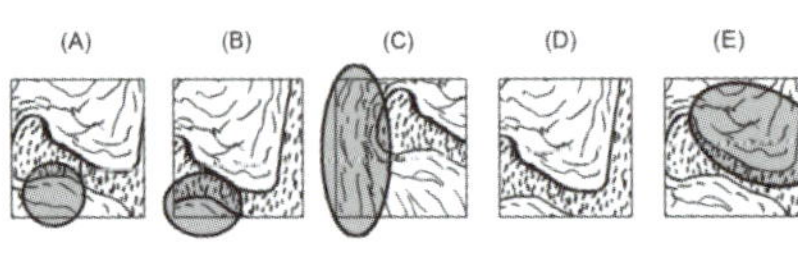

172.

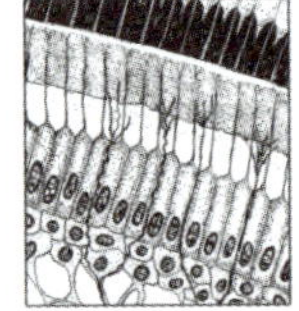

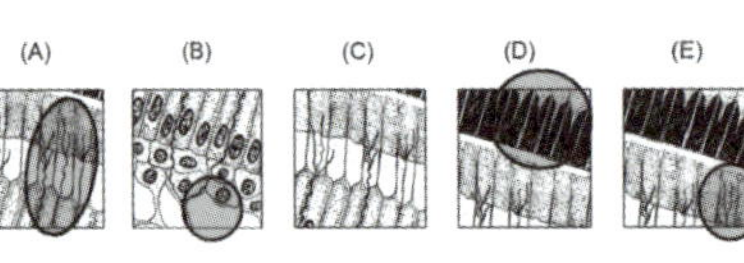

173.

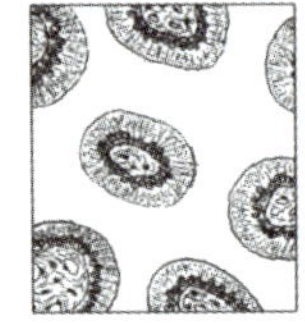

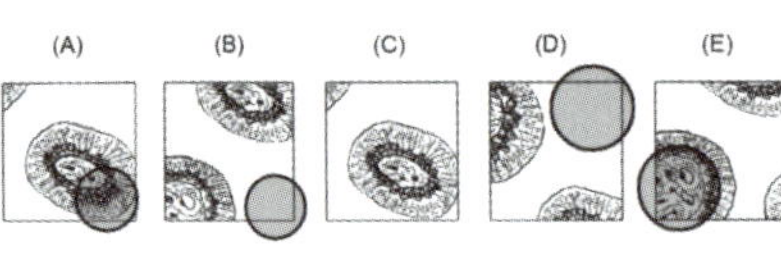

174.

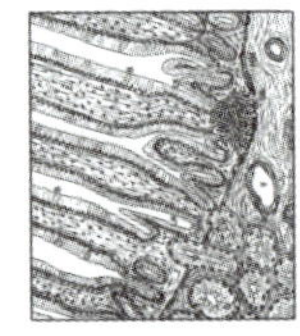

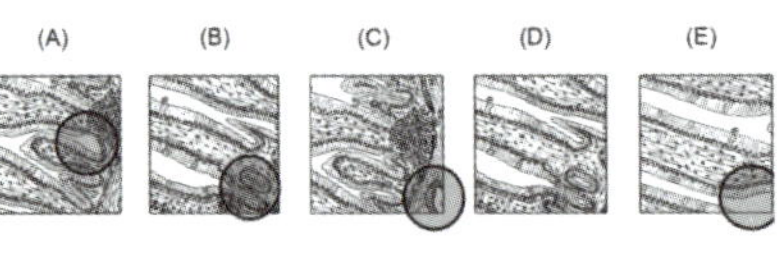

175.

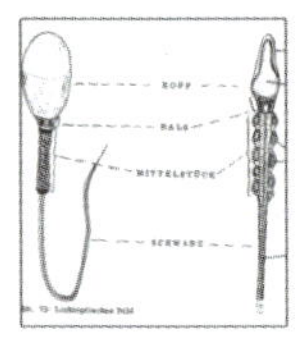

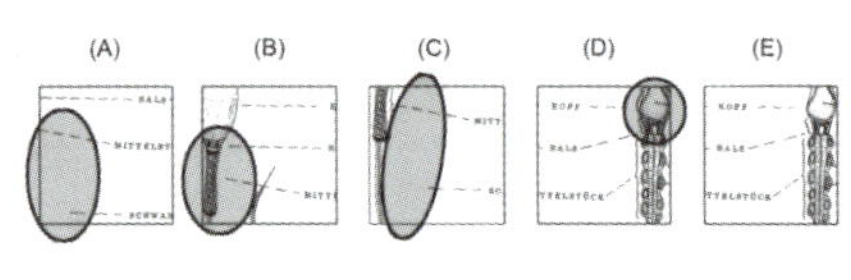

176.

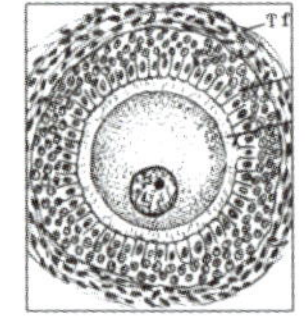

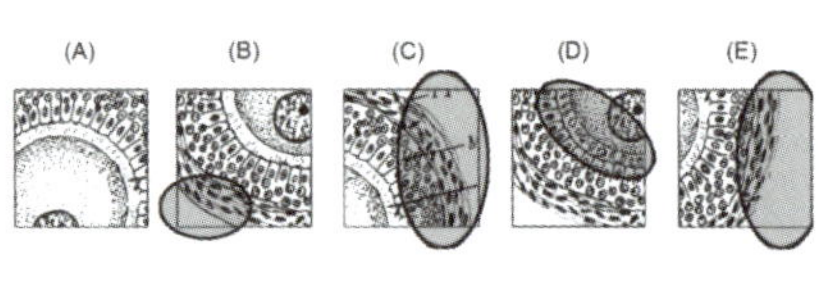

177.

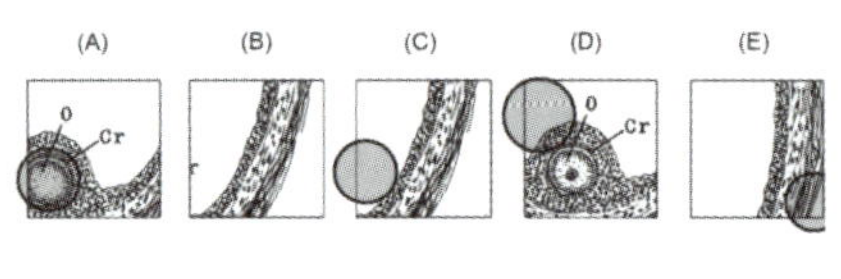

178.

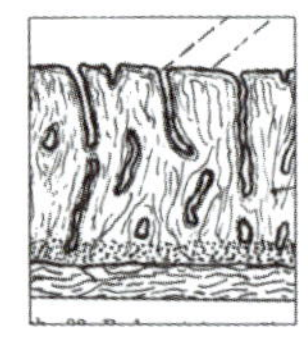

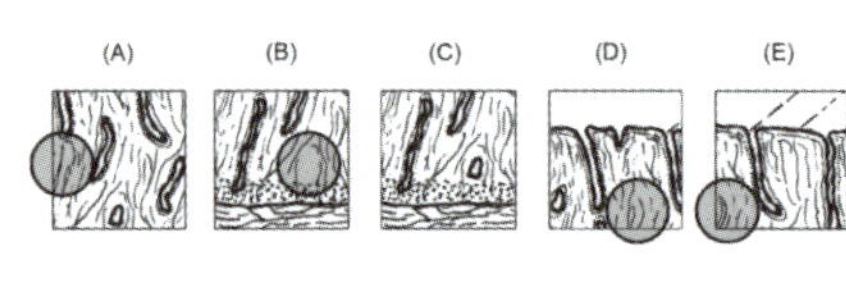

179.

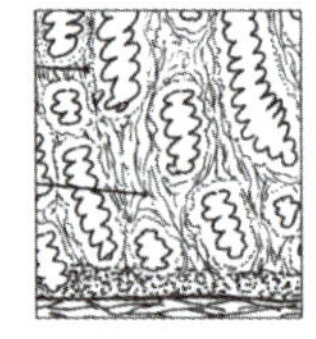

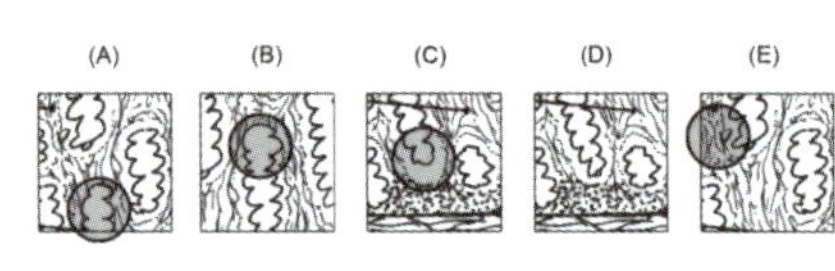

180.

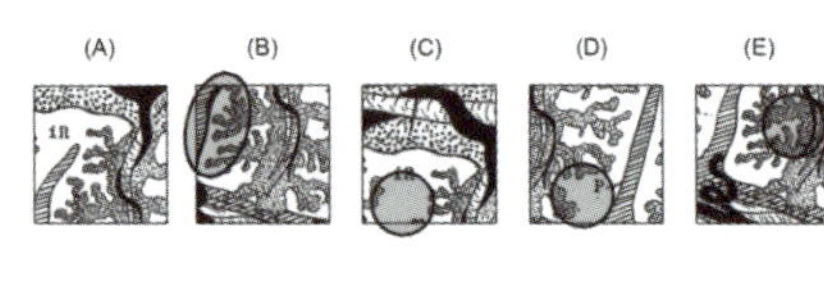

181.

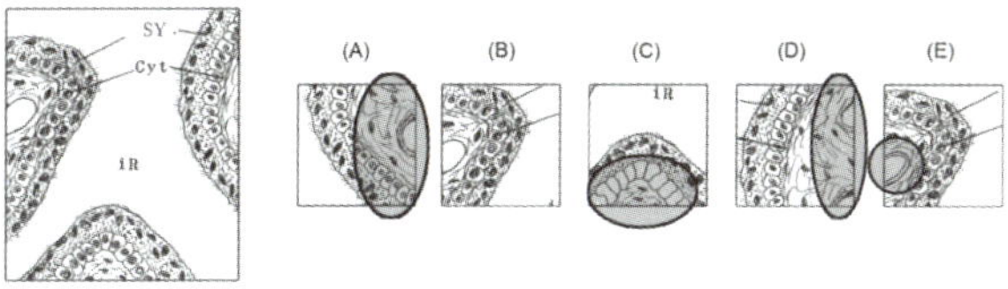
SY
Cyt
iR
(A)
(B)
(C)
(D)
(E)

182.

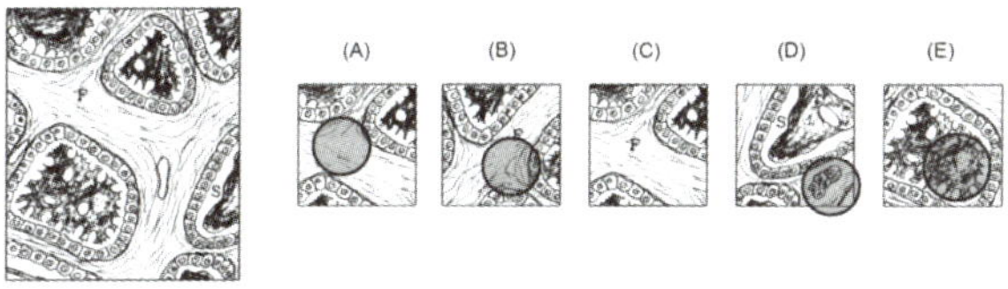
(A)
(B)
(C)
(D)
(E)

183.

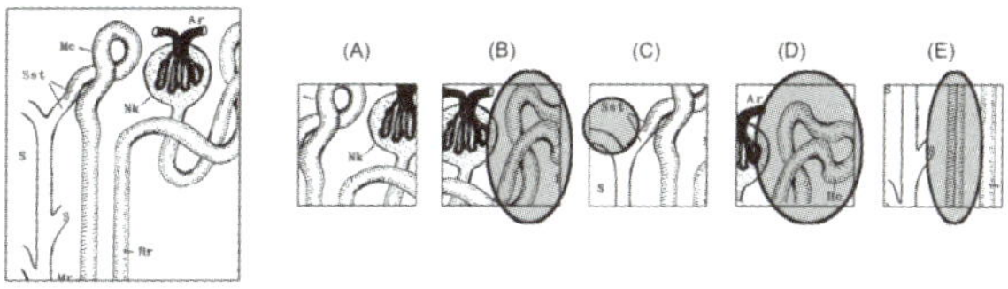
(A)
(B)
(C)
(D)
(E)

184.

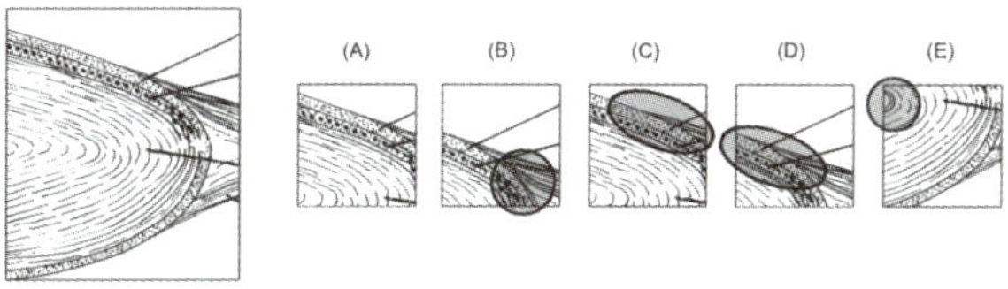
(A)
(B)
(C)
(D)
(E)

185.

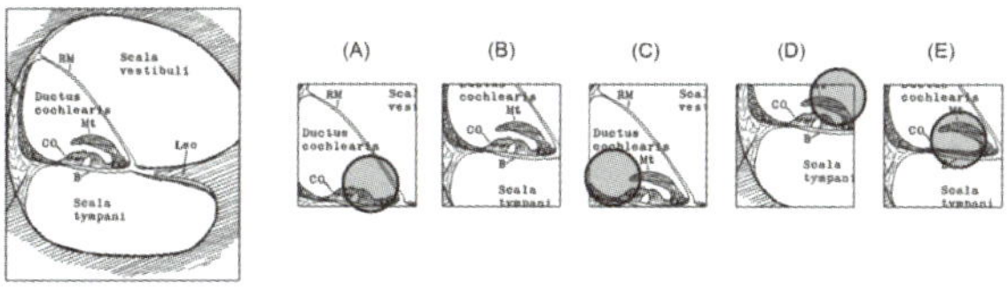
Scala vestibuli
Ductus cochlearis
Scala tympani
(A)
(B)
(C)
(D)
(E)

186.

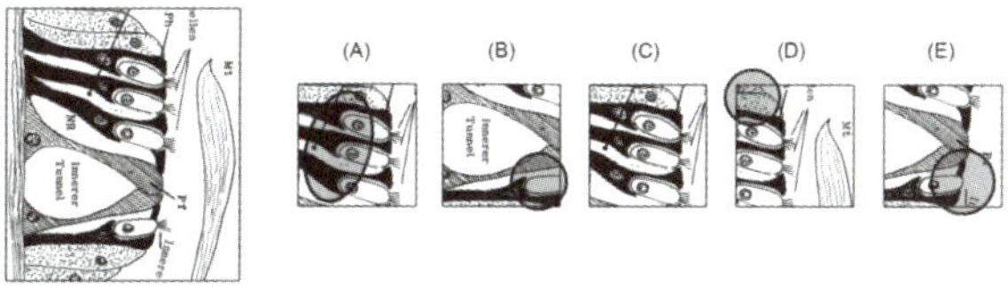
(A)
(B)
(C)
(D)
(E)

187.

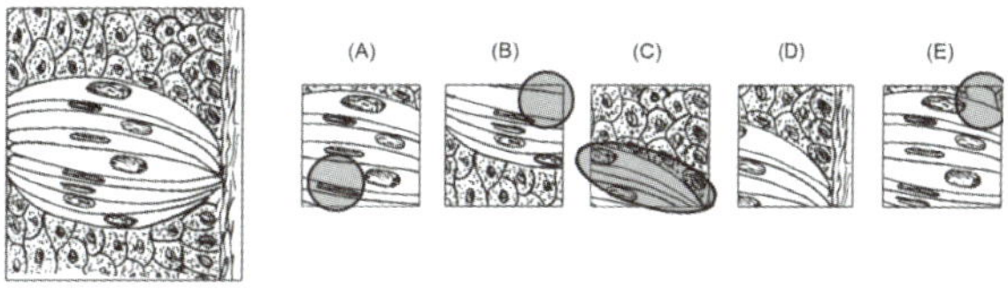
(A)
(B)
(C)
(D)
(E)

188.

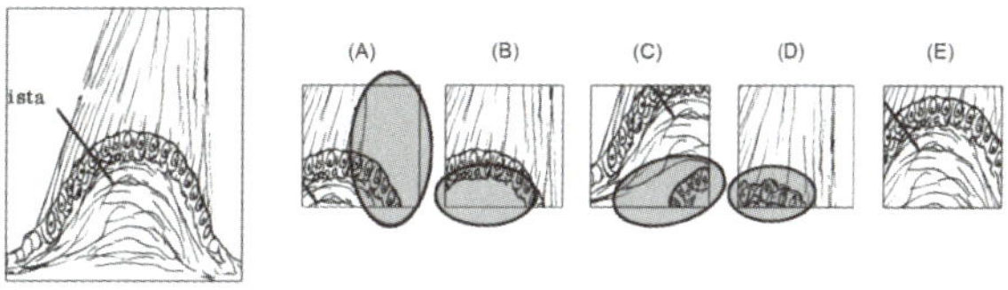
(A)
(B)
(C)
(D)
(E)

189.

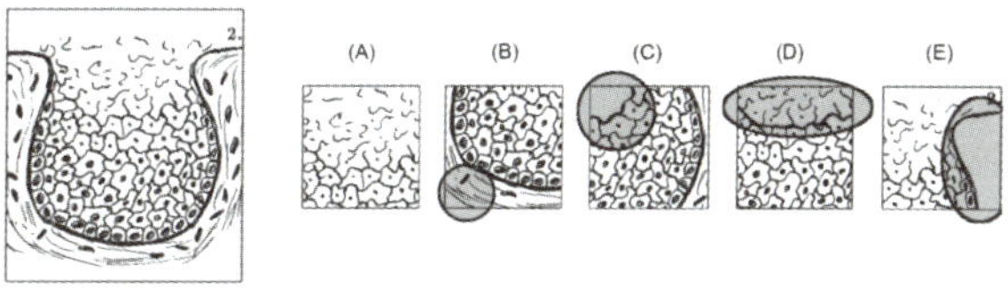
(A)
(B)
(C)
(D)
(E)

190.

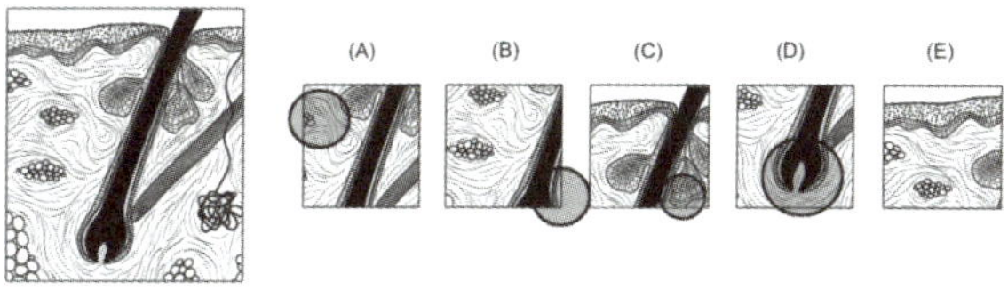
(A)
(B)
(C)
(D)
(E)

191.

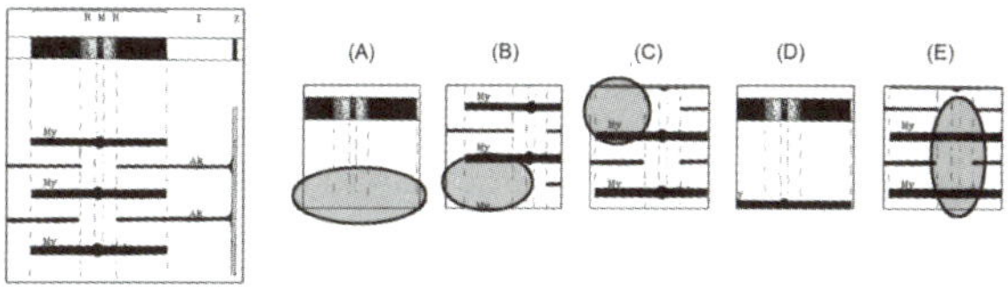
(A)
(B)
(C)
(D)
(E)

192.

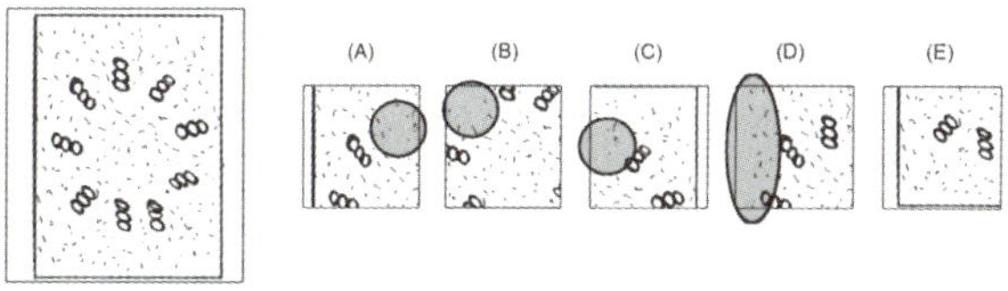
(A)
(B)
(C)
(D)
(E)

SIMULATION 9

193.

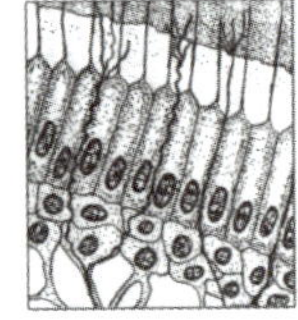
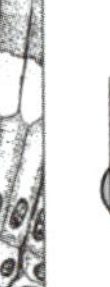
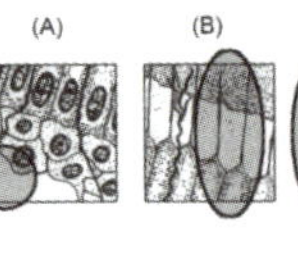
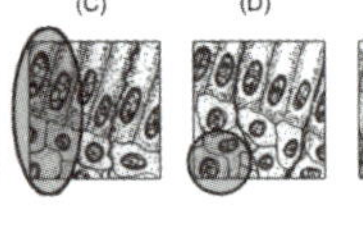
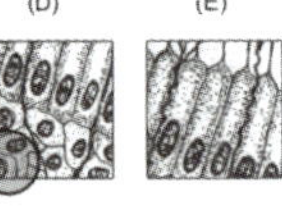

194.

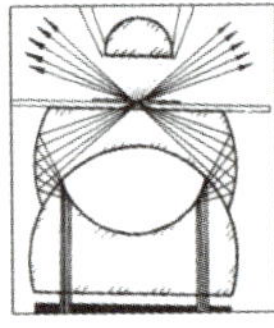
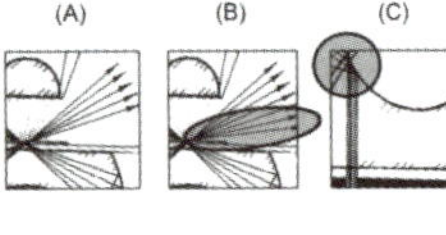
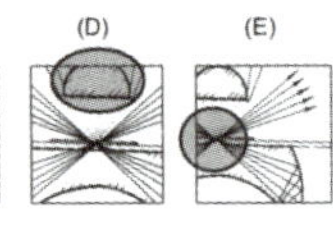

195.

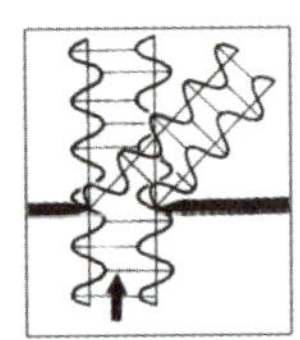
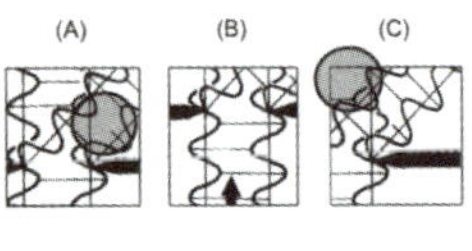
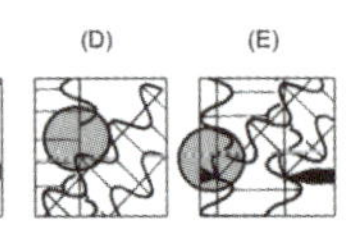

196.

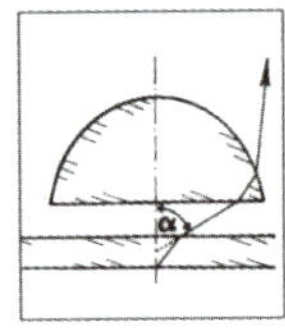
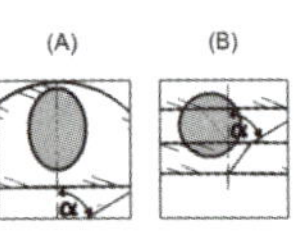
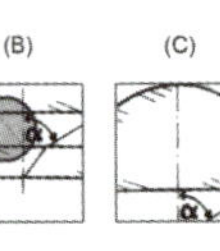
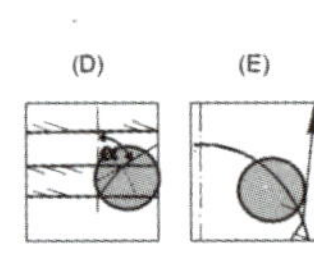

197.

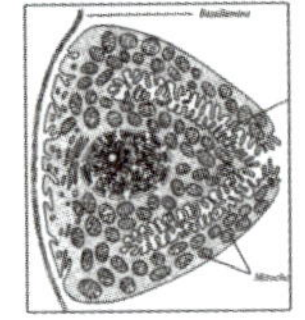
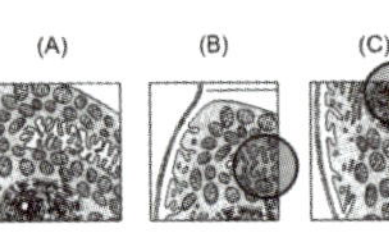
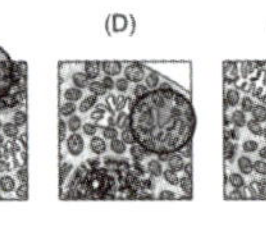

198.

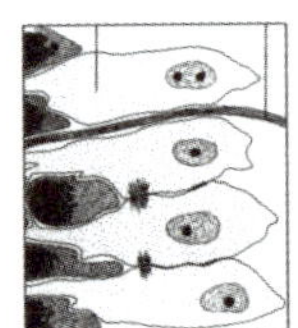
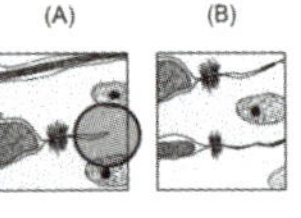
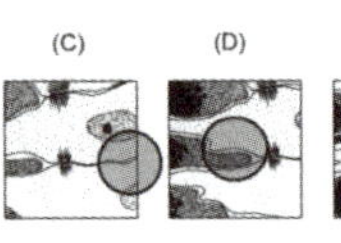
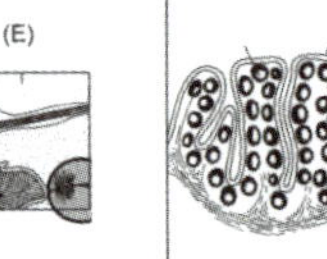

199.

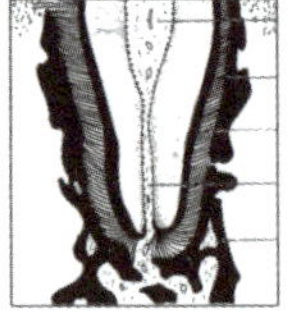
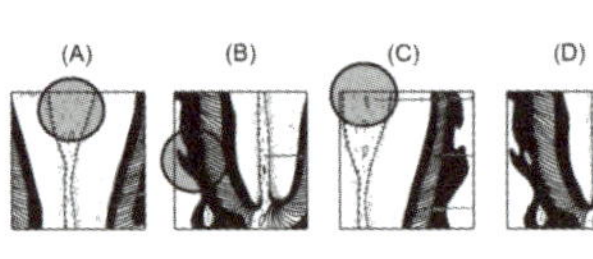
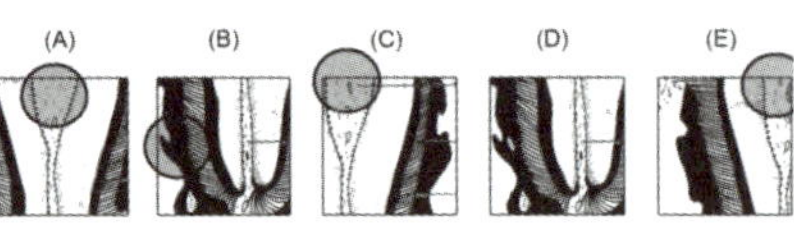

200.

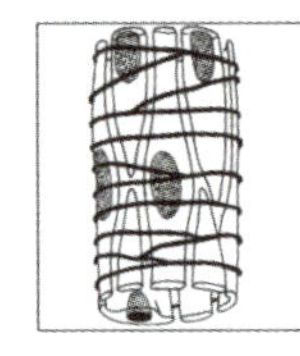
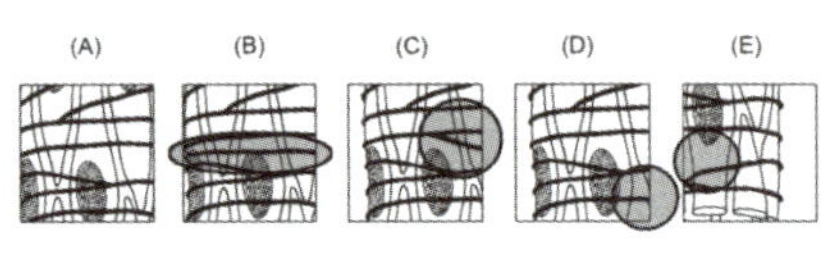

201.

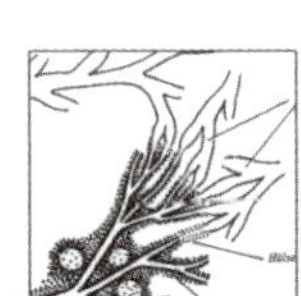
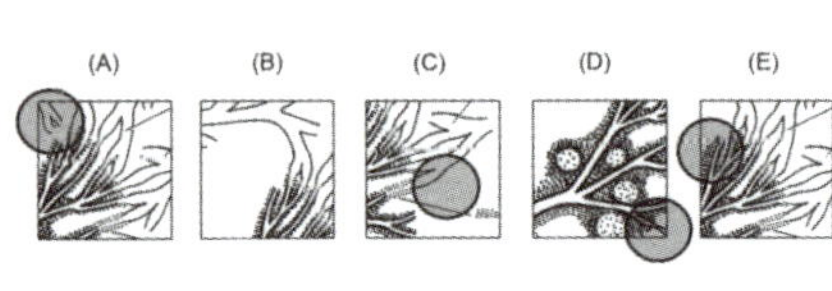

202.

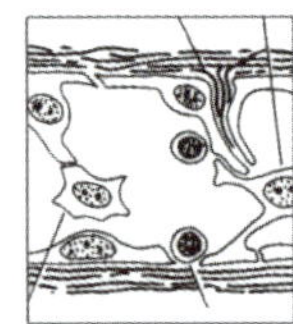
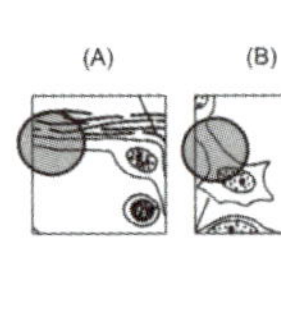
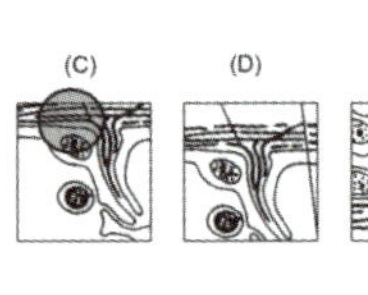

203.

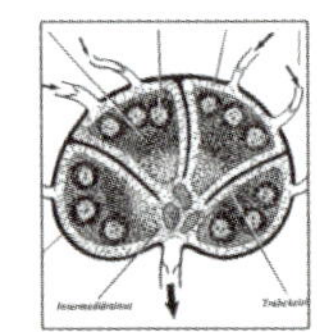
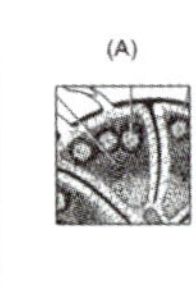
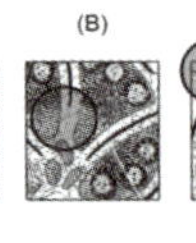
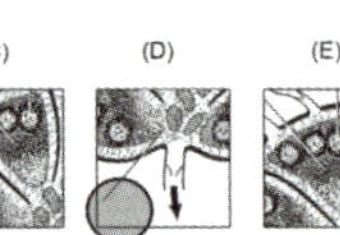

204.

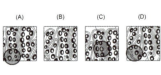

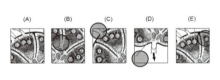

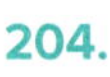
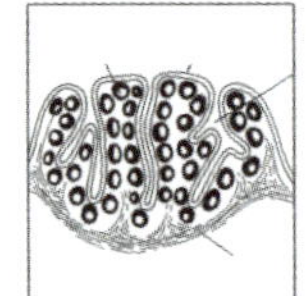
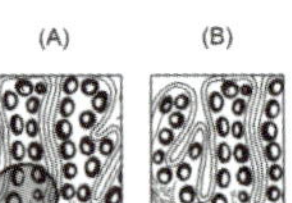
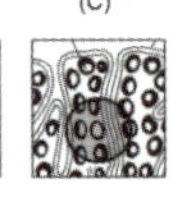
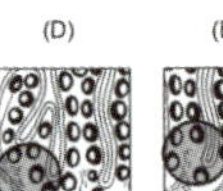
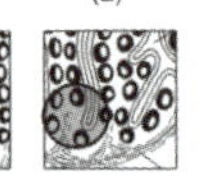

205.

(A) (B) (C) (D) (E)

206.

(A) (B) (C) (D) (E)

207.

(A) (B) (C) (D) (E)

208.

(A) (B) (C) (D) (E)

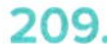

209.

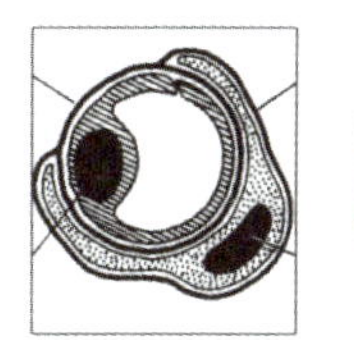

(A) (B) (C) (D) (E)

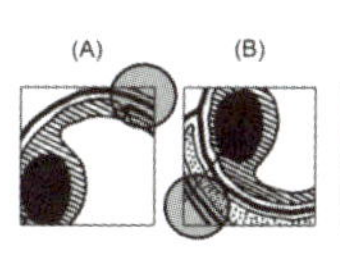

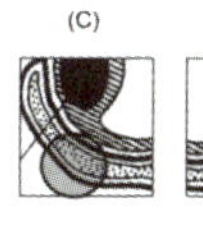

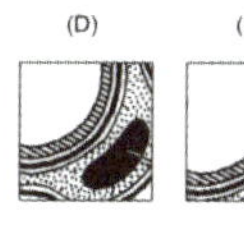

210.

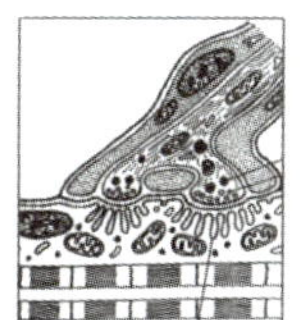

(A) (B) (C) (D) (E)

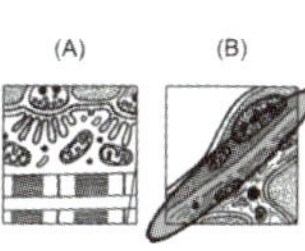

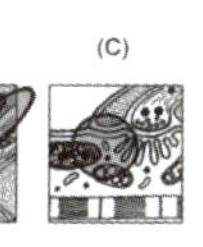

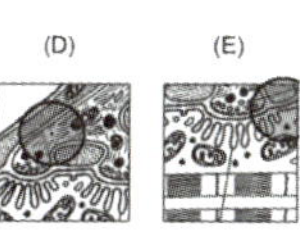

211.

(A) (B) (C) (D) (E)

212.

(A) (B) (C) (D) (E)

213.

(A) (B) (C) (D) (E)

214.

(A) (B) (C) (D) (E)

215.

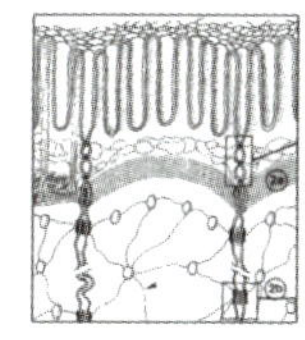

(A) (B) (C) (D) (E)

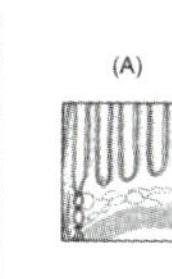

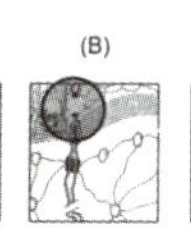

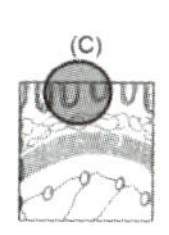

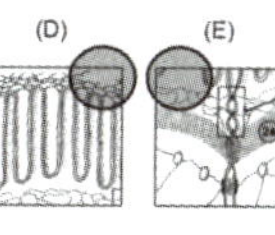

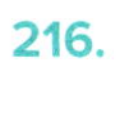

216.

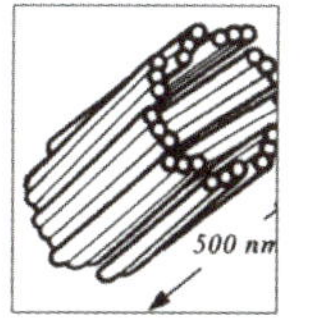

(A) (B) (C) (D) (E)

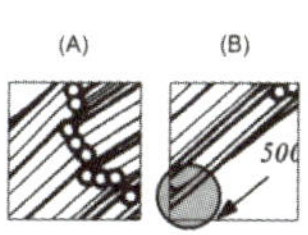

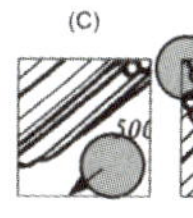

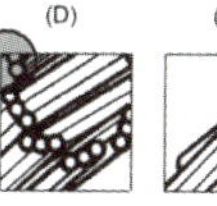

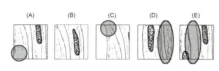

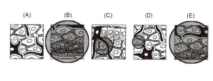

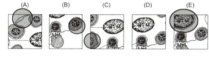

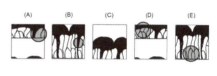

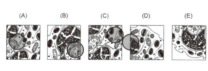

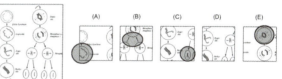

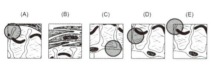

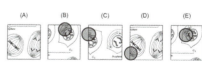

SIMULATION 10

217.

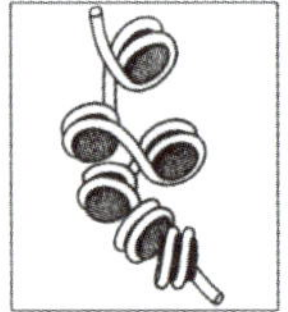
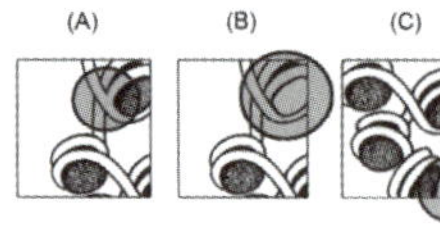
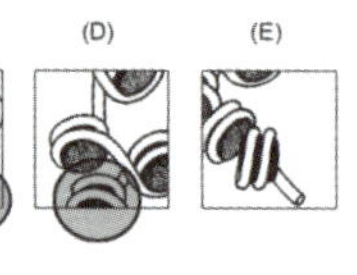

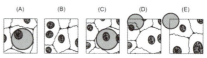

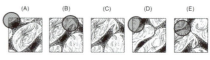

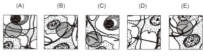

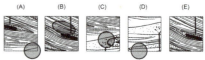

218.

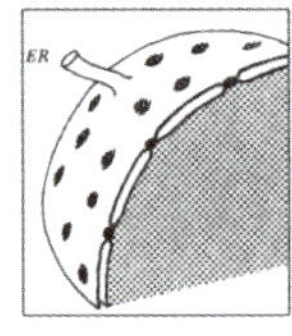
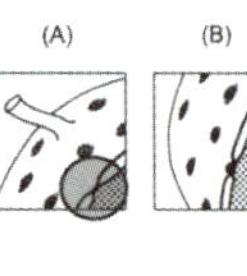
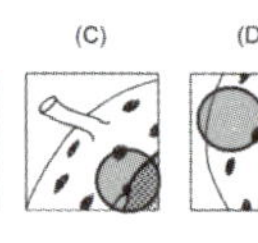
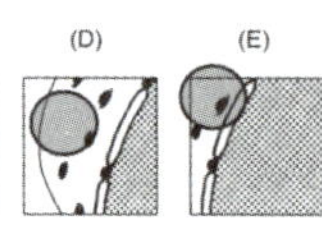

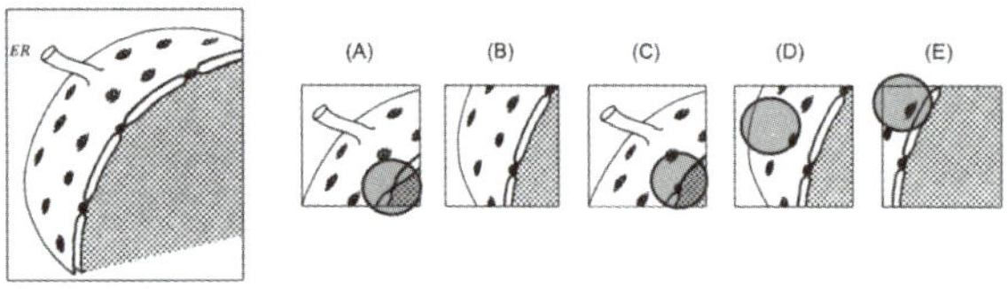

219.

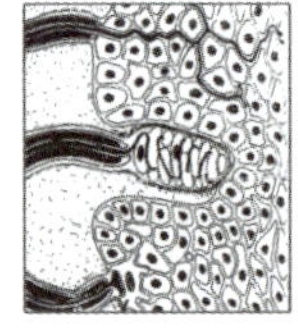
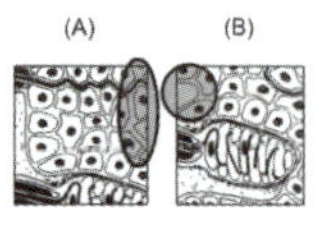
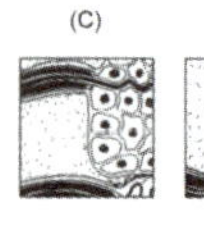
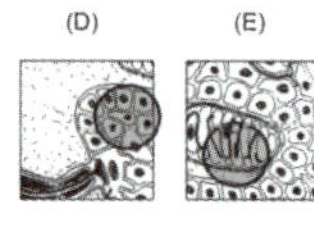

220.

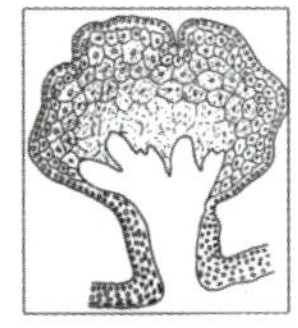
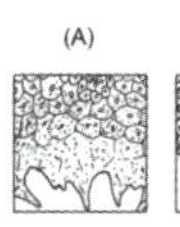
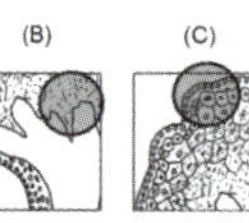
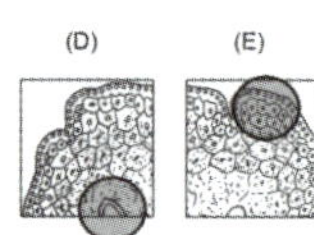

221.

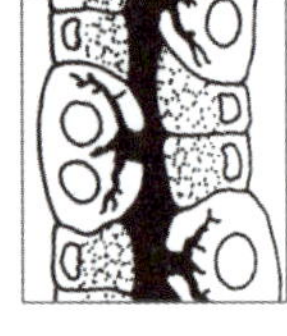
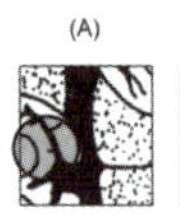
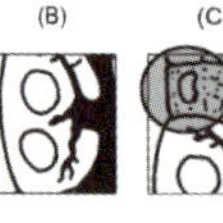
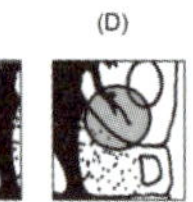
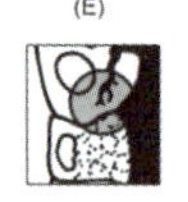

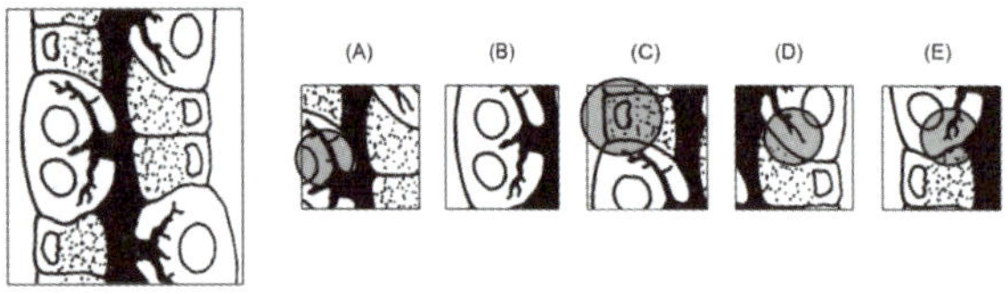

222.

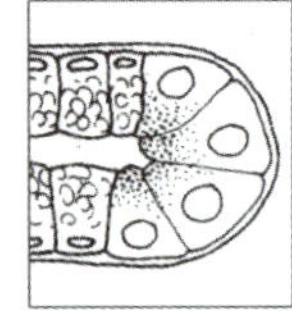
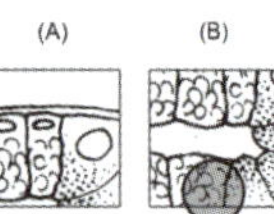
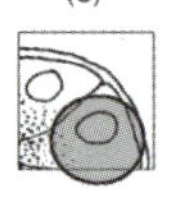
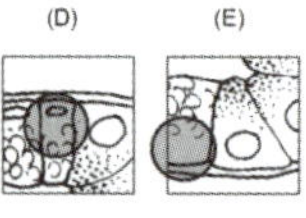

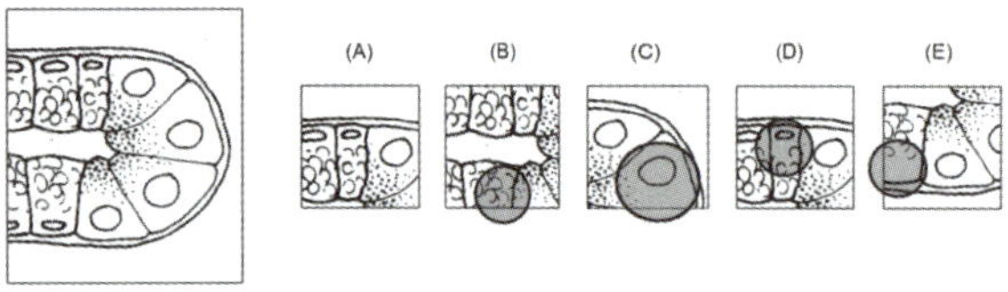

223.

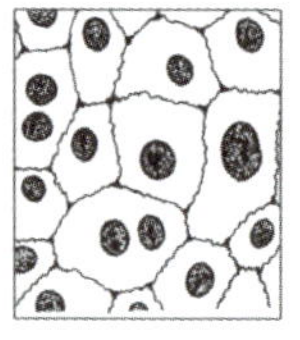
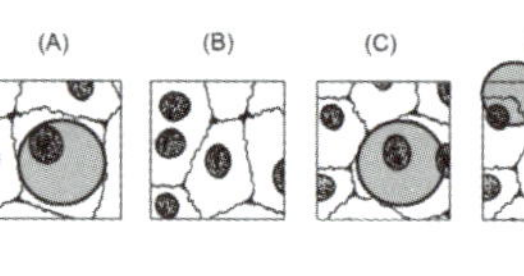

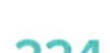

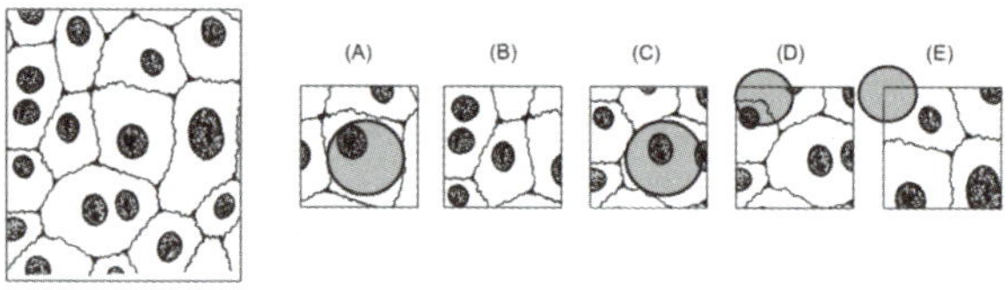

224.

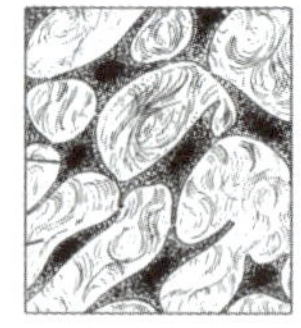
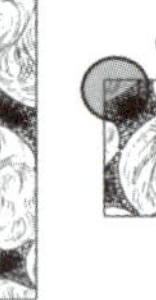
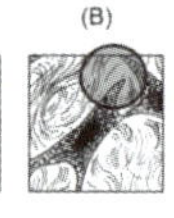
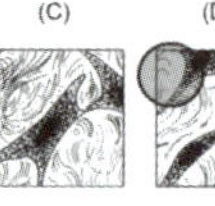
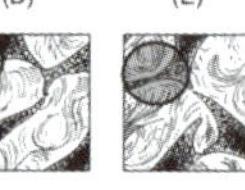

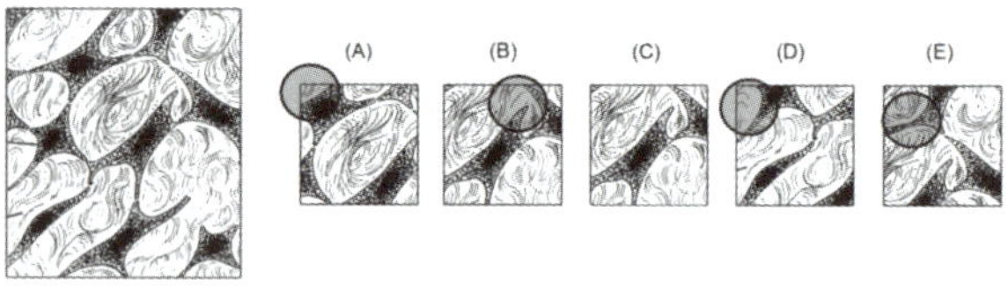

225.

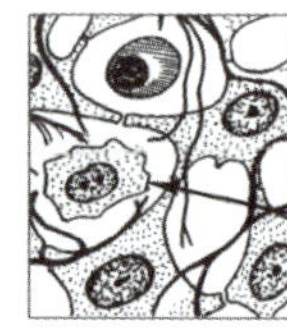
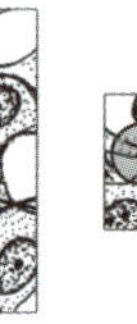
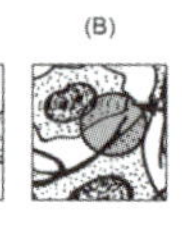
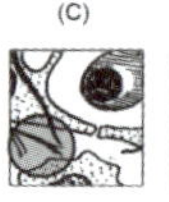
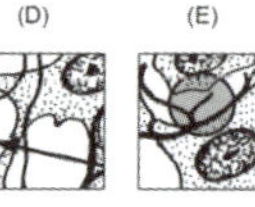

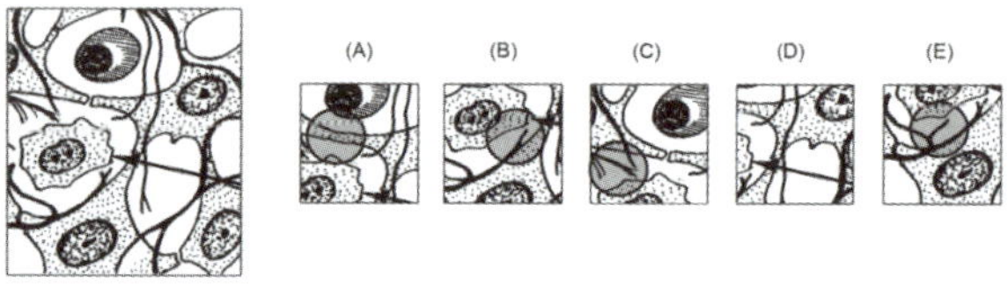

226.

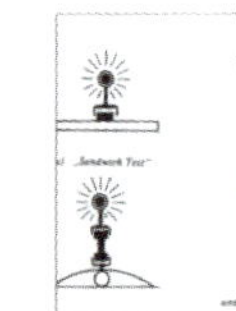
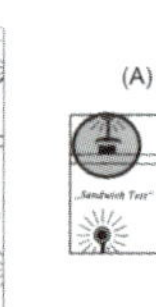
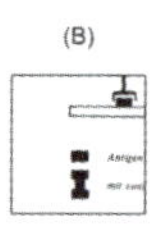
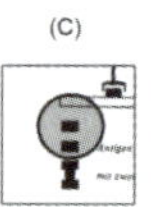
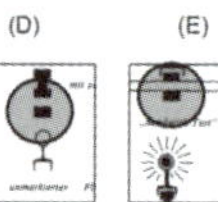

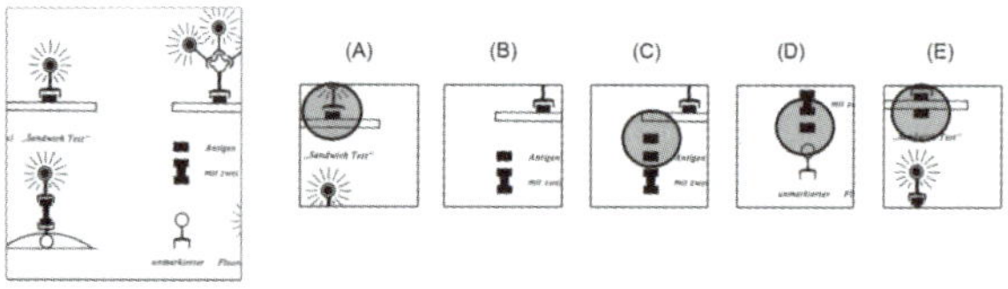

227.

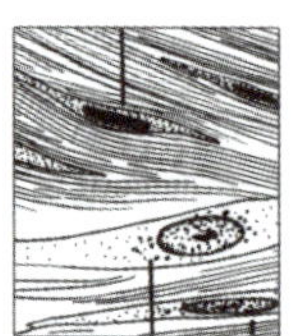
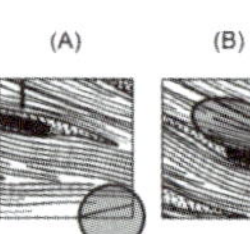
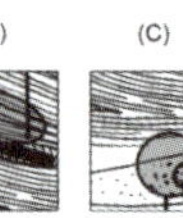
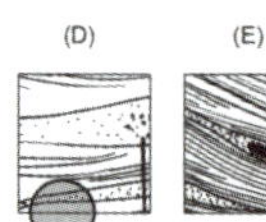

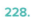

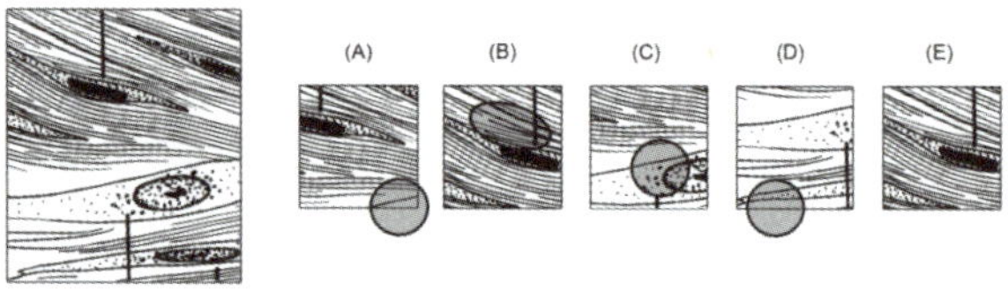

228.

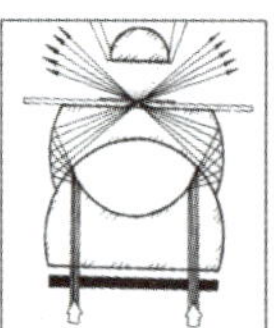
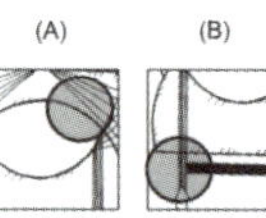
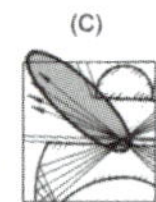
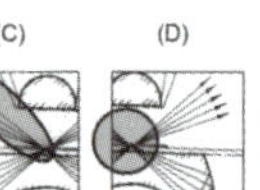
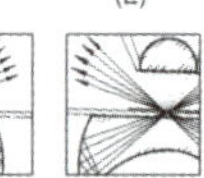

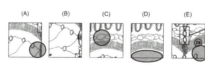

229.

235.

230.

236.

231.

237.

232.

238.

233.

239.

234.

240.

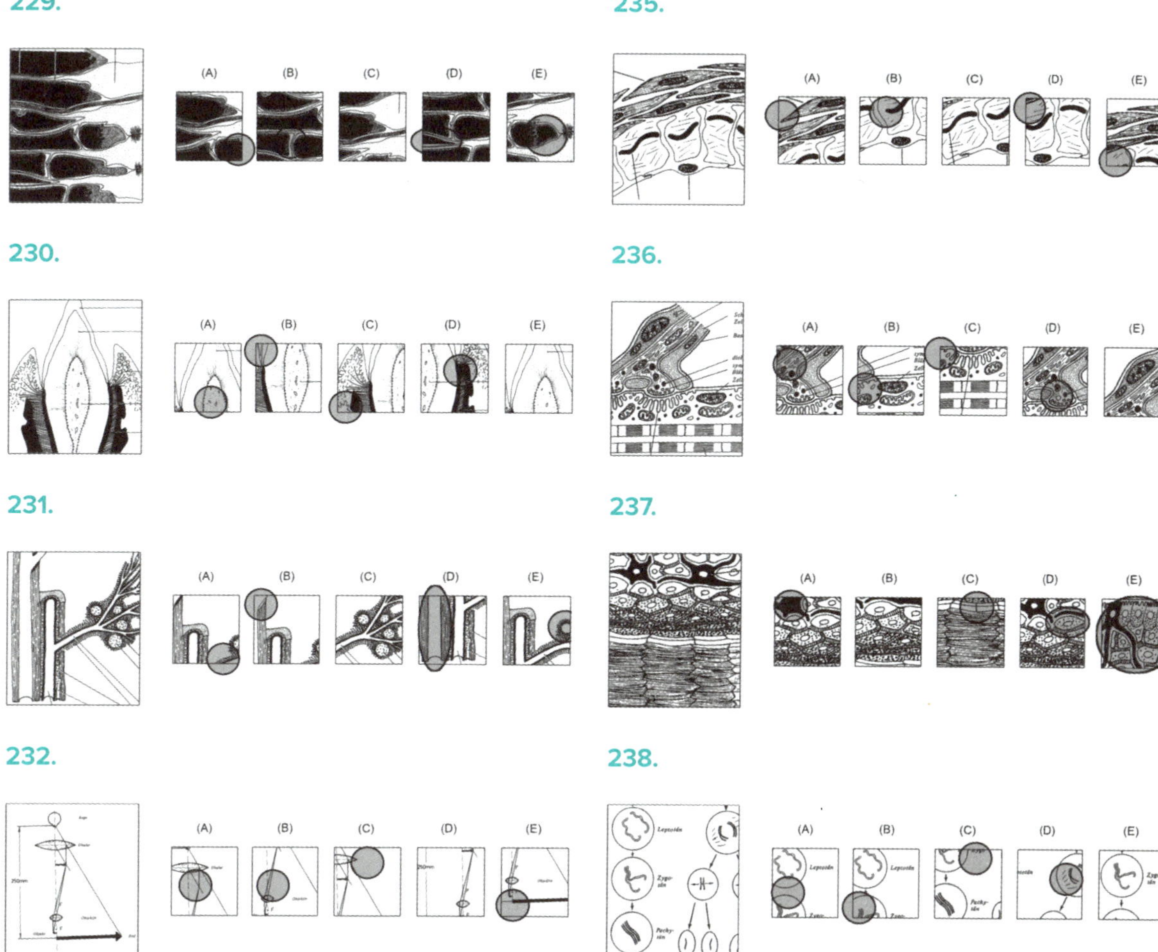

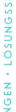

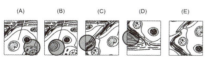

SIMULATION 11

241.

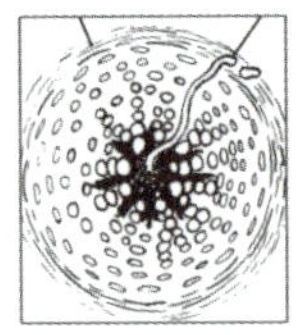
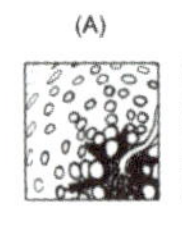
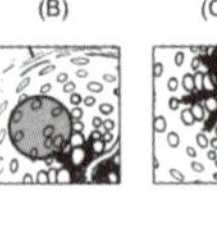
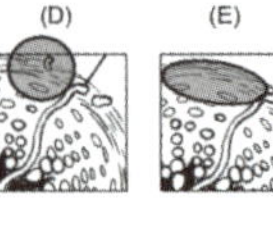

242.

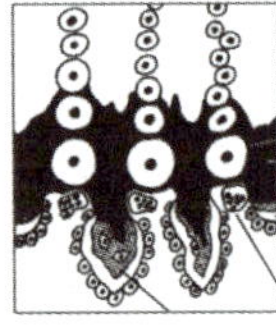
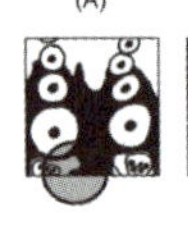
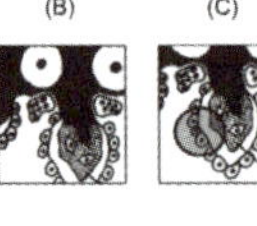
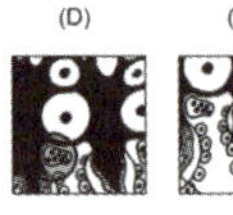
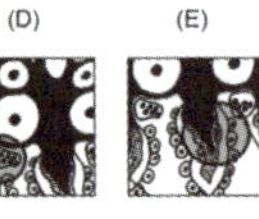

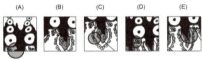

243.

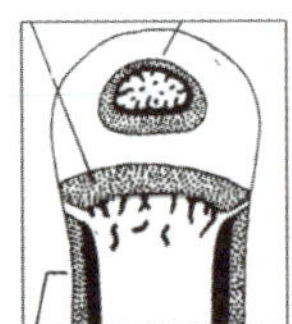
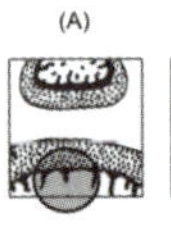
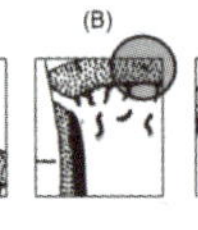
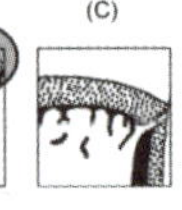
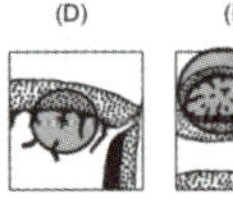
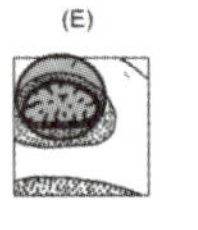

244.

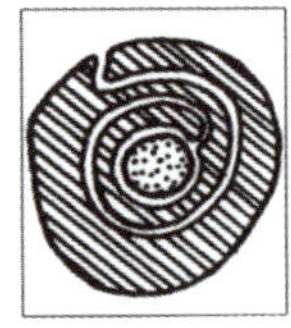
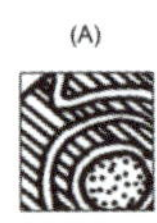
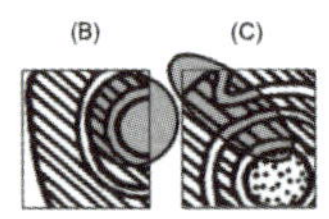
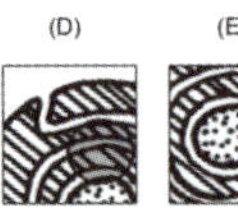
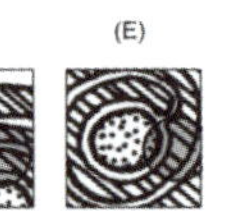

245.

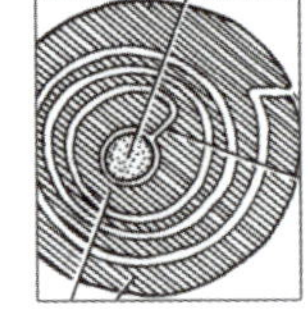
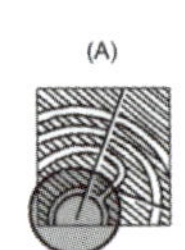
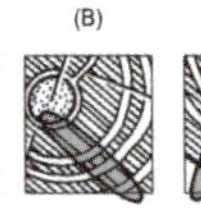
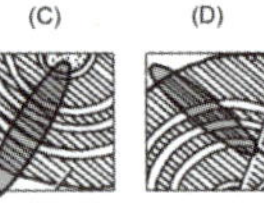
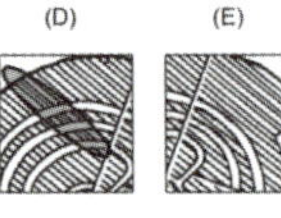

246.

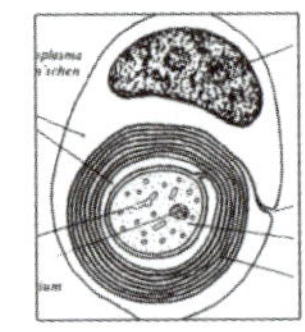
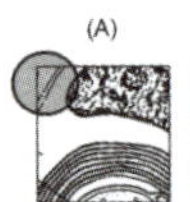
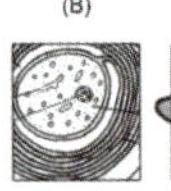
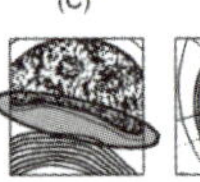
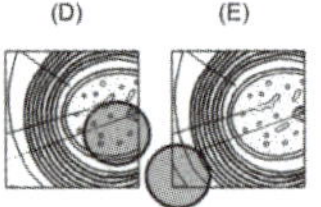

247.

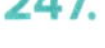
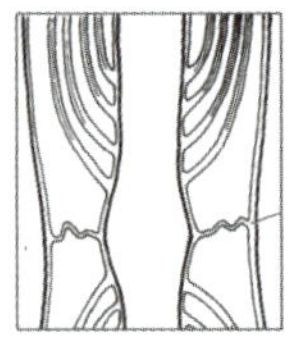
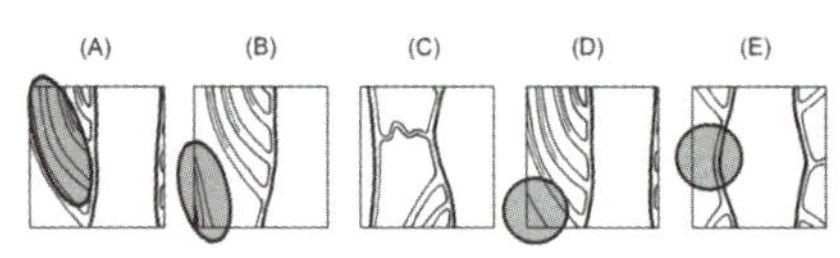

248.

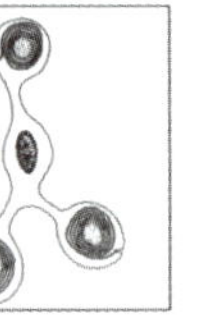
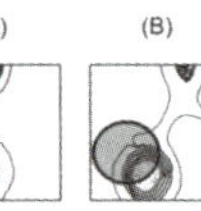
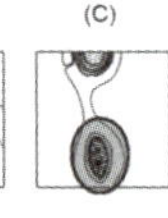
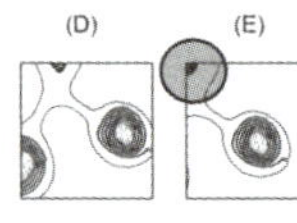

249.

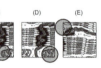

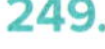
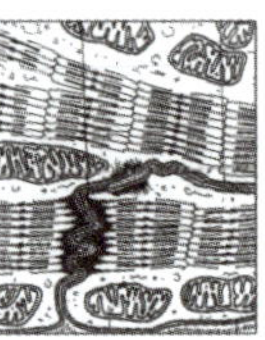
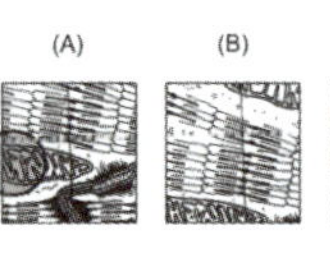
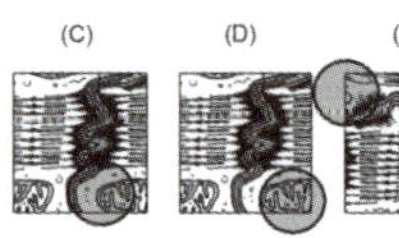

250.

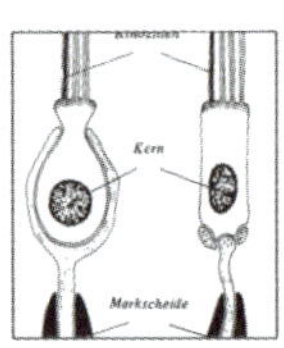

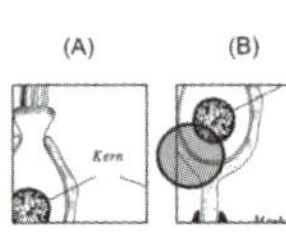
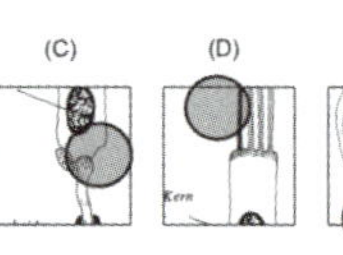
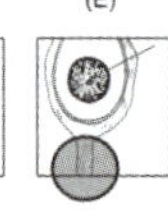

251.

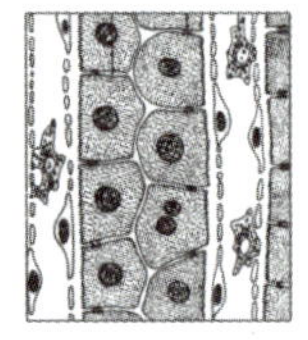
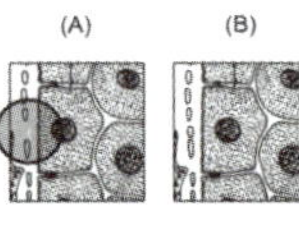
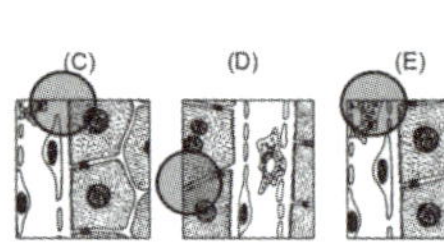

252.

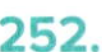
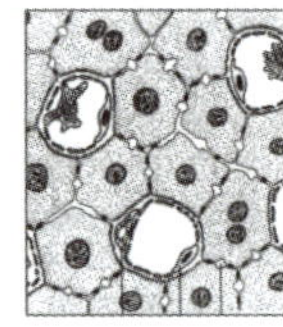
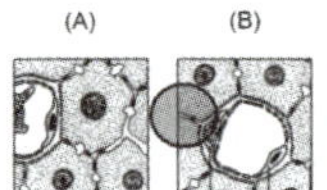
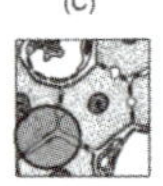
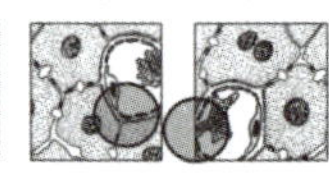

253.

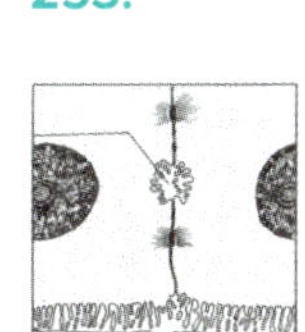

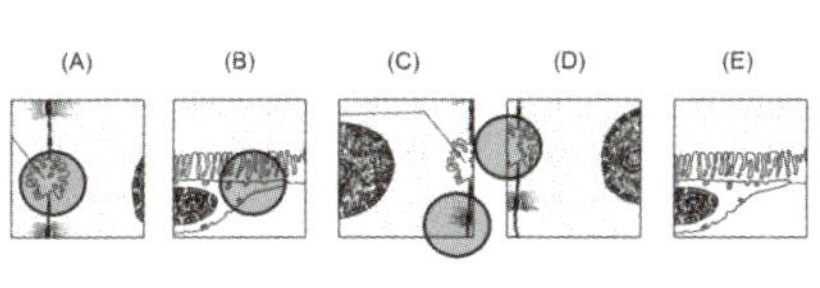

254.

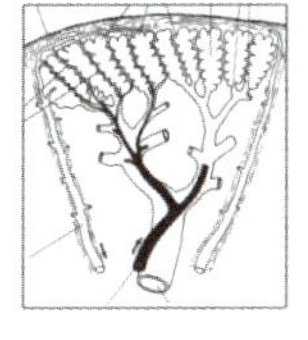

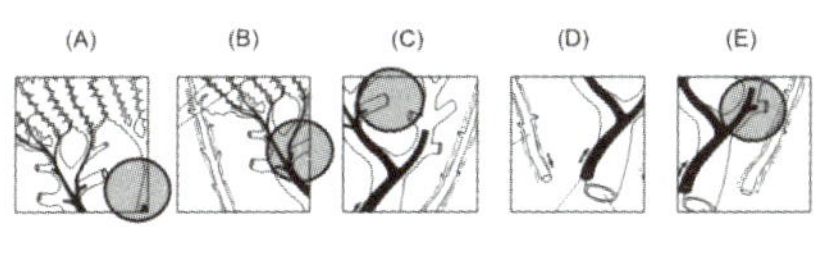

255.

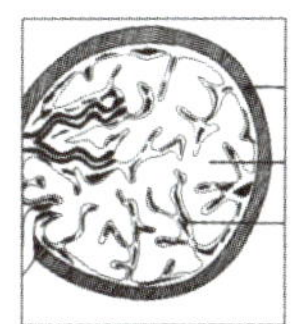

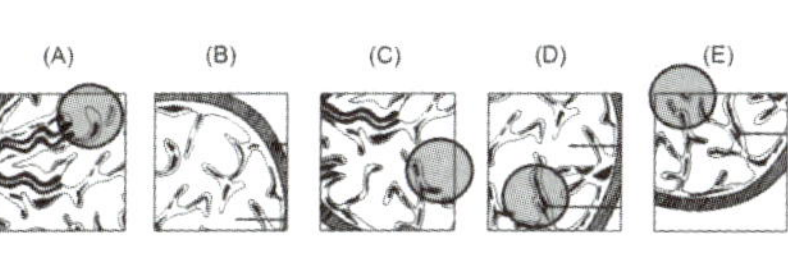

256.

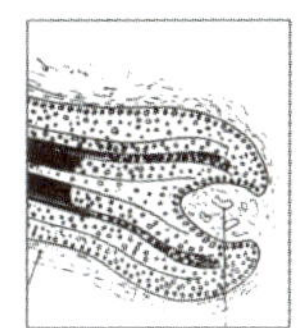

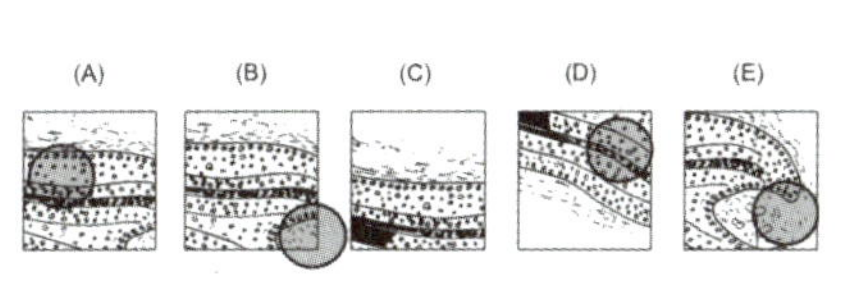

257.

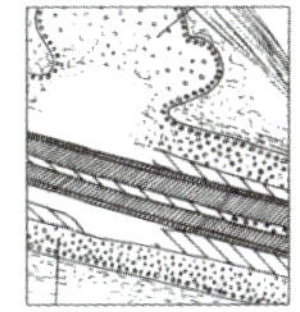

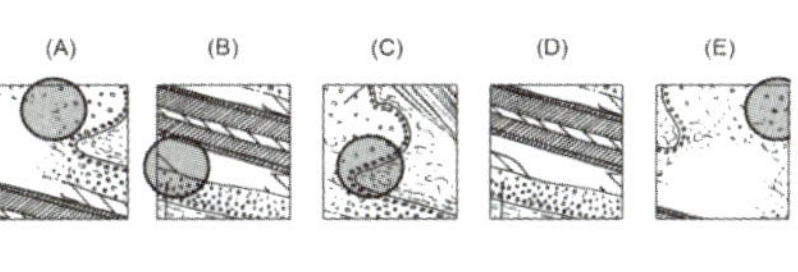

258.

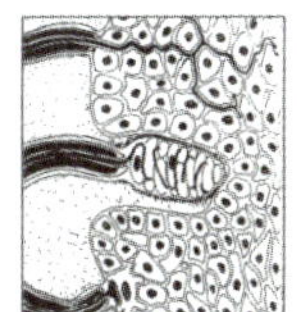

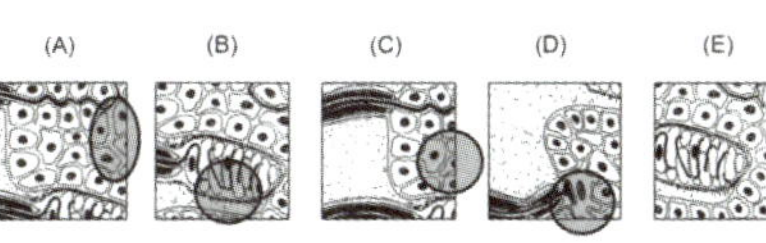

259.

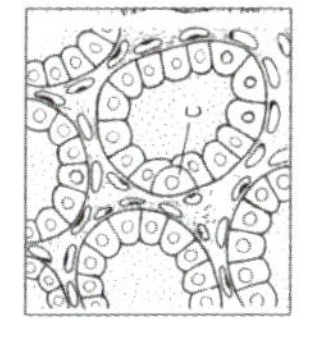

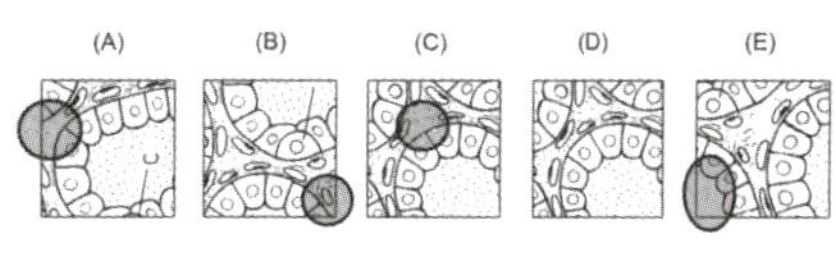

260.

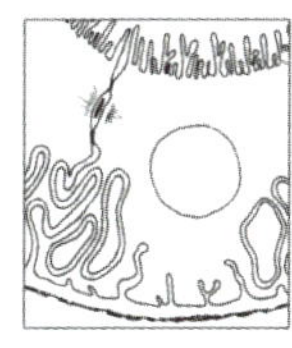

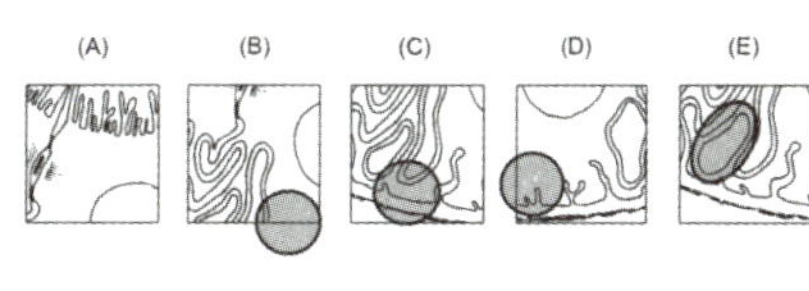

261.

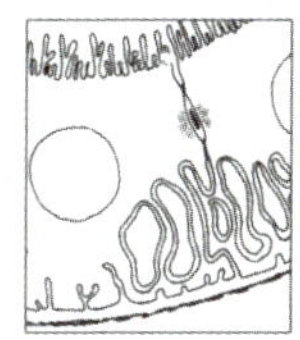

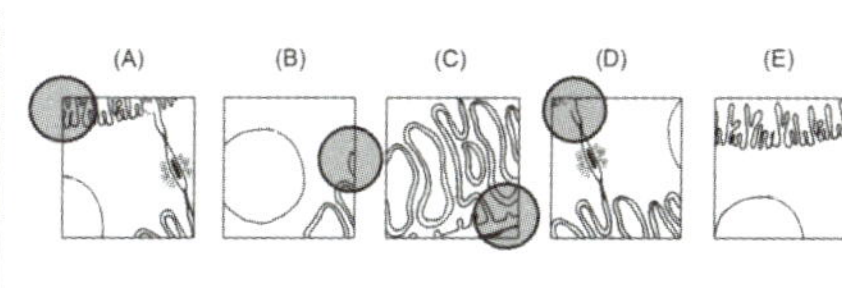

262.

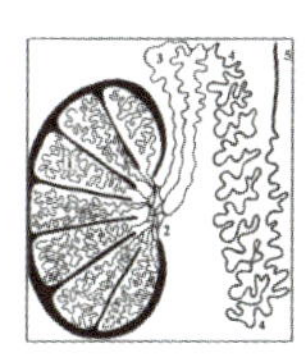

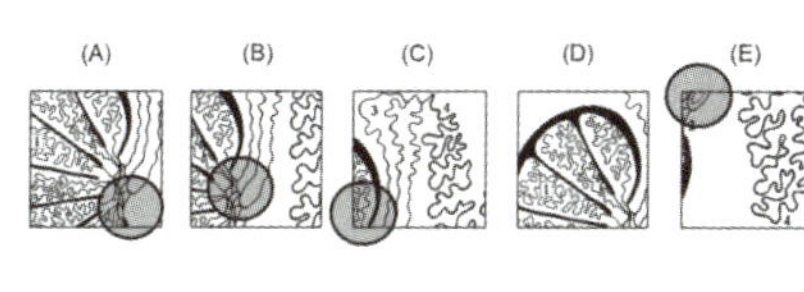

263.

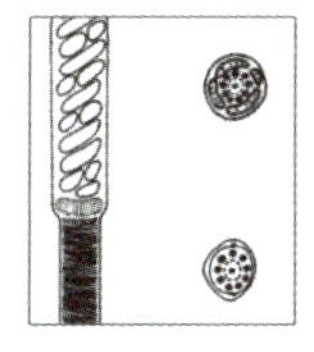

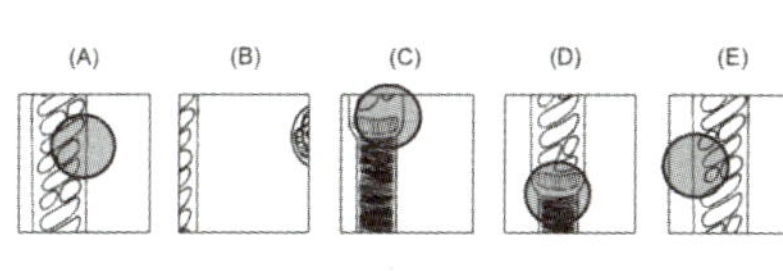

264.

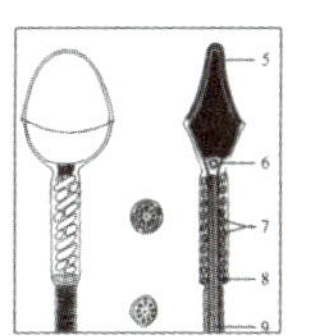

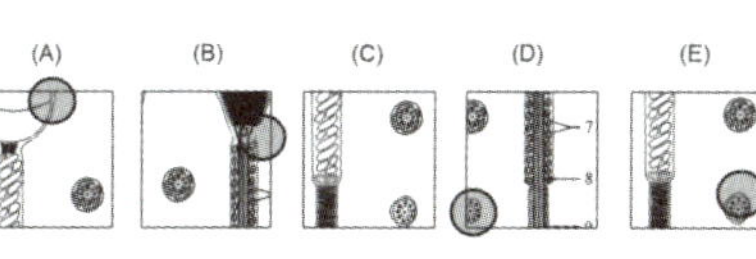

SIMULATION 12

265.

266.

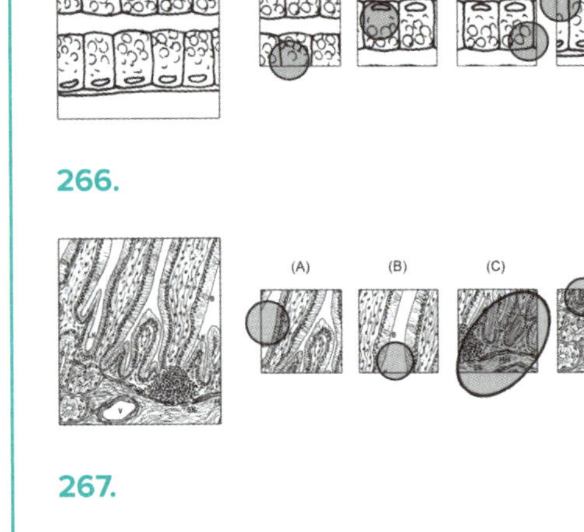

271.

272.

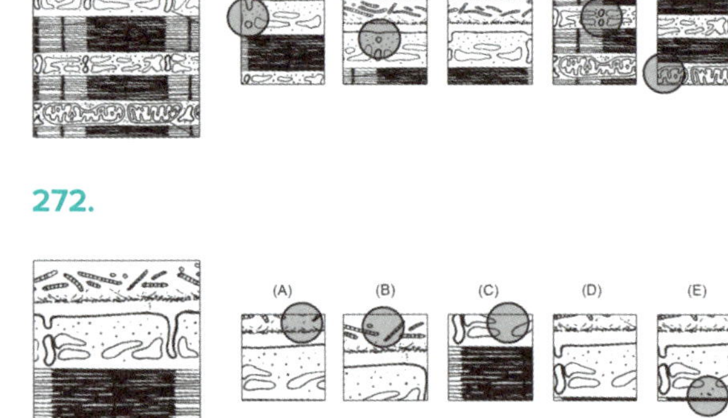

267.

273.

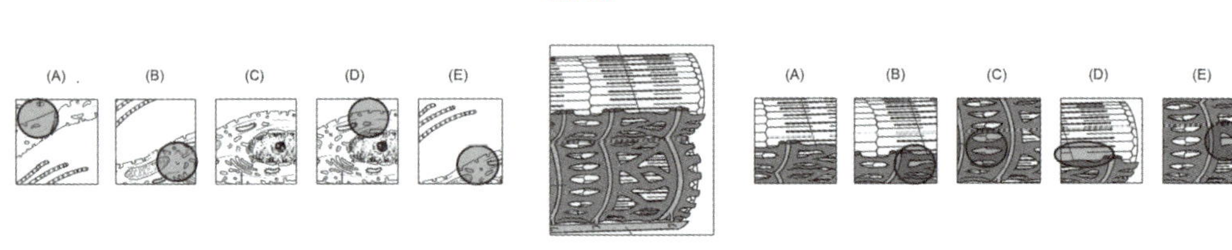

268.

274.

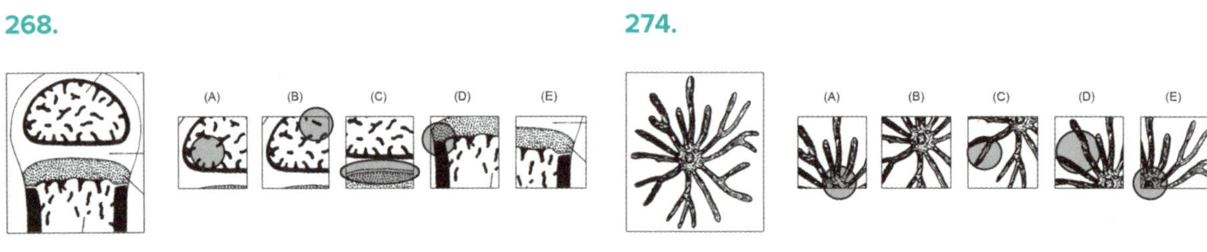

269.

275.

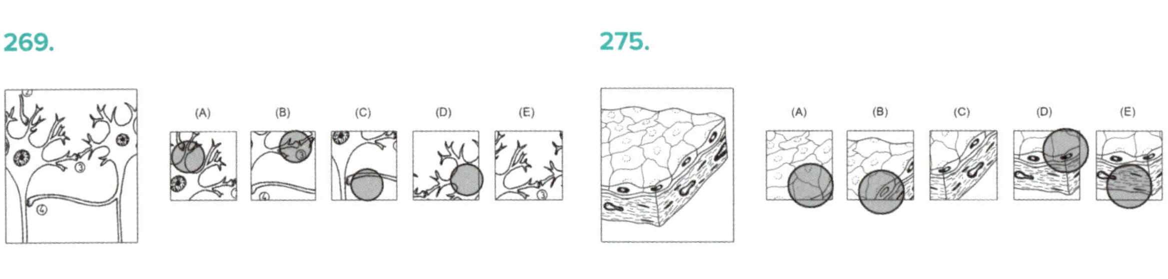

270.

276.

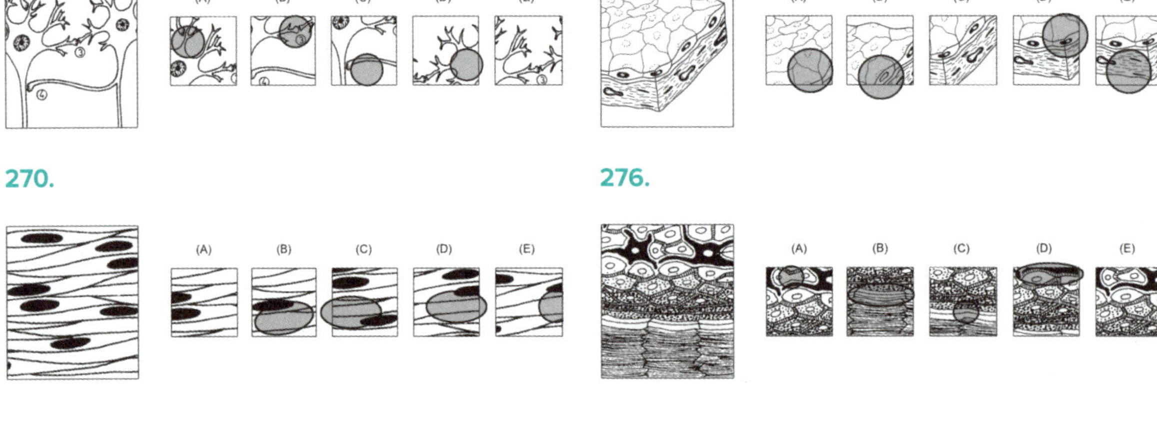

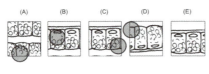

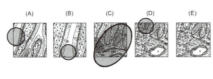

277.

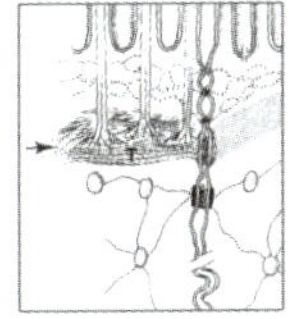

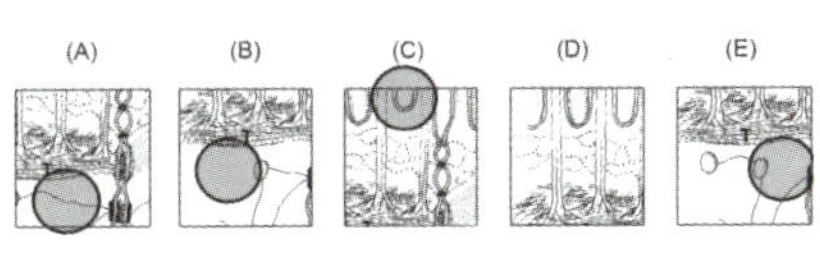

278.

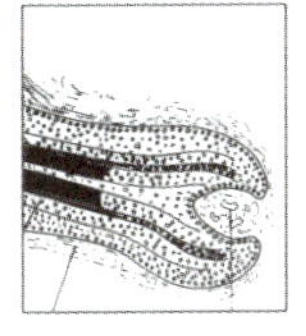

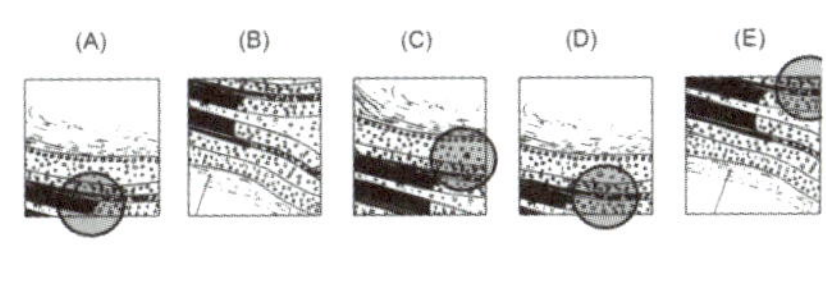

279.

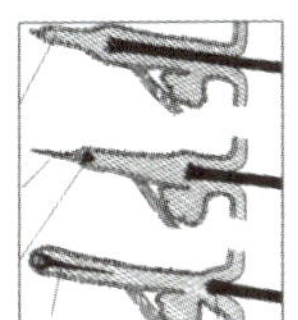

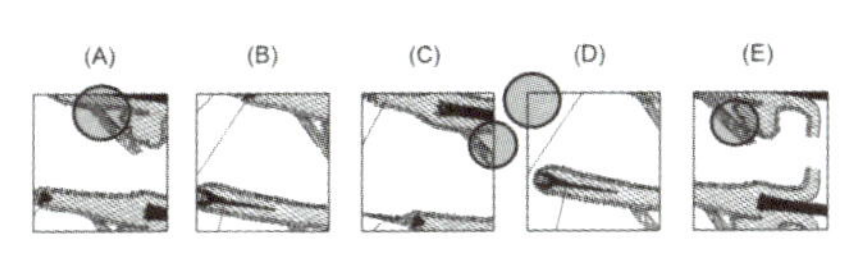

280.

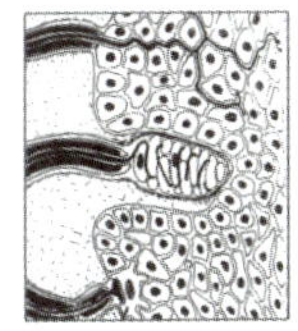

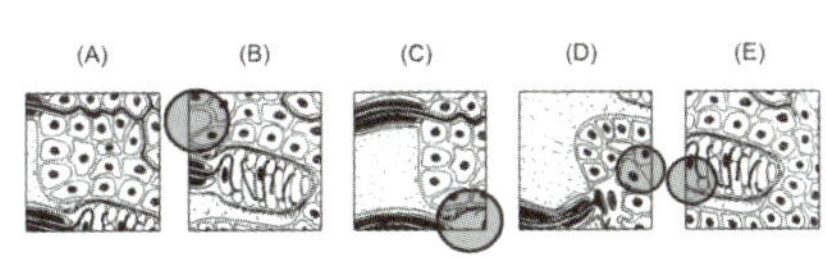

281.

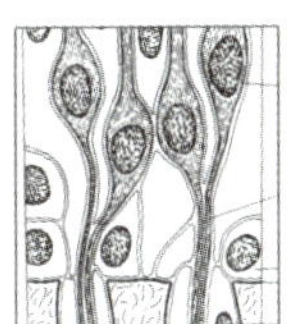

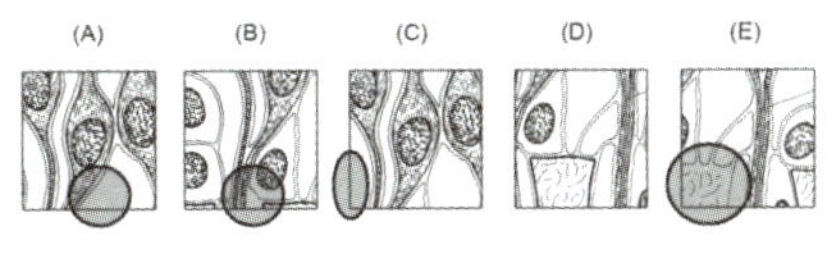

282.

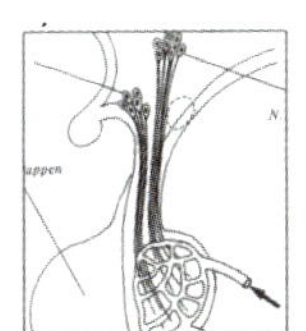

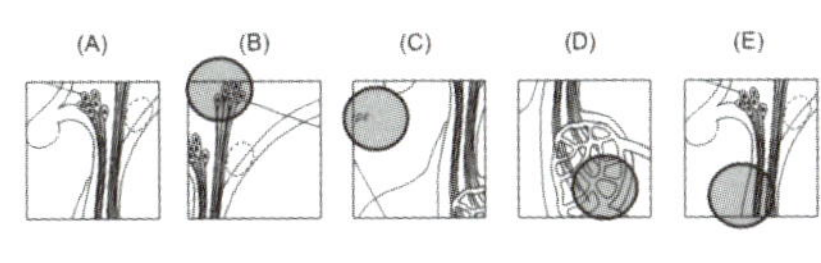

283.

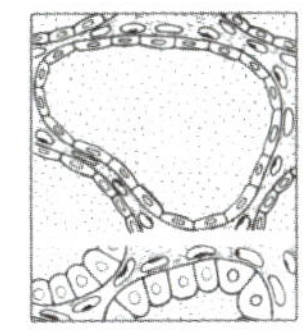

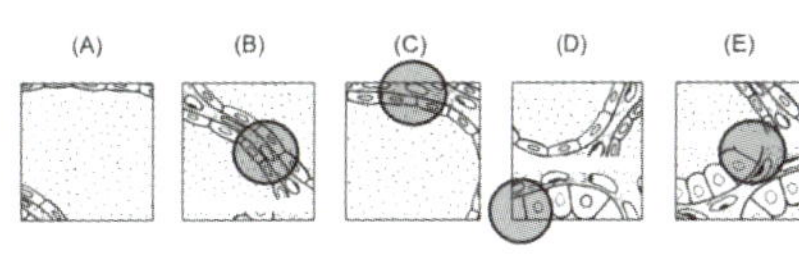

284.

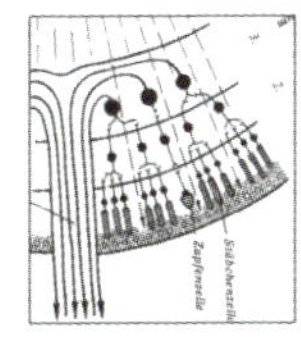

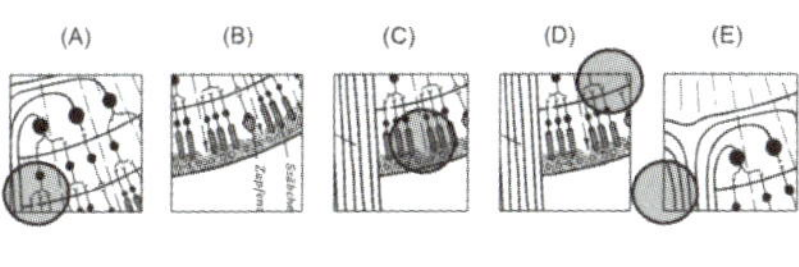

285.

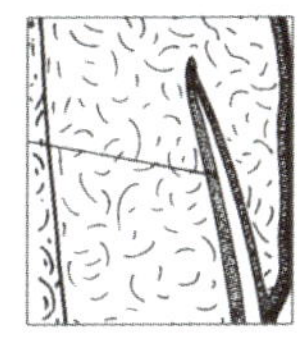

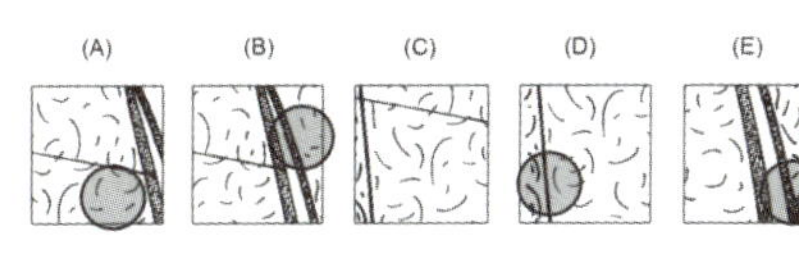

286.

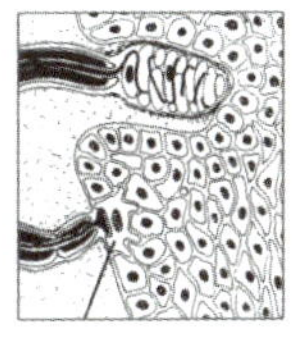

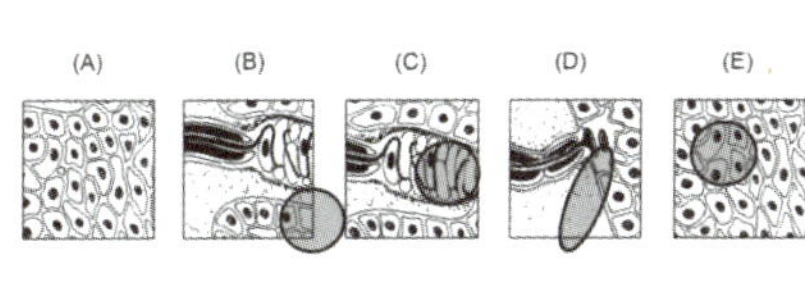

287.

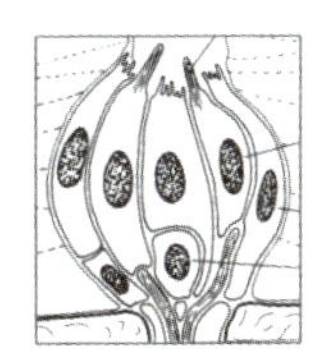

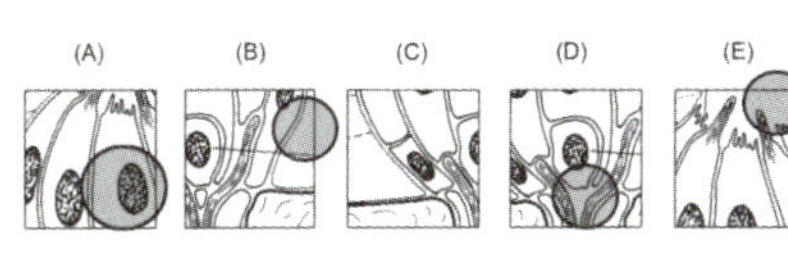

288.

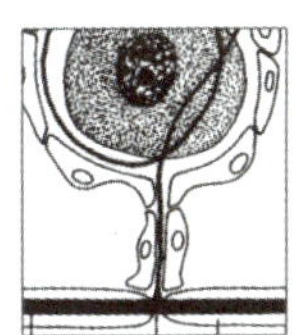

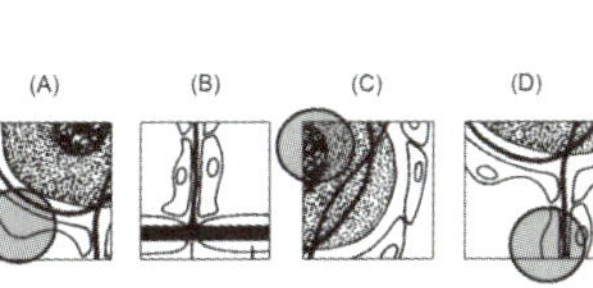

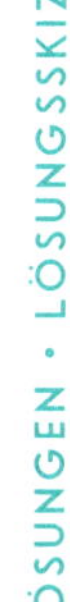

SIMULATION 13

289.

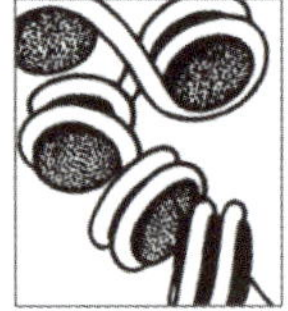

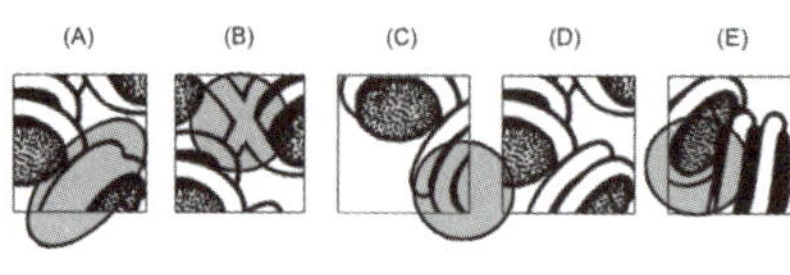

290.

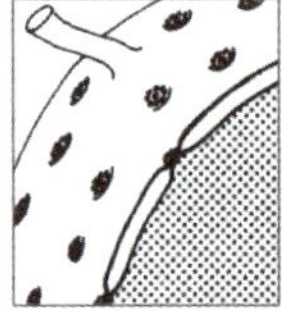

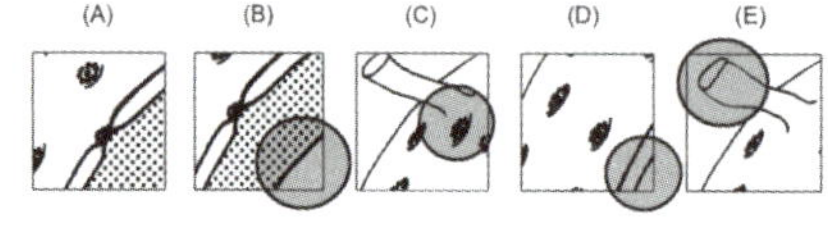

291.

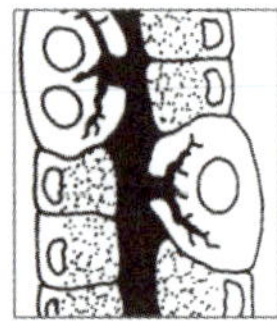

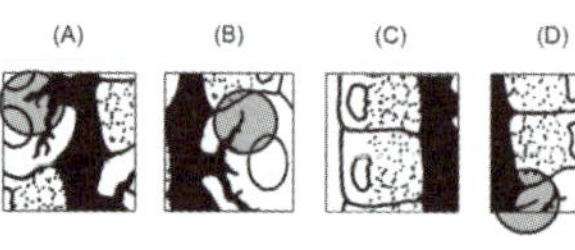

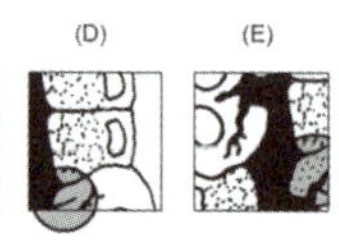

292.

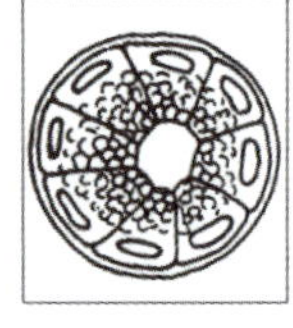

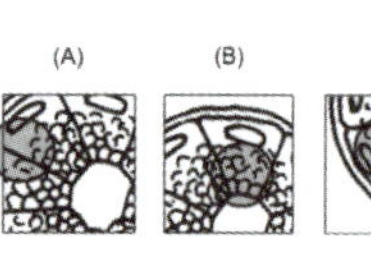

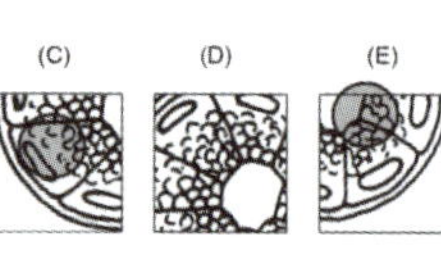

293.

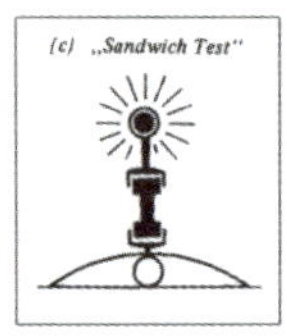

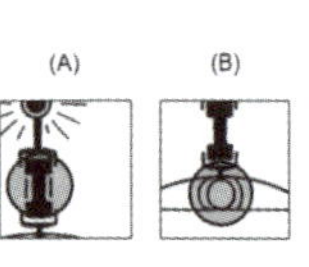

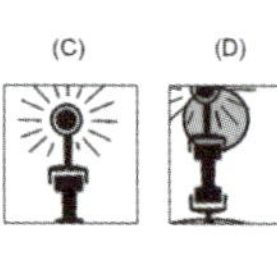

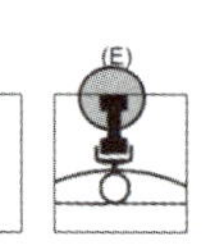

294.

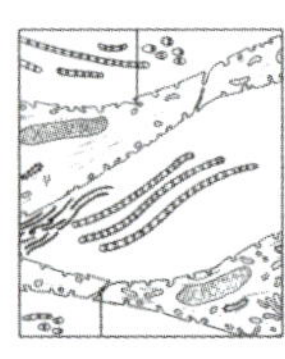

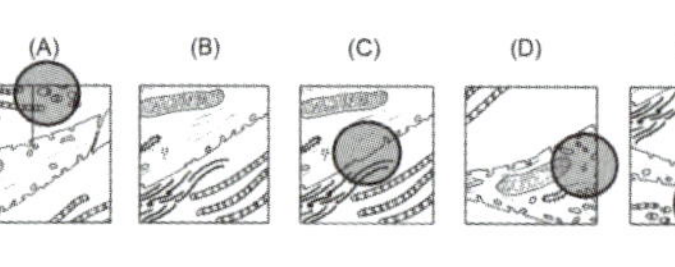

295.

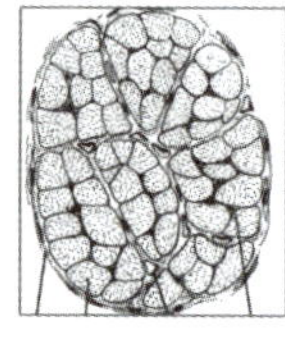

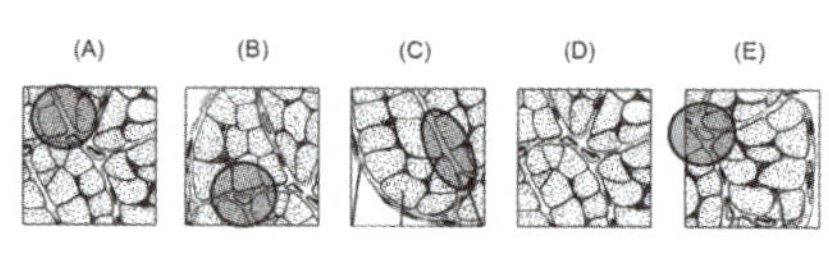

296.

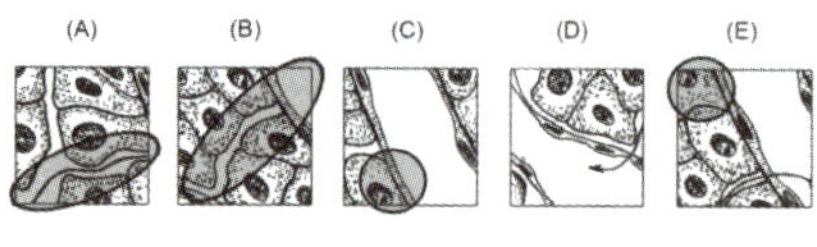

297.

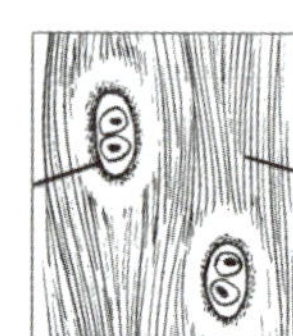

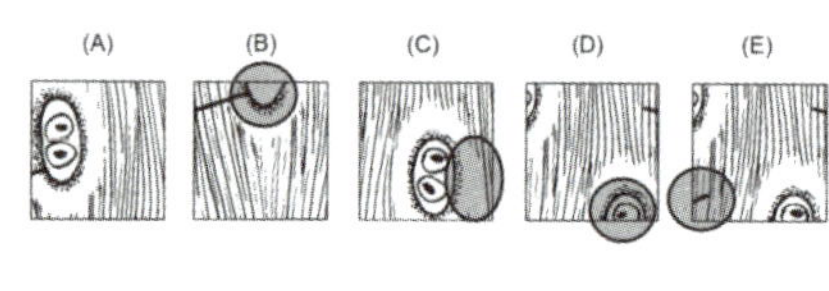

298.

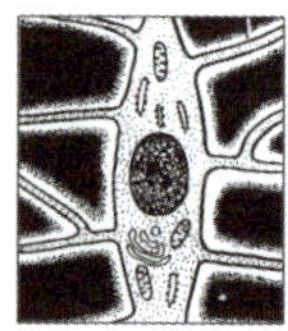

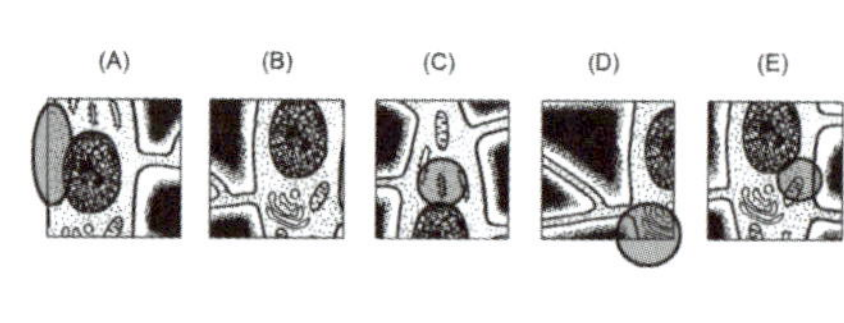

299.

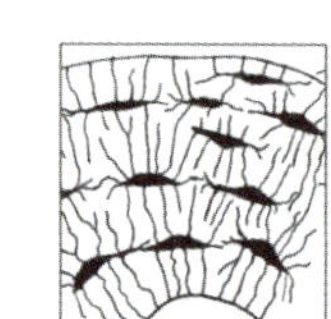

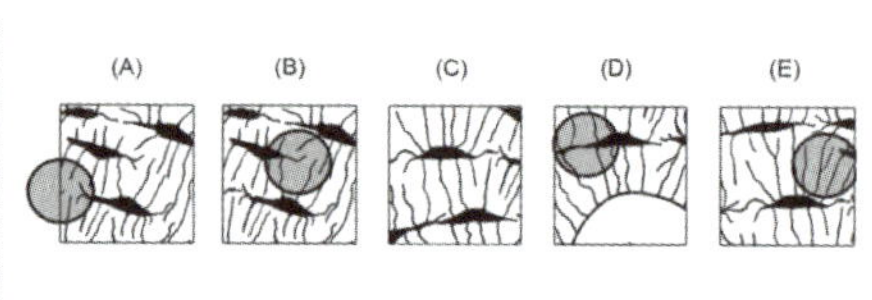

300.

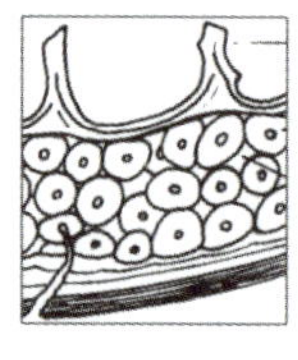

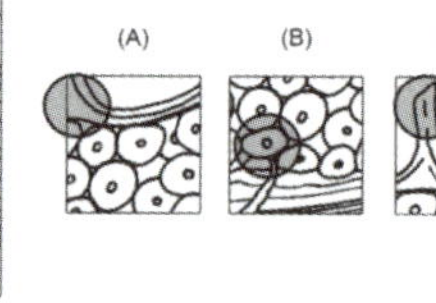

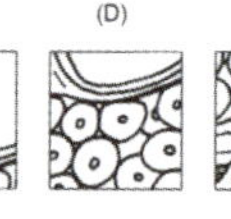

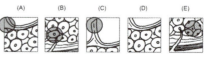

301.

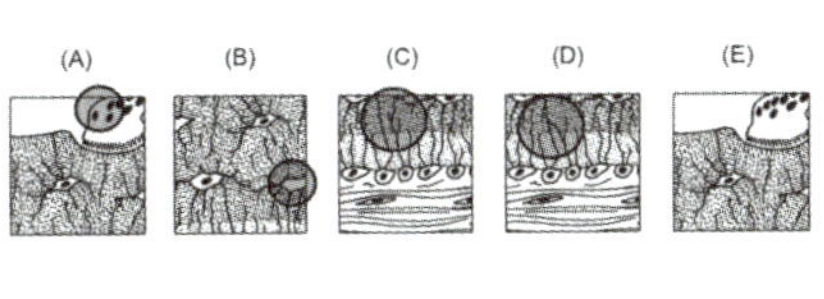

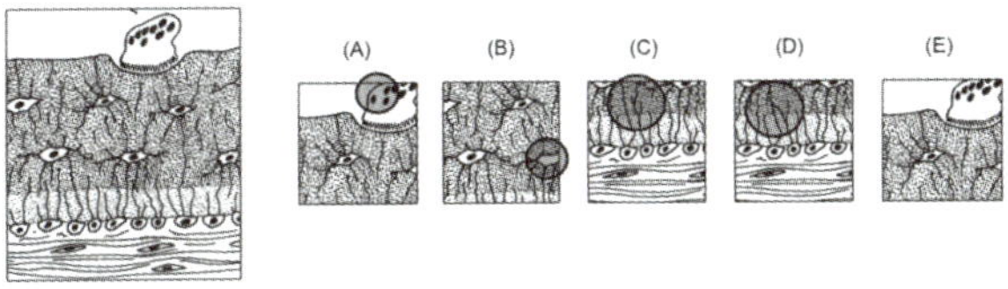

302.

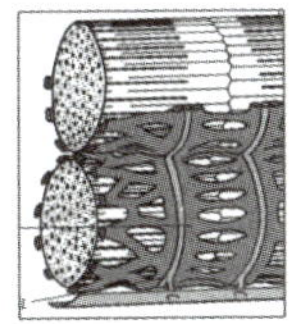

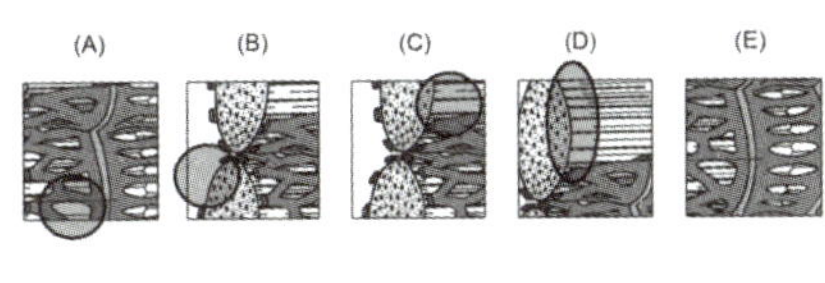

303.

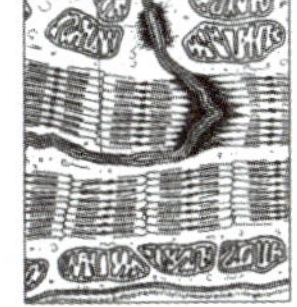

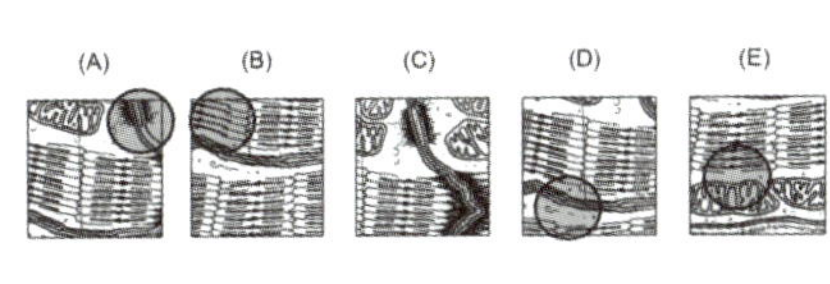

304.

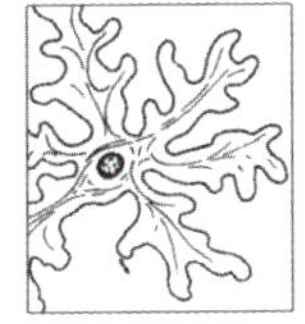

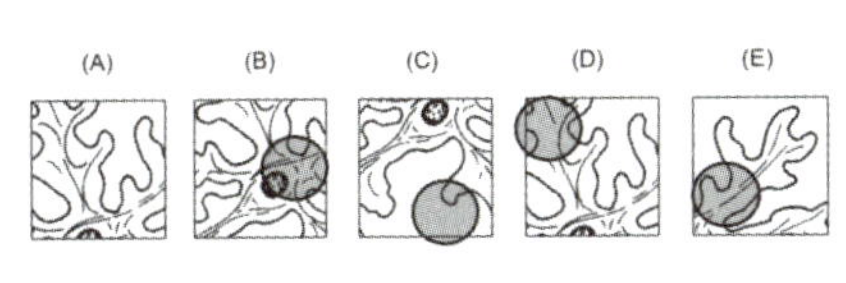

305.

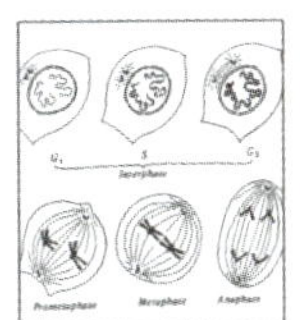

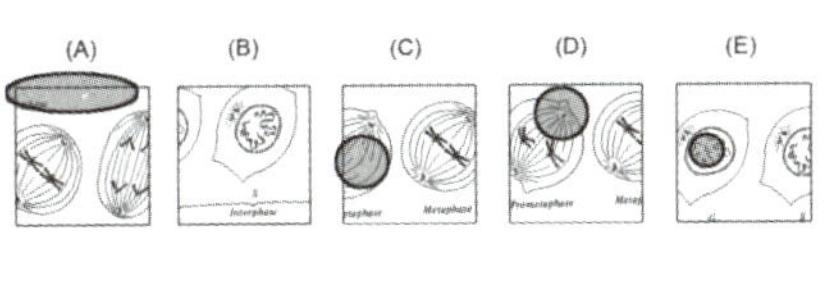

306.

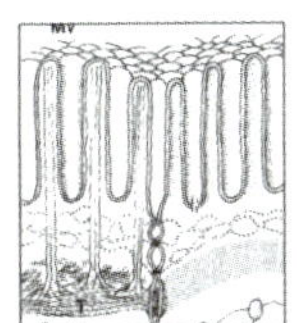

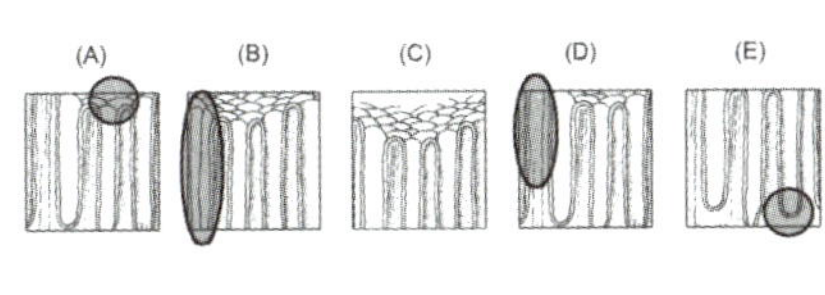

307.

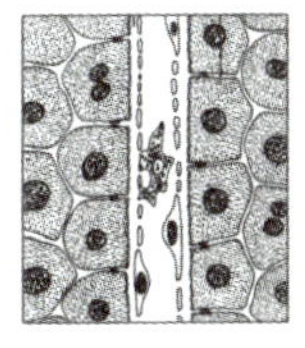

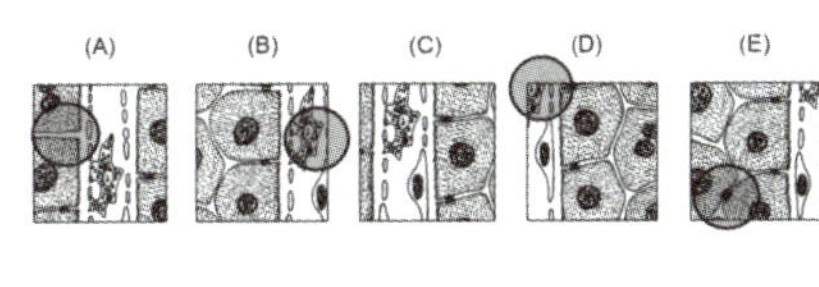

308.

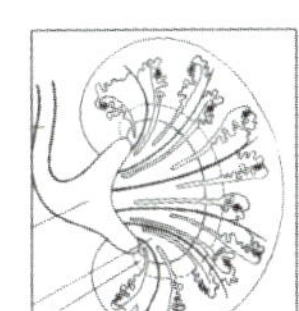

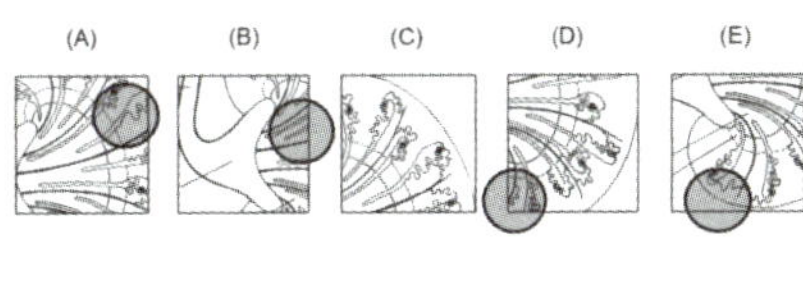

309.

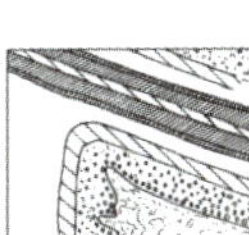

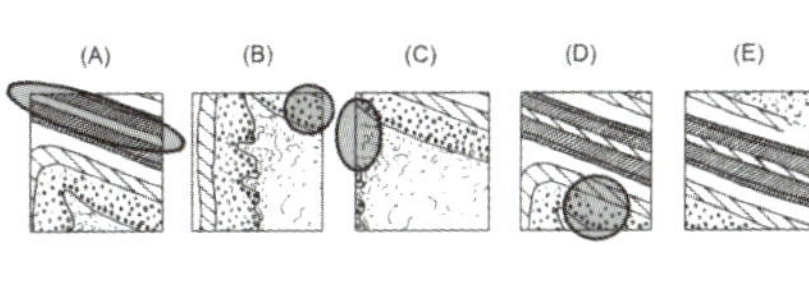

310.

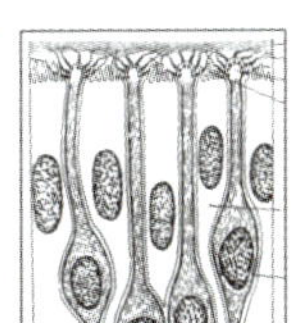

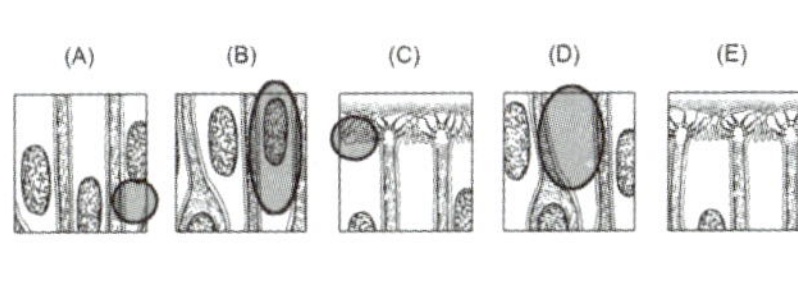

311.

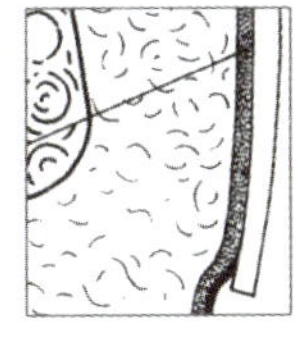

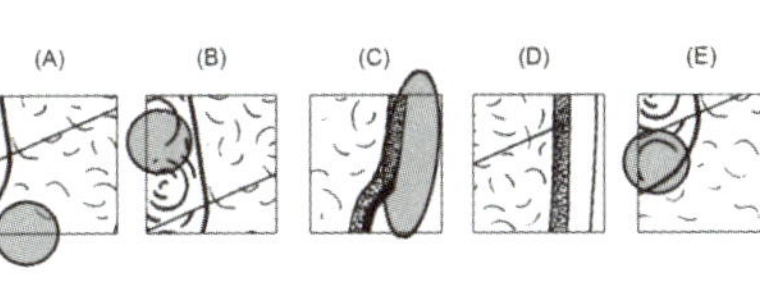

312.

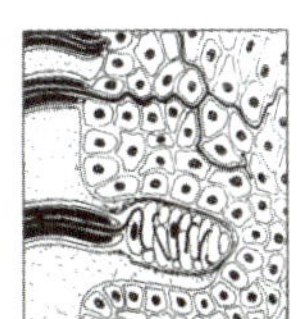

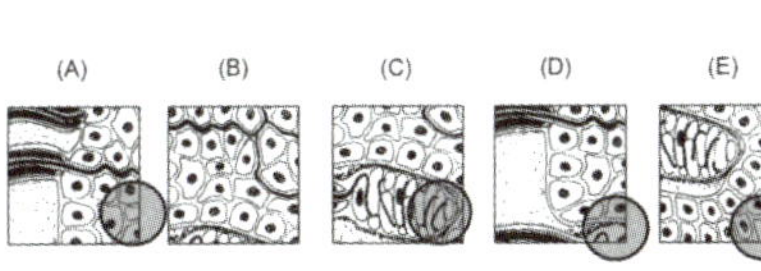

SIMULATION 14

313.

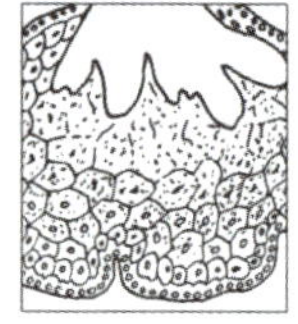

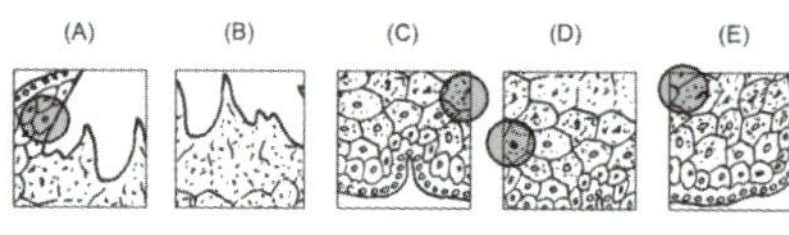

314.

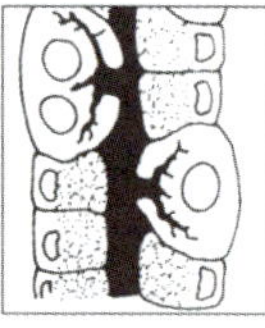

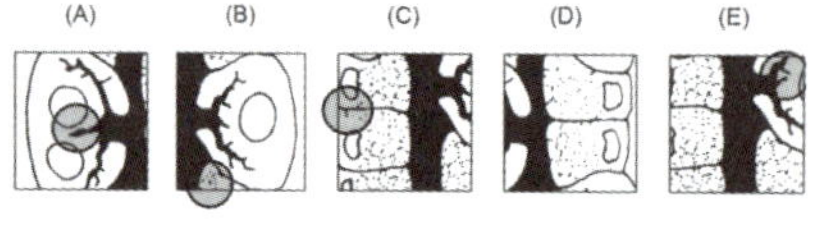

315.

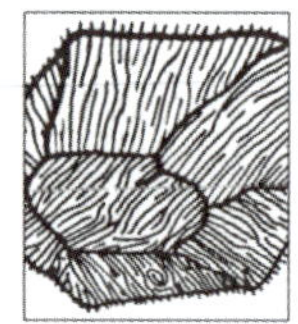

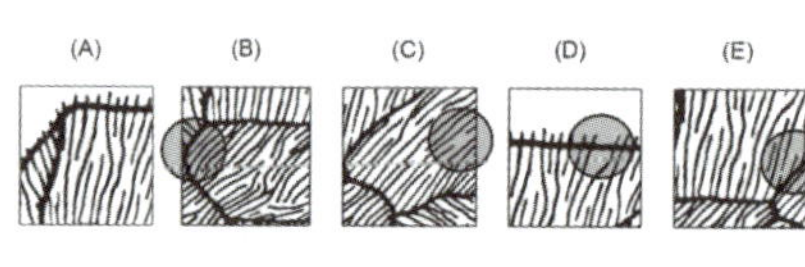

316.

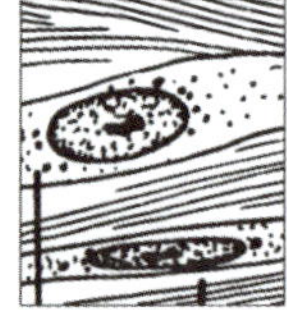

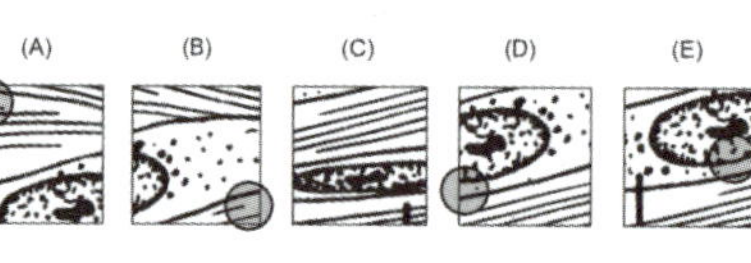

317.

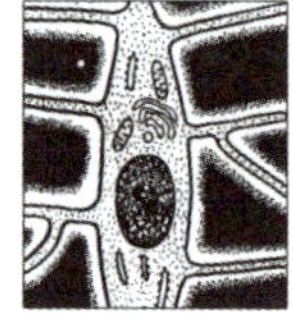

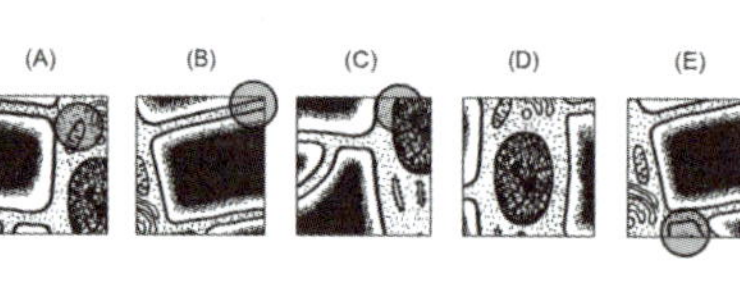

318.

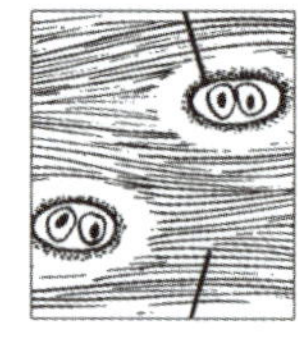

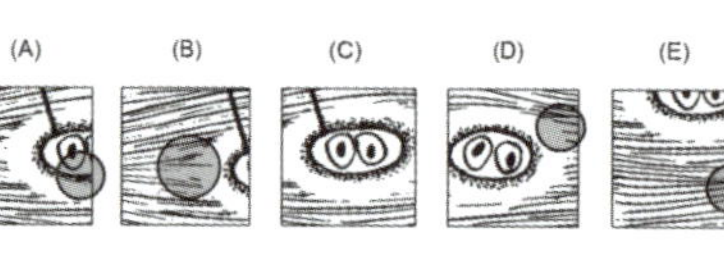

319.

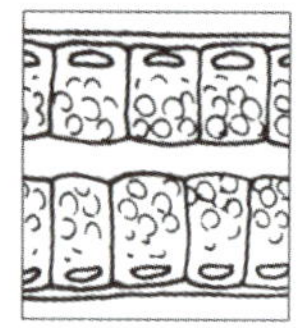

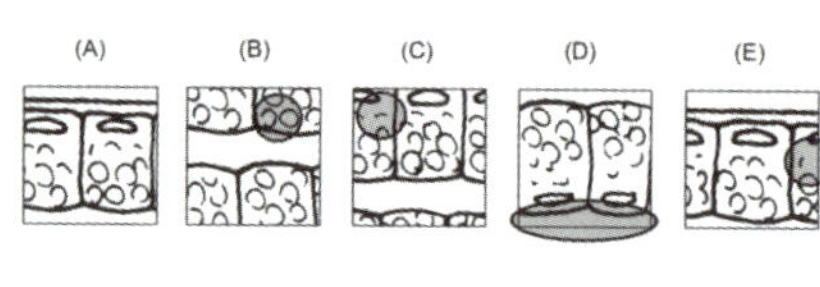

320.

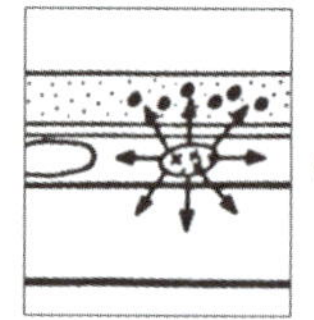

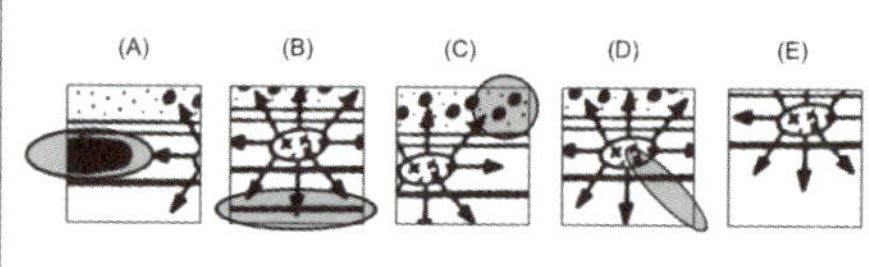

321.

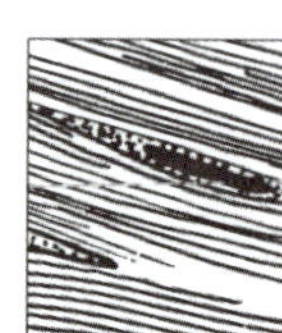

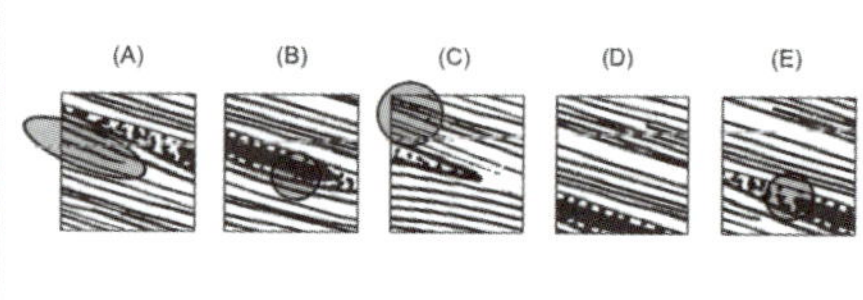

322.

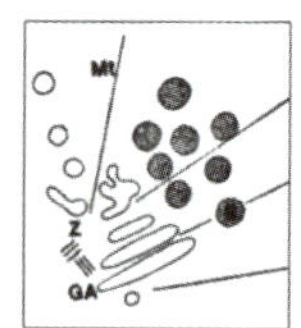

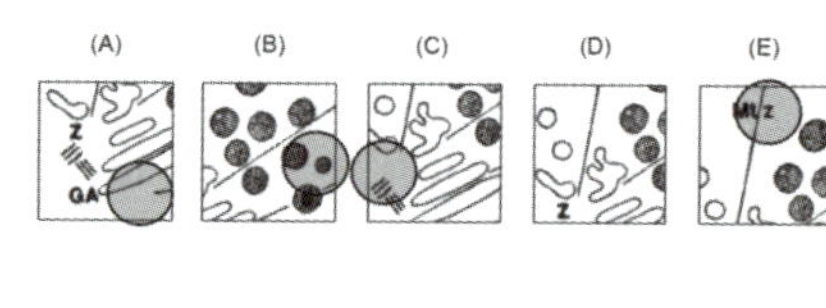

323.

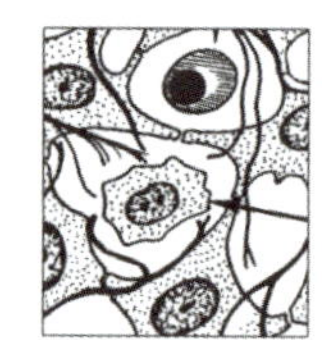

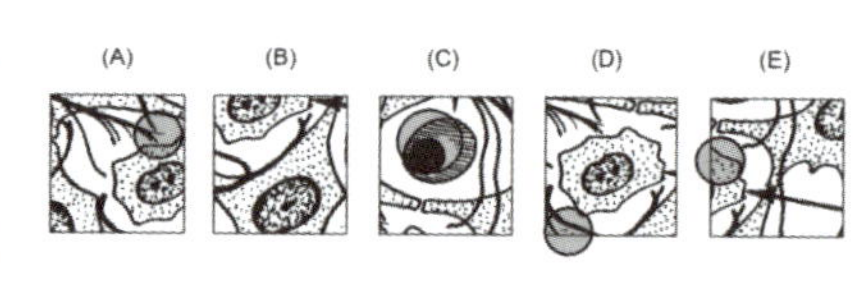

324.

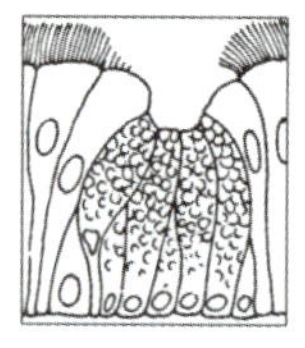

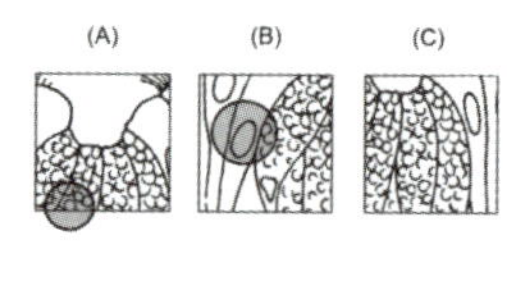

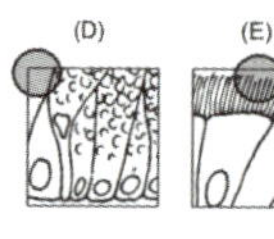

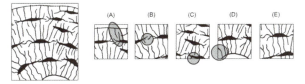

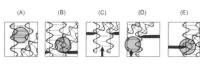

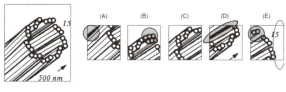

325.

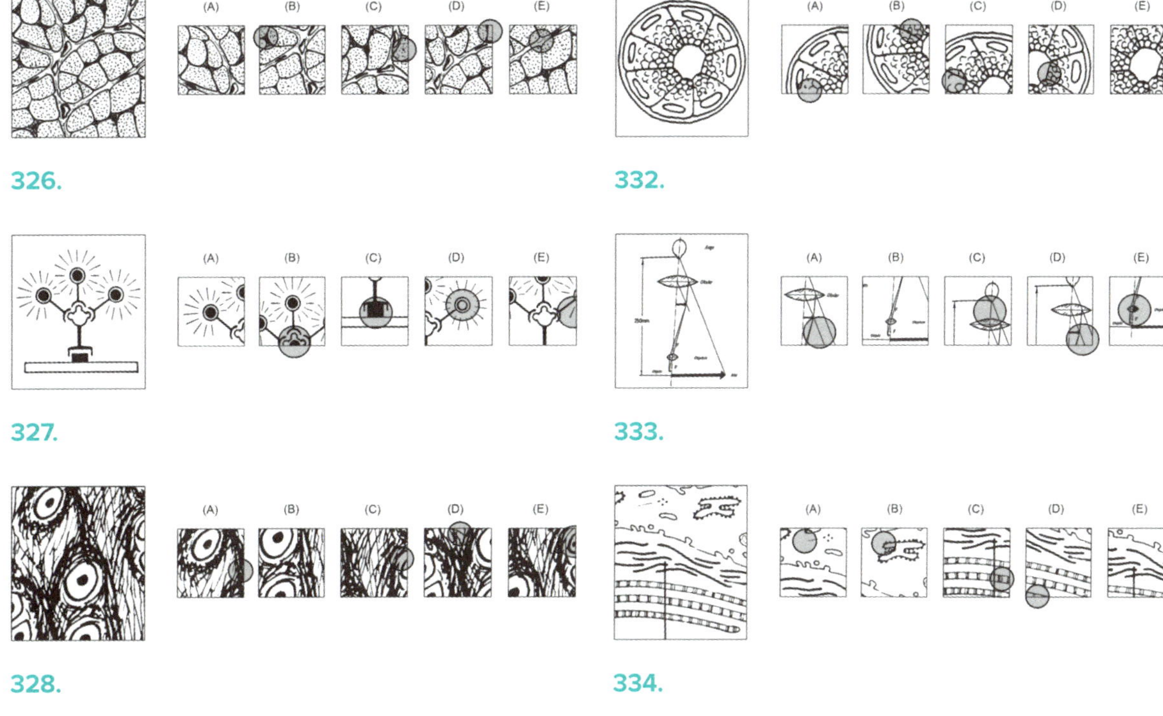

326.

327.

328.

329.

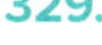

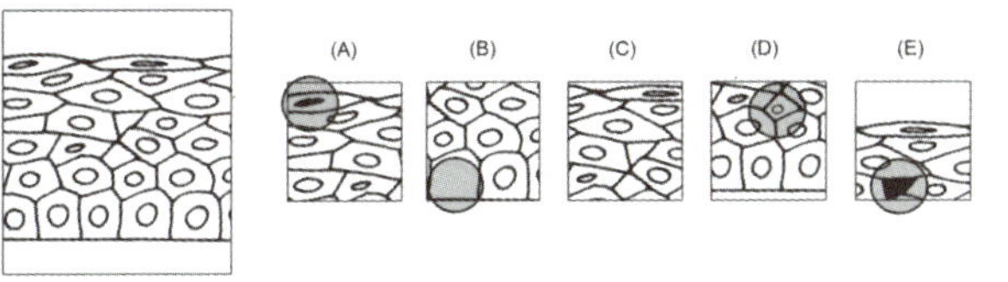

330.

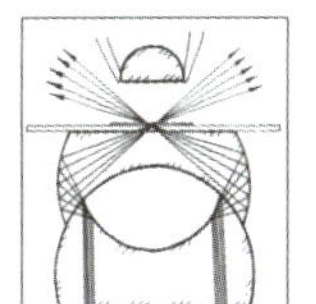

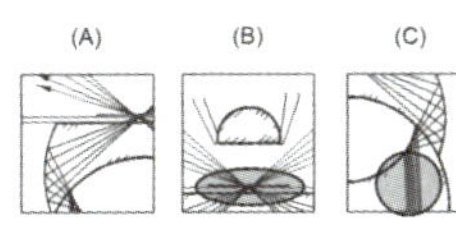

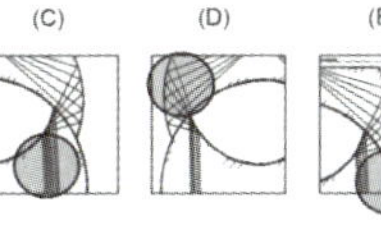

331.

332.

333.

334.

335.

15

500 nm

336.

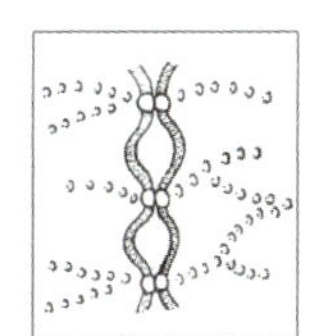

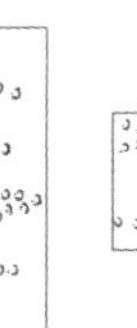

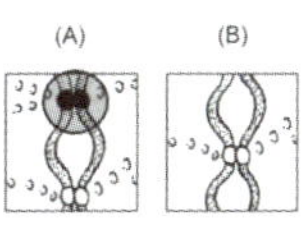

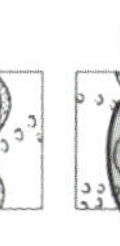

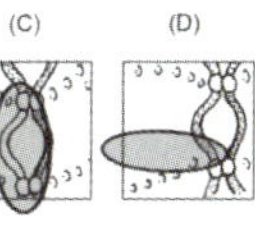

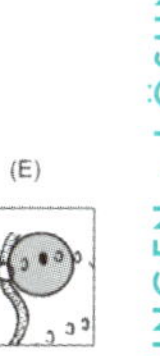

SIMULATION 15

337.

(A) (B) (C) (D) (E)

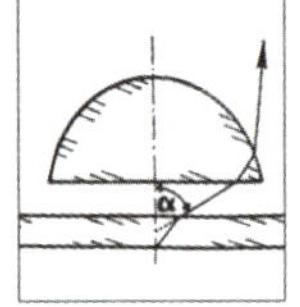
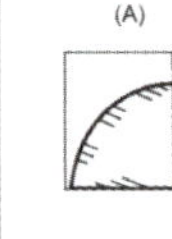
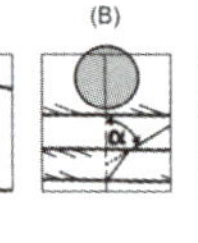
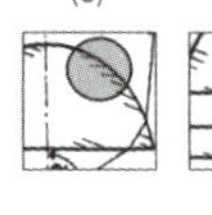
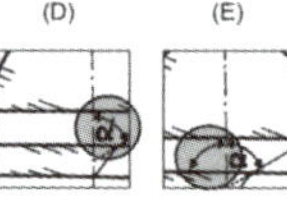

338.

(A) (B) (C) (D) (E)

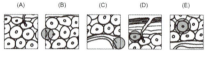

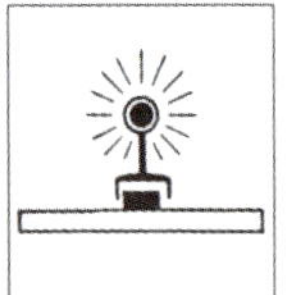
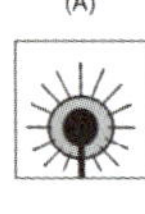
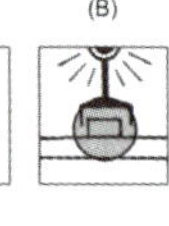
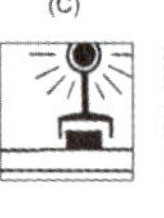
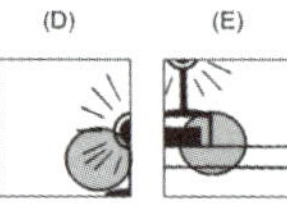

339.

(A) (B) (C) (D) (E)

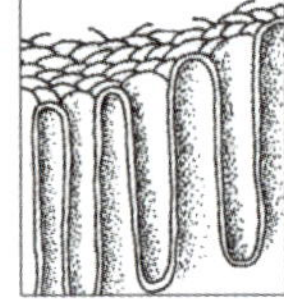
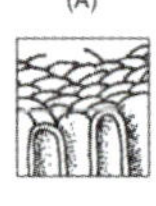
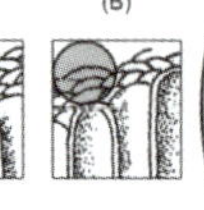
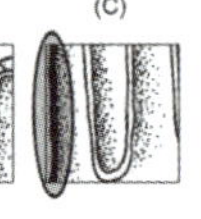
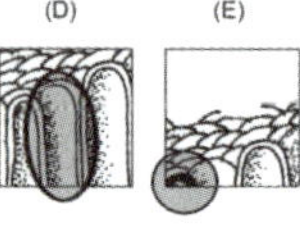

340.

(A) (B) (C) (D) (E)

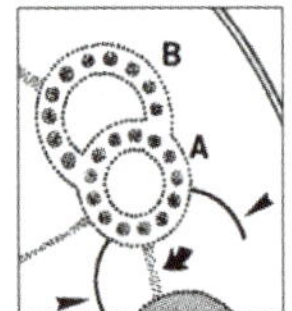
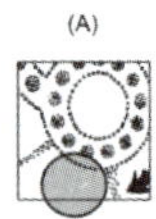
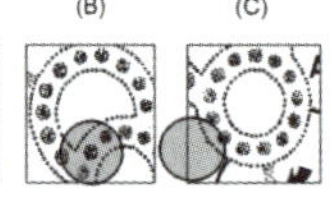
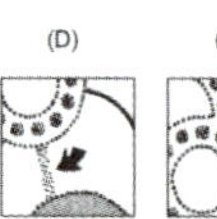
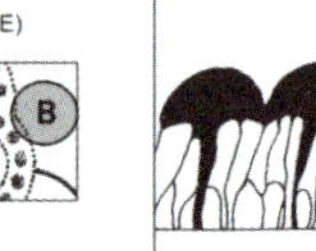

341.

(A) (B) (C) (D) (E)

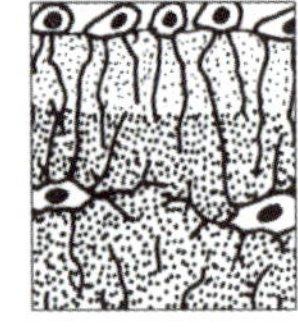
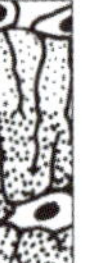
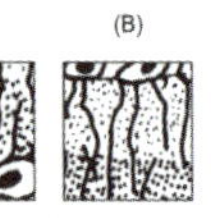
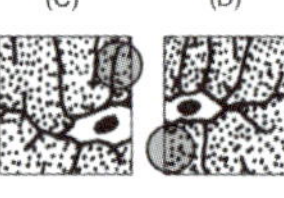
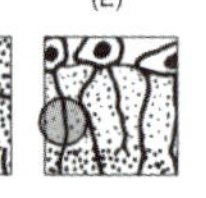

342.

(A) (B) (C) (D) (E)

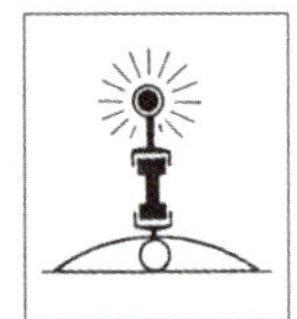
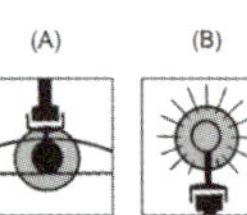
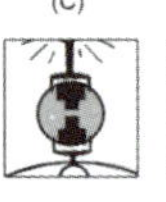
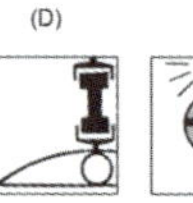
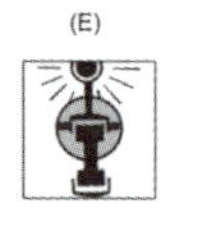

343.

(A) (B) (C) (D) (E)

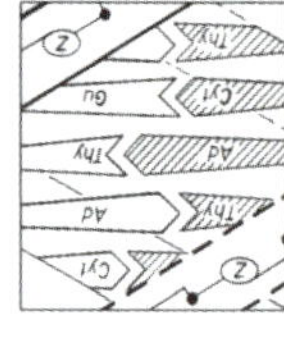
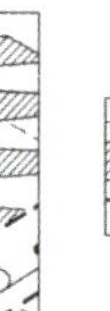
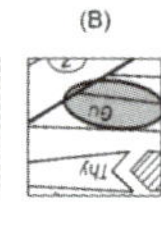
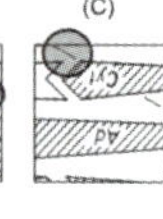
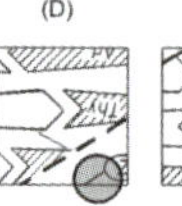

344.

(A) (B) (C) (D) (E)

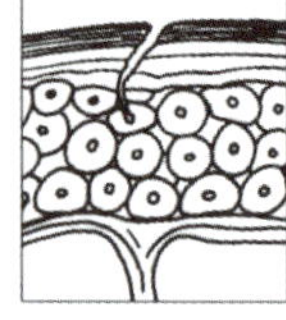
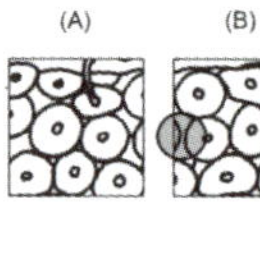
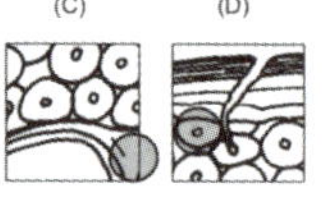
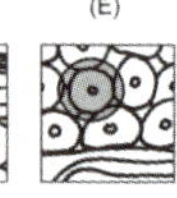

345.

(A) (B) (C) (D) (E)

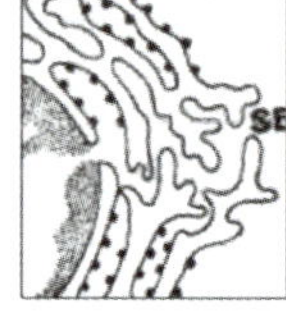
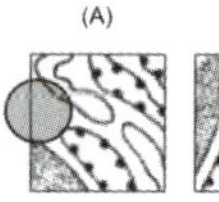
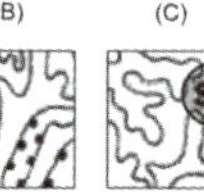
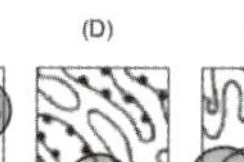
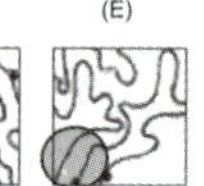

346.

(A) (B) (C) (D) (E)

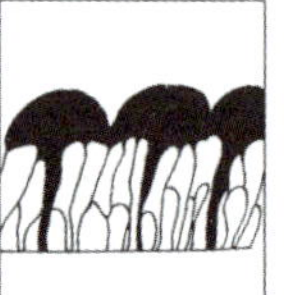
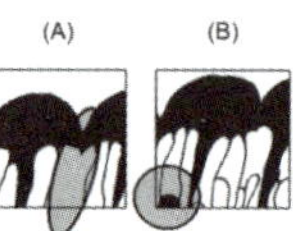
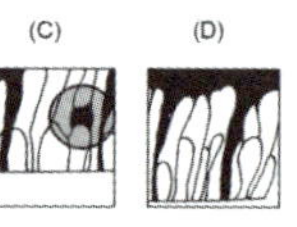
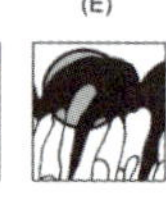

347.

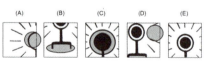

(A) (B) (C) (D) (E)

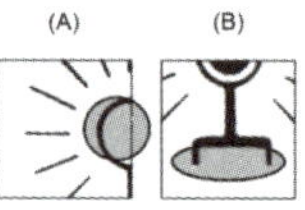
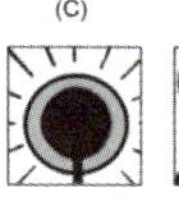
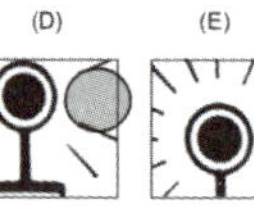

348.

(A) (B) (C) (D) (E)

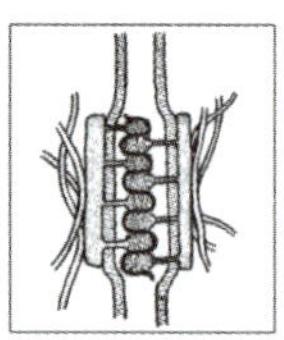
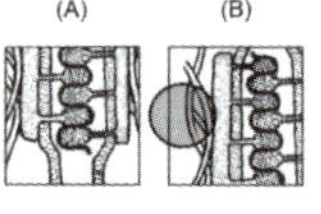
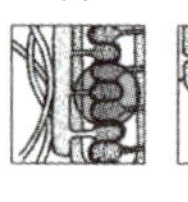
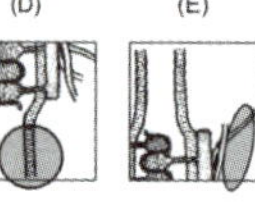

349.

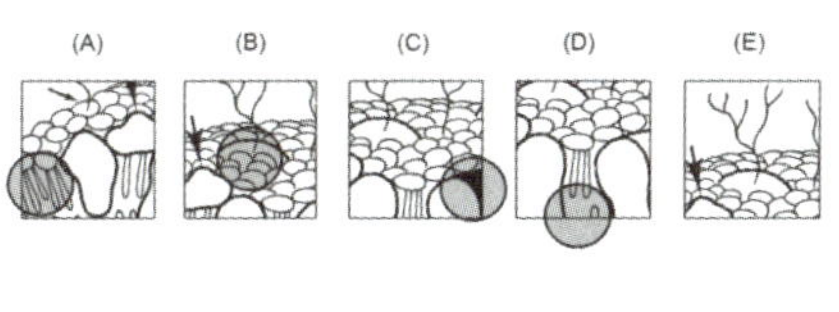

350.

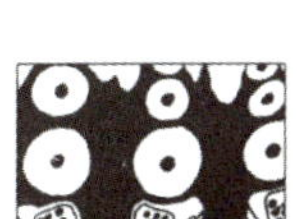

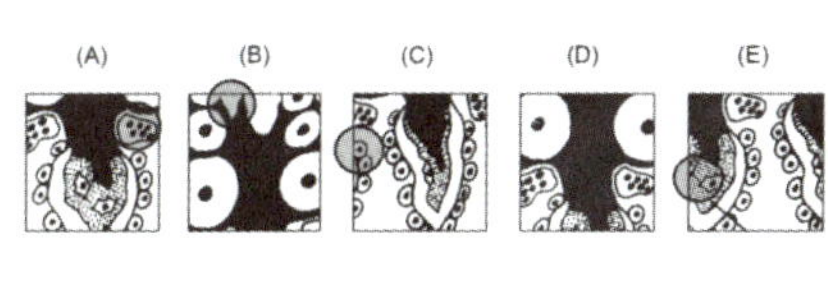

351.

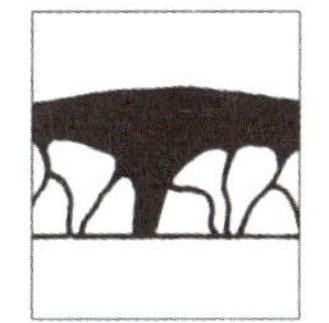

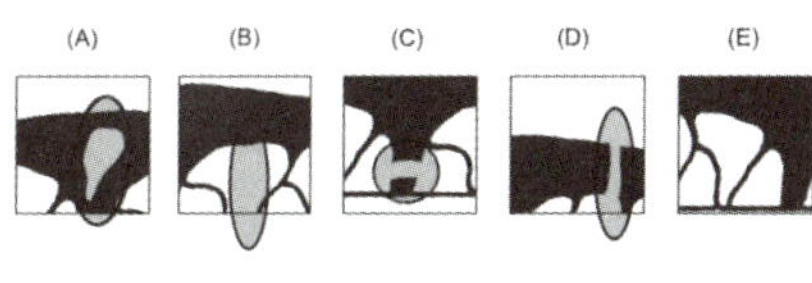

352.

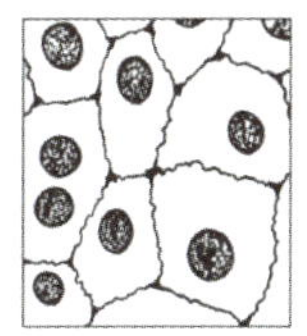

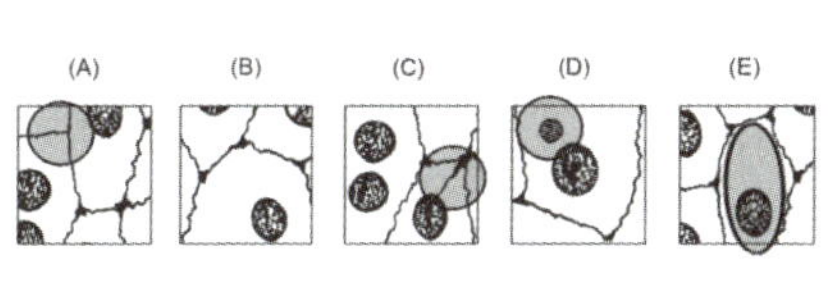

353.

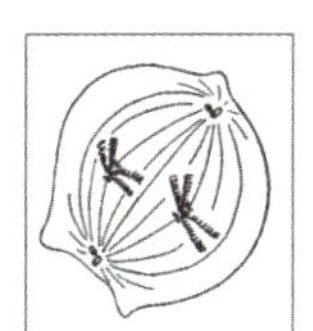

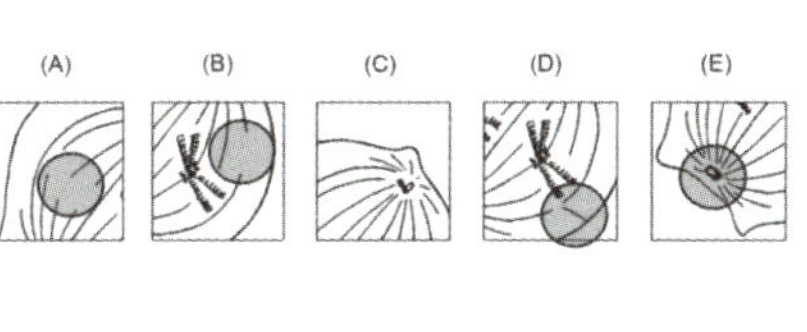

354.

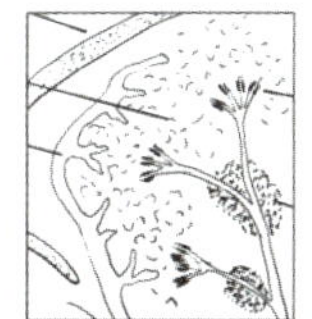

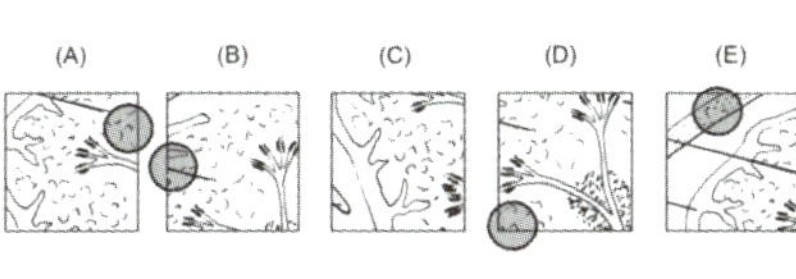

355.

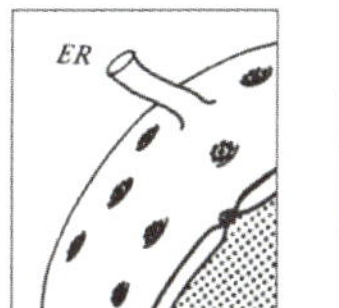

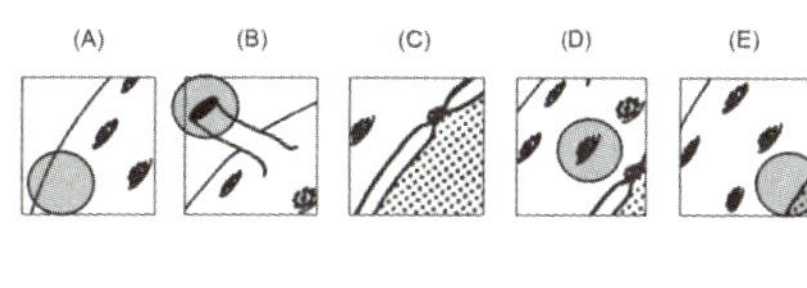

356.

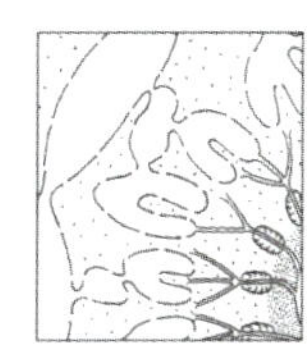

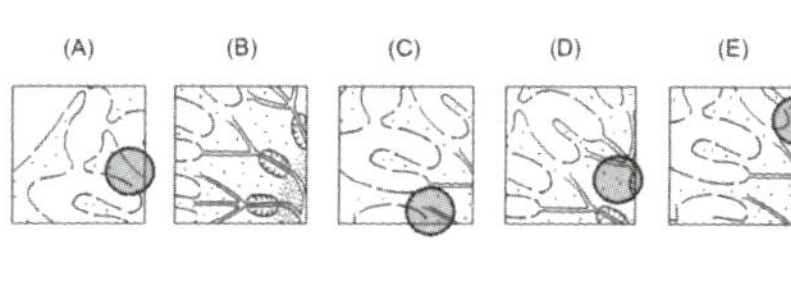

357.

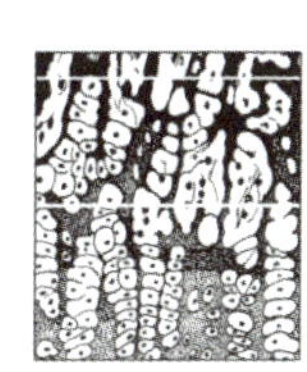

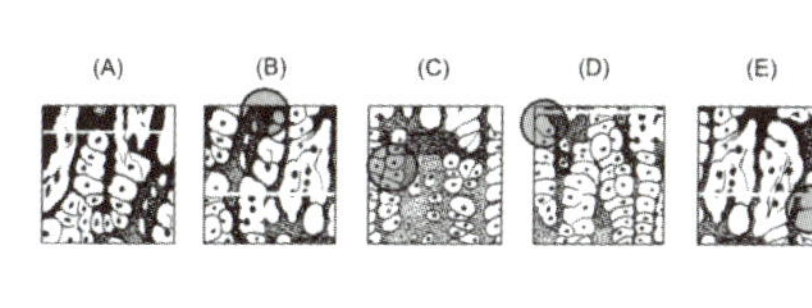

358.

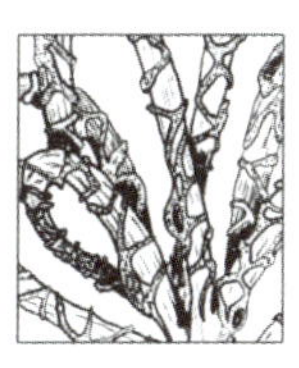

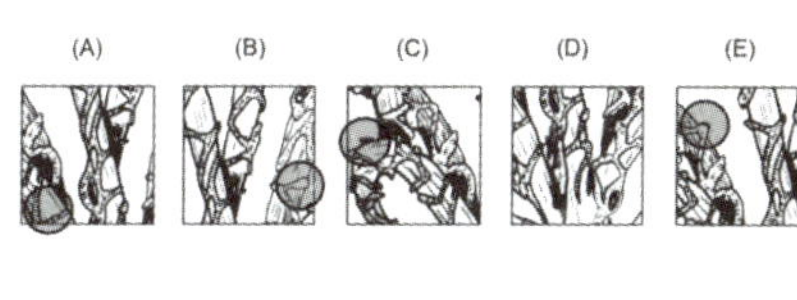

359.

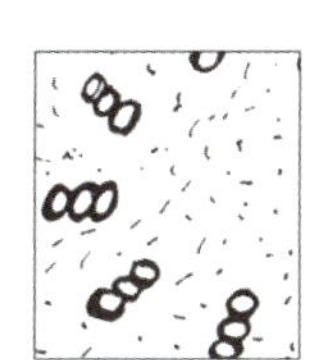

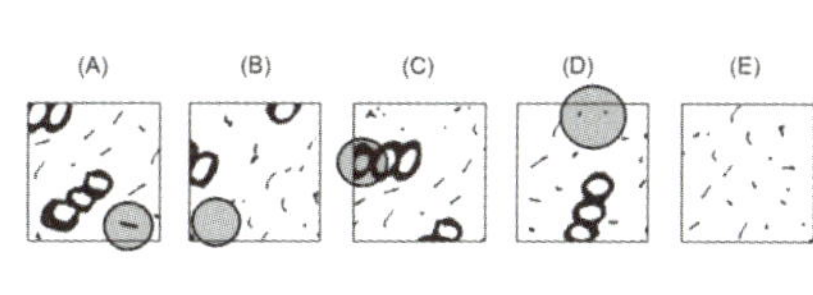

360.

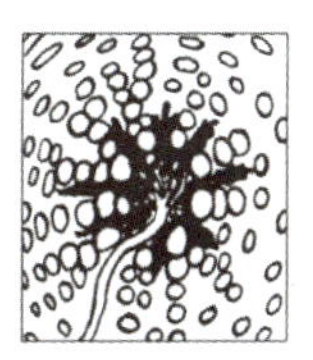

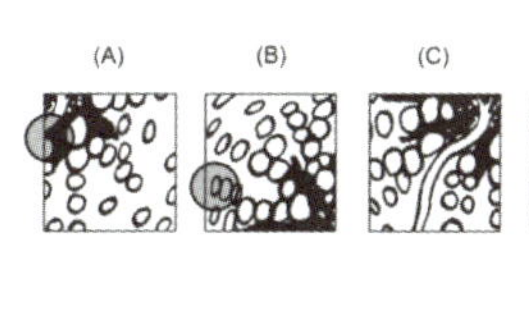

SIMULATION 16

361.

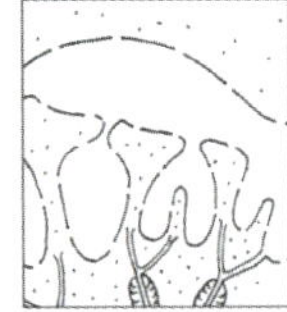

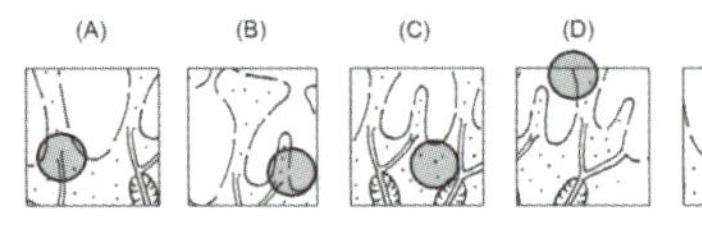

362.

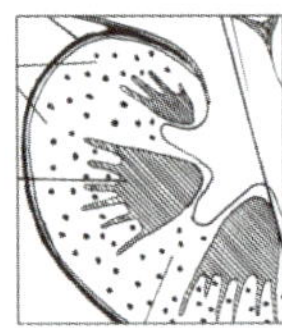

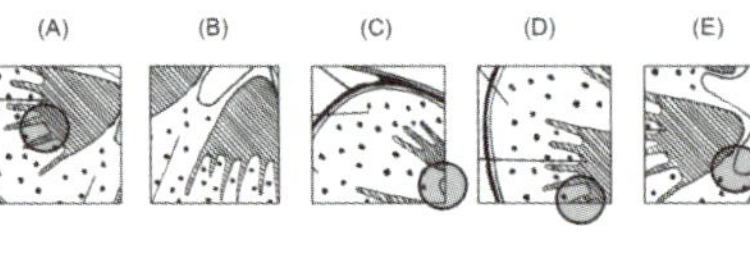

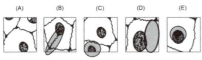

363.

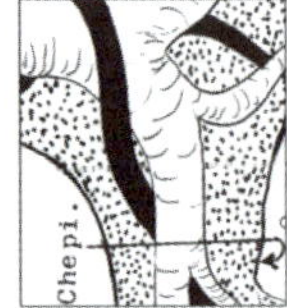

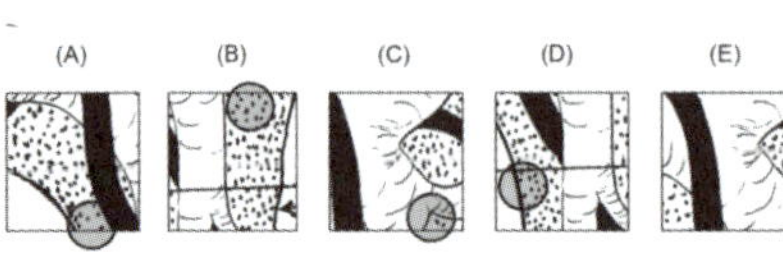

364.

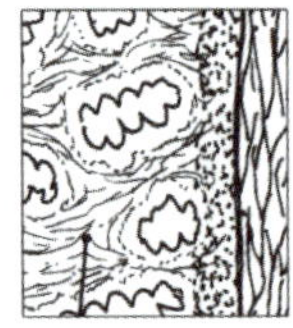

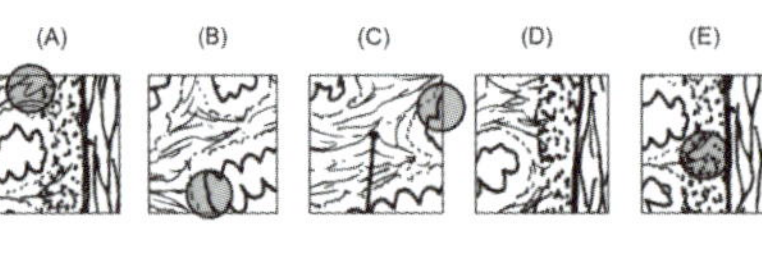

365.

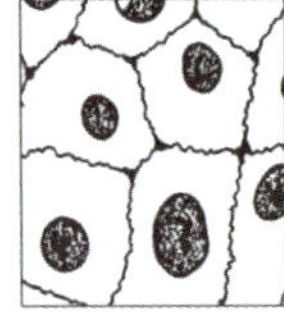

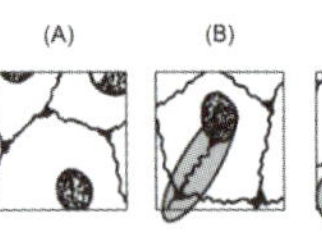

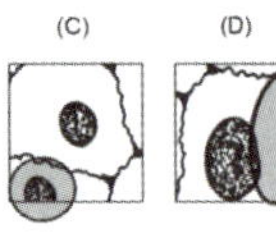

366.

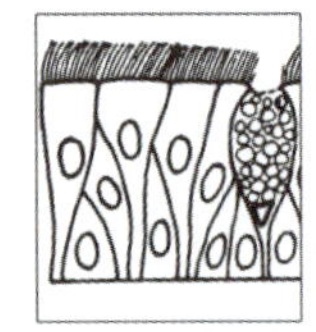

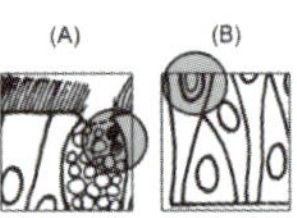

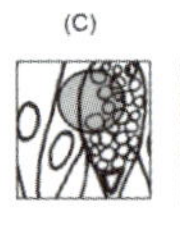

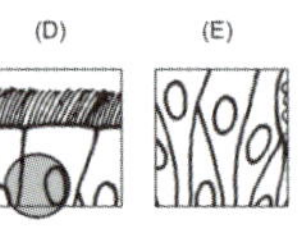

367.

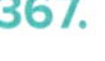

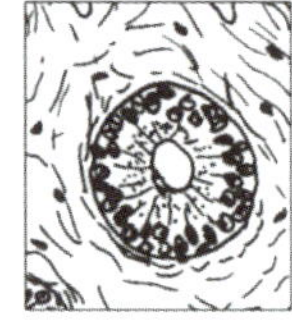

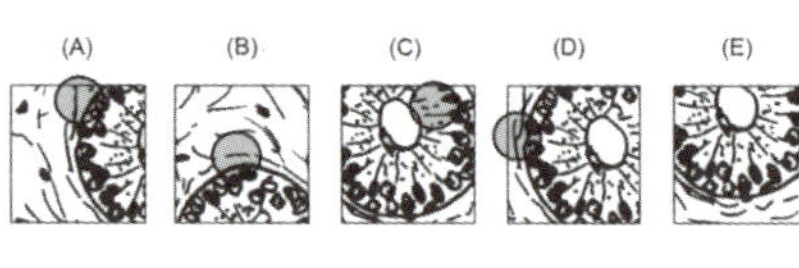

368.

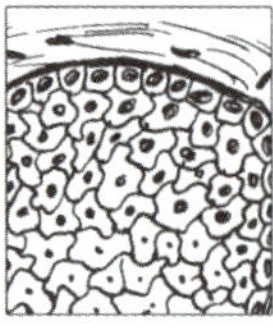

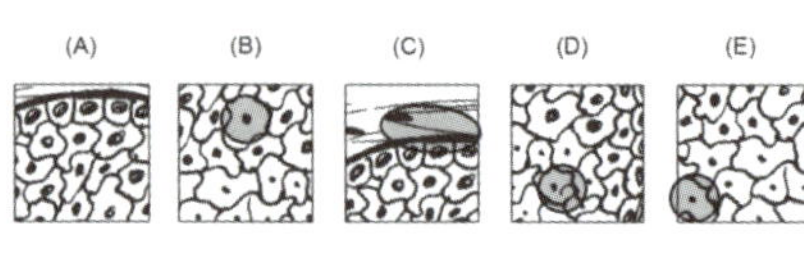

369.

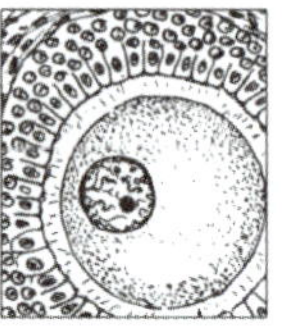

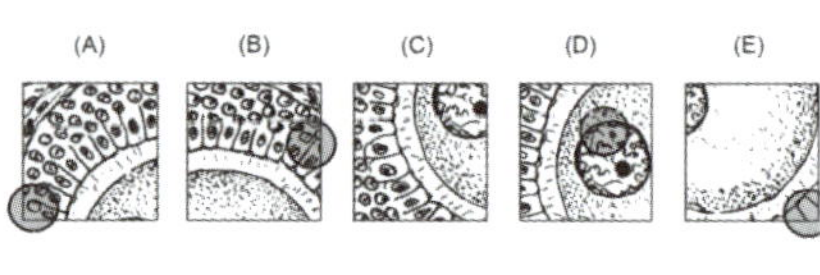

370.

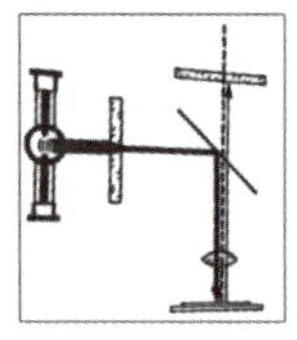

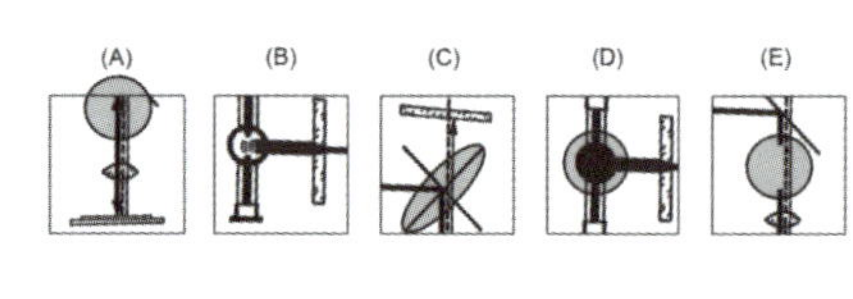

371.

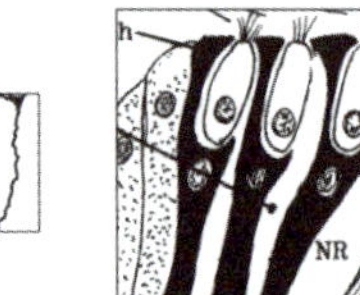

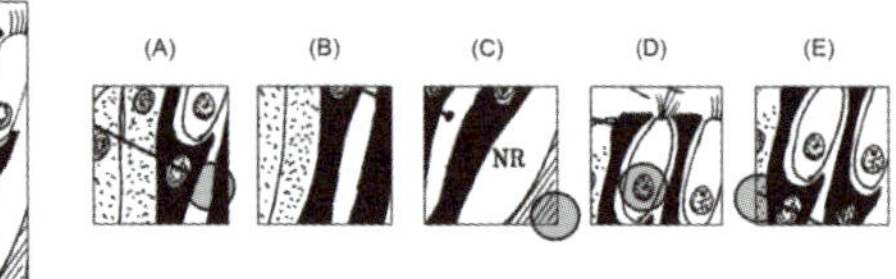

372.

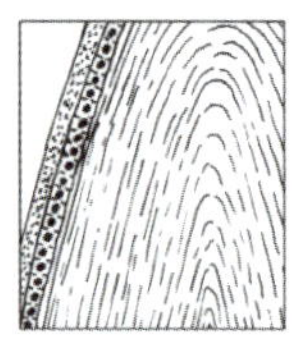

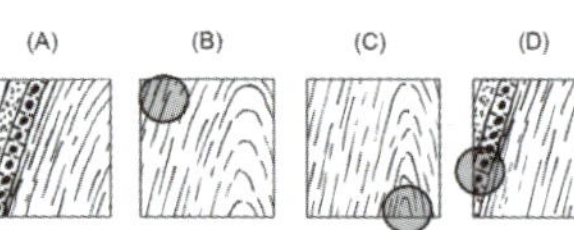

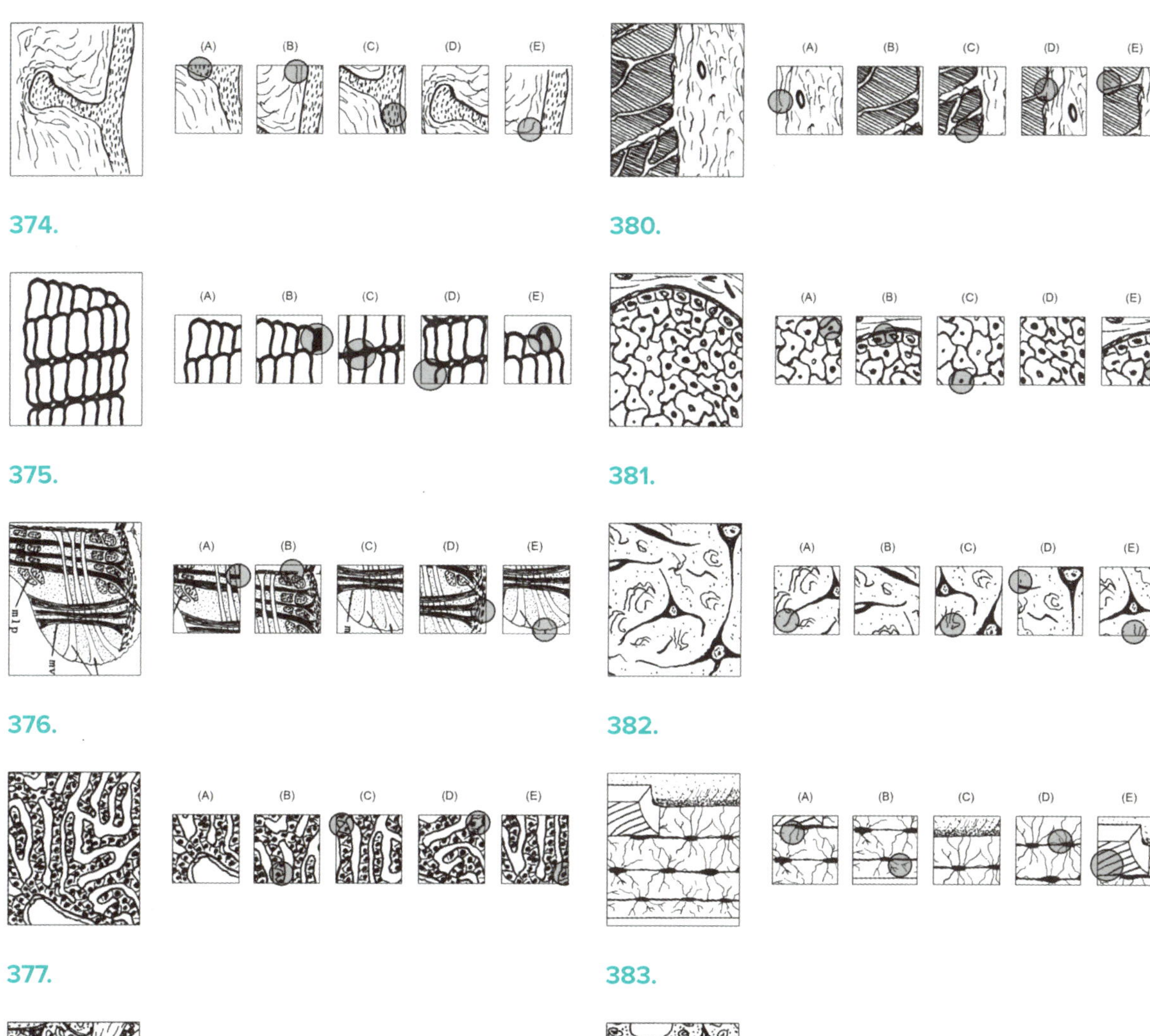
373.
(A) (B) (C) (D) (E)
379.
(A) (B) (C) (D) (E)
374.
(A) (B) (C) (D) (E)
380.
(A) (B) (C) (D) (E)
375.
(A) (B) (C) (D) (E)
381.
(A) (B) (C) (D) (E)
376.
(A) (B) (C) (D) (E)
382.
(A) (B) (C) (D) (E)
377.
(A) (B) (C) (D) (E)
383.
(A) (B) (C) (D) (E)
378.
(A) (B) (C) (D) (E)
384.
(A) (B) (C) (D) (E)

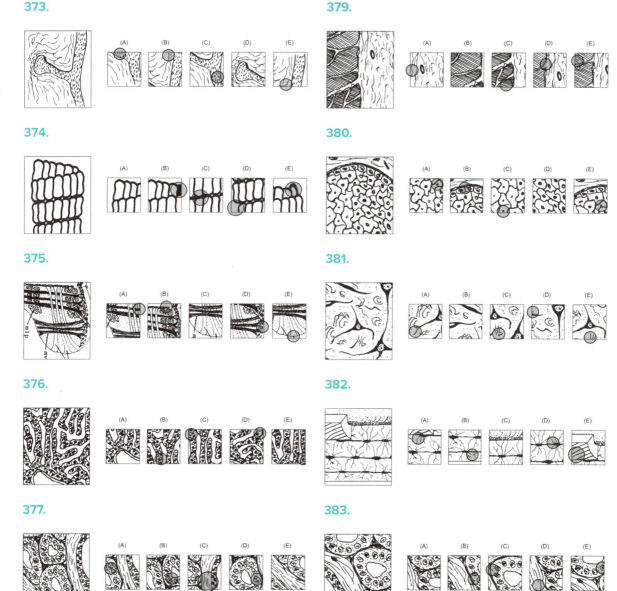

BUCHEMPFEHLUNGEN, E-LEARNING UND SEMINARE

BUCHEMPFEHLUNGEN, E-LEARNING UND SEMINARE

Für eine intensive Vorbereitung ist ausreichend hochwertiges Übungsmaterial unverzichtbar. Wir haben Dir deshalb unsere Übungsbücher nach Untertest sortiert aufgeführt. Über den nebenstehenden QR-Link erhältst Du weitere Informationen und Leseproben zum jeweiligen Buch.

Darüber hinaus empfiehlt es sich Bücher in Gruppen zu besorgen und diese gemeinsam zu nutzen. Eine weitere günstige Alternative ist unsere EMS, TMS, MedAT Tauschbörse. Du findest diese Gruppe auf Facebook und kannst hier mit ehemaligen TeilnehmerInnen Bücher tauschen oder vergünstigt kaufen.

Zudem findest Du in diesem Kapitel alle wichtigen Informationen zu unseren TMS und EMS Seminaren und zu unserer E-Learning-Plattform. Via QR-Link gelangst Du direkt zu den Informationsvideos.

1. ÜBUNGSMATERIAL ZU DEN EINZELNEN UNTERTESTS

Ausführliche Informationen zu unseren Büchern, Seminaren und zu unserer E-Learning-Plattform erhältst Du auf unserer Homepage www.medgurus.de. Wenn Du mehr Informationen, Bilder oder Leseproben zu den unten aufgeführten Büchern unserer TMS, EMS, MedAT und Ham-Nat Buchreihen erhalten willst, folge einfach dem QR-Link neben den Büchern.

DIE KOMPLETTE TMS & EMS BUCHREIHE

LEITFADEN
Medizinertest in Deutschland und der Schweiz

* Lösungsstrategien zu allen Untertests werden anhand anschaulicher Beispiele und Musteraufgaben erklärt
* Zahlreiche Übungsaufgaben zu allen Untertests
* Allgemeine Bearbeitungstipps und Tricks für den TMS & EMS
* Alle Infos rund um den TMS & EMS inklusive Erfahrungsberichten

MATHE LEITFADEN
Quantitative und formale Probleme

* Das komplette relevante Mathe-Basiswissen für den TMS & EMS
* Lösungsstrategien und Grundaufgabentypen für den TMS & EMS
* Zahlreiche aktuelle Übungsaufgaben und komplette TMS-Simulationen mit ausführlichen Musterlösungen

SIMULATION
Medizinertest in Deutschland und der Schweiz

* Eine komplette Simulation des TMS in Deutschland
* Alle Aufgaben wurden vor der Veröffentlichung unter realen Testbedingungen getestet und den aktuellen Ansprüchen des TMS angepasst
* Die Simulation entspricht in Form und Anspruch dem TMS

DIAGRAMME UND TABELLEN
Übungsbuch

* Zahlreiche Übungsaufgaben, die in Form und Anspruch den Originalaufgaben entsprechen
* Musterlösungen zu allen Übungsaufgaben
* Lösungsstrategien, Tipps und Tricks zur effizienten Bearbeitung der Aufgaben

FIGUREN UND FAKTEN LERNEN

Übungsbuch

- Zahlreiche, aktualisierte Übungsaufgaben
- Schritt-für-Schritt Erklärungen zu den wichtigsten Mnemotechniken
- Tipps und Tricks für eine effizientere und schnellere Bearbeitung

KONZENTRIERTES UND SORGFÄLTIGES ARBEITEN

Übungsbuch

- Test-relevante Konzentrationstests mit Lösungsschlüssel
- Tipps für eine effizientere und schnellere Bearbeitung

MEDIZINISCH-NATURWISSENSCHAFTLICHES GRUNDVERSTÄNDNIS

Übungsbuch

- Übungsaufgaben zu Test-relevanten, naturwissenschaftlichen Themen
- Musterlösungen zu allen Übungsaufgaben
- Lösungsstrategien, Tipps und Tricks zur effizienten Bearbeitung

MUSTER ZUORDNEN

Übungsbuch

- Genaue Analyse der typischen Fallen und Fehler im TMS & EMS
- Erklärung der Bearbeitungsstrategien anhand von Musterbeispielen
- Zahlreiche, Test-relevante Übungsaufgaben mit kompletten Simulationen

SCHLAUCHFIGUREN

Übungsbuch

- Zahlreiche, erprobte Übungsaufgaben für ein ausgiebiges Training
- Genaue Analyse der typischen Fallen und Fehler im TMS & EMS
- Tipps für eine effizientere und schnellere Bearbeitung

TEXTVERSTÄNDNIS

Übungsbuch

- Medizinische Übungstexte zu TMS & EMS relevanten Themen
- Lösungsstrategien, Tipps und Tricks zur effizienten Bearbeitung
- Integrierter Lernplan mit Auswertungsbogen

2. E-LEARNING

In den letzten Jahren haben wir eine E-Learning-Plattform entwickelt auf der Du mittels Video-Tutorials alle Lösungsstrategien gezeigt bekommst und diese direkt mithilfe verschiedener Übungs- und Simulationsmodi trainieren kannst. Mithilfe der ausgeklügelten Lernstatistik erhältst Du Deinen individuellen Lernplan und kannst Dich dank unserer innovativen Ranking-Funktion mit allen anderen Teilnehmern vergleichen.

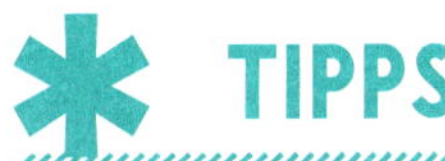

TIPPS

* **FÜR UMME**
  Auf unserer E-Learning-Plattform hat jeder die Möglichkeit kostenlos einen Einstufungstest zu machen. Dank der Ranking-Funktion kannst Du Dich direkt mit allen anderen Teilnehmern vergleichen und erhältst eine detaillierte Auswertung Deiner Stärken und Schwächen. Mehr Infos gibt es im Video. Einfach dem QR-Link folgen.

* **GEHE DIREKT AUF LOS!**
  Scannen und loslegen! Hier geht's direkt zu unserer Lernplattform. Einfach dem QR-Link folgen.

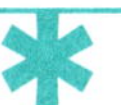

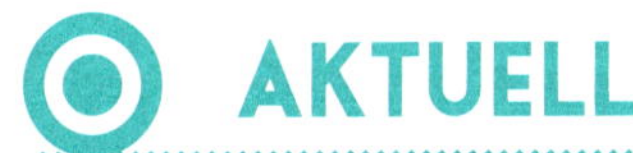

AKTUELL

* **BULLSEYE**
  Eine Umfrage unter allen Teilnehmern unserer E-Learning Plattform im vergangenen Jahr hat gezeigt, dass unser errechnetes Ranking beim Großteil auch dem tatsächlichen TMS Ergebnis entsprach. Mehr als 80 Prozent der Teilnehmer gaben an das exakt gleiche oder nur ein minimal abweichendes Ergebnis erreicht zu haben.

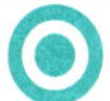

3. VORBEREITUNGSSEMINARE

Seit 2007 bieten wir Vorbereitungskurse zu studentisch fairen Preisen für den EMS, TMS, MedAT und Ham-Nat an. In unseren Seminaren stellen wir effiziente Bearbeitungsstrategien zu den einzelnen Untertests vor und trainieren diese mit den Teilnehmern anhand von Beispielaufgaben ein. Video Tutorials, Allgemeine Informationen zum EMS, TMS, MedAT und Ham-Nat, sowie Informationen zu unserem Kursangebot findest Du auf unserer Homepage www.medgurus.de.

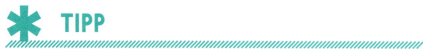

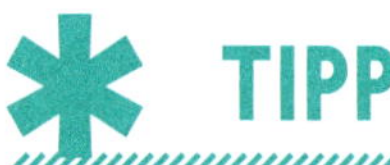

* **WATCH AND LEARN**
  Lass Dir von Lucas unser gurutastisches TMS & EMS Kursprogramm verständlich erklären. Da ist für jeden Geschmack etwas dabei. Einfach dem QR-Link folgen.

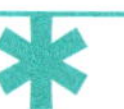

QUELLEN VERZEICHNIS

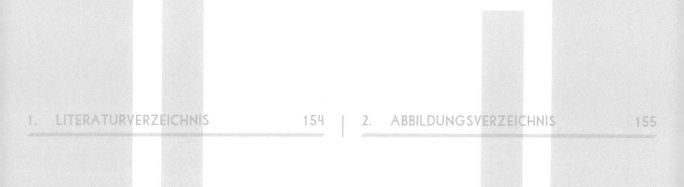

QUELLEN VERZEICHNIS

1. LITERATURVERZEICHNIS

H Hänsgen, K., & Spicher, B. (2012): Universität Freiburg, Freiburg.

I Institut für Test- und Begabungsforschung (Hrsg.). (1995): Der neue TMS – Originalversion des Tests für medizinische Studiengänge im besonderen Auswahlverfahren. Göttingen: Verlag für Psychologie Dr. C. Hogrefe.

2. ABBILDUNGSVERZEICHNIS

Abb. Nr. 1–3:

eigene Darstellung auf Basis von Leonhardt, H. (1981): Histologie, Zytologie und Mikroanatomie des Menschen. Taschenlehrbuch der gesamten Anatomie – Band 3 mit Schlüssel zum Gegestandskatalog (Bd. 3). Stuttgart, Deutschland: Georg Thieme Verlag Stuttgart - New York.

Abb. Nr. 3–24, Nr. 69–72, Nr. 85–96, Nr. 100–101, Nr. 107–110, Nr. 112–121, Nr. 128–147, Nr. 165–168:

eigene Darstellung auf Basis von Tackmann, W. (1991): Repetitorium der Histologie. 1. Teil: Zell- und Gewebelehre (4. Ausg.). Berlin, Deutschland: Auxilium-Repetitorien.

Abb. Nr. 25–68, Nr. 73–84, Nr. 97–99, Nr. 102–106, Nr. 111, Nr. 122–127, Nr. 148–164:

eigene Darstellung auf Basis von Tackmann, W. (1991): Repetitorium der Histologie. 2. Teil: Organe und Systeme (4. Ausg.). Berlin, Deutschland: Auxilium-Repetitorien.

Abb. 193–312:

eigene Darstellung auf Basis von Wachtler, F. (Hrsg.) (2005): Histologie. Lehrbuch der Zytologie, Histologie und mikroskopischen Anatomie des Menschen (7. Aufl.). Wien, Österreich: Facultas Universitätsverlag.

NOTIZEN